MRI検査

放射線治療

核医学検査

超音波検査

救急撮影

医療情報システム

放射線管理

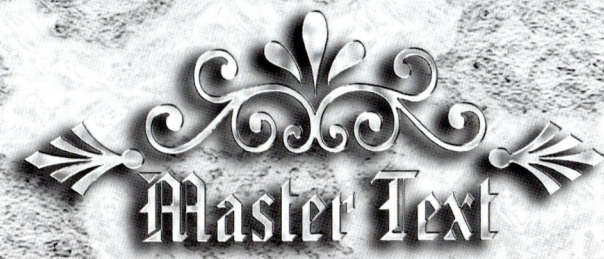

診療放射線技師
マスター・テキスト 下巻

監修
梁川　功　東北大学医学部 保健学科 臨地教授（東北大学病院診療技術部放射線部門 技師長）
高井良尋　東北大学大学院 医学系研究科 保健学専攻 生体応用技術科学領域 放射線治療学分野 教授
石橋忠司　東北大学大学院 医学系研究科 保健学専攻 生体応用技術科学領域 画像診断技術学分野 教授

MEDICAL VIEW

本書では，厳密な指示・副作用・投薬スケジュール等について記載されていますが，これらは変更される可能性があります．本書で言及されている薬品については，製品に添付されている製造者による情報を十分にご参照ください．

Master Text Book for Radiological Technologists, second volume
(ISBN 978-4-7583-0686-7 C3347)

Chief Editor: Isao Yanagawa
　　　　　　Yoshihiro Takai
　　　　　　Tadashi Ishibashi

2008. 4. 1　1st ed

©MEDICAL VIEW, 2008
Printed and Bound in Japan

Medical View Co., Ltd.
2-30 Ichigayahonmuracho, Shinjyukuku, Tokyo, 162-0845, Japan
E-mail　ed@medicalview.co.jp

監修の序

　診療放射線技術学を取り巻く昨今の医療事情の変化は目を見張るものがある。10年前には考えられなかったスピードで高額医療機器が普及している。特に心臓をターゲットとしたマルチスライスCT，3テスラ高磁場MRIに，PET-CT，高精度放射線治療装置の普及などである。また，PACSの導入によるフィルムレス化が進み，平成20年度の診療報酬の改定に伴い，さらに加速することが予想される。それらの時代的変化に伴い，現場の診療放射線技師に求められるものも変わりつつある。これらの医療機器を熟知したスーパー診療放射線技師である。さらに放射線治療技術学の領域ではがん治療の担い手として，品質管理士や医学物理士の資格を持った技師が関与することで，より安全で安心な地域格差のない医療サービスを提供することが社会から求められている。

　東北大学でも，保健学科となって今春一回生の卒業生を送り出し，大学院修士課程がスタートしたところである。国立大学に設置されていた診療放射線技師養成11校はすべて保健学科に移行し，その後，大学院を設置したことになる。時代の要請に応じて，診療放射線技師の教育もさらに高レベルのものが必要とされているが，指針となる教科書は不十分であった。

　東北大学大学院医学系研究科保健学専攻では，前身の医療技術短期大学部時代から病院実習のために実習担当の大学病院の技師と教員で分担執筆した手引書を用いて臨床実習を行ってきた。この手引書は在校生，卒業生ともに好評であった。今回この手引書をベースに，全国の診療放射線技師を目指す学生と，卒業生向けに座右の教科書として使っていただくために，新たに上・下巻の教科書を作成することにした。平成16年に出された「診療放射線技師試験の出題基準（ガイドライン）」も踏まえ，東北大学病院の新進気鋭の技師と保健学専攻の教員で執筆した。今後必要となる診断，核医学，治療技術学の領域を幅広く網羅しているので，ぜひ国家試験対策を含めて活用し，役立てていただきたい。

　発刊にあたり，執筆者ならびに編集にご協力いただいたメジカルビュー社の方々に深く御礼申し上げる。

2008年3月

梁川　功
高井良尋
石橋忠司

執筆者一覧

監 修

梁川 功
東北大学医学部　保健学科　臨地教授（東北大学病院　診療技術部　放射線部門　技師長）

高井良尋
東北大学大学院医学系研究科　保健学専攻　生体応用技術科学領域　放射線治療学分野　教授

石橋忠司
東北大学大学院医学系研究科　保健学専攻　生体応用技術科学領域　画像診断技術学分野　教授

編 集

大石幹雄
東北大学医学部　保健学科　放射線技術科学専攻　医用画像工学分野　元教授

森 一生
東北大学大学院医学系研究科　保健学専攻　医用情報技術科学領域　医用画像工学分野　教授

田村 元
東北大学大学院医学系研究科　保健学専攻　医用情報技術科学領域　先端放射線診断技術学分野　教授

齋藤春夫
東北大学大学院医学系研究科　保健学専攻　生体応用技術科学領域　画像診断技術学分野　教授

丸岡 伸
東北大学大学院医学系研究科　保健学専攻　生体応用技術科学領域　核医学技術学分野　教授

町田好男
東北大学大学院医学系研究科　保健学専攻　医用情報技術科学領域　先端放射線診断技術学分野　教授

執筆者(掲載順)

永坂竜男
東北大学病院　診療技術部　放射線部門　主任診療放射線技師

田村　元
東北大学大学院医学系研究科　保健学専攻
医用情報技術科学領域　先端放射線診断技術学分野　教授

伊藤大輔
東北大学病院　診療技術部　放射線部門　主任診療放射線技師

山中一臣
東北大学病院　診療技術部　放射線部門　主任診療放射線技師

町田好男
東北大学大学院医学系研究科　保健学専攻
医用情報技術科学領域　先端放射線診断技術学分野　教授

高井良尋
東北大学大学院医学系研究科　保健学専攻
生体応用技術科学領域　放射線治療学分野　教授

仲田栄子
東北大学大学院医学系研究科　保健学専攻
生体応用技術科学領域　放射線治療学分野

水谷康朗
東北大学病院　診療技術部　放射線部門　診療放射線技師

三津谷　正俊
東北大学病院　診療技術部　放射線部門　副診療放射線技師長

渡辺　暁
東北大学病院　診療技術部　放射線部門　主任診療放射線技師

丸岡　伸
東北大学大学院医学系研究科　保健学専攻
生体応用技術科学領域　核医学技術学分野　教授

阿部養悦
東北大学病院　診療技術部　放射線部門　副診療放射線技師長

小田桐　逸人
東北大学病院　診療技術部　放射線部門　主任診療放射線技師

細貝良行
東北大学大学院医学系研究科　保健学専攻
生体応用技術科学領域　核医学技術学分野

浅井　仁
東北文化学園大学　科学技術学部　知能情報システム学科
准教授

高瀬　圭
東北大学大学院医学系研究科　医科学専攻　放射線診断科

大平末佳
東北大学病院　診療技術部　検査部門

斎　政博
東北大学病院　診療技術部　放射線部門　主任診療放射線技師

石屋博樹
東北大学病院　診療技術部　放射線部門　主任診療放射線技師

本間経康
東北大学大学院医学系研究科　保健学専攻
医用情報技術科学領域　医用画像工学分野　准教授

酒井正夫
東北大学高等教育開発推進センター　情報教育室　講師

坂本　博
東北大学病院　診療技術部　放射線部門　主任診療放射線技師

千田浩一
東北大学大学院医学系研究科　保健学専攻
生体応用技術科学領域　核医学技術学分野　准教授

阿部信行
東北大学病院　放射線部

佐藤行彦
東北大学大学院医学系研究科　保健学専攻
生体応用技術科学領域　放射線治療学分野　准教授

CONTENTS

Check & Check一覧 ———————————————————————— xiv
用語アラカルト・補足一覧 ————————————————————— xvi
略語一覧 ——————————————————————————————— xviii

I MRI検査 ———————————————————————————— 1

1 はじめに ———————————————————————— 永坂竜男 2
2 MRIの原理 ———————————————————————— 田村 元 4
- 物質の磁性 ——————————————————————————— 4
- 核磁気共鳴 ——————————————————————————— 6
- 緩和 —————————————————————————————— 9
- MRI：NMR信号の画像化 ————————————————————— 10

3-1 MRIの撮像技術：基本的撮像シーケンスについて ——————— 永坂竜男 22
- MRIにおけるパラメータと信号強度（画像コントラスト） ——————— 22
- 撮像シーケンス ————————————————————————— 25
- 脂肪抑制画像 —————————————————————————— 32

3-2 MRIの撮像技術：特殊なシーケンス，スタディについて ———— 伊藤大輔 34
- MRA（MR angiography） ————————————————————— 34
- MTC（magnetization transfer contrast） ——————————————— 36
- エコープラナー法（EPI） ————————————————————— 36

3-3 MRIの撮像技術：画像アーチファクトとその対策 ——— 山中一臣・永坂竜男 41
- はじめに ———————————————————————————— 41
- 動きによるアーチファクト（motion artifact） ———————————— 41
- 流れのアーチファクト（flow artifact） ——————————————— 44
- 折り返しアーチファクト（aliasing artifact） ————————————— 45
- ケミカルシフトアーチファクト（chemical shift artifact） ——————— 46
- 磁化率アーチファクト（susceptibility artifact） ——————————— 48
- トランケーションアーチファクト（truncation artifact） ——————— 49
- パラレルイメージングによるアーチファクト ————————————— 50

3-4 MRIの撮像技術（造影剤について）：MRIにおけるコントラスト造影剤 —— 山中一臣 51
- はじめに ———————————————————————————— 51

  ガドリニウム造影剤 ——————————————————————————— 51
  超常磁性酸化鉄(SPIO)製剤 ———————————————————— 53
  MRI用経口消化管造影剤 ————————————————————— 54

3-5 MRIの撮像技術：ハードウェアと検査の心構え ———————— 永坂竜男 56
  ハードウェア(MRIの種類，MRI装置，サーフェスコイル) —————————— 56
  検査の心構え(安全性と危険性，インフォームド・コンセント，日常点検) ———— 57

3-6 MRIの撮像技術：画質評価 ————————————————————— 町田好男 62
  画質評価 ————————————————————————————— 62
  信号強度雑音比 ————————————————————————— 62
  画像の均一性 ——————————————————————————— 64
  画像歪み(画像の空間直線性) ——————————————————— 65
  スライス厚 ————————————————————————————— 65
  空間分解能(解像特性) —————————————————————— 65
  ローコントラスト分解能 —————————————————————— 66
  臨床画像の評価(SNRとCNR) ——————————————————— 66

II 放射線治療 ———————————————————————————————— 67

1 基礎的放射線治療学・腫瘍学 ———————————————————— 高井良尋 68
  放射線治療とは ————————————————————————— 68
  放射線治療の適応と目的 ————————————————————— 69
  小線源治療 ———————————————————————————— 72
  線量分割法 ———————————————————————————— 73
  臨床放射線腫瘍学各論 —————————————————————— 76

2 放射線治療に必要な放射線生物学 ————————————————— 仲田栄子 84
  はじめに —————————————————————————————— 84
  放射線の作用：直接作用と間接作用 ———————————————— 84
  細胞死 ——————————————————————————————— 84
  生存率曲線 ———————————————————————————— 85
  ベルゴニー・トリボンドーの法則と放射線感受性 ——————————— 86
  低酸素細胞および腫瘍コード ——————————————————— 87
  4R ————————————————————————————————— 88
  薬剤による放射線感受性の修飾 —————————————————— 89

3 放射線治療の実際 ————————————————————————————— 水谷康朗 91
  外部放射線治療装置 ——————————————————————— 91

放射線治療計画 ———————————————————— 98
　　　小線源治療 —————————————————————— 103
4　高エネルギー光子の線量解析 ——————————— 三津谷 正俊　106
　　　はじめに ——————————————————————— 106
　　　体内線量の計算システムの必要性 ————————————— 106
　　　線量計算に必要な基礎知識 ————————————————— 106
　　　臨床での線量計算システム ————————————————— 109
　　　SSD法に用いる深部量関数 ————————————————— 109
　　　STD法に用いる深部量関数 ————————————————— 111
　　　散乱線に関する関数 ———————————————————— 113
　　　深部量関数に対する等価照射野 ——————————————— 114
　　　照射野によるビーム出力の変化 ——————————————— 116
　　　フィルタ・トレイなどの透過率 ——————————————— 118
5　放射線治療の線量測定 —————————————————— 渡辺 暁　119
　　　新標準測定法01 —————————————————————— 119
　　　水吸収線量の評価 ————————————————————— 120
　　　リファレンス線量計の校正 ————————————————— 121
　　　X線の吸収線量測定法 ——————————————————— 123
　　　測定例題 —————————————————————————— 124
　　　電子線の吸収線量測定法 —————————————————— 125
　　　測定例題 —————————————————————————— 126
　　　電離箱線量計の構造と取り扱い方法 ————————————— 128
6　放射線治療のQA/QC —————————————————— 渡辺 暁　131
　　　放射線治療におけるQA/QCの必要性 ———————————— 131
　　　線量精度に関するQA/QC ————————————————— 131
　　　治療計画などに関するQA/QC ——————————————— 132

III　核医学検査 ——————————————————————————— 137

1　非密封アイソトープ治療 ————————————————— 丸岡 伸　138
　　　非密封アイソトープ治療 —————————————————— 138
　　　甲状腺機能亢進症の^{131}I内部照射 ——————————————— 138
　　　甲状腺癌の^{131}I内部照射 ——————————————————— 141
　　　^{89}Srによる骨転移の疼痛除去 ————————————————— 145
　　　^{90}Y標識抗CD20抗体によるB細胞非ホジキンリンパ腫の治療 ——— 145

2　インビトロ (in vitro) 検査 ——丸岡　伸・阿部養悦　146

- インビトロ検査 —— 146
- ラジオイムノアッセイ (RIA) —— 146
- 放射受容体測定 (RRA) —— 148
- 競合的蛋白結合測定法 (CPBA) —— 148
- イムノラジオメトリックアッセイ (IRMA) —— 148
- 直接飽和分析法 (DSA) —— 149
- DNAプローブ —— 150
- Radioallergosorbent test (RAST) —— 150
- 非放射性物質を用いる方法 —— 150
- インビトロ検査で測定できるもの —— 150

3　インビボ (in vivo) 検査 ——小田桐 逸人　152

- インビボ (in vivo) 検査 —— 152
- 脳血流シンチグラフィ —— 153
- 脳腫瘍シンチグラフィ —— 156
- 脳槽シンチグラフィ —— 156
- 心筋・負荷心筋シンチグラフィ —— 157
- 心臓交感神経シンチグラフィ —— 160
- 心臓脂肪酸代謝シンチグラフィ —— 161
- 障害心筋シンチグラフィ —— 161
- 肺血流シンチグラフィ —— 161
- 肺換気シンチグラフィ —— 162
- 甲状腺シンチグラフィ —— 164
- 甲状腺腫瘍シンチグラフィ —— 165
- 副甲状腺シンチグラフィ —— 165
- 唾液腺シンチグラフィ —— 166
- 腎動態シンチグラフィ —— 167
- 腎静態シンチグラフィ —— 169
- 肝アシアロシンチグラフィ —— 170
- 肝胆道シンチグラフィ —— 171
- 副腎皮質シンチグラフィ —— 171
- 副腎髄質シンチグラフィ —— 172
- 消化管出血シンチグラフィ —— 173
- メッケル憩室シンチグラフィ —— 174
- センチネルリンパ節シンチグラフィ —— 174
- 骨シンチグラフィ —— 175

	炎症腫瘍シンチグラフィ	177
	骨髄シンチグラフィ	177
4	**臨床画像と検査のポイント** ——丸岡　伸	178
	中枢神経系	178
	循環器系	180
	呼吸器系	184
	内分泌系	185
	肝胆・消化器系	189
	泌尿・生殖器系	192
	骨・関節系	194
	腫瘍・炎症系	197
	血液・造血器系	201
5	**PET検査** ——細貝良行	202
	サイクロトロン（粒子加速器）の原理	202
	合成可能薬品	203
	PETの原理	203
	PET検査の流れ	204
	収集方法	205
	吸収補正	205
	特徴	206
	SUV	207
6	**核医学関連装置** ——細貝良行	208
	はじめに	208
	γ線の発生	208
	γ線の検出	208
	ガンマカメラ	209
	各種補正	211

IV 超音波検査　213

1	**超音波診断法の基礎** ——浅井　仁	214
	超音波診断とその特徴	214
	超音波	214
	超音波の分類	214
	超音波の発生と検出	217

	超音波の性質と用語	218
	超音波の伝搬	219
2	**超音波診断装置の基礎** ────────────── 浅井　仁	225
	超音波診断装置	225
	超音波断層法	226
	スキャン方式とプローブの構造	229
	超音波断層法の分解能	231
	超音波ドプラ法による血流計測	233
	パルスドプラ法による血流計測	234
	連続波ドプラ法による血流計測	235
	ドプラスペクトル	235
	カラードプラ法	236
	アーチファクト	237
	新手法	238
	ティシューキャラクタリゼーション（組織性状診断）	241
	骨粗鬆症診断装置	241
3	**臨床画像と撮影のポイント** ─────── 高瀬　圭・大平未佳	242
	はじめに	242
	腹部超音波	242
	代表的な臨床画像	248
	心臓超音波	248
	血管超音波	252

V 救急撮影 ───── 255

1	**救急X線撮影** ──────────────── 斎　政博	256
	はじめに	256
	primary physical surveyにおける画像診断	256
	胸部X線検査	256
	主な胸部外傷	256
	骨盤X線撮影	257
	secondary physical surveyにおける画像診断	257
	頸椎X線撮影	257
	救急医療における放射線技師	257

2	**救急撮影** ―石屋博樹 258
	CT検査 ―258
	救急CTの症例画像 ―259
	おわりに ―263

VI 医療情報システム ―265

1	**デジタル情報の基礎事項** ―本間経康 266
	デジタル情報の表現 ―266
	画像ファイル ―268
2	**情報セキュリティ** ―本間経康・酒井正夫 270
	情報通信とセキュリティ ―270
	暗号システム ―271
	暗号技術の実装例 ―272
3	**病院情報システム** ―坂本 博 274
	はじめに ―274
	病院の業務とシステム ―274
	電子カルテ ―276
4	**放射線情報システム** ―坂本 博 278
	はじめに ―278
	RISの情報 ―278
	RISの運用 ―280
5	**PACS** ―坂本 博 285
	はじめに ―285
	画像サーバ ―285
6	**医療情報システムの標準化** ―坂本 博 288
	医療情報システムの動向 ―288
	標準化組織と標準コード ―288
	医療情報交換規約 ―289
	電子保存のためのガイドライン ―294
	IHE ―295
	あとがき ―299

VII 放射線管理 — 301

1 一般撮影領域 — 千田浩一 302
- はじめに — 302
- 線量限度 — 302
- 医療被ばく — 302
- 管理区域など — 302
- X線装置などの防護および届出など — 303
- 線量測定評価法 — 304

2 核医学領域 — 阿部信行 306
- 許可申請・届出・報告 — 306
- 届出 — 306
- 施設の許可条件 — 307
- 許可核種と数量 — 307
- 変更申請・届出 — 307
- 記録・記帳 — 308
- 核医学検査室に必要な安全設備・備品 — 308
- 従事者の個人管理 — 309
- 汚染処置 — 310
- 自主点検 — 310
- 報告徴収 — 310
- 立入検査 — 310
- 定期検査・定期確認(障害防止法規制施設) — 311

3 放射線治療領域 — 佐藤行彦 312
- 加速器施設の遮蔽設計への指針 — 312
- 放射線治療の放射線管理 — 312
- 加速器からの放射線と放射能の生成 — 315
- 中性子による放射化 — 316
- 中性子の個人被ばく線量測定 — 317

索引 — 322

Check & Check 一覧

あ

項目	ページ
圧電逆効果	217
圧電効果	217
圧電振動子	217
圧電正効果	217
インビボ検査に用いられる放射性核種	152
エコーロケーション	214
汚染拡大防止・被ばく軽減対策	311

か

項目	ページ
核スピン集団の磁化	6
加速装置の出力校正	118
画素信号強度(S)	25
幾何学的照射野サイズ	109
局所脳血流量	154
クエンチ	58
計画標的体積	68
血流分布定量法率	162
高エネルギー光子の特徴	111
光電子増倍管	204
勾配磁場をかけながら採取される信号	14

さ

項目	ページ
サイクロトロン	202
セクター収束	202
最新の治療装置	97
撮像時間	27
時間放射能曲線(レノグラム)	168
磁気モーメント	4
出力校正	118
照射野サイズ	
幾何学的	109
物理的	109
照射野の定義	109
消滅ガンマ線の発生原理	203
心筋スライスの定義	157
シングルフォトン放出核種	152
信号強度の式	25
心臓/縦隔比	160
スピン・エコー法の画素信号強度(S)	25
生体組織のT1, T2値と信号強度	24
生体のT_1とT_2	10
セクター収束サイクロトロン	202

た

項目	ページ
ダイナミックウエッジ	94
大脳平均血流量	154
縦緩和のメカニズム	9
超音波診断の原理	214
超音波振動子	217
低酸素細胞に関わる因子	88
低酸素誘導因子	88
定性・定量画像	153
テスラ	57
手続きと所轄官庁	306
電子密度の計算法	108
統計解析	155
ドプラ法	214
トモセラピー	97

な

項目	ページ
内部標的体積	68
肉眼的腫瘍体積	68
脳血流定量方法	153, 154
脳血流量解析ソフト	155
脳の基本画像(SE法で撮像)	31

は

項目	ページ
背景ROIの設定の注意点	64
肺血流分布左右比	162
バーチャルウェッジ	94
場所の測定(作業環境測定)	309
パルスエコー法	214
皮膚保護効果	111
標準化と規格	63
標的体積	68
計画	68
内部	68
臨床	68
ビルドアップ	111
フーリエ変換	12
腹部造影MRAの手順	52
物理的ウェッジ	94
物理的照射野サイズ	109
プロトン密度強調画像の特徴	31
放出核種	
シングルフォトン	152
ポジトロン	152
骨の超音波診断	214

ま

項目	ページ
右左短絡(R→Lシャント)率測定	162
モニタ線量計の基準深と校正深	118

や・ら

項目	ページ
薬品の粒子径	175
臨床標的体積	68
レノグラム解析	168

A
ACRファントム —————————————————63
ARG（Auto Radio Graphy）法 ————————153

B
BED（Biologically Effective Dose）——————73
BPI（Brain Perfusion Index）————————154

C
CTV（clinical target volume）————————68

F
FBP（Filtered Back Projection）法 —————204

G
GTV（gross tumor volume）—————————68

H
H/M（Heart/Mediastinum）比 ———————160
hypoxia-inducible factor 1 —————————88

I
IMP脳血流定量方法 ————————————153
ITV（internal target volume）————————68

L
Lassenの補正式 ——————————————154

M
mCBF —————————————————————154
MRCPのキモ ————————————————55
MRIの信号値 ————————————————24
MS（Micro Sphere）法 ———————————153

O
OS-EM（Ordered Subset Expectation Maximization）法 204

P
Patlak plot法 ————————————————154
PET装置 —————————————————204
PMT（photomultiplier tube）————————204
Polar Map —————————————————157
PTV（planning target volume）———————68

R
rCBF —————————————————————154
RIの受入・保管・払出（廃棄）———————308
ROI解析 —————————————————155

S
SE法で撮像した脳の基本画像 ————————31
SE法での撮像時間（T）———————————27
Sector Focusing Cyclotron —————————202
Shrimptonの式 ——————————————108

T
T1強調画像の特徴 —————————————31
T2強調画像の特徴 —————————————31
Tc製剤脳血流定量方法 ———————————154
TEを変化させたときの信号強度の変化 ————33
tesla（T）—————————————————57
TLU（Table Look Up）法 —————————153
Tomo Therapy ———————————————97

用語アラカルト・補足 一覧

あ

- 圧縮 — 269
  - ——技術 — 269
  - 可逆—— — 269
- アレイコイル — 64
- 暗号アルゴリズム — 271
- 暗号化 — 271
- 暗号システム — 272
- 暗号文 — 271
- 1次線による漏洩X線量（E_p）の計算式 — 305
- イメージガイド放射線治療 — 71
- 医用デジタル画像 — 269
- 医療法 — 302
- ウエッジ角度 — 94
- ウエッジフィルタ — 93
- エイリアシング — 235
- 液体イオンチェンバシステム — 99
- エコーロケーション — 226
- 円形振動子 — 232
- 往復伝搬時間 — 226
- オキシヘモグロビン — 23
- オボイド — 105
- 音圧 — 215
- 音波 — 215

か

- 開口径 — 232
- 回転運動照射 — 69
- 回転座標系 — 8
- 解読 — 271
- カウント比 — 156
- 鍵 — 271
- 可逆圧縮 — 269
- 画素 — 267
- 加速管 — 92
  - 進行波型—— — 92
  - 定在波型—— — 92
- 加速空洞 — 92
- 画素値 — 267
- 可聴周波数範囲 — 215
- 過分割照射法 — 74
- 患者入射皮膚面吸収線量（D） — 304
- 感受性腫瘍
  - 高—— — 75
  - 中等度—— — 75
  - 低—— — 75
- 関心領域 — 156
- 間接電離放射線 — 106
- 冠動脈バイパス術 — 182
- 管理区域 — 305
- 規格速度 — 226
- 輝度 — 227
  - ——変調 — 227
- 基本ソフト — 268
- 共振 — 92
- 共通鍵方式 — 272
- 極性効果 — 120
- 空間的線量配分 — 106
- 空気の磁化率 — 5
- 空中線量の測定 — 117
- 楔フィルタ — 93, 132
- グラファイト壁空洞電離箱 — 123
- グリッド
  - X線用—— — 256
  - 散乱X線除去用—— — 256
  - 静止型—— — 256
- 経皮経管冠動脈形成術 — 182
- 経皮経管冠動脈血栓溶解術 — 182
- 血液の磁化率 — 5
- 血液プール像 — 175
- 結合空洞 — 92
- 血流相 — 175
- 原体照射 — 69
- 高エネルギー電子線 — 127
- 公開鍵方式 — 272
- 高感受性腫瘍 — 75
- 光子線 — 69
- 甲状腺クリーゼ — 140
- 甲状腺中毒症状 — 140
- 後方散乱係数 — 304
- 骨シンチグラフィ — 175
- 固有音響インピーダンス — 220
- コリメータ — 92
  - 主—— — 92
  - タングステン製—— — 175
  - 2次—— — 92
  - 分割—— — 92
  - マルチリーフ—— — 92

さ

- 再灌流療法 — 182
- 最大視野深度 — 235
- サイロイド・ストーム — 140
- 散乱X線除去用グリッド — 256
- 磁化 — 5
  - ——ベクトル — 5
  - ——率 — 5
    - 空気の—— — 5
    - 血液の—— — 5
    - 水の—— — 5
- 時間的線量配分 — 106
- 時間放射能曲線 — 152
- 磁気双極子相互作用 — 23
- 磁気モーメント — 5
- 実験室座標系 — 8
- 実効線量 — 305
- 質量エネルギー吸収係数比 — 304
- 脂肪肉腫 — 74
- シャドウトレイ — 94
- 遮蔽ブロック — 94
  - 肺の—— — 94
- 周囲の正常組織耐容線量 — 75
- 重症胸部外傷患者の初期診療 — 256
- 修正提案 — 290
- 周波数 — 215
- 主コリメータ — 92
- 出力係数 — 116
- 守秘 — 271, 273
- 腫瘍制御線量 — 75
  - 95% — 75
- 照射野係数 — 116
- 消滅ガンマ線 — 203
- 食道癌 — 100
- シリコン半導体 — 305
- シングルショットFSE画像 — 65
- 進行波型加速管 — 92
- 振動子 — 232
  - ——列 — 230
  - ——円形 — 232
  - ——超音波 — 232
  - ——配列型 — 230
- 深部電離量百分率（PDI） — 127
- 深部量百分率（PDD） — 110, 127
- スキャッタリングフォイル — 92
- スキャン — 227
- ステディステイト — 29
- ステレオ視 — 35
- 静止型グリッド — 256
- 正常組織耐容線量 — 75
- ゼロ照射野の概念 — 114
- 線源検出器間距離（SDD） — 113
- 線源チェンバー間距離（SCD） — 113
- 全散乱係数（S_{cp}） — 116
- 前立腺癌 — 74
- 線量測定機器の校正 — 310
- 走査 — 227
  - ——線 — 228
  - ——数 — 228
- 組織吸収線量変換係数 — 304
- ソフトウェア — 272
- 粗密波 — 215

た

- 対称型暗号 — 272
- 体積弾性率 — 218
- 耐容線量 — 75
  - 周囲の正常組織—— — 75
  - 正常組織—— — 75
- 立入検査 — 310
- 縦波 — 215
- 多分割照射法 — 74
- タングステン製コリメータ — 175
- 単光子放射断層撮影 — 152
- 弾性振動 — 215
- 弾性率 — 218
  - 体積—— — 218
- タンデム — 105
- 中等度感受性腫瘍 — 75
- 超音波 — 215
  - ——振動子 — 232
  - ——の屈折 — 221
  - ——ビーム — 226
- 超分割照射法 — 74
- 直接電離放射線 — 106
- 治療可能比 — 75
- 低感受性腫瘍 — 75
- 定期確認 — 310
- 定期検査 — 310
- 定在波 — 92
  - ——型加速管 — 92
- 定常状態 — 29
- デオキシヘモグロビン — 23
- 電位計の指示値 M_{raw} — 120
- 電子式セクタスキャンの原理 — 230
- 電子フォーカス — 230
- 電子メールの危険性 — 273
- 電離箱 — 123
  - ——空洞内の温度測定 — 120
  - ——線量計 — 123
  - グラファイト壁空洞—— — 123
  - 平行平板形—— — 127

電離放射線
　間接 —— 106
　直接 —— 106
等価線量 —— 305
ドプラ効果 —— 224
ドリフト管 —— 92
トレイ係数 —— 132

な

波乗り現象 —— 92
2次コリメータ —— 92
2次標準線量計 —— 123
二重曝射 —— 99
2値情報 —— 266
日本放射線腫瘍学会 —— 74
入射波 —— 92
認証 —— 271, 273

は

媒質 —— 215
肺の遮蔽ブロック —— 94
配列型振動子 —— 230
パスワード管理 —— 273
パラレルイメージング —— 64
パルス
　——くり返し周期 —— 235
　——くり返し周波数(PRF) —— 235
　——ドプラ法 —— 235
　——波 —— 226
　90° —— 8
反射波 —— 92
バンチャ部 —— 92
半定量評価法 —— 156
ビーム偏向の原理 —— 230
非対称型暗号 —— 272
皮膚の空気に対する質量エネルギー吸収
　係数比 —— 304
皮膚の組織吸収線量変換係数 —— 304
標準測定法01 —— 107
ビルドアップキャップ —— 112
ファイル —— 268
　——フォーマット —— 269, 272
フィルタ
　ウエッジ —— 93
　くさび —— 93, 132
　フラットニング —— 92
　補償 —— 94
フーリエ変換MRイメージング —— 65
フェーズドアレイコイル —— 64
フォーマット —— 269
復号化 —— 271
符号化 —— 272
フュージョン —— 206
プライベートタグ —— 291
フラットニングフィルタ —— 92
フレームレート —— 228
プロトコル —— 272
分解能 —— 231
分割コリメータ —— 92
平行平板形電離箱 —— 127
平文 —— 271
ヘモジデリン —— 23
ヘルツ —— 215
補遺 —— 290

放射線検査・治療業務 —— 275
放射線障害防止法 —— 302
防水鞘 —— 107
ポータブル撮影装置 —— 256
ボーラス —— 94
ポケット線量計 —— 305
ポジトロン —— 203
補償フィルタ —— 94

ま

マイクロ波 —— 92
マルチリーフコリメータ —— 92
マンチェスタ法 —— 105
ミサイル効果 —— 59
水の磁化率 —— 5
ミニファントム —— 117
ミラーベースビデオシステム —— 99
メトヘモグロビン —— 23
メラノーマ —— 74

や・ら

陽電子 —— 203
横波 —— 215
リアルタイム個人線量計 —— 305
リス —— 256
リスホルム —— 256
　——博士 —— 256
　——ブレンデ —— 256
立体視 —— 35
リファレンス線量計 —— 123
粒子線ビーム —— 69
レギュラ部 —— 92

A・B

AES (advanced encryption standard) —— 272
bitmap —— 269

C

CABG (coronary artery bypass grafting) —— 182
CdTe半導体検出器 —— 175
Correction Proposal —— 290

D

DES (data encryption standard) —— 272
DICOM (digital imaging and communications in medicine)
　——規格 —— 269
　——の追加/拡張/修正 —— 290
　——Standards Committee —— 290

E・F

EPID (electric portal imaging device) —— 99
flail chest —— 257
frame rate —— 228

G・H

γプローブ —— 175
gif —— 269
HTTP (hypertext transfer protocol) —— 272
hyperfractionation —— 74
Hz —— 215

I

^{131}Iを投与された患者のRI治療病室からの
　退出基準 —— 144
IGRT (Image-Guided Radiotherapy) —— 71
IP (internet protocol) —— 272
IPsec (internet protocol security) —— 272
^{192}Ir高線量率腔内照射用アプリケータ —— 105

J・L

jpeg —— 269
L/N —— 156
lysholm blende —— 256

M・O

MLC —— 92
MOSFET —— 305
MRIの解像特性 —— 65
OS (operating system) —— 268
output factor —— 116

P

PETで検出しにくい「癌」 —— 206
PET-CT装置 —— 206
pixel —— 267
PMAA —— 107
Private Data Element —— 291
PTCA (percutaneous transluminal coronary angioplasty) —— 182
PTCR (percutaneous transluminal coronary recanalization) —— 182

R

ROI —— 156
RSA —— 272

S

SAD (source-axis distance)法 —— 108
sinc関数 —— 12
SNR —— 64
SPECT (single photon emission computed tomography) —— 152
SSD (source-skin distance)法 —— 108
SSD (source-surface distance)法 —— 108
SSL (secure socket layer) —— 272
STD (source-tumor distance)法 —— 108
steady state —— 29
Supplement —— 290

T

T2ブラー —— 65
TAC (time activity curve) —— 152
Tc製剤 —— 159
TCP (transmission control protocol) —— 272
TD5/5 —— 75
Three phase法 —— 175
tiff —— 269
tolerance dose —— 75

V・X

VPN (virtual private network) —— 272
X線診療室 —— 305
X線用グリッド —— 256

略語一覧

A

AAPM	American Association of Physicists in Medicine	米国医学物理学会	63
ACE	angiotensin converting enzyme	アンギオテンシン転換酵素	193
ACR	American College of Radiology	米国放射線医学会	63
ADC	apparent diffusion coefficient	拡散係数	36
AE	Application Entity	アプリケーション・エンティティ	292
AES	advanced encryption standard		272
AF	accelerated fractionation	加速分割照射	74
AFP	α-fetoprotein	α-フェトプロテイン	150
AHF	accelerated hyperfractionation	加速過分割照射	74
ANSI	American National Standards Institute	米国規格協会	288
ARG	Auto Radio Graphy		153
ATA	AT Attachment	アタ	286

B

BBB	Blood Brain Barrier	血液脳関門	51, 153
BED	Biologically Effective Dose	生物学的効果線量	73
B/F	Bound/Free		146
BOLD	blood oxygen level dependent		40
BPI	Brain Perfusion Index	脳血流指標	154
BSF	backscatter factor	後方散乱係数	113

C

CA125	carbohydrate antigen 125		150
CA19-9	carbohydrate antigen 19-9		150
CABG	coronary artery bypass grafting	冠動脈バイパス術	182
CAP	College of American Pathologists	米国病理学会	288
CBF	cerebral blood flow	脳血流	178
CC	Chief Complaint	主訴	277
CCD	crossed cerebellar diaschisis		179
CDI	color Doppler imaging		236
CEA	carcinoembryonic antigen	癌胎児性抗原	150
CF	conventional fractionation	通常分割照射	74
CFM	clolor flow mapping		236
CHESS	chemical shift saturation	化学シフト選択法,チェス法	32
CLEIA	chemiluminescent enzyme immunoassay	化学発光酵素免疫測定法	150
CLIA	chemiluminescent immunoassay	化学発光免疫測定法	150
CPBA	competitive protein binding assay	競合的蛋白結合測定法	148
CPI	Consistent Presentation of Image	画像表示の一貫性確保	299
CT-PET	Computed Tomography-Positron Emission Tomography		68
CTV	clinical target volume	臨床標的体積	68

D

DAS	Direct Attached Storage		286
DES	data encryption standard		272
DICOM	Digital Imaging and Communications in Medicine	医療用画像規格,ダイコム	269, 288
DMLC-IMRT	dynamic multileaf collimator-IMRT	動的多段絞りIMRT	72
DMU	dose monitor unit	線量モニタ単位	118
DRR	digitally reconstructed radiograph	再構成画像	98
DSC	dynamic susceptibility contrast		38
DTI	diffusion tensor imagin		37

DVH	Dose Volume Histogram	線量体積ヒストグラム	98
DWI	diffusion weighted imaging	拡散強調画像	36

E

ECD	ethyl cysteinate dimer		154
ECLIA	electro chemiluminescence immunoassay	電気化学発光免疫測定法	150
EF	ejection fraction	駆出率	159
EIA	enzyme immunoassay	酵素免疫測定法	150
EMR	Electric Medical Record		277
EPI	echo planar imaging	エコープラナー	36
EPID	electric portal imaging device		99
ERPF	effective renal plasma flow	有効腎血漿流量	167, 192
ETL	echo train length	エコートレイン数	27

F

FA	fractional anisotropy		37
FBP	Filtered Back Projection	フィルター補正逆投影法	204
FC	Fibre Chanel	エフシー	286
FFT	first Fourier transform	高速フーリエ変換	235
FH	Family History	家族歴	277
FIA	fluoroimmunoassay	蛍光免疫測定法	150
FID	free induction decay	自由誘導減衰	25
FISP	fast imaging with steady-state precession	フィスプ	30
FLAIR	fluid attenuated inversion recovery	フレアー	28
fMRI	functional MRI	機能MRI	2
FNH	focal nodular hyperplasia	限局性結節性過形成	190
FOV	Field of View	撮像範囲	15
FPD	flat panel detector	平面検出器	285
FSE	fast spin echo	高速スピン・エコー法	27
FUO	fever of unknown origin	不明熱	199

G

GFR	glomerular filtration rate	糸球体濾過率	167, 192
GMR	gradient motion rephasing		44
GRAPPA	generalized autocalibrating partially parallel acquisition	グラッパ	50
GRASS	gradient recalled acquisition in the steady state	グラス	30
GRE	gradient echo	グラディエント・エコー	16, 29
GSDF	Grayscale Standard Display Function	グレースケール画像標準表示関数	287
GTV	gross tumor volume	肉眼的腫瘍体積	68
GUI	Graphical User Interface		286

H

HASTE	half fourier acquisition single shot turbo spin echo	ヘイスト	55
HDR	high dose rate	高線量率	72
HER	Electric Health Record		277
HF	hyperfractionation	過分割照射	74
HIFU	High Intensity Focused Ultrasound	超音波結石破砕装置	216
HIS	Hospital Information System	病院情報システム	274
H/M	Heart/Mediastinum		160
HMPAO	hexamethyl-propyleneamineoxime		154
HTTP	hypertext transfer protocol		272

I

ICD	International Statistical Classification of Diseases and Related Health Problems	疾病および関連保健問題の国際統計分類	288
IDE	Integrated Drive Electronics	アイディーイー	286
IGRT	Image-Guided Radiotherapy	イメージガイド放射線治療	71
IHE	Integrating the Healthcare Enterprise		288, 295
IMAT	Intensity Modulated Arc Therapy	強度変調回転治療	97
IMRT	Intensity Modulated Radiotherapy	強度変調照射法	72
IP	internet protocol	インターネット・プロトコル	272
IPI	International Prognostic Index	国際予後予測モデル	82
Ipsec	internet protocol security		272
IR	inversion recovery	反転回復	28
IRMA	immunoradiometric assay	イムノラジオメトリックアッセイ	148
ISO	International Organization for Standardization	国際的標準化機構	288
ITV	internal target volume	内部標的体積	68
IVUS		血管内超音波診断	240

L

LDR	low dose rate	低線量率	72
LD-SCLC	limited disease small cell lung cancer		78
LQ	linear quadratic	線形2次	73

M

MEN	multiple endocrine neoplasm	多発性内分泌腫瘍	189
MFER	Medical waveform Format Encoding Rule	医用波形標準化記述規約	289
MIP	maximum intensity projection	最大値投影法	52
MPG	motion probing gragient		36
MPPS	Modality Performed Procedure Step		293
MRA	MR angiography		29, 34
MRCP	MR chorangiopancreatography	MR胆管膵管造影	55
MRI	magnetic resonance imaging	磁気共鳴診断法	2
MRS	magnetic resonance spectroscopy		2, 39
MS	Micro Sphere		153
MT	magnetization transfer		28, 36
MTC	magnetization transfer contrast	磁化移動コントラスト	36
MWL	Modality Worklist		292
MWM	Modality Worklist Management		292

N

NAS	Network Attached Storage		286
NEMA	National Electrical Manufactures Association		63
NET	neuroendcrine tumor	神経内分泌腫瘍	189
NLPHL	nodular lymphocyte predominant HL		81
NMR	Nuclear Magnetic Resonance	核磁気共鳴	2
NPH	normal pressure hydrocephalus	正常圧水頭症	180

O

OAR	organ at risk	リスク臓器	72
OS	operating system	オペレーティングシステム	268
OS-EM	Ordered Subset Expectation Maximization		204

P

PACS	Picture Archiving and Communication System	パックス	285
PC	phase contrast	フェイズコントラスト	34
PCI	prophylactic cranial irradiation		78
PDD	percentage depth dose	深部量百分率	110
PDI	Portable Data for Imaging	可変媒体による画像交換	299
PH	Past History	既往歴	277
PI	Present Illness	現病歴	277
PIR	Patient Information Reconciliation	患者情報の整合性確保	297
PIT	Post-Injection Transmission		205
PLDR	potential lethal damage repair	潜在的致死損傷回復	88
PMT	photo multiplier tube	光電子増倍管	204, 208
PRF	pulse repetition frequency	パルスくり返し周波数	216
PRV	planning organ at risk volume		68
PTCA	percutaneous transluminal coronary angioplasty	経皮経管冠動脈形成術	182
PTCR	percutaneous transluminal coronary recanalization	経皮経管冠動脈血栓溶解術	182
PTV	planning target volume	計画標的体積	68, 72
PWI	perfusion weighted imaging	灌流画像	38

Q

QA	quality assurance	品質保証	131
QC	quality control	品質管理	131
QGS	quantitative gated SPECT		160, 183

R

RAID	Redundant Arrays of Inex- Pensive Disks		286
RALS	remote controlled afterloading system	遠隔操作式高線量率腔内照射法	104
RARE	rapid acquisition with relaxation enhancement		55
RAST	Radioallergosorbent test	放射性アレルゲン吸着試験	150
rCBF	regional cerebral blood flow	局所脳血流量	154
RF	radio frequency wave	ラジオ波	8
RIA	radioimmunoassay	ラジオイムノアッセイ	146
RIS	Radiology Information System		278
RRA	radioreceptor assay	放射受容体測定	148
RVH	renovascular hypertension	腎血管性高血圧	193

S

SAC	Segmented Attenuation Correction		205
SAD	source axis distance	線源回転軸間距離	70, 108
SAN	Storage Area Network		286
SAR	specific absorption rate	局所熱吸収	57
SAR	scatter-air ratio	散乱空中線量比	113
SCC	squamous cell carcinoma related antigen		150
SCP	Service Class Provider	サービス・クラス・プロバイダ, エス・シー・ピー	291
SCSI	Small Computer System Interface	スカジー	286
SCU	Service Class User	サービス・クラス・ユーザ, エス・シー・ユー	291
SE	spin echo	スピン・エコー	22, 25
SENSE	sensitivity encoding parallel imaging	センス	50
SH	Social History	社会歴	277
SLDR	sublethal damage repair	亜致死障害回復	88
SMLC-IMRT	segmental multileaf collimator-IMRT	分節的多段絞りIMRT	72
SNR	Signal to Noise Ratio	信号雑音比	47, 62

SOP	Service Object Pair	サービス・オブジェクト・ペア, エス・オー・ピー	291
SPECT	single photon emission computed tomography	単光子放射断層撮影, スペクト	152
SPIO	super-paramagnetic iron oxide	超常磁性酸化鉄	53
SPM	statistical parametric mapping	医用画像解析ソフト	40
SRS	stereotactic radiotherapy	定位手術的照射	70
SRT	stereotactic radiotherapy	定位放射線治療	70
SSD	source skin distance	線源皮膚間距離	70, 108
SSD	source-surface distance	線源表面間距離	108
SSL	secure socket layer		272
SSTD	Solid State Track Detector	固体飛跡検出器	318
STD	source-target distance	線源標的間距離	101
STIR	short TI inversion recovery		28, 33
SUV	Standardized Uptake Value		200, 207
SV	sample volume	サンプルボリューム	234
SWF	scheduled workflow	通常運用のワークフロー	297

T

TAC	time activity curve	時間放射能曲線	152
TAR	tissue-air ratio	組織空中線量比	111
tbc	tuberculosis	結核	199
TBI	total body irradiation	全身照射	70, 101
TCP	transmission control protocol		272
TE	echo time	エコー時間	17, 22
TER	tubular extraction rate	尿細管描出率	167
TER	tubular excretion rate	近位尿細管分泌能	192
TF	Technical Framework	テクニカルフレームワーク	296
TI	Inversion Time	反転時間	28
TIA	transient ischemic attack	一過性脳虚血発作	179
TLU	Table Look Up		153
TMR	tissue maximum (dose) ratio	組織最大線量比	111, 112
TOF	time of flight		34
TPR	tissue phantom ratio	組織ファントム線量比	111, 112
TR	repetition time	くり返し時間	22
TSE	turbo spin echo	ターボスピン・エコー法	27
TSEI	total skin electron irradiation	全身皮膚電子線照射	101

U

UICC	Union Internationale Cancelo Com		76

V

VPN	virtual private network		272

X

XDS	Cross-Enterprise Document Sharing	施設間ドキュメント	299

I MRI検査

- 1 はじめに
- 2 MRIの原理
- 3 MRIの撮像技術
  - 3-1 基本的撮像シーケンスについて
  - 3-2 特殊なシーケンス，スタディについて
  - 3-3 画像アーチファクトとその対策
  - 3-4 MRIにおけるコントラスト造影剤
  - 3-5 ハードウェアと検査の心構え
  - 3-6 画質評価

1 はじめに

MRI検査

永坂竜男

　MRI(magnetic resonance imaging：磁気共鳴診断法)は，簡単にいえば，人体内に含まれる水素原子核(プロトン)を磁場と電磁波などを使って，その分布を画像化する手法である(図1)。MRIのいいところはX線CTとは異なり，任意の断面をさまざまなコントラストで画像化できることである。そして，被ばくなど人体への悪影響がないことである(少なくとも，今までMRI検査そのものの悪影響は報告されたことはない)。また，近年のMRIは，さまざまな新しい画像コントラストを得ることができたり，脳機能画像(functional MRI)に代表されるように機能的な情報も簡単に得ることができたり，MRS(MR Spectroscopy)(図2)では，組織の質的情報を得ることができたり，さらに超高磁場の装置では顕微鏡レベルにまで解像度が及ぶような細かい構造を画像化できるといったことで今後の発展が期待され，注目されているモダリティである。

　一方で，MRIは，「狭い」「うるさい」「時間がかかる」といった検査を受ける者にとっては辛い検査であることも事実である。最近の高速化技術により同じ分解能であれば撮像時間は短くなったが，より多彩なコントラストや高分解能な画像を求めてトータルの時間はそれほど短縮されていない。音に関しても静音化されているが，より強力な傾斜磁場を用いるようになっているのでシーケンスによってはやはりうるさい。また，ショートマグネット化により，例えば下肢の検査であれば顔はガントリの外にでるが，やはり頭の検査では感じる狭さは同じである(ごく最近では，ゴーグルにDVDなどを観せることができる装置もあり，狭さや検査時間の長さを感じさせない設備も整いつつある)。このように，検査を受ける側の環境も改善されつつあるが，いまだ楽な検査とはいえない。今後に期待したい。

　このMRIの歴史は浅いのだが，この30年余りの飛躍的な進歩には，驚きであるとともに現在

の画像診断，特に脳神経・整形領域などでは欠くことのできないモダリティの1つとなっている。まず，MRIの歴史をみてみると，1946年，原子核の磁化(magnetization)が示す物理現象に関する論文が2つBlochとPurcellにより発表された。後にNMR(Nuclear Magnetic Resonance：核磁気共鳴)現象の発見者としてノーベル物理学賞を受賞している(1952年)。そして，現在のMRIに繋がるイメージングの原理が1973年Lauterburに

図1　MRIの原理的模式図

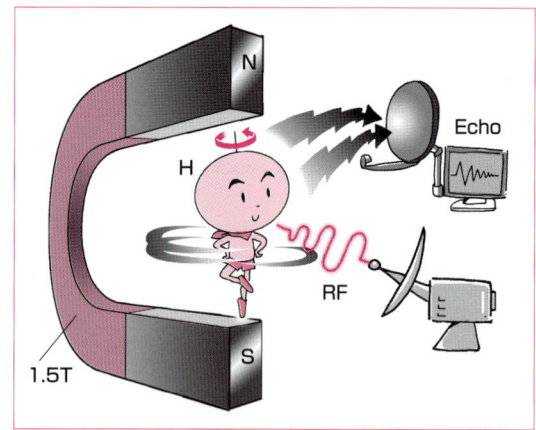

図2　MRS(^{31}P-MRS)

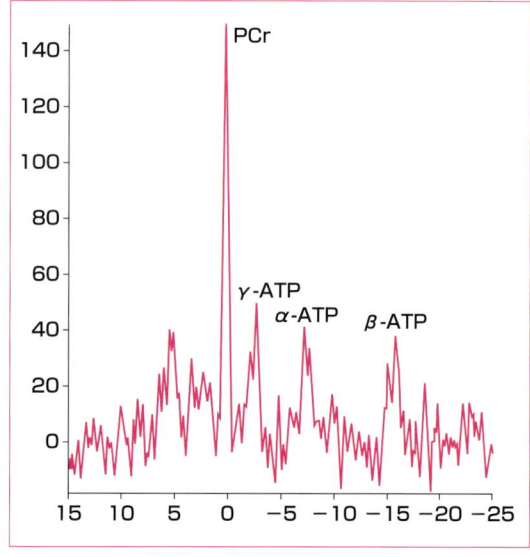

より提案され，ErnstやMansfieldらによって，実用的手法へと発展していった。MRIの原理は，その総決算ともいうべき手法，いわゆる，スピンウォープ（spin warp）法が1979年に発表され，その頃から世界中で開発競争が始まって急速な進歩を遂げた。この方法は，Aberdeen大学のEdelsteinらによって開発されたといわれている。この方法は，「選択励起法」，「フーリエイメージング法」，「勾配エコー」という従来のMRIにはなかった手法を組み合わせて作られたものである。そして，MRIのほとんどすべての撮像法（パルスシーケンス）は，この方法を基礎としており，MRIを理解する場合にはこのパルスシーケンスを理解することが第一歩となっている。

本章では，まず，どのようにして1枚の画像（断層像）が得られるのか，MRIの撮像原理について解説する。そして，MRIの基本的パラメータ（T1，T2，TR，TEなど）と画像コントラストの関係などについて概念的理解を目標とした説明をする。また，臨床的な側面から現在，使用されている基本的撮像シーケンスによるさまざまな画像の種類，使用法などについて，さらには特殊なシーケンス，スタディの種類と使用法などについて述べていく。また，MRIには，特有のアーチファクトが沢山ある。質の高いMR画像とは，いろいろな状況のなかでいかにアーチファクトを減らし，短時間で高解像度の画像を得るかであり，撮像する者の技量の見せどころでもある。その基本的なアーチファクトについて発生原理と対策について述べる。最後に，MRIで用いられる造影剤やハードウェア，そして検査の心構え，さらには画質評価法といった管理面についても解説することにする。

MRIは，今後さらに，高磁場化，高分解能化が進んでいくものと思われるが（図3），高磁場になれば取得する信号は強くなるが，吸引事故などの危険性も増していく。安全に検査を行えるよう，機器管理と安全管理を行っていくこともMRIを操作するわれわれの大事な責務であると考える。

図3　MRI臨床写真

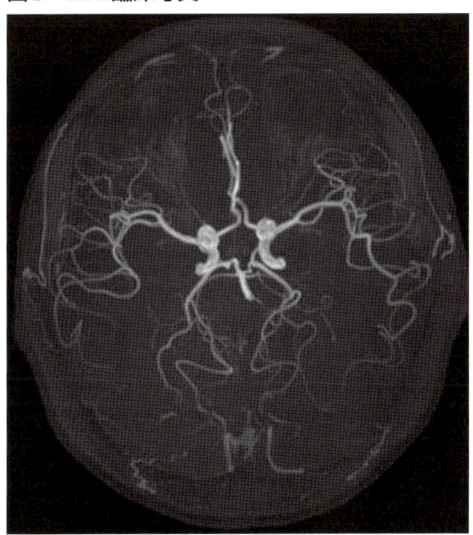

a　3T-MRIによる脳MRA（MIP像）

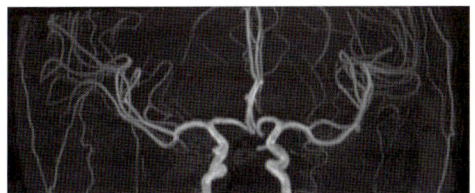

b　3T-MRIによる脳MRA（target-MIP）

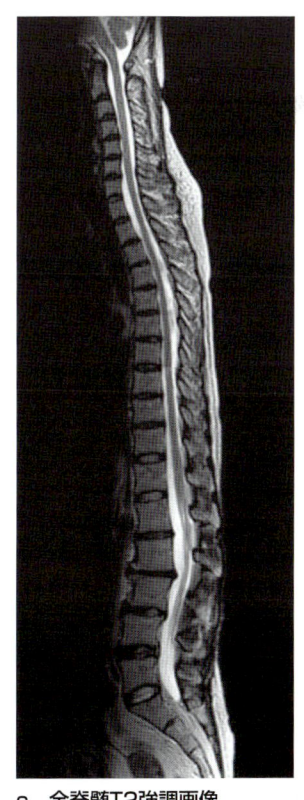

c　全脊髄T2強調画像

2 MRIの原理

MRI検査

田村 元

物質の磁性

磁性とは，物質を磁場の中に置いた際に，物質の状態が変化し，物質内外の磁場が変化する性質である。

物質の磁性は，物質を構成する原子・分子が**磁気モーメント**をもつ場合ともたない場合とで異なる。

原子・分子が磁気モーメントをもつ場合

低温では，原子・分子の磁気モーメントが規則的に配列した「**秩序状態**」となる。

その代表は「**強磁性**（図1）」と呼ばれるもので，その物質に磁場B_0をかけると磁化し，その磁化は磁場をなくしても残る。すなわち，永久磁石としての性質をもつ。

ある温度（「キュリー点」や「ネール点」といわれる温度）以上の高温になると，熱平衡状態での磁気モーメントの向きがランダムとなり**常磁性**（図3）に変わる。物質を磁場B_0の中に置いてしばらくすると磁気モーメントが磁場の方向に向く傾向がでるためB_0に比例した大きさの**磁化**[*1]Mが生じるが，磁場から取り出すと磁化は消える。

原子・分子が磁気モーメントをもたない場合

物質を磁場B_0の中に置くと磁化Mが生じるが，その磁化はもとの磁場を打ち消すような向きに

図1 強磁性

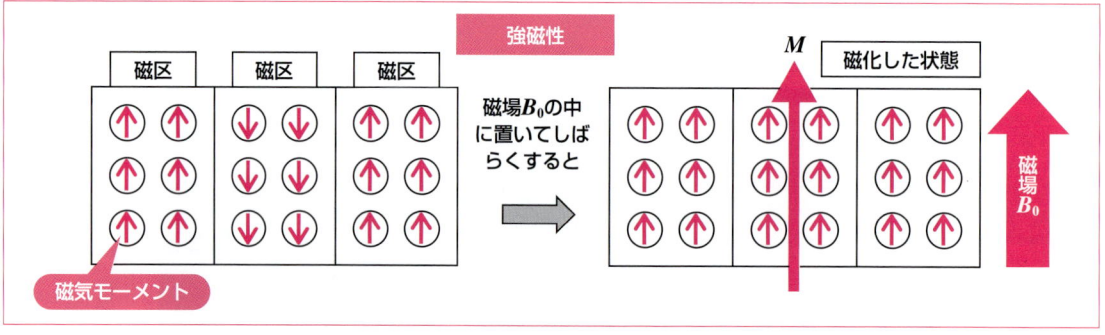

Check & Check

- 方位磁石のような小さな棒磁石を考えるとき，その磁気的性質は電流が流れている1つのコイルと同等である。そのコイルの面積をS，流れている電流をIとすると，磁気モーメントの大きさμは次の式で表される。

$$\mu = SI$$

- 磁気モーメントはベクトル量であり，その方向はコイルの面と垂直で，向きは，電流の向きにドライバを回したとき右ネジの進む方向である。これを磁場B_0の中に置くと「$\mu \times B_0$」という回転力が作用し，方位磁石であればN極が北に向かって回転する。

磁気モーメント

図2 磁気モーメント

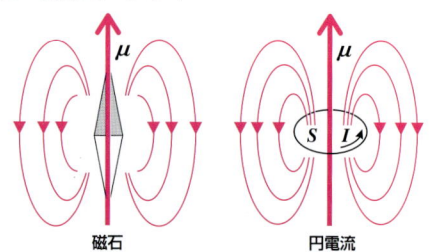

生じる(図4)。これを「反磁性」という。反磁性の原因は電磁誘導である(物質によっては常磁性となる場合もある)。**生体を構成する多くの物質は反磁性である。**

常磁性，反磁性ともに，磁化MはB_0に比例すると見なせる。すなわち，次式が成り立つ。

$$(Mのつくる磁場) = \chi_m B_0$$

χ_mを「磁化率」と呼ぶ。磁化率は，常磁性では「正」，反磁性の場合は「負」となる。

物質の中の磁場BはB_0とMのつくる磁場の合計となる。すなわち，次式が成り立つ。

$$B = B_0 + (Mのつくる磁場)$$
$$= B_0(1 + \chi_m)$$

物質の磁気的性質を決めている原子・分子の磁気モーメントは電子の運動が元になっている。電子は，「スピン」あるいは「スピン角運動量」という「自転」運動をしている性質をもつ。電子の

図3　常磁性

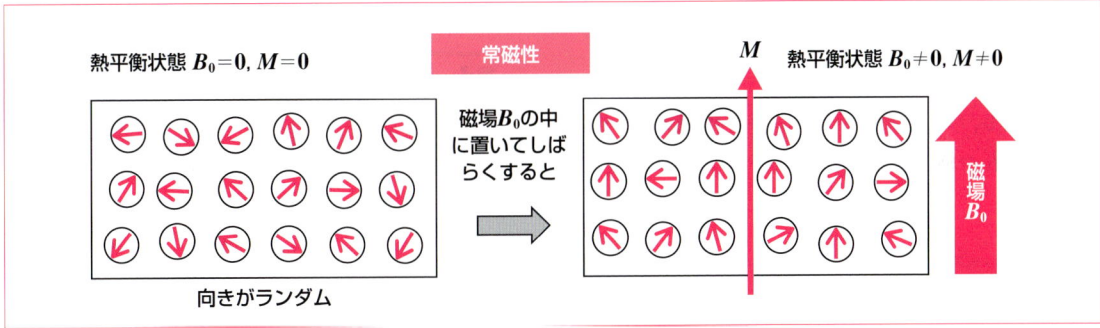

図4　反磁性

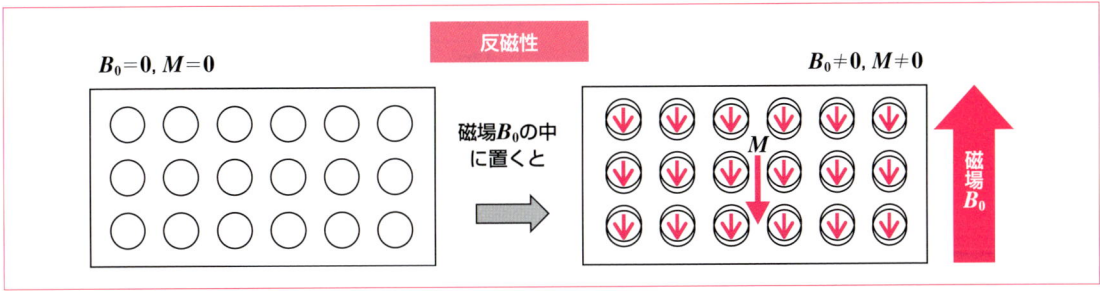

用語アラカルト

＊1　磁化
物質中のある点を含む微小体積dvを考えて，その内部にある分子の磁気モーメントのベクトル的な総和$\Sigma\mu$をdvで割った量をその点の「磁化M」という。その大きさは，次の式で表せる。

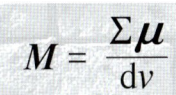

図5　磁気モーメントと磁化ベクトル

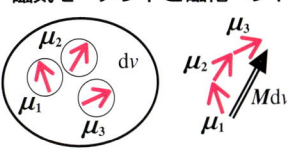

補足　MRIで重要となる磁化率

水の磁化率	空気の磁化率	血液の磁化率（Hはヘマトクリット，Yは酸素飽和度）
-9.0×10^{-6}	0.4×10^{-6}	$[H\{3.4(1-Y)-9.3\}-9.0(1-H)]\times 10^{-6}$

(Spees, WM, et al.:Magn Reson Med, 45:533-542, 2001.)

もつ負の電荷の「自転」運動で生じる電流により磁気モーメントが生じるというイメージをもつことができる。この磁気モーメントを「スピン磁気モーメント」という。さらに電子の「公転・軌道運動」に伴う磁気モーメントも生じる。

原子核も，電子と同様に，スピンとこれに伴う核磁気モーメントをもつが，核磁気モーメントの大きさは電子のスピン磁気モーメントの大きさの千分の1程度と小さいので，物質の磁性を決めているのは電子がつくる磁気モーメントと考えてよい。

核磁気共鳴

原子核のスピンと磁気モーメント

原子核も，スピン I とこれに伴う**核磁気モーメントμ**をもつ(表1)。核磁気モーメントμは次式で表せる。

$$\mu = \gamma I \hbar$$

ここで，$\hbar$はプランク定数を2πで割った値，γを「**磁気回転比**」という。$I\hbar$は角運動量に等しい。

物質内の個々の原子核が磁気モーメントをもち，それらは熱平衡状態ではランダムな方向を向いているので，原子核スピンの集団は，「常磁性」と似た振る舞いをする。すなわち，物質を磁場B_0の中に置いてしばらくすると，B_0の向きの磁気モーメントをもつ原子核が増加し，全核磁気モーメントのベクトル的な合計が「0」でなくなり，熱平衡状態でB_0と同じ向きの磁化M_0が生じる(図6)。

表1 スピンと磁気モーメント
(単位Tはテスラ＝磁束密度の単位)

	スピン量子数 I	磁気回転比 $\gamma/2\pi$ (10^7 Hz/T)	磁気モーメント μ (10^{-26} J/T)
電子	1/2	−2802.5	−928.476
原子核			
^{1}H	1/2	4.2576	1.41061
^{2}H	1	0.65357	0.43306
^{3}H	1/2	4.5413	1.50455
^{3}He	1/2	−3.2435	−1.07458
^{4}He	0	0	0
^{7}Li	3/2	1.6547	1.64468
^{12}C	0	0	0
^{13}C	1/2	1.0708	0.35476

Check & Check　　　　核スピン集団の磁化

図6 核スピン集団の磁化

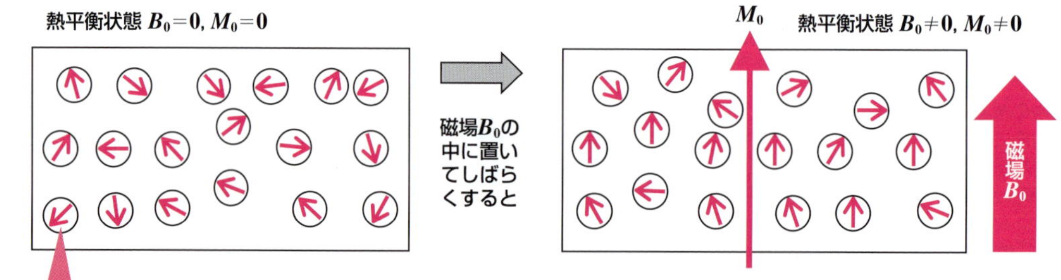

熱平衡状態 $B_0=0, M_0=0$　→　磁場B_0の中に置いてしばらくすると　→　熱平衡状態 $B_0\neq0, M_0\neq0$

核スピン　核磁気モーメント

- 磁場B_0の中に置くと核磁気モーメントの一部がB_0と同じ向きに揃うため，磁化M_0が生じる。熱平衡状態で揃う割合は，室温では十万分の1から百万分の1であるが，物質中の原子核数が多いので，絶対数としては多数の原子核が揃うことになる。

静磁場内 B_0 での磁化 M の運動

磁化 M_0 は磁石で作られたコマのような性質をもつ。なんらかの原因で M_0 が B_0 と違う方向を向いたとする（これを M とする）と，M は，ちょうどコマを回したときに，コマの軸が地面に対して斜めになり，倒れずに向きを変え，軸の先端が水平な円運動をするのと同様な運動を始める（図7）。このときの M の運動を規定する方程式は次のように表せる。

$$\frac{dM}{dt} = \gamma M \times B_0 \quad (磁化Mの運動方程式)$$

ここで×は，ベクトルの外積である。

M の先端は，B_0 の方向（磁力線）を中心軸として，図7のような向きに回転する。これを「歳差運動」と呼ぶ。磁力線をz軸とすれば，M の先端はx-y平面内を円運動する。このときの円運動の回転周波数を「**ラーモア周波数**」という。これは磁場の大きさ B_0 に比例するという重要な性質をもつ。すなわち，ラーモア周波数 ω_0 は次の式で表される。

$$\omega_0 = \gamma B_0$$

（1秒間に1回転のときに $\omega_0 = 2\pi [s^{-1}]$ となる）

この式から，1 T（テスラ）の強度の磁場では，ラーモア周波数がちょうど磁気回転比 γ の大きさに等しいことがわかる（表1参照）。

図7　磁化 M の運動

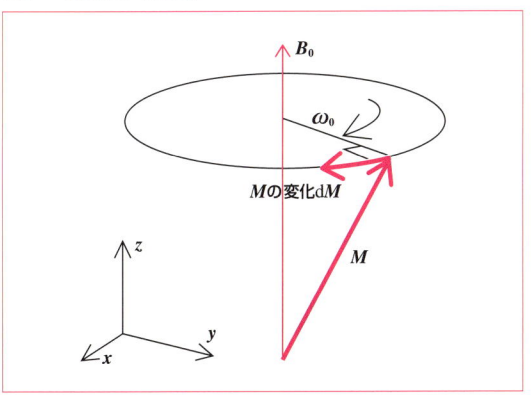

核磁気共鳴（NMR）信号

簡単のため，磁化 M の方向が B_0 と垂直の場合を考える。

このとき図8のように磁化 M が回転する傍らにコイルを置くと，回転する磁石とコイルを組み合わせた「発電機」ができて，コイルに電磁誘導による誘導電流が流れる。これが**核磁気共鳴（NMR）信号**である。この信号は交流で周波数はラーモア周波数に等しい。

人体を磁場の中に置くと，体の中のいたる所に磁化 M が生じる。この M を磁場と垂直方向に倒してやれば，「人間発電機」ができて，体の表面近くに置いたコイルにNMR信号が流れることになる。

では，このように M を B_0 と垂直に倒すにはどうすればよいだろうか？

図8　回転する磁化とコイルでつくられる発電機

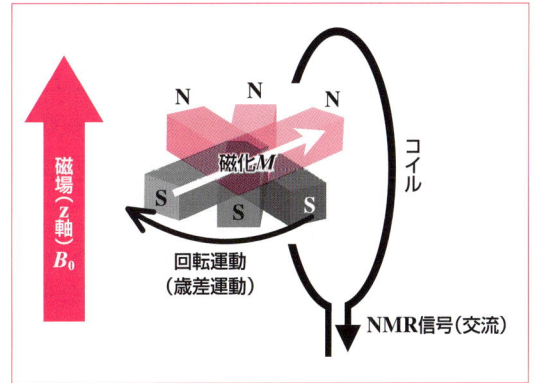

ここで，ちょうどラーモア周波数で B_0（z軸）の周りを M とともに回転（自転）している座標系を考える。この**回転座標系**[*2]（図11）では，M は静止して見えるはずである。ということは，磁化 M の運動方程式を考えれば，B_0 が0ということになる。

図9　回転座標系

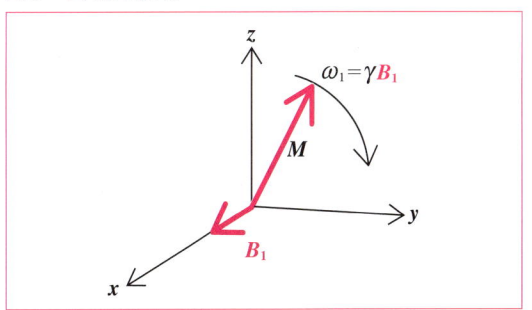

すなわち，磁場B_0が消失していることを意味する。このとき，もしx軸方向にB_1という大きさの磁場が存在していたとすると，図9のようにMの先端はx軸を回転軸としてy-z面内を図の向きに円運動する。このときの回転周波数は次式で表される。

$$\omega_1 = \gamma B_1$$

したがって，初めにz軸方向を向いていたMは，y軸方向に倒れていく。このようすを再び実験室座標系に戻って眺めてみれば(図10)，z軸方向のB_0のほかに，それと垂直なx-y平面内をラーモア周波数で回転している大きさB_1の磁場が加わっていることになる。すなわち，実験室座標系で，ちょうどラーモア周波数で回転する磁場を加えてやれば，Mを倒すことができる。これが「**核磁気共鳴(NMR)**」と呼ばれる現象である。実際にはラーモア周波数で振動する磁場を加えてやればよい。そのなかには回転する成分が含まれる。短時間で加えるB_1を「パルス」と呼ぶ。ラーモア周波数は普通FMラジオ程度の周波数となるのでこのようなパルスを「**ラジオ波周波数(RF)パルス**」と呼ぶ。Mがちょうどx-y面内に倒れるようなパルスを「**90°パルス**」[*3]と呼ぶ。また，パルスの強さや時間を調整すれば，任意角(この角度を「**フリップ角**」と呼ぶ)の回転が可能である。

NMR現象は，「スピン集団が，ラーモア周波数のラジオ波に共鳴して，そのエネルギーを吸収し，磁化Mが熱平衡状態からはずれてB_0と平行でなくなること」であるということができる。

図10　実験室座標系

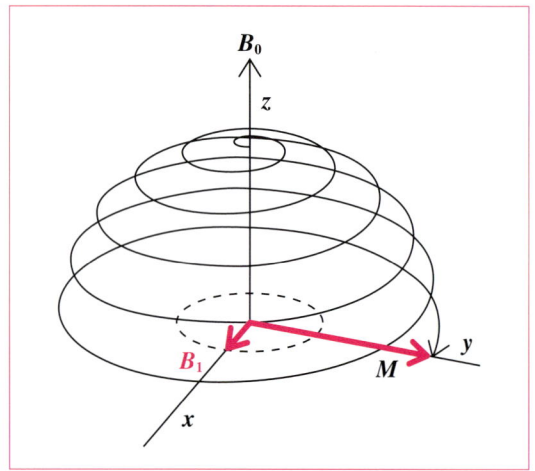

用語ア ラ カルト

*3　**90°パルス**
大きさB_1の磁場を

$$\gamma B_1 t = \frac{\pi}{2}$$

となる時間tだけの間加えてやると，Mはx-y面内に倒れる。通常tは数ミリ秒(ms)というパルス的長さなので，このようなB_1の与え方を「**90°パルス**」と呼ぶ。パルスの強さB_1や時間tを調整すれば，任意の**フリップ角**の回転が可能である。

用語ア ラ カルト

*2　**回転座標系**
地動説と天動説を思い起こしてみよう。地球の外の宇宙に「静止」している人から地表の運動を眺めると非常に複雑だが，地表にいて，地球といっしょに回転する人から見れば，単純な運動になることがある。つまり，座標系を変えると，複雑な運動が単純になることがある。外で「静止」している人から見るのを**実験室座標系**，いっしょに回転して見るのを「**回転座標系**」と呼ぶ。

図11　地動説(実験室座標系)と天動説(回転座標系)

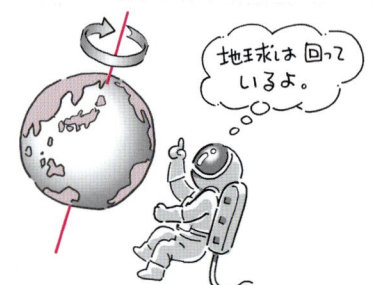
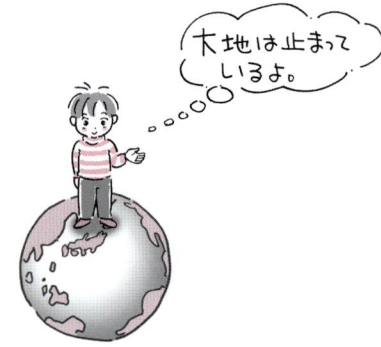

緩和

RFパルス B_1 を短時間与えた後，B_1 がなくなると，M を作り出していたスピン集団は元の熱平衡状態に戻っていくことになる。すなわち，時間とともに，M は B_0 と平行な元の向きと大きさの M_0 に戻っていく。この元に戻る過程を「**緩和**」と呼ぶ。この緩和には，以下のように，縦と横の2種類がある。M のz成分 M_z を「**縦磁化**」と呼ぶ。それに対して，z軸に垂直な成分を「**横磁化**」と呼ぶ。

縦緩和

核スピンの集団がRFパルスにより与えられたエネルギーを放出して元に戻る過程を「**縦緩和**」という。放出されたエネルギーは物質を構成する原子・分子の熱運動エネルギーとなる。これにより M_z が変化するので，「縦」緩和と呼ばれる。

縦緩和により M_z は熱平衡状態の磁化の大きさ M_0 に戻っていく。元に戻る速さは，M_z と M_0 の差に比例し，その比例定数を「**縦緩和率 R_1**」と呼ぶ。すなわち次の式が成り立つ。

$$\frac{dM_z(t)}{dt} = R_1[M_0 - M_z(t)]$$

ここで t は時間を表す。

この方程式から時刻 t での縦磁化 $M_z(t)$ に関して次の式が得られる。

$$M_z(t) = M_0 - [M_0 - M_z(0)]e^{-R_1 t}$$

ここで $M_z(0)$ は時刻0での縦磁化を表す。

この式で $M_z(0)=0$ の場合は，**図12**のようなグラフとなる。R_1 の逆数 $1/R_1$ を「**縦緩和時間 T_1**」という。T_1 は，RFパルスの後，核スピン集団がRFパルスから得たエネルギーを保持している平均寿命と見なせる。

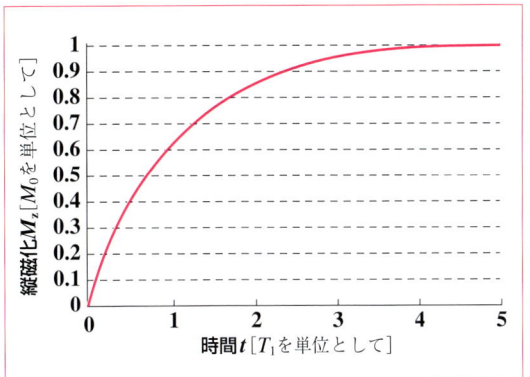

図12　90°RFパルス後の縦緩和

Check & Check　縦緩和のメカニズム

● 物質中では，原子・分子が作り出す磁場が熱運動によりランダムに変動している。このうちで，ラーモア周波数で変動する成分により"核磁気共鳴"現象が起こり，核スピンと原子・分子との間にエネルギーの移動が生じる。したがって，縦緩和の起こりやすさは，温度や磁場の強さにも依存して変化する。

横緩和

RFパルスで倒れた磁化 M のx-y平面内の成分 M_{xy} が次第に「0」となっていく過程を「**横緩和**」と呼ぶ。

この過程も回転座標系で考えると理解しやすい。物質の内部では個々のスピンの感じる磁場が位置や時間とともに変動するため，ラーモア周波数も変動する。このため，90°RFパルスの後，スピン集団を構成する個々のスピンのx-y平面内の方向（位相）が次第に変化し不揃いになっていく。不揃いになると集団全体の横磁化が減少する。減少する速さは，横磁化の大きさに比例し，その比例定数を「**横緩和率 R_2**」と呼ぶ。RFパルス後，回転座標系で M_y の時間変化は次の式で表される。

$$M_y(t) = M_y(0)e^{-R_2 t}$$

$M_y(0)$ は $t=0$ での横磁化の大きさであるが，これはRFパルス直前の縦磁化の大きさを M_z とすると $M_z \sin($フリップ角$)$ に等しい。

熱平衡状態で90°RFパルスを照射した後の変化は図13のようなグラフとなる。横磁化 $M_y(t)$ は信号強度に比例するので，このグラフはRFパルス後の信号強度の減衰を表すグラフにもなっている。

R_2の逆数$1/R_2$を「横緩和時間T_2」という。

図13 90°RFパルス後の横緩和

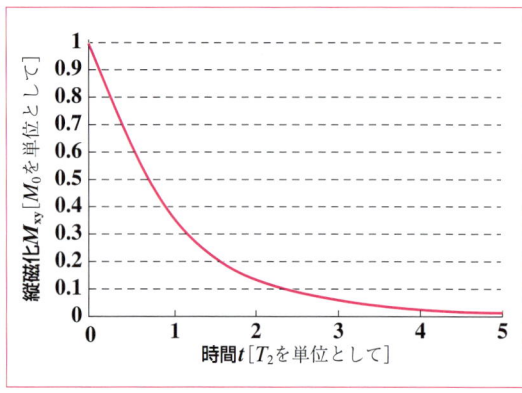

表2 緩和時間（磁場強度1.5 T）

組織	T_1 (ms)	T_2 (ms)
脂肪組織	240—250	60—80
静脈血	1350	50—100
動脈血	1350—1500	200—300
脳脊髄液	2200—4500	1000—2200
大脳灰白質	1050—1150	100
大脳白質	750—900	80—90
肝臓	500—600	40—50
腎臓	650—720	55—75
筋肉	950—1050	40—50

表2には，主な人体組織の，磁場強度1.5 Tで測定された緩和時間を示す。

T_2はT_1より短いので，緩和の経過は図14のように，初めは横磁化の短縮が目立ち，それから縦磁化が回復する形になる。

図14 縦緩和と横緩和の合成表示（回転座標系）

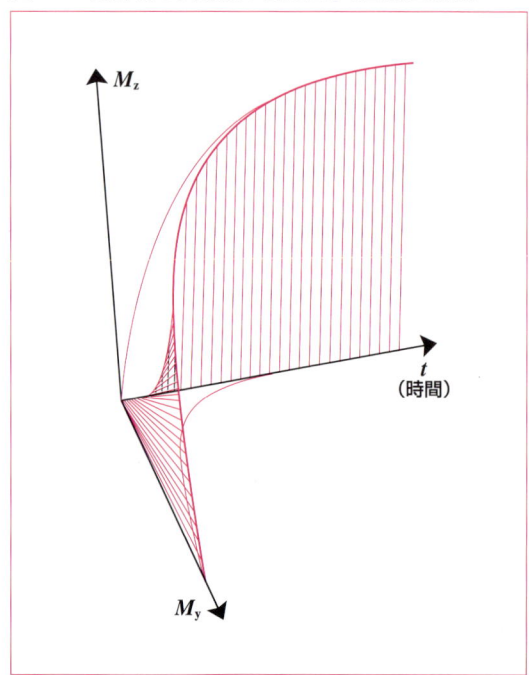

90°パルスにより生じた横磁化M_yが緩和していくようすを回転座標系で示す（時間を右方にとり，M_yは手前を向いている3次元的イメージ）。

MRI：NMR信号の画像化

これまで見たように，NMR信号は，存在している横磁化全体の影響を加え合わせた，"積分された"情報である（図15）。信号を画像化するためには，信号がどの場所から発生したのかを知る必要がある。どのようにしたら横磁化の存在する位置を知ることができるであろうか？

場所による違いをつくるための基本的な方法は，**勾配（傾斜）磁場**を付加することである。これは，例えば左から右に一定の割合で増加するような磁場を加えてやることである。これにより，ラーモア周波数も左から右に一定の割合で増加する。

Check & Check　　生体のT_1とT_2

- T_1, T_2は組織の水分が多いと長い傾向がある。
- 炎症や腫瘍などの病的組織では，通常T_1, T_2は長くなる。
- T_1は脂肪組織で短い。
- 血液にガドリニウムなどの常磁性金属イオンを含む造影剤を溶解するとT_1, T_2が短縮する。
- 血液中の酸化ヘモグロビンは反磁性物質であるが，還元ヘモグロビンは常磁性を示し，天然のMR造影剤であるといえる。

図15　位置情報を得るには？

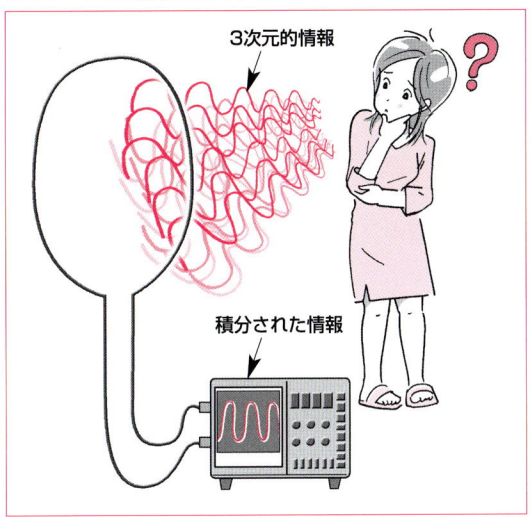

このとき，元々の静磁場（磁束密度）の大きさを B_0 として，右向きにx軸をとると，全磁束密度は次の式で表せる。

$$B = B_0 + G_x x$$

ここで，G_x はx方向の磁場勾配の大きさで，例えばx方向に1m進むと磁場が G_x テスラ上昇することを意味する。

したがって，このときのラーモア周波数は次の式で表せる。

$$\omega(x) = \gamma(B_0 + G_x x)$$

以下の項で，この勾配磁場を用いた画像化のための基本的手法である2次元スピンウォープ（spin warp）法について，そのエッセンスを解説する。

2次元スピンウォープ（spin warp）法

●スライスの選択（選択照射法）

この方法では，まず初めに特定の薄い板状部分（スライス）内の縦磁化を選択的に倒して，その部分のみに横磁化ができるようにRFパルスを照射する。

目的とする断層平面に垂直方向（ここではz軸方向とする）に磁場勾配 G_z を付加すると，ラーモア周波数は，次式で表される。

$$\omega(z) = \gamma(B_0 + G_z z)$$

ここで，周波数 ω_s のRFパルスを照射すると，次の関係が成り立つ場所 z_s でのみ共鳴が起こり，縦磁化が倒れる。

$$\omega_s = \gamma(B_0 + G_z z_s)$$

この関係から，縦磁化が倒れる場所 z_s は次の式で表される。

$$z_s = \frac{\omega_s - \gamma B_0}{\gamma G_z}$$

このようすを音の共鳴に例えたイメージを図16に示す。傾斜磁場をかけることは，ドレミファソ・・・の音階をもつ楽器を準備することに対応し，この近くにレの音叉（電磁波）を近づければ，楽器のレと鳴る部分のみが共鳴する。

図16　共鳴とスライス選択

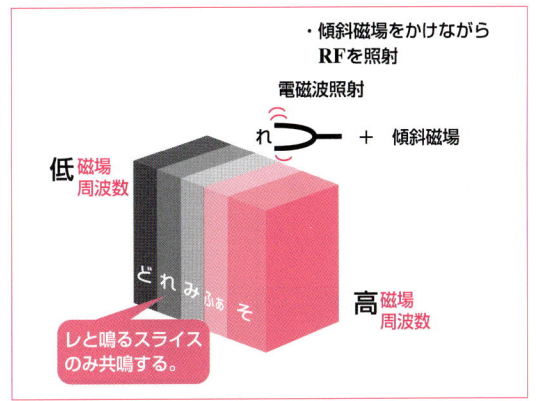

特定の周波数のRFといっても，無限に長い時間照射するのではなく，パルス状に短時間で照射するため別の周波数が混じってしまう。これは，RFパルスの**フーリエ変換**（図17）を考えれば理解できる。したがって，RFパルスの振幅はsinc関数[*4]に従った時間変化をするように設計することが多い。

用語アラカルト

*4　sinc関数

$$\mathrm{sinc}\, x \equiv \frac{\sin \pi x}{\pi x}$$

という関数で，図のようなグラフとなる。この関数のフーリエ変換は箱形の関数となる。

図18　sinc関数のグラフ

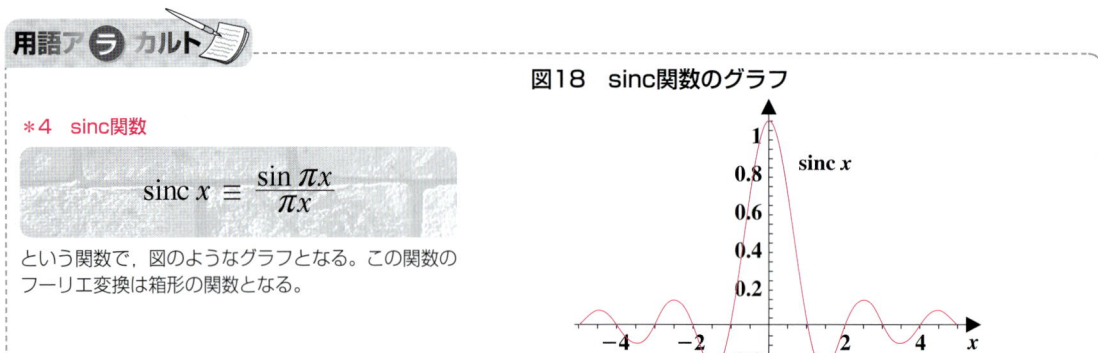

Check & Check　　　　　　　　　　　フーリエ変換

● フーリエ変換とは，目で見る時間や空間の世界と耳で聞く周波数や波数の世界の橋渡しをする数学的操作である。

図17　フーリエ変換

時間t，空間xで見る世界

$$f(t) = \frac{1}{2\pi}\int_{-\infty}^{\infty} F(\omega)e^{i\omega t}d\omega, \quad f(x) = \frac{1}{2\pi}\int_{-\infty}^{\infty} F(k)e^{ikt}dk$$

フーリエ変換 →
← 逆フーリエ変換

周波数ω，波数kで考える世界

$$\int_{-\infty}^{\infty} f(t)e^{-i\omega t}dt, \quad \int_{-\infty}^{\infty} f(x)e^{-ikx}dx$$
$$= F(\omega) \qquad\qquad = F(k)$$

一定値 ↔ デルタ関数

箱形関数 ↔ sinc関数

sinc関数 ↔ 箱形関数

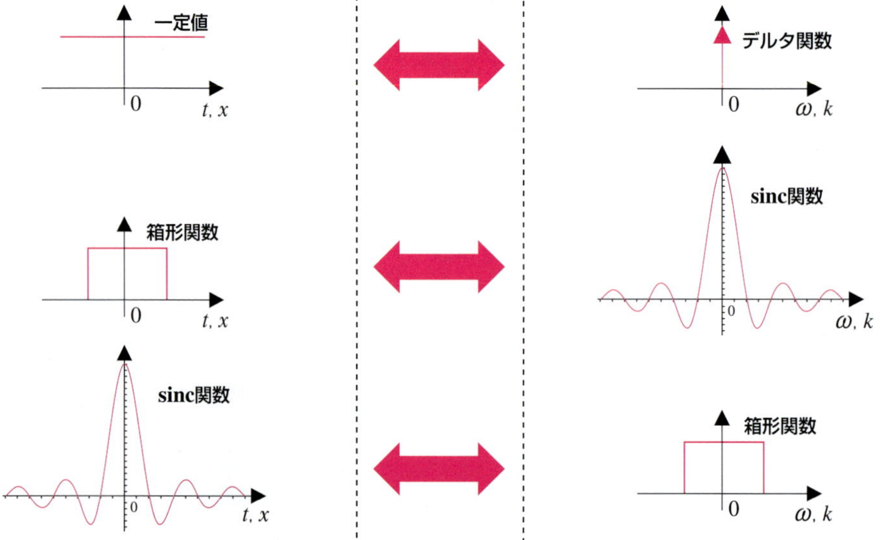

●スライス選択後の信号採取においてスライス面内の位置情報を得る

スライス選択終了後は,電磁波も傾斜磁場も切る(オフにする)が,スライス内に横磁化ができているので,近くにコイルがあれば信号が流れる。このときに別の磁場勾配を加えることにより,スライス面内の位置情報を得る。以下にその具体的方法を示す。スライス面内の位置を表すために,その面内にx軸とy軸を考える。

①x軸方向に勾配磁場をかけながら信号採取

まず,x軸方向に勾配磁場をかけながら信号を採取することを考える。

簡単のため $\omega_s = \gamma B_0$ すなわち $z_s = 0$ のスライスについて考える。このとき,周波数が γB_0 の回転座標系で考えると,B_0 が消失するので,共鳴周波数は次の式で表せる。

$$\omega(x) = \gamma G_x x$$

したがって,スライス選択後,時間 t だけ経過したときの横磁化の位相(向きを示す角度)は次の式で表せる。

$$\theta(x, t) = -\omega(x)t = -\gamma G_x xt$$

ここでマイナスがつくのは,歳差運動の向きは時計回りで,角度の正の向きは反時計回りとしているからである(図19)。

このようにして勾配磁場をかけながら信号を採取すると,なんと素晴らしいことに,得られる信号SIが,横磁化のx軸方向の分布 $\langle M(x) \rangle$ をフーリエ変換した結果に一致するという性質がある!! すなわち,次の式が成り立つ。

$$SI(k_x) \propto \int_{-\infty}^{\infty} \langle M(x) \rangle e^{-ik_x x} dx$$

ただし,$k_x \equiv \gamma G_x t$ とする。

図19 RFパルス照射直後と,その後x軸方向に磁場勾配 G_x を加えて時間 t だけ経過するときの横磁化のようす

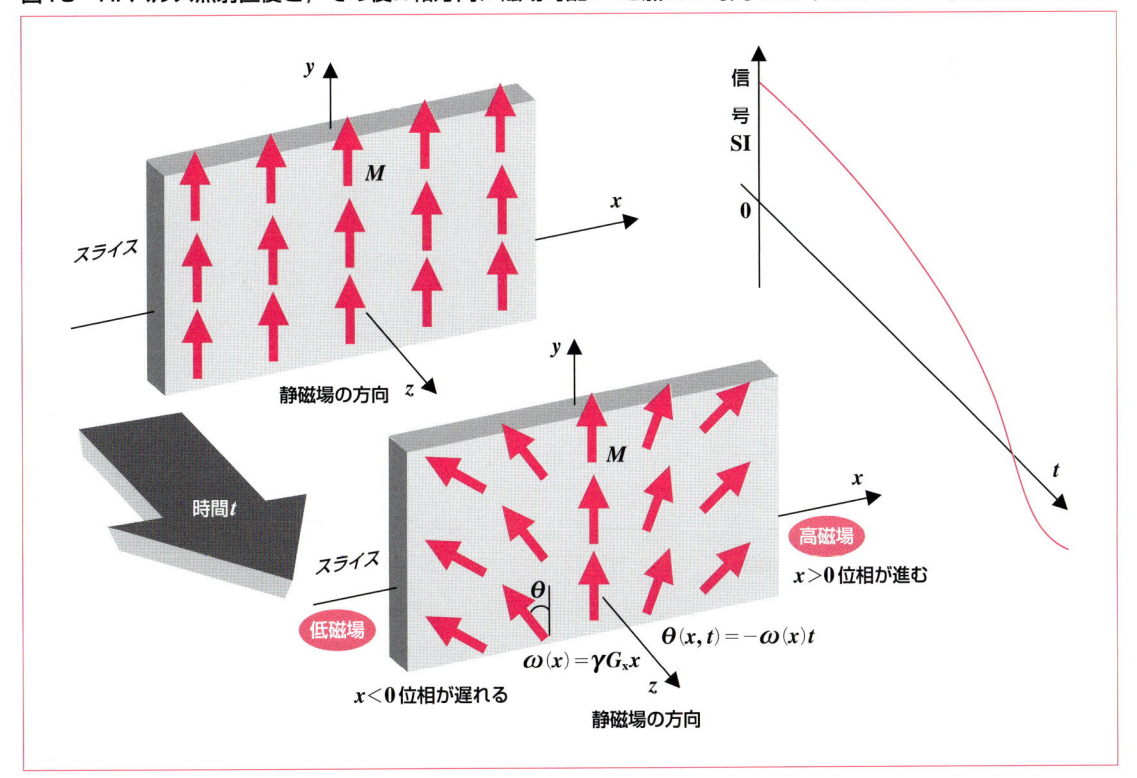

したがって，得られた信号 **SI** を逆フーリエ変換すると，横磁化の分布を y 軸方向に積分した，投影像のような情報が得られることになる。逆フーリエ変換は次の式で表せる。

$$\frac{1}{2\pi}\int_{-\infty}^{\infty}SI(k_x)e^{ik_x x}dk_x$$

このようにして，図21のような，フーリエイメージングを考えることができる。これが MRI の基本である。

Check & Check　勾配磁場をかけながら採取される信号が横磁化の分布をフーリエ変換した結果に一致する!!

● 緩和が無視できるとすれば，位置 (x, y) における横磁化の大きさを $M(x, y)$ とするとき，時刻 t での横磁化の x 成分と y 成分は次の式で表せる。

$$M_x = M(x,y)\cos\left[\theta(x,t)+\frac{\pi}{2}\right] = M(x,y)\cos\left(-\gamma G_x xt + \frac{\pi}{2}\right)$$

$$M_y = M(x,y)\sin\left[\theta(x,t)+\frac{\pi}{2}\right] = M(x,y)\sin\left(-\gamma G_x xt + \frac{\pi}{2}\right)$$

図20　横磁化の位相と x,y 成分

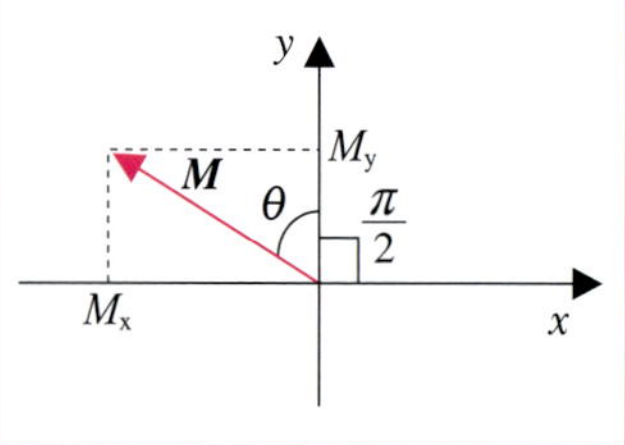

y 軸を虚数軸，x 軸を実数軸として，上の横磁化を複素数で表し，オイラーの公式を用いて指数関数に直すと次の式となる。

$$\mathbf{M}(x,y,t) = M(x,y)\left[\cos\left(-\gamma G_x xt + \frac{\pi}{2}\right) + i\sin\left(-\gamma G_x xt + \frac{\pi}{2}\right)\right] = iM(x,y)e^{-i\gamma G_x xt}$$

コイルに流れる電流，すなわち信号 $SI_0(t)$ はスライス内の横磁化による誘導電流をすべて加えたものと考えられるので，

$$SI_0(t) \propto \iint_{-\infty\ -\infty}^{\infty\ \ \infty} \mathbf{M}(x,y,t)\,dx\,dy$$

と書ける。ただし，$\mathbf{M}(x, y, t)$ は，上記横磁化（複素数）である。

$$\mathbf{M}(x,y,t) = iM(x,y)e^{-i\gamma G_x xt}$$

を用いると，信号は次の式で表せる。

$$SI_0(t) = SI[k_x(t)] \propto \int_{-\infty}^{\infty}\left[\int_{-\infty}^{\infty}M(x,y)\,dy\right]e^{-ik_x(t)x}dx \equiv \int_{-\infty}^{\infty}\langle M(x)\rangle e^{-ik_x(t)x}dx$$

ただし，$k_x(t) \equiv \gamma G_x t$ とする。

この式は，信号が，

$$\langle M(x)\rangle \equiv \int_{-\infty}^{\infty}M(x,y)\,dy$$

のフーリエ変換となっていることを示している。すなわち，x 軸方向に傾斜磁場を付加しつつ信号を採ると，その信号は横磁化の分布を y 軸方向に積分した量のフーリエ変換になっている。

MRIでは，信号はデジタルサンプリングにより採取される。すなわち，一定のサンプリング間隔で信号が採取される。

t 空間で得られる信号 $\mathrm{SI_0}(t)$ についてサンプリング定理を考えれば，ナイキスト周波数（サンプリング周波数の半分）が，得られる情報の最大周波数となる。撮像範囲（Field of View：FOV）の長さが $2L$ の場合を考えよう。x 空間で $-L \leq x \leq +L$ の範囲を撮像したい場合は，$\omega = \gamma G_x x$ より，$-\gamma G_x L \leq \omega \leq +\gamma G_x L$ の範囲の周波数を含めばよい。したがって，サンプリング周波数は，$2\gamma G_x L$ であればよいことになる。これは角周波数（振動数の 2π 倍に等しい）であることに注意すると，サンプリング間隔は振動数の逆数なので $\dfrac{2\pi}{2\gamma G_x L} = \dfrac{\pi}{\gamma G_x L}$ とすればよい。このサンプリング間隔と $k_x = \gamma G_x t$ から，k 空間の間隔（最小単位）は，$\Delta k_x = \dfrac{\pi}{L}$ となる。

図22は，横磁化の動きを k 空間に関して最小単位 $\Delta k_x = \dfrac{\pi}{L}$ ごとに上下に並べ，位置に関しては左右に $\Delta x = \dfrac{L}{4}$ ごとに示し，また，そのときの全横磁化のベクトルの和を右に書いた図である。$x = \dfrac{L}{4}$ の場所では，Δk_x（上下1マス）の違いで，$\Delta\theta = \Delta k_x x = \dfrac{\pi}{4}$ だけ横磁化の位相（角度）がずれる。$x = \dfrac{L}{2}$ の場所では，上下1マスの違いで，

図21 フーリエイメージング

横磁化の空間分布 $\langle M(x) \rangle$ は勾配磁場を付加することにより周波数分布 $\left\langle M\left(\dfrac{\omega}{\gamma G_x}\right)\right\rangle$ に対応するようになる。その状態でコイルに流れる信号は，信号の時間変化 $\mathrm{SI_0}(t)$ を波数の変化 $\mathrm{SI}(k_x)$ に対応させると，横磁化の空間分布をフーリエ変換した結果に一致する。したがって，これを逆フーリエ変換すると横磁化の空間分布が得られる。

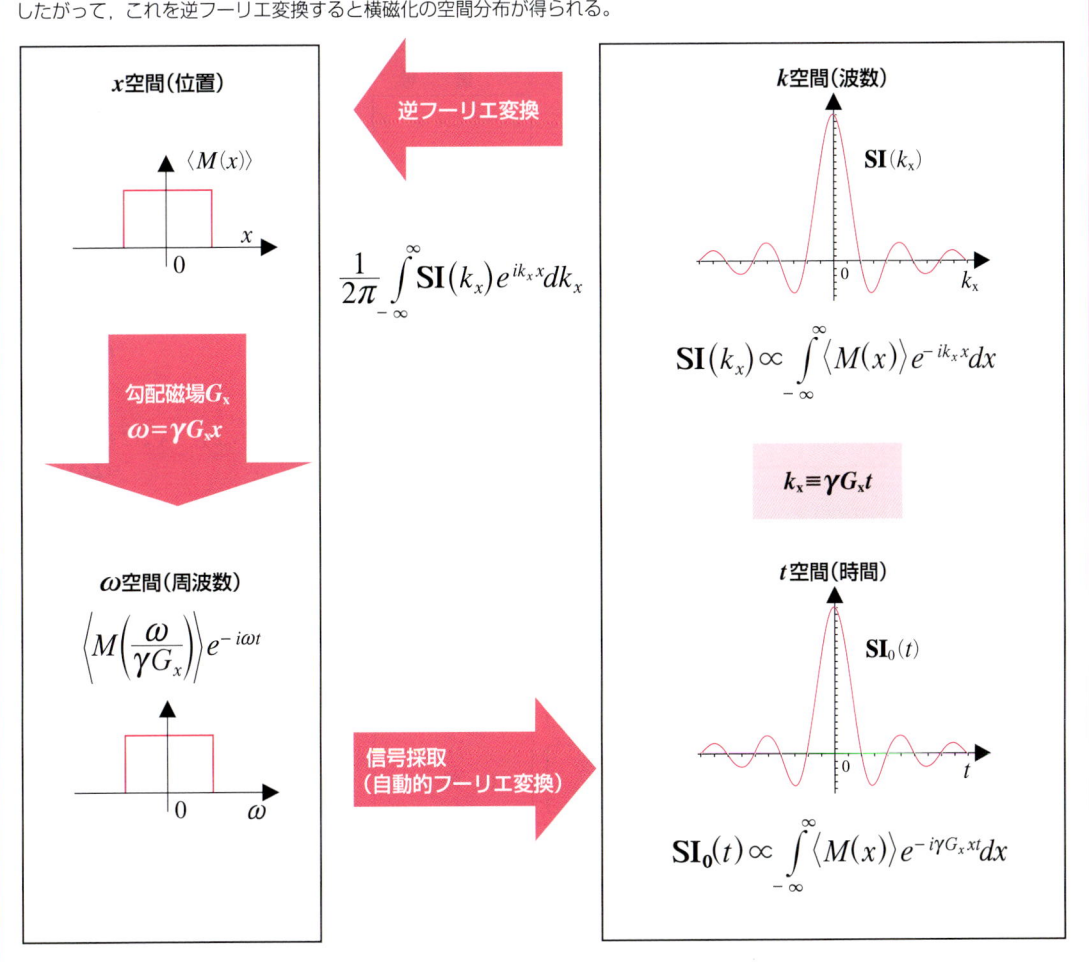

x 空間（位置） $\langle M(x) \rangle$

$$\dfrac{1}{2\pi}\int_{-\infty}^{\infty}\mathrm{SI}(k_x)e^{ik_x x}dk_x$$

逆フーリエ変換

k 空間（波数） $\mathrm{SI}(k_x)$

$$\mathrm{SI}(k_x) \propto \int_{-\infty}^{\infty}\langle M(x)\rangle e^{-ik_x x}dx$$

勾配磁場 G_x
$\omega = \gamma G_x x$

$k_x \equiv \gamma G_x t$

ω 空間（周波数）
$$\left\langle M\left(\dfrac{\omega}{\gamma G_x}\right)\right\rangle e^{-i\omega t}$$

信号採取（自動的フーリエ変換）

t 空間（時間） $\mathrm{SI_0}(t)$

$$\mathrm{SI_0}(t) \propto \int_{-\infty}^{\infty}\langle M(x)\rangle e^{-i\gamma G_x t x}dx$$

$\Delta\theta = \Delta k_x x = \dfrac{\pi}{2}$ だけ位相がずれる。

このような状態で得られる信号は，各位置に存在するすべての横磁化をベクトル的に加え合わせたものになる。

すでに述べたように，このようにして得られるk空間の信号強度をフーリエ変換すれば，横磁化の空間分布が得られる。下の図22の例では，k_xは$\dfrac{4\pi}{L}$まで示している。ここまでのk_xを用いてフーリエ変換すれば，FOV内の8点が区別できる。すなわち，画素数が8となる。より大きなk_xまで含めれば，より多くの点（画素数＝$[k_xの最大値] \times \dfrac{2L}{\pi}$）が区別できる。

ところが，RFパルス照射直後は$t=0$すなわち$k_x=0$に対応しているので，その後に得られる信号は$k_x>0$の部分のみである。どうすれば，$k_x \leq 0$の信号を得られるであろうか？ $k_x \leq 0$の信号を得るためには，磁場勾配を逆転すればよい。磁場勾配を逆転すれば，時間とともにk_xが負の方向に$-\dfrac{\pi}{L}$, $-\dfrac{2\pi}{L}$, $-\dfrac{3\pi}{L}$, と変化していく。k_xが$-\dfrac{4\pi}{L}$となったところで，また磁場勾配を逆転すれば，時間とともにk_xが正の方向に$-\dfrac{3\pi}{L}$, $-\dfrac{2\pi}{L}$, $-\dfrac{\pi}{L}$, 0, $\dfrac{\pi}{L}$, $\dfrac{2\pi}{L}$, …と変化するので，このとき信号を採取すれば，k_x空間のすべてにおいて信号を得ることができる。

磁場勾配を縦軸に，時間を横軸にした図を描くと図23のようになる。このような図を「パルス系列（pulse sequence）図」という。

このようにして信号を得る方法を，「**グラディ**

図22　x軸方向に磁場勾配を付加したときの各位置における横磁化の向きの変化と，そのとき得られる信号（ベクトル和）。画素数が8の例。

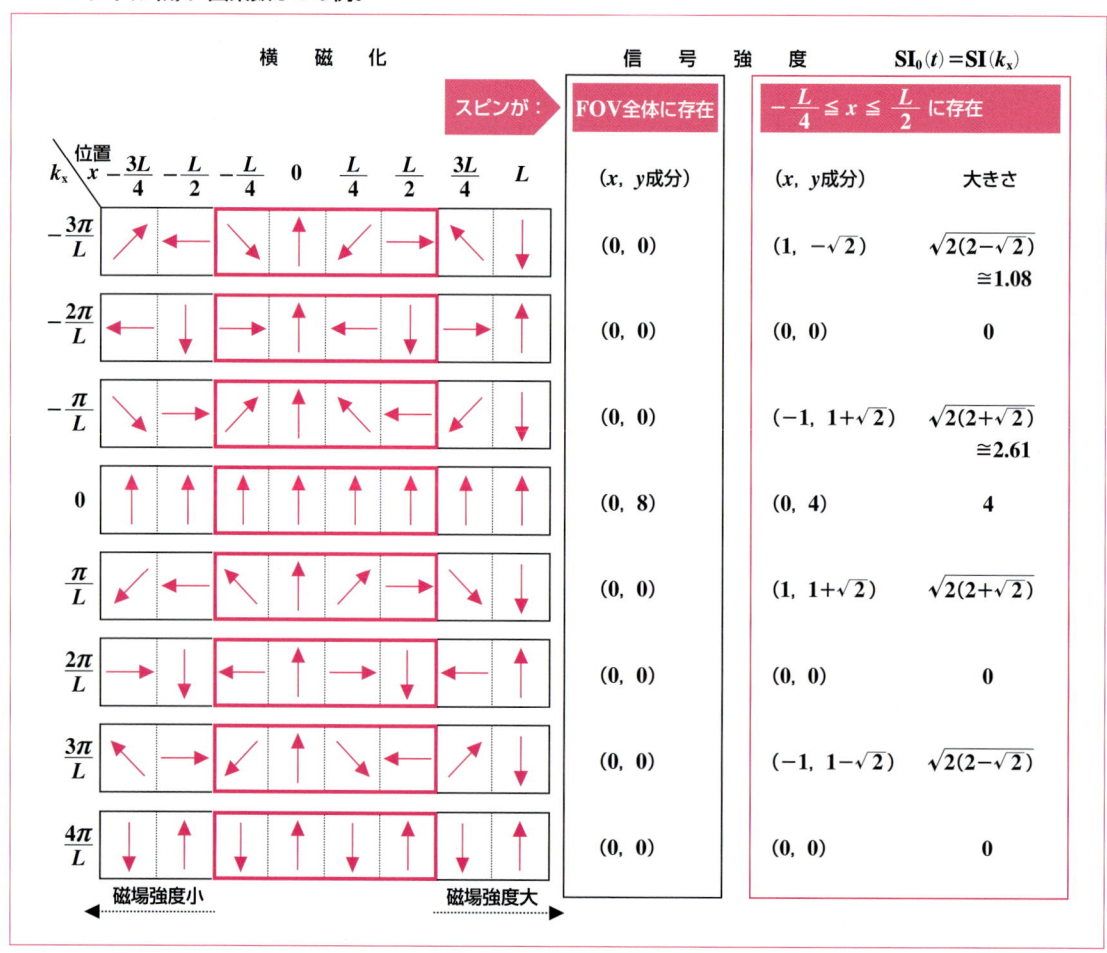

k_x ＼ 位置	$-\dfrac{3L}{4}$	$-\dfrac{L}{2}$	$-\dfrac{L}{4}$	0	$\dfrac{L}{4}$	$\dfrac{L}{2}$	$\dfrac{3L}{4}$	L	FOV全体に存在 $(x, y\text{成分})$	$-\dfrac{L}{4} \leq x \leq \dfrac{L}{2}$ に存在 $(x, y\text{成分})$	大きさ
$-\dfrac{3\pi}{L}$	↗	←	↑	↙	→	↘	←	↓	(0, 0)	$(1, -\sqrt{2})$	$\sqrt{2(2-\sqrt{2})}$ ≅ 1.08
$-\dfrac{2\pi}{L}$	↑	↓	→	↑	↓	→	↑	↓	(0, 0)	(0, 0)	0
$-\dfrac{\pi}{L}$	↗	↘	↗	↑	←	↙	↘	↙	(0, 0)	$(-1, 1+\sqrt{2})$	$\sqrt{2(2+\sqrt{2})}$ ≅ 2.61
0	↑	↑	↑	↑	↑	↑	↑	↑	(0, 8)	(0, 4)	4
$\dfrac{\pi}{L}$	↗	↗	↘	↑	→	→	↘	↓	(0, 0)	$(1, 1+\sqrt{2})$	$\sqrt{2(2+\sqrt{2})}$
$\dfrac{2\pi}{L}$	↑	↓	→	↑	↓	←	↑	↓	(0, 0)	(0, 0)	0
$\dfrac{3\pi}{L}$	↗	→	↗	↑	↘	←	↓	↙	(0, 0)	$(-1, 1-\sqrt{2})$	$\sqrt{2(2-\sqrt{2})}$
$\dfrac{4\pi}{L}$	↑	↓	↑	↑	↓	↑	↓	↑	(0, 0)	(0, 0)	0

← 磁場強度小　　磁場強度大 →

エント・エコー法」という。x軸方向に傾斜磁場をかけているときに，$k_x = 0$になると信号が強くなる。この信号の高まりを「グラディエント・エコー」と呼ぶ。RF照射からグラディエント・エコーまでの時間を，「エコー時間（TE）」と呼ぶ。

②y軸方向に勾配磁場をかける

ここまでで，x軸方向の位置に関する情報を得ることができる。次にy軸方向の位置に関する情報はどのように得ることができるであろうか。y軸方向にはどのように勾配磁場をかければよいであろうか。

y軸方向に磁場勾配G_yをかけるとき，x軸方向で考えた際と同様に，周波数がγB_0の回転座標系で考えると共鳴周波数は次の式で表せる。

$$\omega(y) = \gamma G_y y$$

したがって，G_yをかけて時間tだけ経過したときの横磁化の位相は次の式で表せる。

$$\theta(y,t) = -\omega(y)t = -\gamma G_y yt$$

このようすを図24に示す。

図23　グラディエント・エコー法

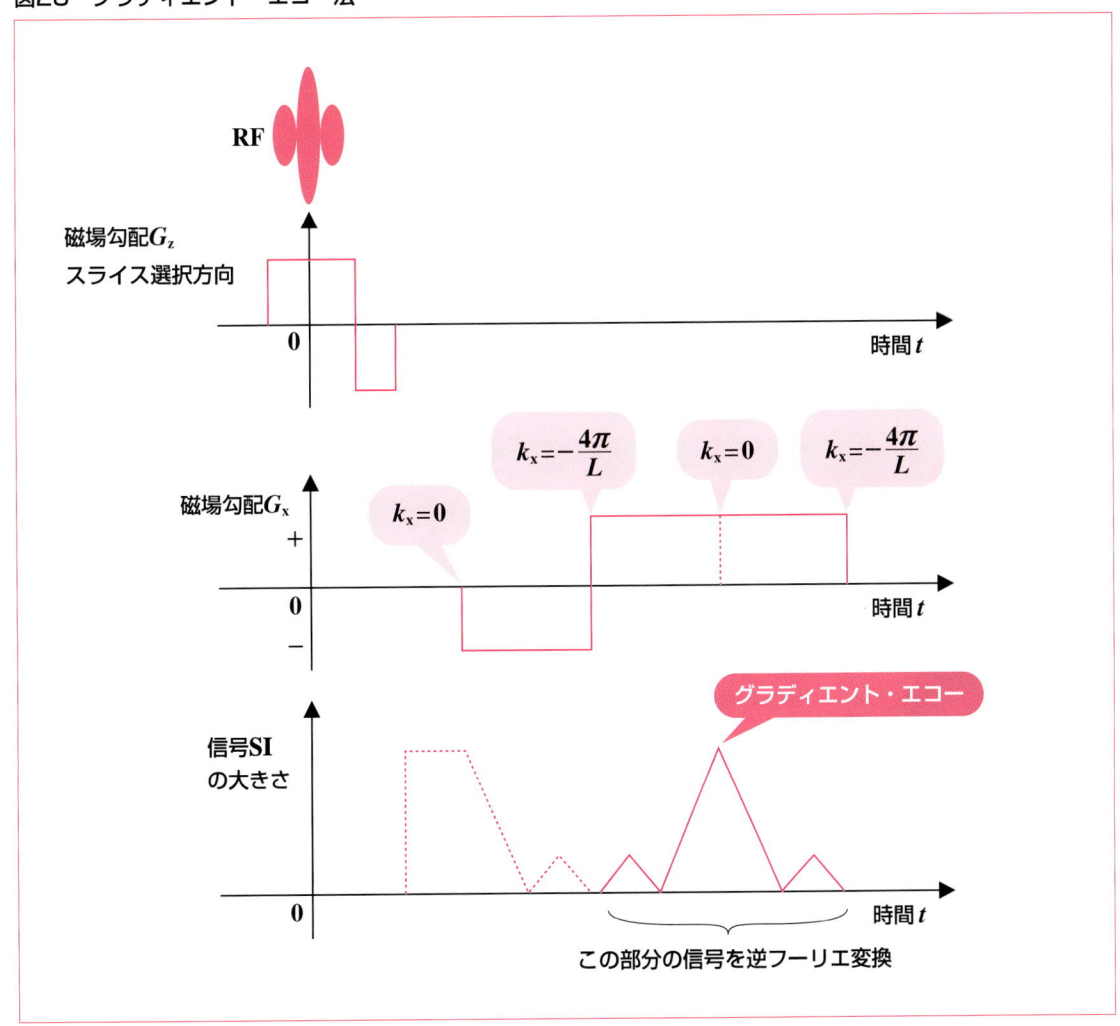

図24 位相エンコードをするときの横磁化のようす

y軸方向に磁場勾配G_yを加えた直後と，その後，時間τだけ経過したと

$y>0$ 位相が進む

高磁場

$y<0$ 位相が遅れる

$$\theta(y,\tau) = -\omega(y)\tau$$
$$\omega(y) = \gamma G_y y$$

時間τ

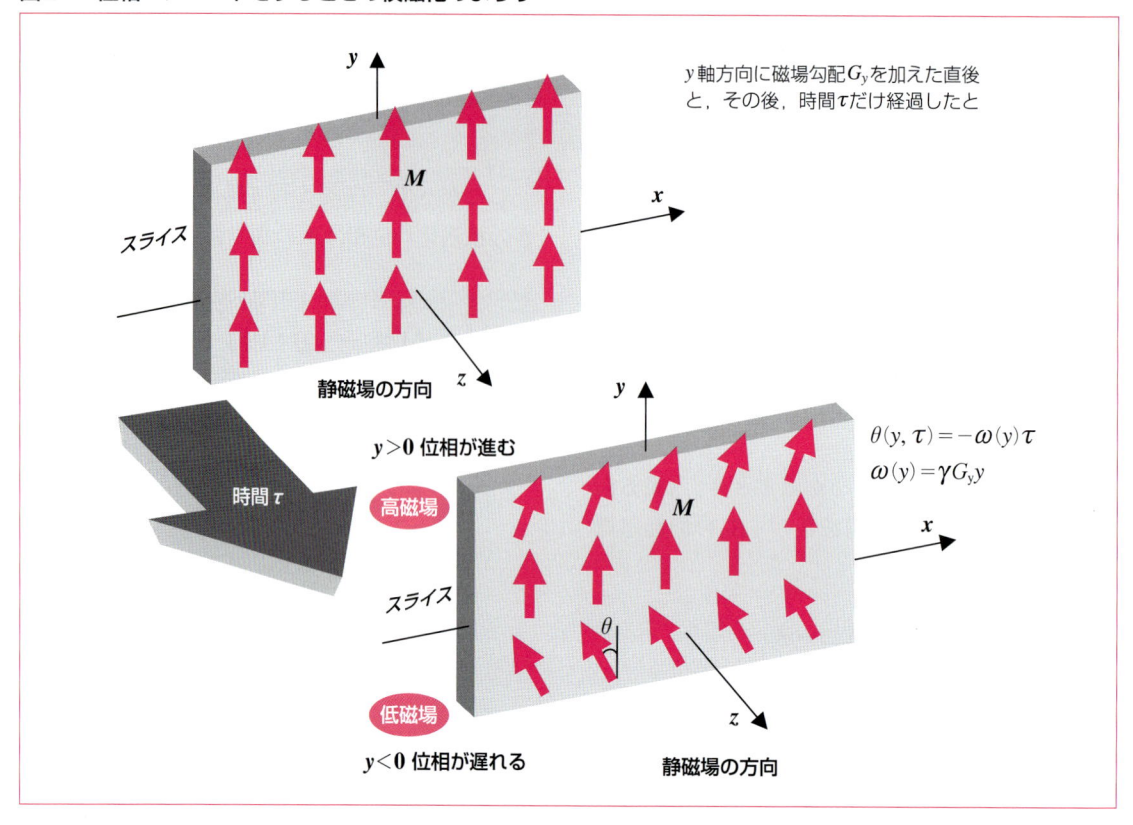

低磁場

静磁場の方向

図25 位相エンコード後，x軸方向に磁場勾配G_xを加えて時間t経過するときの横磁化のようす

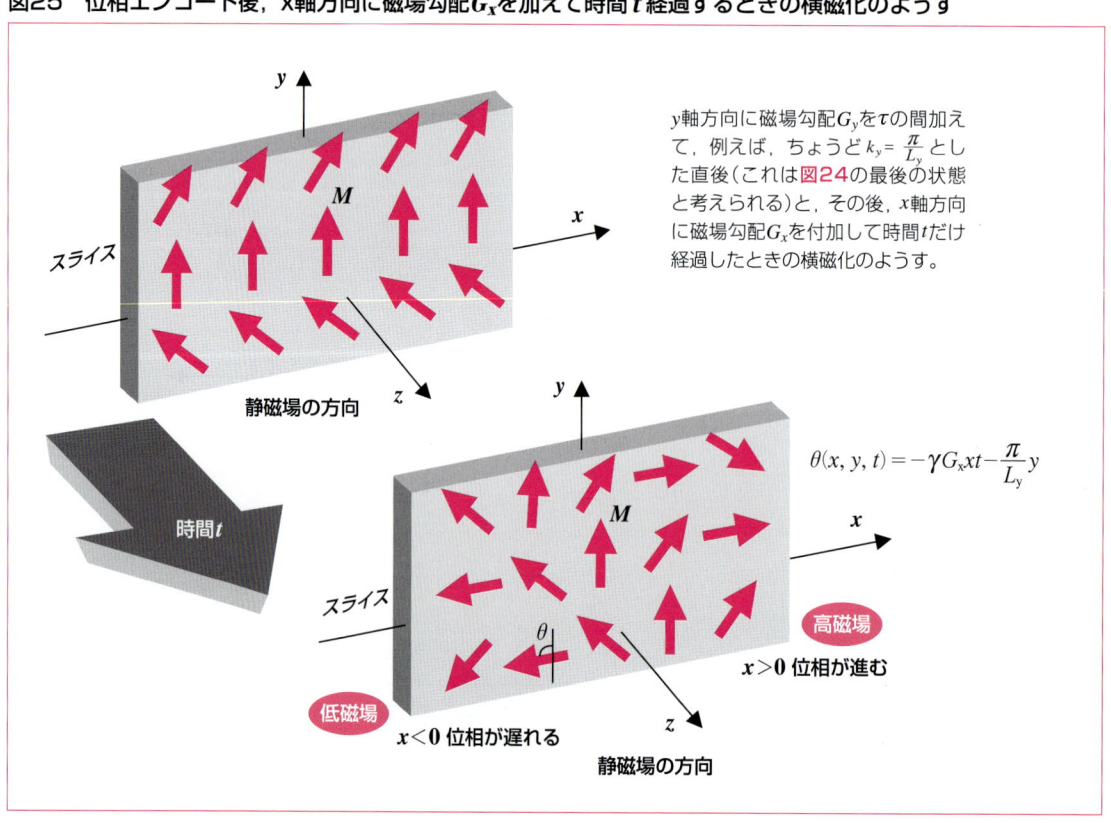

y軸方向に磁場勾配G_yをτの間加えて，例えば，ちょうど$k_y = \dfrac{\pi}{L_y}$とした直後（これは図24の最後の状態と考えられる）と，その後，x軸方向に磁場勾配G_xを付加して時間tだけ経過したときの横磁化のようす。

時間t

$$\theta(x,y,t) = -\gamma G_x x t - \dfrac{\pi}{L_y} y$$

高磁場　$x>0$ 位相が進む

低磁場　$x<0$ 位相が遅れる

静磁場の方向

MRIの原理

このy軸方向の磁場勾配G_yを信号採取前に一定時間τの間付加し，その後x軸方向の磁場勾配G_xに切り替えて，G_xを付加しながら信号を採取すると(図25)，信号強度は次の式で表せる。

$$SI_0(t) \propto \int_{-\infty}^{\infty}\int_{-\infty}^{\infty} M(x,y)e^{-i\gamma G_y \tau y}e^{-i\gamma G_x tx}dxdy$$

このようにy軸方向にも横磁化の位相の違いを与える操作を「位相エンコード」という。

$k_x(t) \equiv \gamma G_x t$，$k_y \equiv \gamma G_y \tau$を用いると，次の式が得られる。

$$SI_0(t) = SI[k_x(t), k_y]$$
$$\propto \int_{-\infty}^{\infty}\left[\int_{-\infty}^{\infty} M(x,y)e^{-ik_y y}dy\right]e^{-ik_x(t)x}dx$$

これは，2次元のフーリエ変換を示す式となっている。

したがって，次の式で表せる2次元の逆フーリエ変換により，$M(x,y)$に比例する量を得ることができる。

$$M(x,y) \propto \frac{1}{2\pi}\int_{-\infty}^{\infty}\left[\frac{1}{2\pi}\int_{-\infty}^{\infty} SI(k_x,k_y)e^{ik_x x}dk_x\right]e^{ik_y y}dk_y$$

図26　スピンウォープ法のパルス系列※

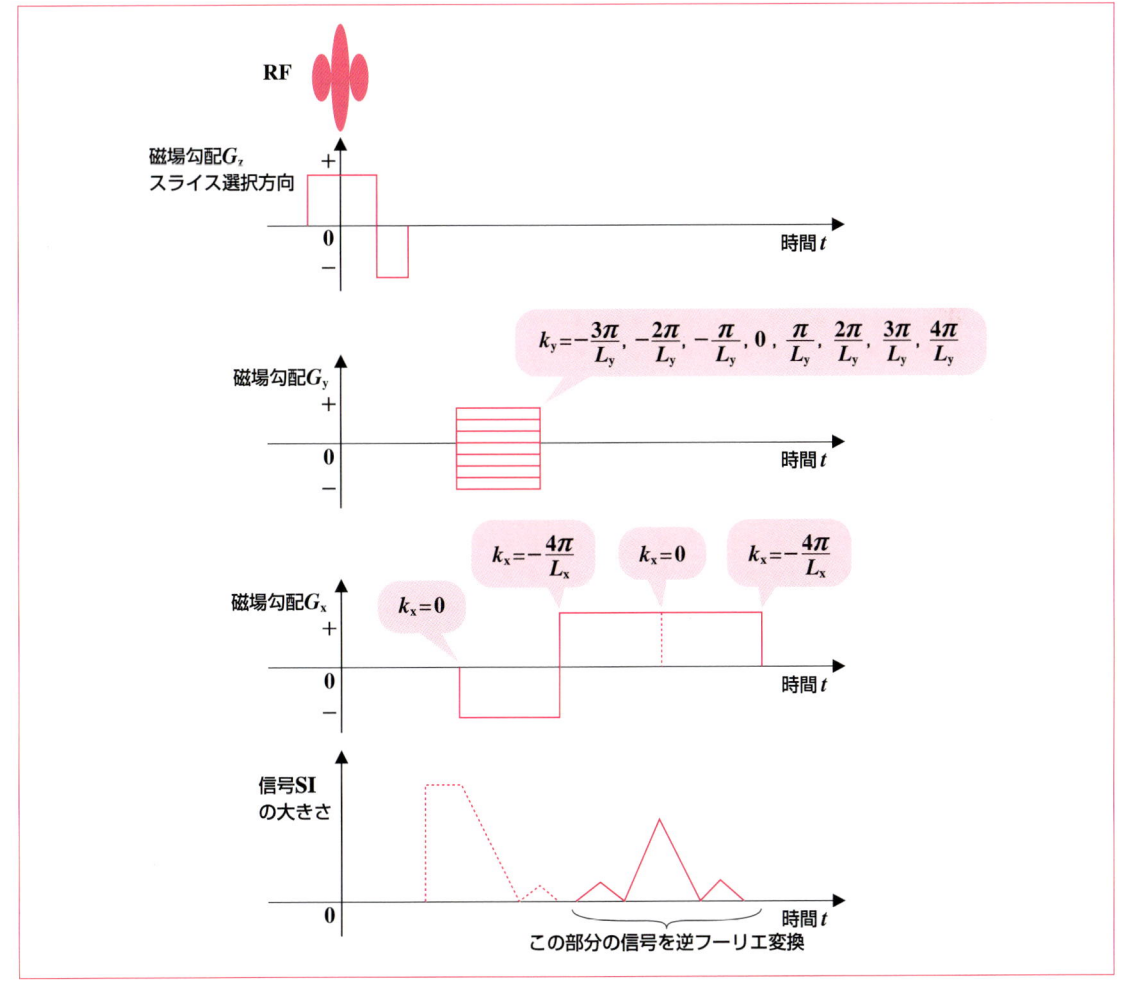

※この系列をくり返す。Gyはくり返しのたびに変化させる。1回のくり返しに要する時間を「**くり返し時間(TR)**」と呼ぶ。

図27 スピンウォープ法における横磁化のようす（k空間の一部に対応させて配列してある〔画素数8×8〕）

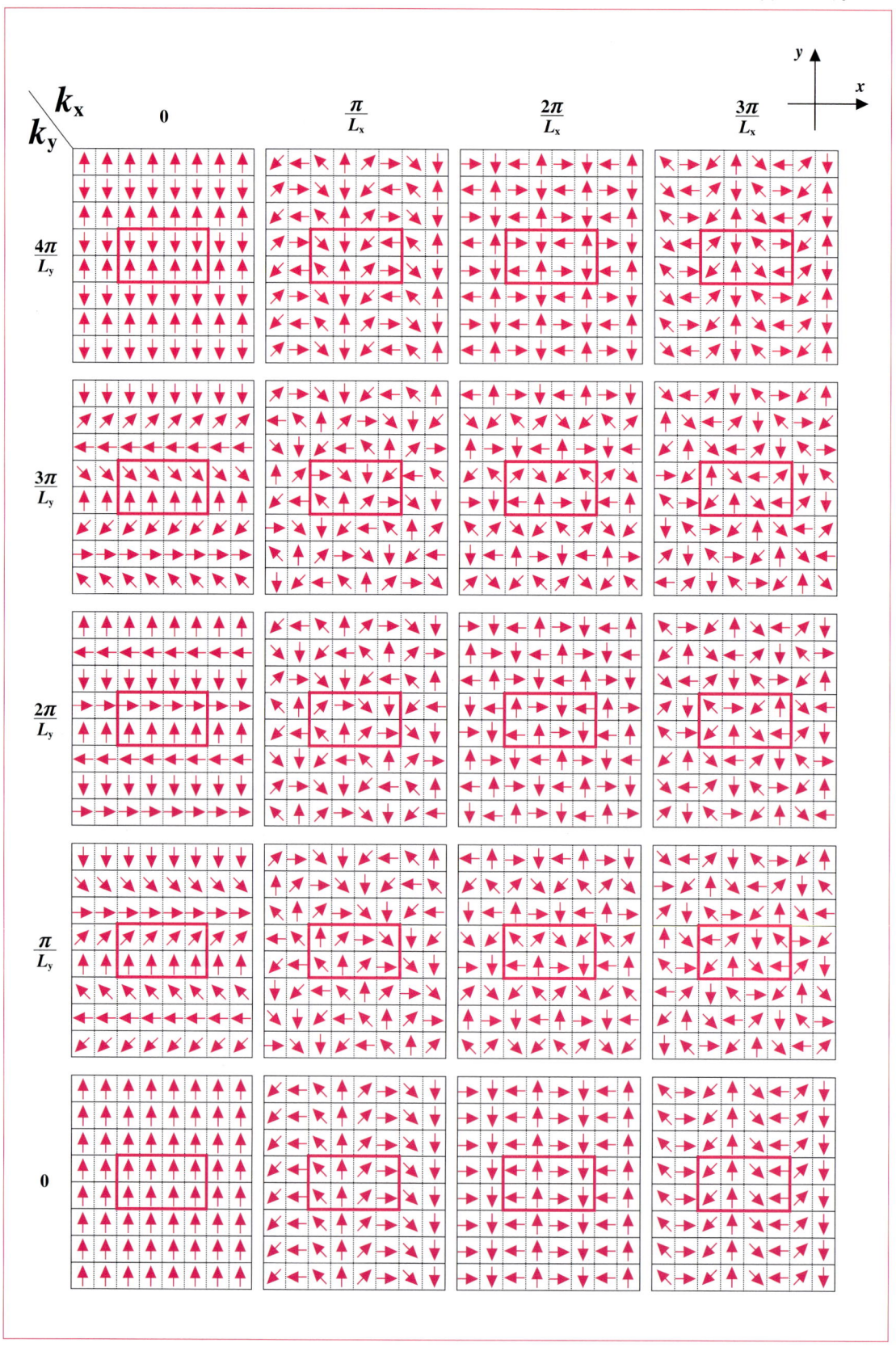

これにより2次元の画像が得られる。

逆フーリエ変換を実行するためには $SI(k_x, k_y)$ をすべての k_x, k_y の組み合わせ(2次元 k 空間全体)で得ておく必要がある。

1回の信号採取では，k_x に関してはすべての値が得られるが，k_y に関してはある特定の値での信号(特定の G_y と τ での信号)のみが得られる。したがって，計算に必要なすべての k_y での信号を得るためには，k_y を変えながらくり返し信号を得る必要がある。**スピンウォープ法**(図26)では，そのために，ちょうど $k_y = \gamma G_y \tau = -\frac{3\pi}{L_y}, -\frac{2\pi}{L_y}, -\frac{\pi}{L_y}, 0, \frac{\pi}{L_y}, \frac{2\pi}{L_y}, \frac{3\pi}{L_y}, \frac{4\pi}{L_y}$ などとなるように，G_y を順に変えながら(τ は固定)，くり返し信号を採取していく。ここで，FOVの大きさは，あらためて，$-L_x \leq x \leq L_x$, $-L_y \leq y \leq L_y$ とした。図27に，画素数8×8の場合について，各場所に存在する横磁化の位相を示す。

図28には，そのときの信号の大きさを白黒のコントラストで表現した画像を示す。

パルス系列をくり返す際には，特殊な場合を除き，緩和による縦磁化の回復を待ってからくり返すことが必要になるため，時間がかかることになる。

図28 図27において，中央部の四角で囲んだ場所にのみスピンが存在した場合の信号の大きさ

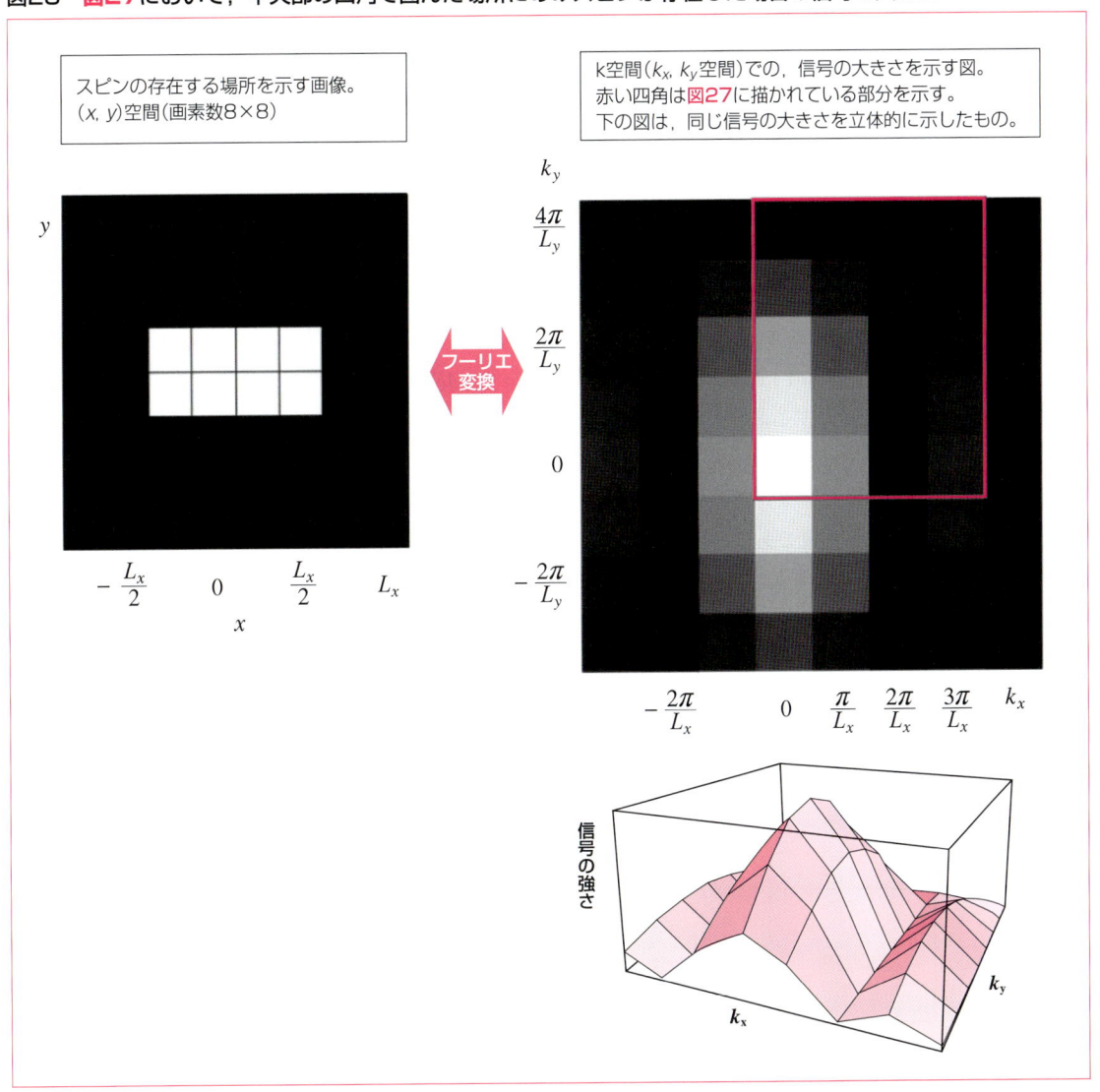

3-1 MRIの撮像技術：基本的撮像シーケンスについて

MRI検査

永坂竜男

MRIにおけるパラメータと信号強度（画像コントラスト）

基本的撮像シーケンスを理解するにあたり，まずMRIにおけるパラメータと信号強度（画像コントラスト）の関係について解説する。

TR, TEとは

実際のMRIでは，画像再構成のため位相方向の空間分解能の数だけ異なる位相の信号を次々に得ることになる。つまり，RF（90°パルス）が位相エンコーディングの回数くり返される。この90°パルスと90°パルスの間隔を「**くり返し時間：TR（repetition time）**」という。次に90°パルスからMR信号を得るまでの時間を「**エコー時間：TE（echo time）**」という〔SE法のシーケンスチャートの図6（26ページ）参照〕。TR，TEはデータを取得するタイミングを決定し，それによってさまざまなコントラストの画像が得られる。例えばスピン・エコー（SE）法におけるT1強調画像，T2強調画像のTRとTEは図1に示すとおりである。T1強調画像ではTR＝400～700msec，TE＝10～25msecである。T1強調画像は，T1画像ではない。T1の度合いを強調した画像である。したがって，いろいろなT1強調画像が存在し，TR，TEにより画像コントラストが少しずつ変化する。T2強調画像を得るにはTR＝2,000～3,000msec，TE＝70～120msecとなる。T1強調画像に比較しどちらも1桁位大きい値となる（**T2：長い―長いの組み合わせと覚えよう！**）。TRとTEをさらに大きくしていくと「heavy-T2強調画像」と呼ばれる水のみが強調された画像となる。

各組織のT1値，T2値（原理の項目参照）（図2）

T1緩和では，時間（t）と縦磁化M_zの関係は
$$M_z(t) = M_0(1-e^{-t/T1})$$
で表される。t＝T1のとき，式に代入すると
$$M_z(t) = M_0(1-e^{-1})$$
$$\fallingdotseq 0.63 M_0$$
となり，最初の縦磁化の約63％に回復したときの時間が**T1値**で表される。

一方，T2緩和では，時間（t）と横磁化M_{xy}の関係は
$$M_{xy}(t) = M_0 e^{-t/T2}$$
で表され，t＝T2を代入すると
$$M_{xy}(t) = M_0 e^{-1}$$
$$\fallingdotseq 0.37 M_0$$
となり，約37％まで減衰したときの時間が**T2値**と呼ばれる。

ここで，緩和時間の違う2つの組織があったと仮定して，図3のグラフに示したようなタイミングでデータを収集すると，緩和の速さの違いを信号の強度の差として得ることができる。グラフAに示すとおり，T1緩和では，緩和の速い組織ほど高信号となり，T1値（T1時間）は小さい（短い）ことになる。すなわち，図3のグラフに示した2つの組織A，Bでは，組織AのほうがT1値（T1時間）は小さい（短い）ことになる。一方，グラフBに示すように，T2緩和では，緩和の速い組織ほど低信号となり，T2値（T2時間）は小さい（短い）ことになる。すなわち，グラフに示した2つの組織A，Bでは，組織AのほうがT2値（T2時間）は大きい（長い）ことになる。MR画像は，このようにして組織のT1値T2値の違いを画像化しているともいえる。

図1 SE法における画像コントラストを決定するパラメータ

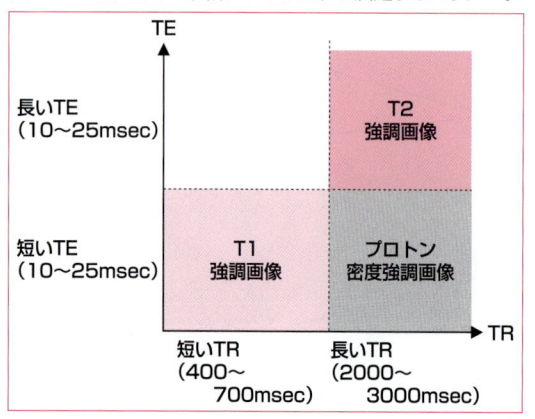

図2　T1，T2の概念

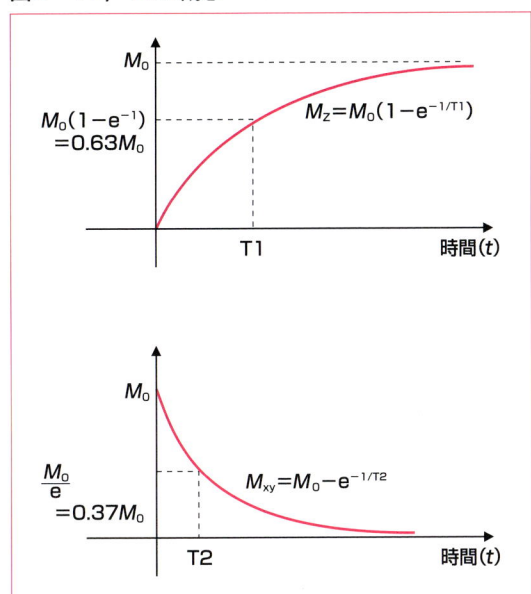

$M_z = M_0(1 - e^{-1/T1})$

$M_0(1 - e^{-1}) = 0.63 M_0$

$M_{xy} = M_0 \cdot e^{-1/T2}$

$\dfrac{M_0}{e} = 0.37 M_0$

縦磁化の回復の時定数がT1，横磁化の消失の時定数がT2である。

図3　T1緩和曲線（a）とT2緩和曲線（b）

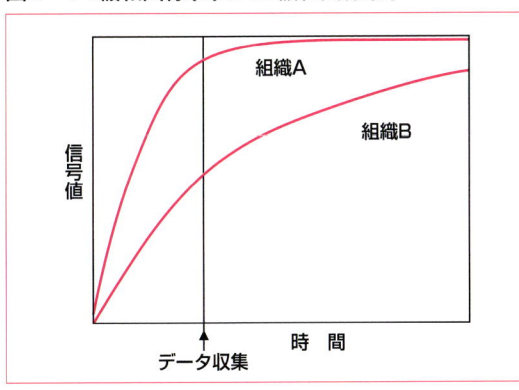

a　グラフA

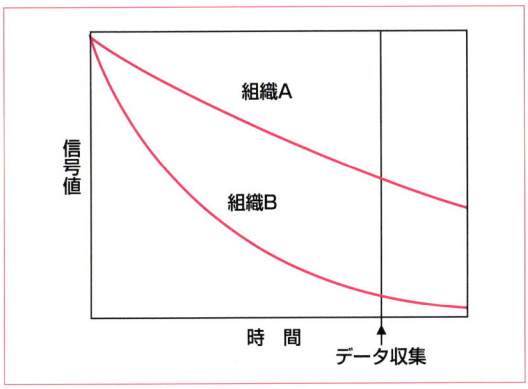

b　グラフB

ここで，生体を構成する各組織，成分のT1，T2値にはどのような差があるかを考えてみる（表1）。

表1　生体組織のT1，T2値と信号強度

	信号強度			
	T1値	T2値	T1強調画像	T2強調画像
水	極長	極長	黒	白
脂肪	短	長	白	やや白
亜急性期血腫	短	長	白	やや白
繊維組織	長	短	やや黒	やや黒
慢性期血腫	長	極短	黒	黒
緻密骨，石灰化	極長	極短	真黒	真黒

まず，最もT1，T2値ともに長い構造物は水であり，脳脊髄液や尿が代表的である。

T1値が短く，T2値が長い組織は脂肪と亜急性期の血腫である（補足参照）。

補足
●血液は血管外に漏出してからの経過時間と周囲環境（酸素濃度）により，その赤血球ヘモグロビンが経時的に変化する。出血直後の血腫は赤血球は壊れておらず，**オキシヘモグロビン**の状態である。数時間～1日で酸素がはずれ**デオキシヘモグロビン**となる。さらに数日～1週間で**メトヘモグロビン**，数週間で**ヘモジデリン**が形成される。オキシヘモグロビンはT1，T2値の短縮作用はない。デオキシヘモグロビンとなると，鉄イオンが4個の不対電子をもち常磁性となる。通常，不対電子は，周囲プロトンと磁気双極子相互作用をして，プロトンのT1，T2値を短縮するが（不対電子の磁気モーメントはプロトンの数百倍あるので，プロトン同士の磁気双極子相互作用よりはるかに強力である），デオキシヘモグロビンの場合は，その分子構造上磁気双極子相互作用が起こるほど，水分子が鉄イオンに接近できない（3Å以内に接近する必要がある）ので，磁場擾乱によるT2値短縮のみとなる。メトヘモグロビビンはその鉄イオンが5個の不対電子をもち，常磁性でかつ水分子が接近可能な分子構造なので，磁気双極子相互作用によりT1，T2値が短縮する。ヘモジデリンは，マクロファージのlysosomeに蓄積され強く磁化される。結果として局所磁場を擾乱しT2値を著明に短縮するが，ヘモジデリンは水に不溶性のため水分子は接近できず，T1値はほとんど短縮しない。

癌組織，急性炎症組織ではT1，T2値とも正常組織より長い傾向にある。線維化組織はT2値が短い傾向にある（子宮筋腫，線維腫など）。T2値が短いものは緻密骨で，これは元来プロトン含量が少ないこと，プロトンの運動が固体では少ないため局所磁場の揺動による影響を受けやすく，位相が速く散逸するからである。また，慢性期の血腫中のヘモジデリンは，静磁場中で磁化され局所磁場を強く乱し，組織プロトンのT2値を極めて短くする。

TR, TE, T1値, T2値と信号強度の関係

90°パルスの後，T1時間経過すると縦磁化が励起前の63％まで回復し，「5×T1時間」経過するとほぼ100％回復する。生体を構成する組織のT1値は，磁場強度にもよるが，およそ1,000msec以内（髄液などを除く）なので，非常にTRを長く（およそ3,000msec以上）すると，ほとんどの組織の縦磁化が次の90°パルスのかかる際に100％回復していることになる。つまり，TRが長いと組織間のT1値の差が励起される縦磁化の大きさ（つまり信号強度）に反映されなくなり，プロトン密度とT2値によって信号強度が支配されることになる。

次に，生体各組織のT2値はおよそ100msec以内（髄液などを除く）である。T2値は指数関数的減少を示すので，T2値の短い組織と長い組織の横磁化の大きさの差は，TEが長くなるにつれて広がる。つまり，各組織からの信号が画像をつくるのに不十分にならない程度にTEを長くとれば（およそTE＝50〜100msec），組織間のT2値の違いを強調できることになる。

以上より，T2強調画像（組織間のT2値の差を画像コントラストとする画像）をつくるには，TR，TEともに長くとる必要があることがわかる。

また，T1強調画像をつくるには，まずT2値の影響を排除するために，TEをできるだけ短くとり，TRを各組織のT1値が分布する範囲（およそ300〜500msec）にとる。ただし，TRを短くしすぎるとT1値の長短にかかわらず励起されるべき縦磁化が回復せず，各組織からの信号強度が低下して画質が劣化してしまう。プロトン密度強調画像はTRを長く，TEを短くしてそれぞれT1，T2値の影響を排除することでコントラストが得られる。

また，T1値の長い組織は信号強度が低くなり，T2値の長い組織は信号強度が高くなる。

Check & Check — **MRIの信号値について**

- MRIの信号強度は，同一被写体であっても測定の条件によって変わりうるものである。画像上のピクセル値は，CT値のような絶対値ではなく，対象ボクセルの信号強度値をもとにした互いに相対的な値でしかないことに注意する必要がある。この信号強度に影響を与える因子としては，生体組織に由来するもの，パルス系列およびそのパラメータ，そして装置の調整状態に基づくものなど，さまざまな因子があげられる（表2）。

表2　生体組織のT1，T2値と信号強度

生体組織固有の因子	撮像パルス系列・パラメータ	装置の調整状態
プロトン密度（ρ）	パルス系列の種類	静磁場強度およびその均一性
縦緩和時間（T1値）	エコー時間（TE）	RF送信の精度
横緩和時間（T2値）	くり返し時間（TR）	コイルの感度
流れの情報（ν）	インバージョン時間（TI）	受信系の増幅度
拡散係数	フリップ角（α）	チューニングの状態
	FOV・マトリックス スライス厚・加算回数	

つまり，MRIの信号強度に対してT1値とT2値は相反的影響を与える。

Check & Check　信号強度の式から考えてみよう

- スピン・エコー法の画素信号強度（S）は，プロトン密度［H］，T1緩和の影響，T2緩和の影響の3つの積で与えられる。T1緩和の項におけるtはTR，T2緩和の項におけるtはTEに相当するから，信号強度は，

$$S = [H] \times \left(1 - e^{\frac{-TR}{T1}}\right) \times e^{\frac{-TE}{T2}}$$

となる。この式より，TRを長くすれば，

$$S = [H] \times e^{\frac{-TE}{T2}}$$

となりT1緩和の影響が排除でき，TEを短くすれば，

$$S = [H] \times \left(1 - e^{\frac{-TR}{T1}}\right)$$

となりT2緩和の影響を排除できる。さらにTRを長くTEを短くすれば，

$$S = [H]$$

となりプロトン密度主体の画像コントラストとなることがわかる。

なっている。それは，実際の磁場環境においてはちょっとした磁場の不均一によりプロトンの周波数にずれが生じ，位相が速くバラけていくからである。このときに得られる信号は「**自由誘導減衰（FID：free induction decay）信号**」と呼ばれ「**T2*（T2スター）**」で表せる。実際の撮像においては，このFID信号がどこからきた情報なのか，その位置情報をもたせるためにいろいろな傾斜磁場を加えるため，磁場の不均一が起こり，信号は急速に減衰することになる。この分散してしまった位相をいろいろな方法でもう一度揃え，（エコーをつくる）信号を取り出し画像化することになる。

図4　FID信号の減衰

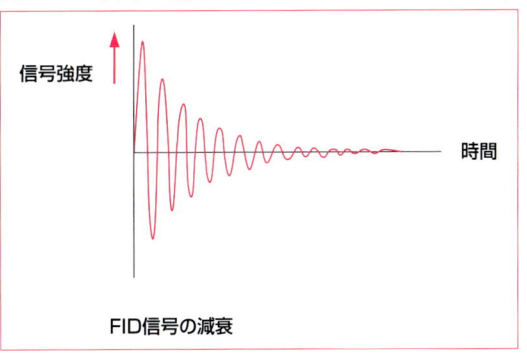

FID信号の減衰

撮像シーケンス

シーケンスとFID信号

　MR信号のさまざまな取得方法は「**パルスシーケンス（またはシーケンス）**」と呼ばれる。シーケンスによって一連のRFパルスや平行して用いられる傾斜磁場のコントロールが行われる。それにより，各強調画像の種類や画質などを決定することになる。現在の臨床用MRIでは数多くの異なったシーケンスを使用することができ，それらはそれぞれ異なった目的のためにデザインされている。ここでは一般的な撮像シーケンスについて，その概略や使用目的，利点，欠点などについて解説していく。

　実際にRFの照射が行われると位相の一致によって検出できる信号が発生するが，この信号の持続時間は理論上のT2減衰よりもはるかに短く

スピン・エコー（SE）法

　まず，静磁場中にあるプロトンに対し90°励起パルスを照射し，縦磁化を倒す（90°倒すということはプロトンに最大の信号放出能力を与えることになる）。すると信号が検出可能となるが，磁場の不均一による位相の乱れが生じ，急速に信号強度は減衰する。この位相の乱れを今度は180°の収束パルスにより補正する。180°パルスを与えるとすべての磁化が逆向きになる。すなわち，分散していく位相の向きが逆になり，いままで分散していった位相が収束する方向に変わる。このため，90°パルスから180°パルスまでの時間のちょうど2倍の時間のときに位相が一致することになり，初めの90°パルスで生じた横磁化の180°反対方向に横磁化を形成する。これがスピン・エコー（SE）である（図5参照）。SEは180°パルスで時間的に変動しない磁場の不均一性を相殺することができるため，静磁場が少々

不均一であったり，磁場を変化させる物質(磁化率の高い物質)があってもその影響を最小限にとどめることができる。

実際のスピン・エコー法のシーケンスチャート(pulse sequence：RFや傾斜磁場をかけるタイミングを示した図)を示す(図6)。実際にはエコーを収集してから次の90°パルスまでの時間を無駄にせず，この間にほかのスライス面を同様に励起して一度に複数枚のスライスを得ている(図7参照)。現在でもMR画像のゴールデンスタンダードとなっているが，特にTR(くり返し時間)の長いT2強調画像においては，撮像時間が長いことが欠点となりあまり使用されない。

図5 スピン・エコー法の原理(回転座標系による説明)

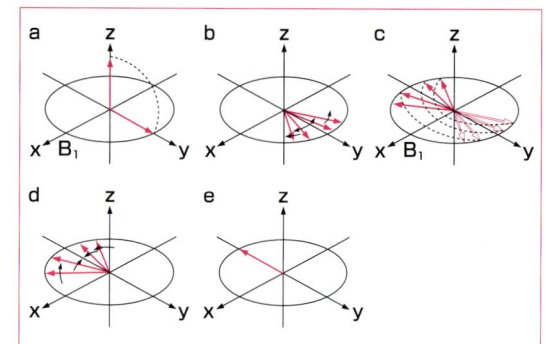

a 90°パルス(B_1)を照射する(横磁化の生成)。
b 位相が乱れ始め(横緩和)，横磁化は減少する。
c 180°パルス(B_1)を照射すると各スピンはB_1の周りを180°回転し反対側に移動する。
d bの位相散逸と同じ速度で各スピンは動いている。
e 位相が揃い，スピン・エコーが形成される。

図6 SE法のシーケンスチャート

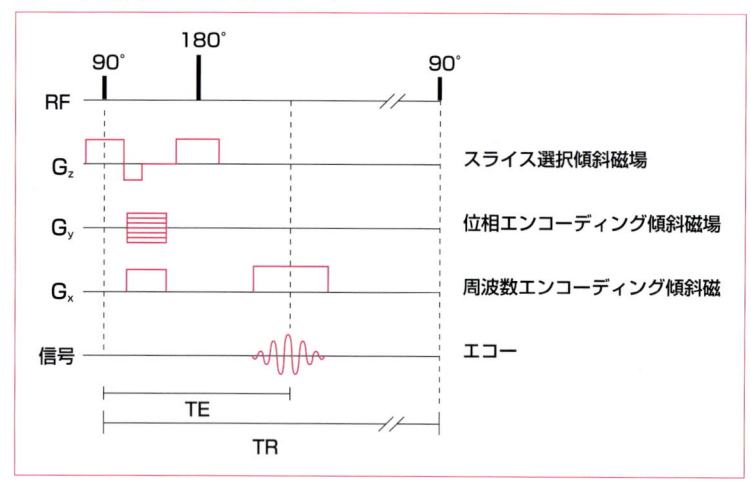

・90°パルスから次の90°パルスまでの間隔がTR(くり返し時間)。
・90°パルスからエコーまでの時間がTE(エコー時間)。
・90°-180°パルス間隔はTE/2となる。
・スライス選択傾斜磁場はRFと同時に印加される。
・周波数エンコード傾斜磁場はエコー生成時に印加される。
・位相エンコード傾斜磁場は各TRごとにすべて異なる強さで印加される。

図7 マルチスライス法のチャート図

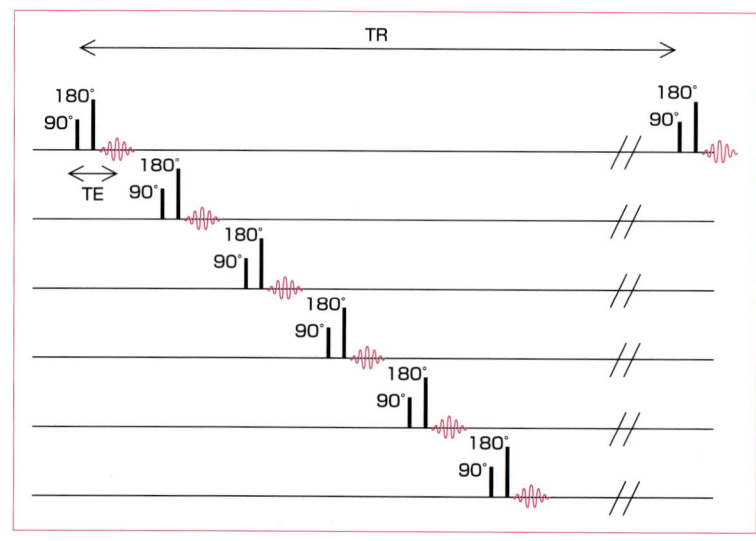

マルチスライス法とは…
T1強調画像を例にすると，TRは約500msec，TEは約10msecでTRはTEより50倍ぐらい長く，RFにより励起されてエコー信号を取得したら，残りの490msecはただ回復を待っていることになる。撮像している音を聞くとシングルスライスでは500msecごとに「トントン…」とするのみである。マルチスライス法ではこの待ち時間の間に別のスライス，そしてまた別のスライスと励起していく方法でTRの長さにより撮像できる枚数が決まる。通常，最大とれる枚数まで設定するため，撮像音も「ダーダーダー」と連続した音となる。

$$撮像できる枚数 ≒ TR ÷ TE$$

高速スピン・エコー（FSE or TSE）法（図8）

SE法の撮像時間はTRに依存し，TRが長いシーケンスでは撮像時間が極端に延長してしまうという欠点がある。「FSE（fast SE）」または「TSE（turbo SE）」と呼ばれる高速SE法では，90°励起パルスの後180°パルスで収束しエコー（SE）を得た後，再びTE/2時間で180°パルスを印加し，TE/2後にもう一度エコー（SE）を得る。そしてまた180°パルスを加えるといったように次々と180°パルスを印加し，1回の90°パルスの後にN回の180°パルスを与え，N個のエコーを取得する方法である。したがって，通常のSE法と同じTRであるとすると，**撮像時間は1/Nですむ**ことになり，著しい時間短縮が可能となる。ただし，TEは90°パルスからの時間であり第1エコー，第2エコー，・・・それぞれTEの長さが異なるエコーが収集されることになり，**TEの異なるデータから1枚の画像をつくることは画像コントラストに影響を与える**。例えばT2強調画像を考えたときに，TEが短いデータはプロトン密度強調画像のコントラストになり，極端に長いデータではheavy-T2強調画像のコントラストを与えることになる。画像のコントラストは「k-space」と呼ばれるraw-data空間の中心付近で決定される。そこで，高速SE法では一般的には，実効TE（effective TE）で表される中央のエコー信号をk-spaceの中心付近に割り当て，実効TEからはずれるエコーほどk-spaceの周辺部に配置することに

図8　高速SE法のシーケンスチャート

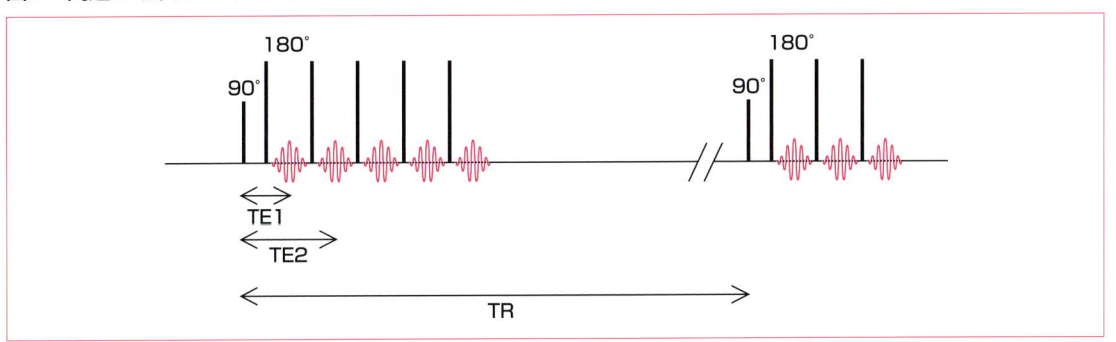

Check & Check　　　　　　　　　　　　　撮像時間について

- SE法での撮像時間（T）は

  T＝TR×位相エンコード数×加算回数

  で計算できる。例えば，T1強調画像を考えるとTR＝500msec，位相エンコード256，加算回数2回とすると

  T＝0.5sec×256×2
  　＝256sec　　（4min 16sec）

  となる。次にT2強調画像を考えるとTR＝3,000msec，位相エンコード256，加算回数2回として

  T＝3sec×256×2
  　＝1536sec　　（25min 36sec）

  となり，臨床的には，とんでもない時間となってしまう。そこで高速SEを用いると，1回の収集エコー数（N）を7として

  T＝3sec×256×2÷7
  　＝219sec　　（3min 39sec）

  となり，現実的な撮像時間となる。
  ※高速SE法でのNのことを「**ETL（echo train length）**」という。
  ※実際のスキャンでは定常状態に達するまで初めの数回のRFによる信号は，画像再構成には使用されない。したがって，実際のスキャン時間はこれより若干（約数％）長くなる。

より画像のコントラストを維持している。もう1つの問題点として，たくさんエコーをとると後半のエコーでは信号の大きさはどんどん小さくなっていくために，「blurring」と呼ばれる高速SE法特有のアーチファクトを生じやすくなることがあげられる。装置には，より高い磁場均一性，精度の高いRF出力制御，そして各スピンの位相シフトの確実な補正が要求される。

高速SE法は，従来のSE法のコントラストに比べT2強調画像で脂肪の信号強度が上がる，MT（magnetization transfer）効果により低コントラスト分解能が劣るなど若干の違いが生じるが，撮像時間が著しく短縮でき，さらには高分解能化を図れるといったメリットは大きく，SE法に代わって広く用いられている。

反転回復法（inversion recovery：IR法）（図9）

最初にIR（180°）パルスを加え，縦磁化を逆方向へ反転させ，その回復を特定の時間〔TI（Inversion Time）：反転時間〕待った後にスピン・エコー法と同様の方法で90°−180°パルスを与え，エコー信号を得る方法である。SE法に比較しマイナス方向から2倍の縦磁化の回復となるため，より縦緩和の差を強調した画像を得ることができる。また，反転した縦磁化がちょうどマイナスからプラスに移行するとき（null point）には縦磁化は「0（ゼロ）」で信号を出さないため，脂肪や水のT1緩和回復曲線に従い，それぞれ「0（ゼロ）」を通るタイミングにTIを設定すると，それぞれ脂肪を抑制した画像（STIR）や水を抑制した画像（FLAIR）を作成することができる。

①STIR法（short TI inversion recovery）（図10，11）

STIR法は，緩和時間の短い脂肪を抑制するために，TIを160〜170msec（1.5T）に設定し脂

図9　反転回復法のシーケンスチャート

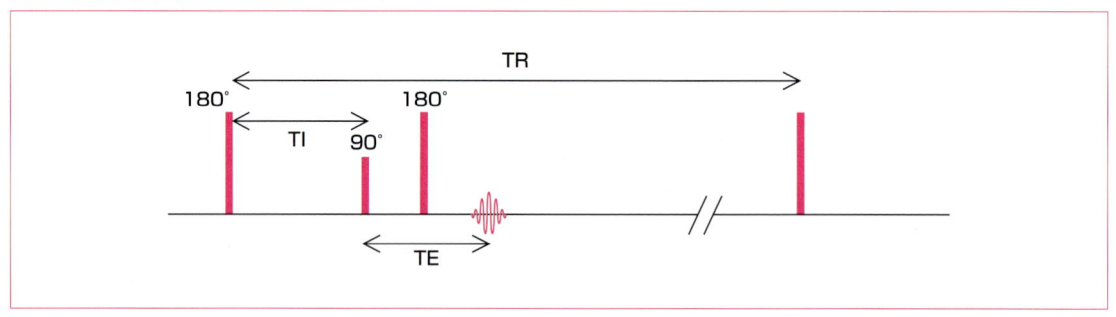

図10　水と脂肪の緩和曲線とSTIR法におけるTIの設定

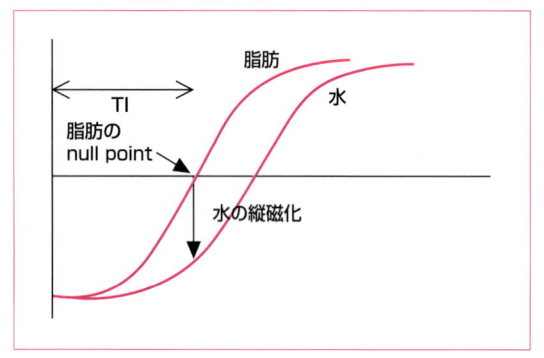

図11　STIR法

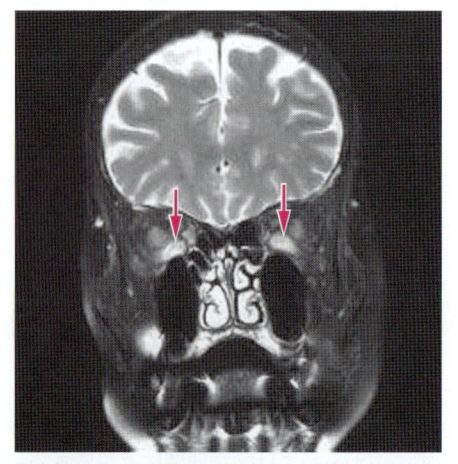

眼窩部の下には上顎洞などがあり，磁場の均一性が悪くなるが，STIR法ではきれいに脂肪が抑制されている。眼窩周囲の脂肪組織に埋もれてわかりにくい両側下直筋の炎症性病変が明らかとなった症例。

肪を抑制した画像を得る方法である。緩和時間の差を利用して脂肪を抑制するために，磁場の不均一には比較的強く，頸部，眼窩部，四肢など磁場が不均一になりやすい部位で使用されることが多い。また，低磁場の装置でも行えるのも利点である。ただし，造影剤使用後の撮像では造影剤によってT1緩和が促進し，脂肪と同じぐらいになった場合には抑制されてしまうので注意を要する。

②FLAIR法（fluid attenuated inversion recovery）

FLAIR法は**TIを脳脊髄液（CSF）の信号がゼロになる時間（1,800～2,500msec）に設定**し，CSFの信号が抑制されたT2コントラストを得る撮像法である。T2強調画像においてはCSFが高信号に描出されるが，特に脳室周囲などCSFに接する部位に発生した高信号病変の描出能が向上する。TRを長くとる必要があるため撮像時間が長くなる欠点があったが，高速SE法の利用（高速FLAIR）とシーケンスデザインの工夫により実用的な撮像法となった。

T2コントラストを維持しながらCSF（脳脊髄液）の信号を抑制する撮像方法である。

図12　FLAIR法

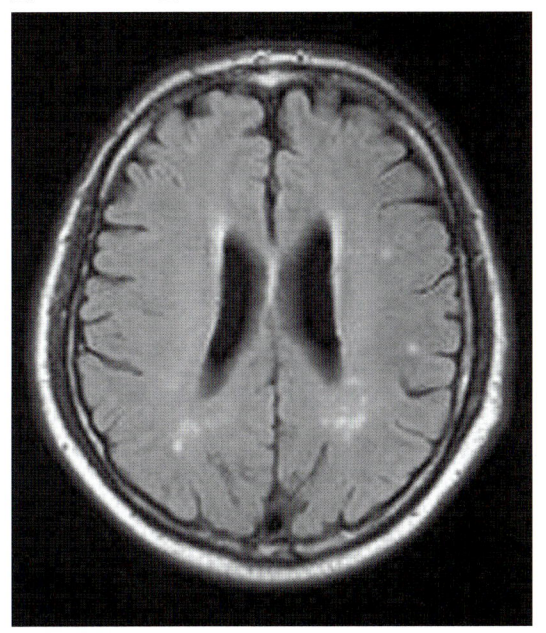

側脳室の信号は抑制され，大脳半球白質に**慢性虚血性病変**が点在するのがよくわかる。

グラディエント・エコー法（gradient echo：GRE法）

①グラディエント・エコー法について

GRE法はFID信号から信号収集する方法で，スライス選択用傾斜磁場により変化した位相を読み出し用傾斜磁場（グラディエント）の反転によりエコーを形成させ信号を得る方法である。傾斜磁場の反転は，スピン・エコー法の180°パルスを用いたエコーの形成に比較して単純な作業なため，**TR，TEの著しい短縮が可能である**。しかし，グラディエントでは，磁場の不均一を補正することはできないため，得られるエコーはT2*情報が含まれた画像となる。また，フリップアングル（FA）を変化させることによりコントラストを変化させることができる。FAを小さくすると横磁化は小さくなり信号は弱くなるが，縦磁化の減少が少なく短時間で縦磁化が回復するためTRが短くても磁化の飽和が起きにくくなり，信号の低下が抑えられることになる。TRはある値以上大きくなると巨視的磁気モーメントがFAに関係なく完全に回復しているため，TRはイメージコントラストには影響を与えない。このような条件下では，FAは飽和の程度を，TEはディフェージングの程度を決定することになる。

GRE法はTR，TEを大幅に短縮できることで高速撮像が可能となり，肝臓，胆管，膵臓といった**上腹部の息止めによる撮像**や造影剤を急速静注し腫瘍などが早期にどれくらい造影されるかを診断する**ダイナミックスタディ**などに用いられる。また，流れに対して非常に感度が高いので**MRA（MR angiography）**にも使用される。

> **補足　定常状態（ステディステイト：steady state）**
> ● ステディステイトはTRが人体組織のT1値とT2値よりも短いような状態で成立する。そうするとシーケンスが再びくり返される前に横磁化の減弱時間がない。ステディステイトの状態においては縦磁化と横磁化の両方が同時に存在する。FAとTRを適当に設定することで，ステディステイトの状態を継続させていくことになる。一般的にTRが20～50msecの場合，30°～45°のFAを使用することでステディステイトの状態をつくりだすことができる。

②GRASS(gradient recalled acquisition in the steady state)/FISP(fast imaging with steady-state precession)シーケンス(図13)

グラディエント・エコー(GE)法では各TRサイクルの終わりに横磁化が消失せず残っており，次のサイクルに持ち越されることがある。残留横磁化の大きさはサイクルが2～3回くり返されると定常状態に達し，一定の大きさとなる。この定常状態の横磁化は次のα°RFパルスを受けるとこのRFによってつくりだされる横磁化が加わり，横磁化ベクトルの大きさが増大することになる。これにより，同時にT2*はさらに強調されることとなる。実際にはこの定常状態を保つためにシーケンスには付加的な処理をする必要がある。すなわち，サイクルの初めに加えられた位相エンコード傾斜磁場の影響を取り除いて元に戻すために，いわゆる補償傾斜磁場(リワインダー傾斜磁場：rewinder gradient)をサイクルの終わりに位相方向に加えなければならない。

③SPGR/FLASHシーケンス(図14)

定常状態の横磁化を消去することを「スポイリング(spoiling)」という。このスポイリングを行う方法には，RFを用いるRFスポイリング，傾斜

図13 GRASSのシーケンスチャート

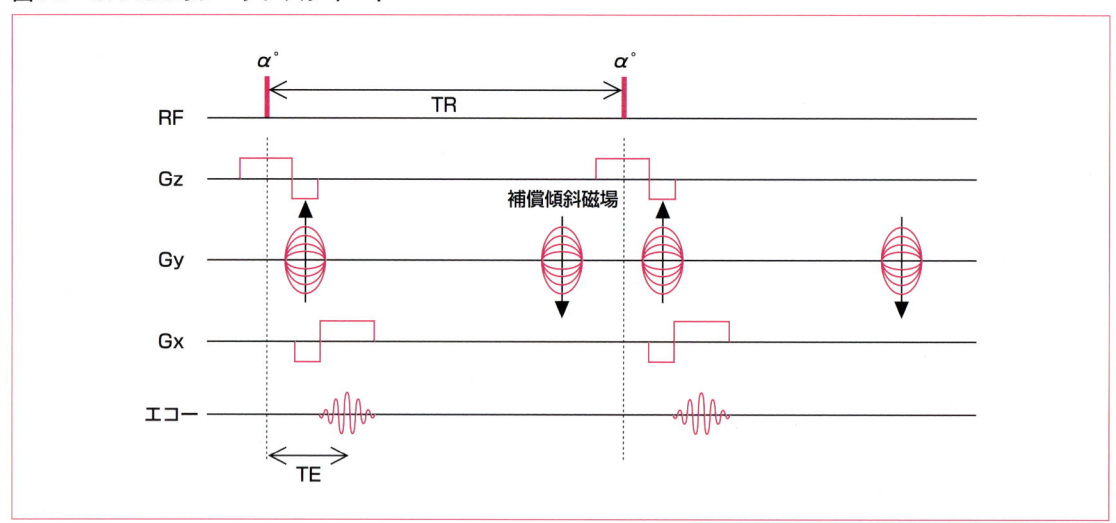

図14 SPGRのシーケンスチャート

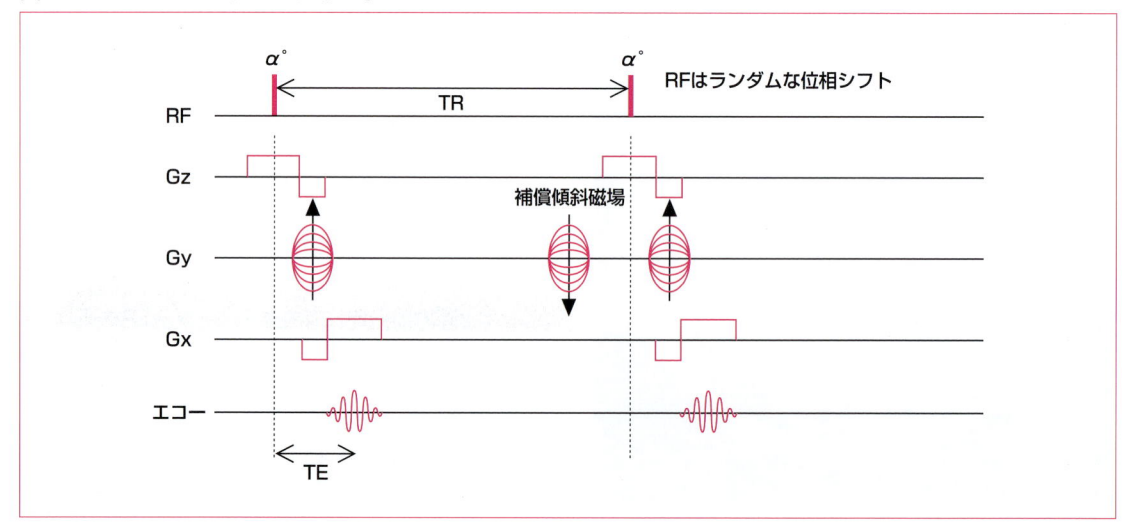

MRIの撮像技術：基本的撮像シーケンスについて

Check & Check　　　　　　　　　　　　　　　　　　**ちょっとブレイク**

ここでSE法で撮像した脳の基本画像を見てみよう。各強調画像の特徴を覚えてほしい。

●T1強調画像の特徴
- 水は低信号（黒い）
- 脂肪は著明に高信号（白い）
- 白質が灰白質より高信号（白い）
- 解剖学的な構築がわかりやすい

図15　T1強調画像

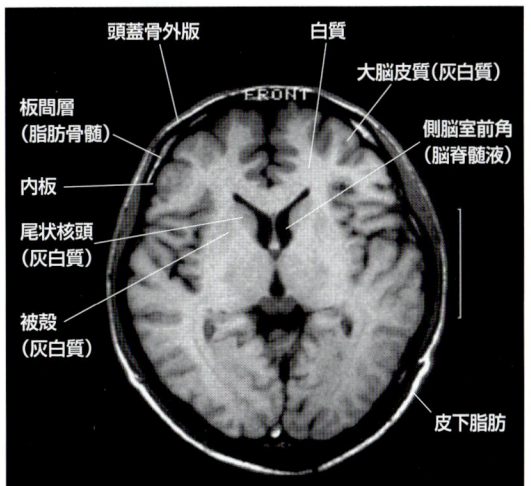

（ラベル：頭蓋骨外版、白質、板間層（脂肪骨髄）、大脳皮質（灰白質）、内板、側脳室前角（脳脊髄液）、尾状核頭（灰白質）、被殻（灰白質）、皮下脂肪）

●T2強調画像の特徴
- 水は高信号（白い）
- 脂肪は中間信号（灰色）
- 白質が灰白質より低信号（黒い）
- 病変検出に優れる
- 鉄沈着部は低信号

水－白－T2　と覚えよう！
【ミズシロT2！】

図16　T2強調画像

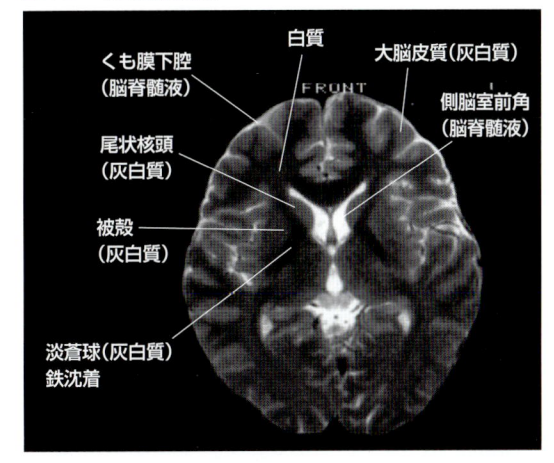

（ラベル：くも膜下腔（脳脊髄液）、白質、大脳皮質（灰白質）、尾状核頭（灰白質）、側脳室前角（脳脊髄液）、被殻（灰白質）、淡蒼球（灰白質）鉄沈着）

●プロトン密度強調画像の特徴
- 水は軽度低信号（やや黒い）
- 脂肪は軽度高信号（やや白い）
- 白質が灰白質より低信号（黒い）
- 病変検出に優れる

図17　プロトン密度強調画像

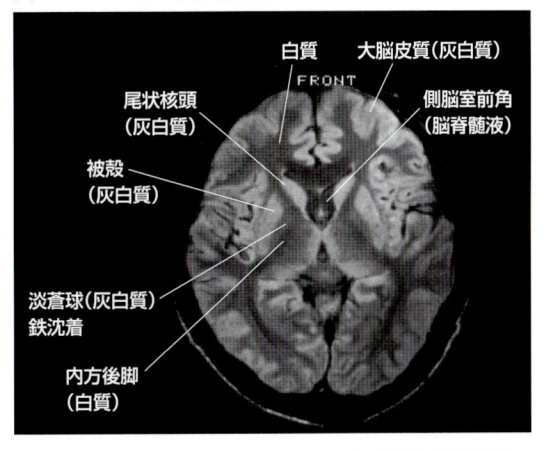

（ラベル：白質、大脳皮質（灰白質）、尾状核頭（灰白質）、側脳室前角（脳脊髄液）、被殻（灰白質）、淡蒼球（灰白質）鉄沈着、内方後脚（白質））

磁場を用いる傾斜磁場スポイリングなど，いくつかのやり方がある。**SPGR**（spoiled GRASS）は，RFによる定常状態の横磁化のスポイリングを行っている。次々と印加されるRFパルスに位相シフトが加えられ，これにより残留横磁化成分の位相はバラバラにすることができる。**FLASH**（fast low-angle shot）は，傾斜磁場を応用してスポイリングを行っている。各サイクルごとに異なった強さの傾斜磁場を付加することで実現できる。

SPGRやFLASHでは定常状態の横磁化成分は消去されるので，縦磁化成分のみが信号になる。すなわち，これらの撮像ではT2*成分は弱く，FAを大きくすることによりT1強調が強くなる。もしFAが小さい場合には，T1回復曲線の影響が小さくなるため，プロトン密度強調の度合いが強くなる。

④高速グラディエント・エコー法

近年のMR装置の性能向上と高速化技術の進歩により，高速撮像であるグラディエント・エコー法をさらに高速化したものが高速グラディエント・エコー法である。高速化を行うにはTR，TEをさらに小さくすることが必要で，精度が高く強力なRF，傾斜磁場が要求される。また，データのサンプリング時間を短縮することでエコー時間と間隔を短くしたり，部分RF法（fractional RF），部分エコー法（fractional echo），部分フーリエ法（fractional NEX）といったRFやエコーを一部分用いることによってエコー時間を短縮し高速化を図っている。また，収集データを減らすことによっても高速化を図ることができる。ただし，これらすべての高速化技術はSNRやコントラストを犠牲にして行われるため，安易に用いることがいい結果を生むとは限らない。しかし，グラディエント・エコー法は，さまざまな画像コントラストを得たり，超高速に撮像したり，組織コントラストを改善するようなIRプリパレーションパルスを付加したりといったシーケンスの自由度が高く，さまざまな撮像に応用されていることも事実である。

脂肪抑制画像

MR画像の信号に寄与しているのは生体内では，ほとんどが水と脂肪である。脂肪は解剖学的構造の把握に重要であるが，T1強調画像，T2強調画像ともに高信号（視覚的には白く）であるため，造影剤が入った組織が高信号となり，造影後の撮像ではときに造影された組織の描出能が悪くなってしまうことがある（造影されたのかわからない）。そのような場合には脂肪を抑制したT1強調画像を撮像することで，造影される範囲を鮮明にすることできる。また，脂肪に埋もれている腹部内臓器の描出や腫瘍などの脂肪成分の存在診断にも用いられる。さらには視神経や膵臓などでは，脂肪を抑制することで組織コントラストを向上させるのに役立つ。このように，脂肪を抑制したMR画像は臨床のなかで頻繁に用いられる。脂肪抑制画像はいくつかの抑制手法があり，大変重要な撮像テクニックである。

CHESS法（chemical shift saturation）

脂肪と水のプロトンのわずかな**共鳴周波数の違い**を利用して撮像前に脂肪のプロトンのみにRFパルスを照射する（飽和させる）ことにより，脂肪の信号を抑制する方法である（図18）。

非常に有効な方法で現在最も広く使用されているが，高い磁場均一性が求められ，磁場が不均一になる場合には使用できない。

図18　CHESS法による脂肪抑制の原理

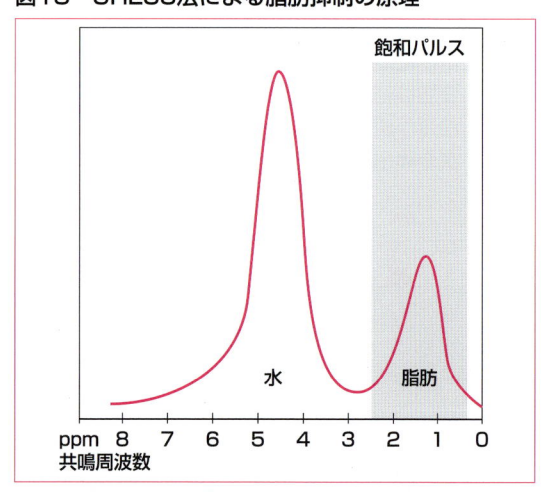

STIR法(short TI inversion recovery)

反転回復法を参照。水と脂肪の**緩和時間の差**を利用して脂肪抑制を行っている。磁場の不均一になりやすい頸部，眼窩部や四肢などで有効な脂肪抑制法である。反面，緩和時間のみで信号を分別しているため，脂肪以外のもの，例えば出血や造影されてT1値が短縮しているものも抑制されるので注意が必要である。

out of phase画像

グラディエント・エコー法では水と脂肪の共鳴周波数の違いから位相も次第にずれていき，TEを変えていくと周期的に同じ方向を向いたり，まったく反対の方向を向いたりする。位相が揃ったときの画像を「**in phase画像**」と呼び，水と脂肪のプロトンの信号強度を足したものが信号強度となる。逆向きの位相の画像を「**out of phase画像**」または，「**opposed画像**」と呼び，水と脂肪の信号を差し引きしたものが信号強度となるため水と脂肪が混在している部位では著しい信号の低下がみられる(図19)。in phaseとout of phaseはマルチエコーシーケンスによって1回の呼吸停止で同時に収集でき，サブトラクション(差分)することで簡単に脂肪の有無を鑑別できるため有用である。特に，副腎腫瘍や肝臓腫瘍などの脂肪成分の検出に用いられる。また，out of phaseはTRが延長しないためMRAでの脂肪抑制などにも使用される。

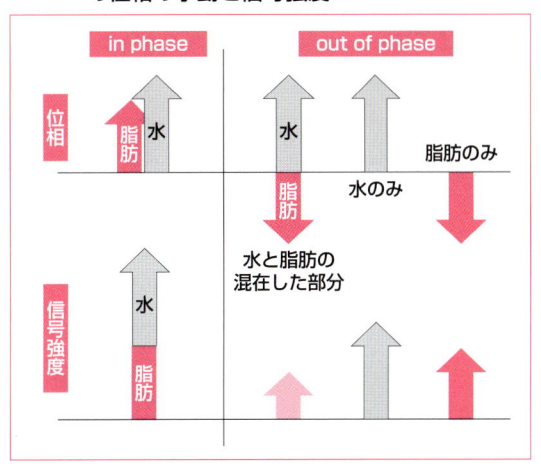

> **Check & Check**　TEを変化させたときの信号強度の変化
>
> ● 水と脂肪を両方含むような物をTEを変化して撮像していくと，周期的に高信号，低信号をくり返していく。信号が高いときがin phase，信号が低いときがout of phaseである。プロトンの共鳴周波数は磁場強度に比例するため，in phase, out of phaseとなるTEの値も磁場強度によって変化する。1.5Tの場合TE＝4.4, 8.8msecがin phase, TE＝2.2, 6.9msecがout of phaseとなる。
>
> **図20　TEの違いによる信号強度の変化**

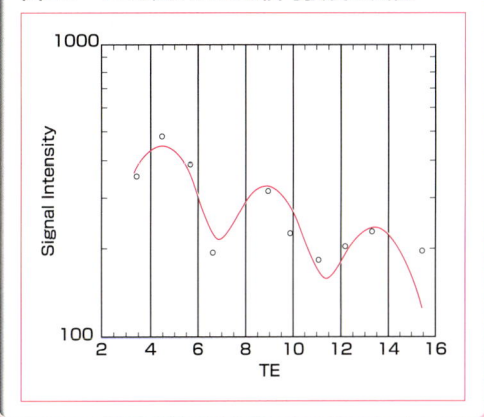

図19　グラディエント・エコー法における水と脂肪の位相の挙動と信号強度

水選択励起法

水と脂肪の共鳴周波数による位相差を利用して**水のみを選択的に励起**する手法で，相対的に脂肪抑制した画像となる。励起の際にはbinominal pulse(2項パルス)(分割した90°パルス)を用いる。プリパルスを用いないため撮像時間の延長を伴わず，あらゆるシーケンスに応用できるが，磁場の不均一の影響を受けやすい。

【参考文献】
1) 多田信平, 荒木　力編集:新編 誰にもわかるMRI, 画像診断別冊, 秀潤社, 1995.
2) 中村　實監修, 金森勇雄ほか:「診療画像検査法」MRI検査の実践, 第一製薬企画, 医療科学社, 1997.
3) 多田信平監修, 田中　宏, 福田国彦:MRI免許皆伝, 日本医事新報社, 1997.
4) Ray H Hashemel, William G. Bradle Jr著, 荒木　力監訳:MRIの基礎 パワーテキスト, 医学書院, 1998.

3-2 MRIの撮像技術：特殊なシーケンス, スタディについて

伊藤大輔

MRA（MR angiography）

造影剤を使用しないMRA

①TOF（time of flight）法

血液など流れているプロトンは静止しているプロトンと異なった影響を画像に与える。

スライス面への流入，流出する血液を考えてみると，実際に撮像するには，まずスライス面のプロトンをRFパルスにより励起し，その後180°パルスや傾斜磁場の反転によってMR信号を採取する。このエコー時間までの間に流れの速いものは撮像面からでていってしまうので血管からはまったく信号がでない。この現象を「フローボイド（flow void）」と呼び，TEが長いほど顕著に現れる。

次にTEを短くして血液からの信号がまだ残っている場合を考えると，この場合は血液からの信号がスライス面に残っている量に応じて検出されることになる。血液のように移動するものは，そのほかの部位が連続的に励起パルスを受けるのに比較し，毎回流入してくる新しいプロトンが励起されるため，縦磁化が大きいままで

ある。そのため，血液は高信号に描出される。この現象を「flow related enhancement」または「流入効果（in flow効果）」と呼ぶ。この条件で血液のみの信号を取り出すようにしたものがタイムオブフライト法（time of flight：TOF法）である。3D-TOF法は，頭・頸部のMRAでは現在，最も一般的な撮像法となっている。

②フェイズコントラスト（phase contrast：PC）法

血液が傾斜磁場内を移動する場合を考えると，プロトンが移動することにより磁場強度が変化し，このため周波数が変化する。周波数の変化によって位相が変化することになる。この変化は，通常の画像では位相シフトアーチファクトとして現れるが，「bipolar gradient法」と呼ばれる

図1 TOF法によるMRA（Willis動脈輪）

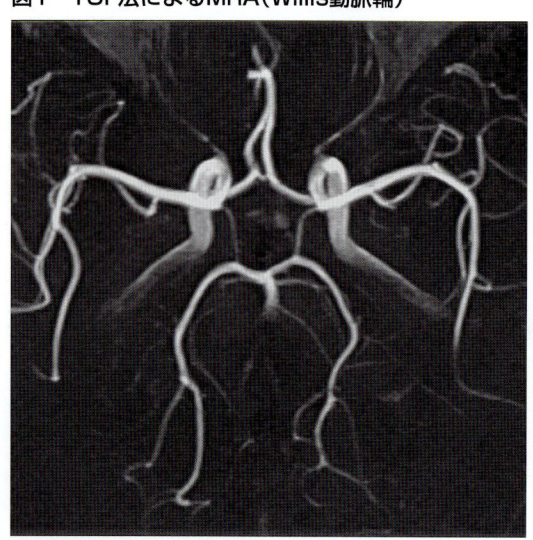

図2 TEとflow void

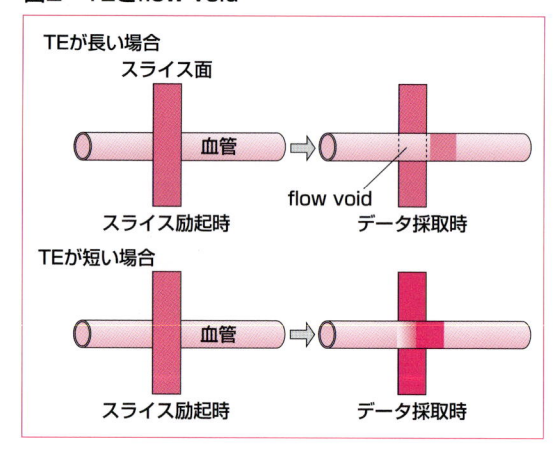

図3 inflow効果

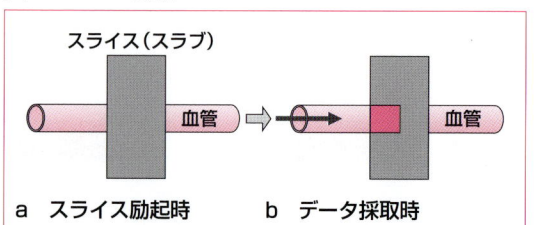

a スライス励起時
TRが短い場合，スライスは連続的に励起パルスを受けるため縦磁化が回復する前に次々に励起され低信号となる。

b データ採取時
スライス（スラブ）断面に流入するプロトン（血液）は初めて励起されるため十分な縦磁化をもっており相対的に高信号となる。

正負の傾斜磁場を用いることにより位相のシフト量を計測できる。

　PC法では，この位相の変化を抽出して画像化する。基本的には，X,Y,Z軸方向への位相シフト量をそれぞれ求めて，それを元に3次元データを求め表示する。したがって，TOF法と同じTRを用いた場合，単純に3倍撮像時間が必要となる。傾斜磁場の強度を変化させることにより，速い速度のプロトンや遅く移動するプロトンを強調することができるため，流れが遅く，TOF法では描出しにくい頭・頸部の静脈の描出に有用な方法である。また，シネモード表示することにより血流を可視化できる。また，血液の流速を測定することもできる。

造影剤を用いるMRA

　TOF法やPC法は撮像時間が長いため胸部や腹部のように呼吸で動く部位には適用しにくい。そのため，これらの部位では造影剤により血液のT1値を短縮して血管を高信号にする「enhanced 3D-MRA」が現在では主流になっている。これは，造影剤を急速に注入しながら目的の血管に達したときにデータの収集を行うもので，あらかじめ1ccぐらいの造影剤でテストインジェクションを行ってタイミングをとる方法や造影剤を関心領域で捕らえて自動でスキャンを開始する方法がある。

ステレオ視（立体視）

　15°程度角度をつけた2枚の立体像からステレオ視をすることで奥行きのある立体的な像として見ることができる（図5参照）。

> **補足　ステレオ視のやり方**
> ①目から20～30cm離す。
> ②寄目にして像を4つにする。
> ③4つの像のうち内側の2つを1つの像として重ねる。

図4　PC法による脳静脈の描出

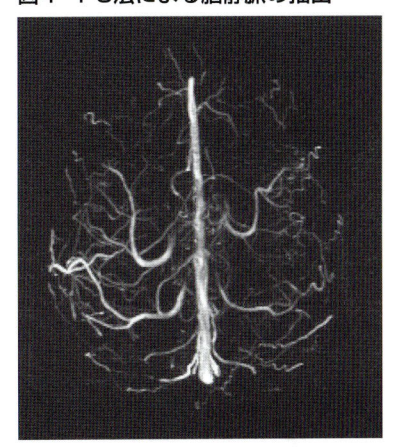

図5　造影3Dによる胸部大動脈（ステレオ視可能）

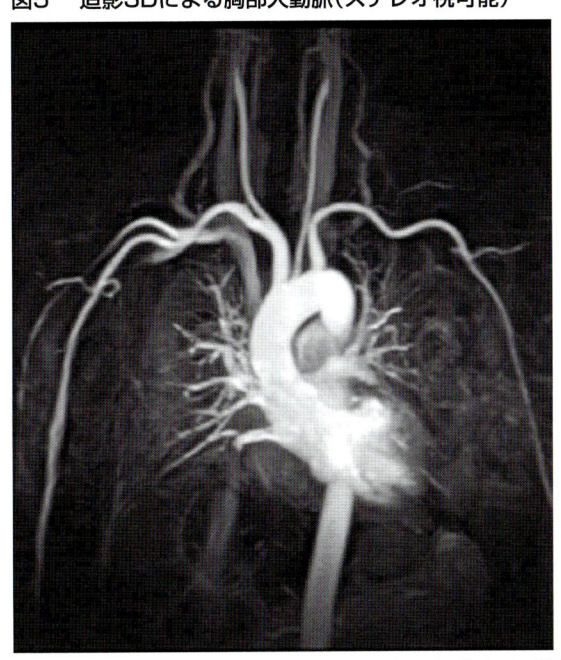

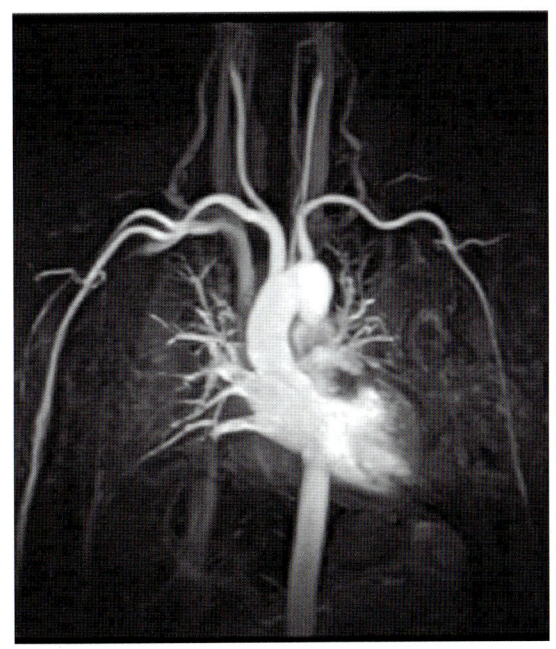

造影剤静注後，5秒後から撮像を開始し，24秒の呼吸停止下で鮮明なMRA像が得られている。

MTC（magnetization transfer contrast）

　同じ水のプロトンでも自由水と蛋白などと結合して動きが制限されている結合水では，共鳴周波数のスペクトルが異なる。自由水では鋭いピークをもつが結合水は，ピークが小さく幅の広いスペクトルからなっている。自由水と結合水は定常的なものではなく化学交換により互いに移動を行っていて，RFパルスの照射によって受けた磁化も移動している。これを「**MT（magnetization transfer）**」と呼ぶ。自由水のピークから少し離れた周波数（結合水の幅の広いスペクトル部分）のRFパルスを照射し結合水を飽和すると，磁化移動により自由水の信号強度も減少する。結合水の多いところでは信号の低下が顕著で，一方自由水の多いところでは画像上明らかな変化は起こらない。

　MRAでは，このMT効果を利用することにより共鳴周波数の少しはずれた蛋白に結合した水（例えば脳実質）などを抑制することができる。TOF法と併用するとバックグラウンドの信号の抑制効果を高めることができ，末梢血管の描出能が高まる。そのほか，180°パルスを多く用いる高速SE法では，MT効果によりコントラストの低下をまねき不利益なものとして働くが，高分子の多い肝臓，軟骨，筋肉などでは，MT効果を高めて周囲組織とのコントラスト向上が期待できる。例えば肝臓のDynamic検査ではMT効果により肝の信号は低下するが，造影剤とのコントラストは上昇する。また，関節の撮像では，高分子の多い関節軟骨の信号低下がみられ，MT効果の乏しい周囲関節液とのコントラストは向上する。

図6　MT効果による自由水信号強度の減少

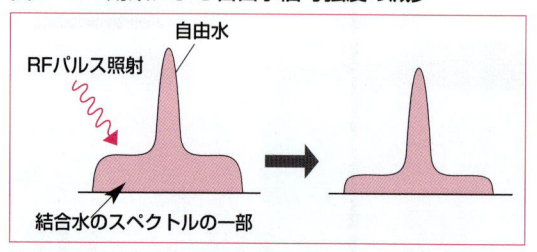

結合水にRFパルスを照射して飽和すると自由水も飽和して信号強度も低下する。

エコープラナー法（echo planar imaging：EPI）

　読み取り傾斜磁場の高速反転により1回の励起パルスで画像再構成のためのデータをすべて収集する方法である。この方法により，1枚の画像当たり数十msecで撮像を完了するため，ほとんど動きを無視できる超高速撮像が可能である。高速のスイッチングに耐えうる通常より大きな傾斜磁場や膨大なデータの演算処理が可能なコンピュータが必要である。拡散強調画像（**diffusion weighted imaging：DWI**），灌流画像（perfusion imaging）や脳機能画像（**functional MRI**）などに用いられている。

　高速撮像に優れる一方，1度の励起パルスでk空間をすべて埋めるために位相誤差が蓄積されやすく，また外部の磁場の影響で歪みがでやすいという特徴もある。

拡散強調画像法（diffusion weighted imaging：DWI）

　拡散強調画像とは，EPIを用いた高速撮像法であり，急性期脳虚血性疾患の診断に有用である。180°パルスをはさんで「**MPG（motion probing gragient）**」と呼ばれる傾斜磁場を印加し，位相のズレによる信号低下を利用して生体内の水分子の動きを検出する。脳梗塞などで水分子の動きが抑制されれば（＝拡散が小さければ）高信号となり，動きが活発であれば（＝拡散が大きければ）低信号となる。拡散の大きさは拡散係数で表され，毛細血管などのミクロレベルの拡散の影響を排除するために大きなMPG傾斜磁場（b値で表される）が用いられる（b＝1,000以上）。しかしながら，完全に影響を取り除くことはできないため，拡散の度合いを表す値として「見かけの拡散係数ADC（apparent diffusion coefficient）」が用いられる。

①拡散テンソルイメージング

近年,DTI(diffusion tensor imaging)を用いた拡散テンソルイメージングが盛んに行われている。DTIシーケンスのベースになっているのは,従来から使われているsingleshot EPI-DWIである。DWIと異なる点は,DWIがMPG(motion probing gragient)を3方向から印加しているのに対し,DTIは最低6方向(通常9～20方向程度)からMPGを印加している点である。得られたデータを解析することで,生体内の水分子の拡散の方向や強さの違いを知ることができる。

②脳のDTI

脳の中には,多数の構造物や神経線維が存在する。それらの存在によって水の拡散は阻害され,拡散に異方性が生まれる。この異方性の強さを表す指標がFA(fractional anisotropy)である。神経線維の破壊など病変部ではFAは低下する傾向にあり,FA値を画像化したFA-MAPなどをはじめとして臨床的な利用が試みられている。

また,拡散テンソルの解析によって得られた値を使って,脳の神経束などを表示する手法は,「Fiber Tracking」と呼ばれている。神経線維束の解剖学的位置の把握,神経線維束と病変の位置関係の把握など,臨床で広く使われ始めている。

③拡散テンソルの問題点

ベースがEPI-DWIであるため,外部磁場の影響で歪みなどが発生しやすく,また分解能に限界があり交差した繊維の描出が難しいという問題点もある。

しかしながら,SENSE法などとの併用や磁場均一性の向上,ソフト的な歪みの改善などが進めばさらに応用範囲は広がると思われる。

図7 Fiber Tracking法による神経線維束の描出

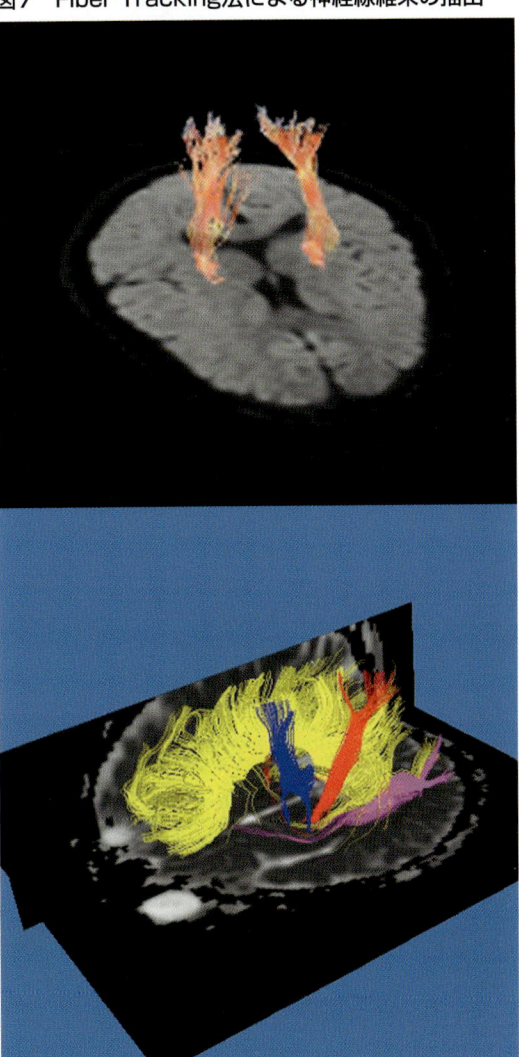

図8 FA-MAPの臨床写真

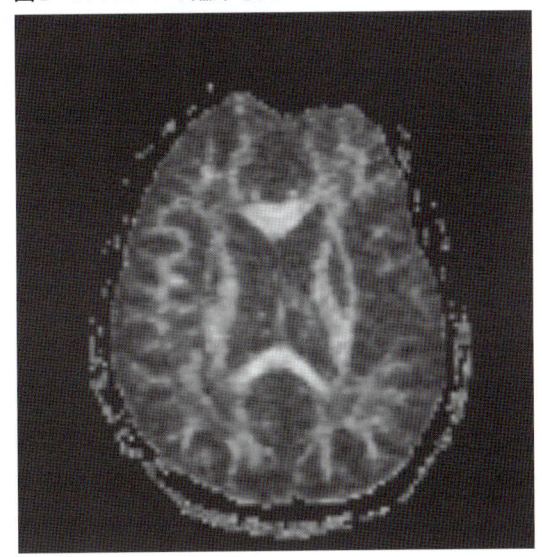

組織灌流画像（PWI：perfusion weighted imaging）

perfusion（灌流）とは，単位時間当たりの単位容積の組織に供給される血液量のことを示す。

PWI（perfusion weighted imaging）は，このperfusionの情報を含む画像を称する。

MRIでは，①外因性物質（Gd造影剤）の血管内の通過を測る方法と②内因性物質（血管内の水）に磁化特性をラベルし，それが血管内から組織へ分布していくようすを測定する方法に分けられる。

①外因性物質を用いる方法

MRI造影剤であるGd-DTPAを用い，通常は血管内Gdにより生じた周囲の組織との磁化率の違いによるT2*の短縮を画像化する。「DSC（dynamic susceptibility contrast）法」とも呼ばれる。撮像シーケンスはT2*の情報を得やすいGRE（グラディエント・エコー）系のEPIまたはSE系のEPIが用いられる。

図9　PWI画像

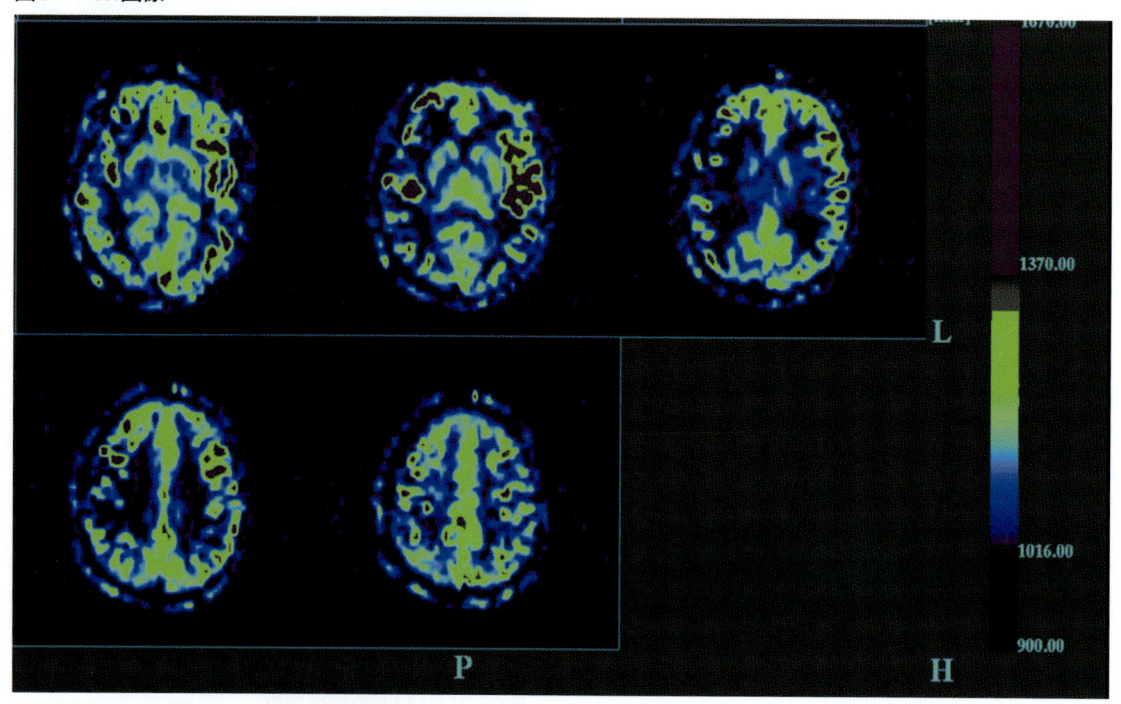

図10　多発性脳梗塞

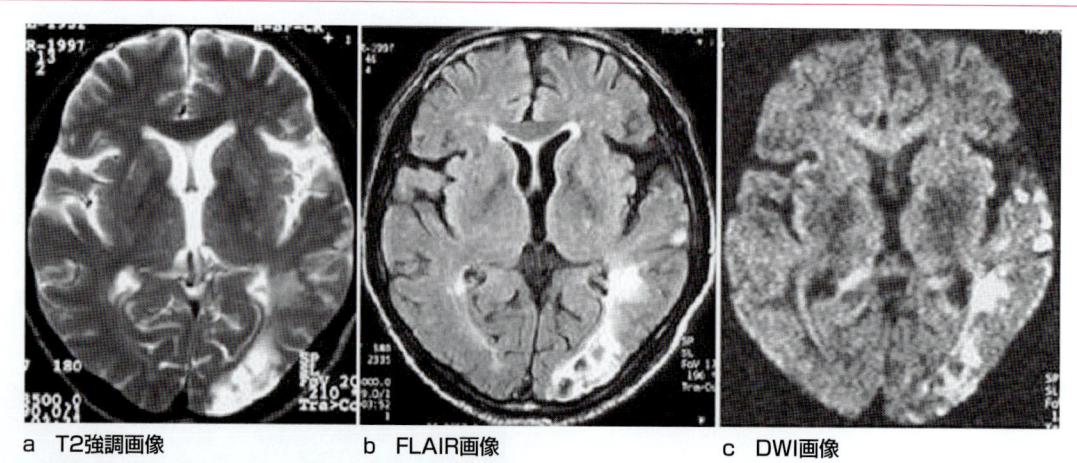

a　T2強調画像　　b　FLAIR画像　　c　DWI画像

T2では左後頭葉に高信号域が認められるが，FLAIRでは左側脳室三角部に接する高信号域も明瞭である。さらにDWIでは，左側頭葉の皮質に沿って新しい梗塞と思われる高信号域が同定できる。

②内因性物質を用いる方法

測定部位の上流側の血管内の水分子に180°パルスなどの磁化特性を与えて，それが下流側の測定面に流入して組織内に分布していくようすを画像化する方法で，「spin labeling法」，「spin tagging法」と称されている。測定にはGRE系のEPIシーケンスが用いられる。DSC法に比較しSNRが低く撮像枚数が少ないが，造影剤を使用しないことで非侵襲的であり，3Tといった超高磁場の装置の登場により今後の発展が期待される。

図11 時間─造影剤濃度曲線

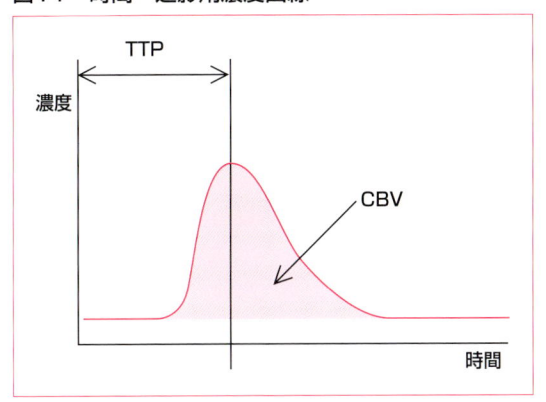

MRS（magnetic resonance spectroscopy）

MRIでは通常のimagingによる形態診断のほかに，同じ装置を使って生化学的な情報を得ることができる。

「MRS（magnetic resonance spectroscopy）」と呼ばれるこの手法は，原理上極めて精度の高い磁場均一性が要求される。そのため，シミングや撮像に時間を要し，また撮影できる部位が限られていた。しかし，近年では装置の進歩により，シミングの高精度化，撮像時間の短縮が図られ，臨床での有用性も確立されつつある。

①化学シフト（chemical shift）

ある分子中の原子核の磁場は，付近に存在する原子核によってつくられる磁場の影響を受けるため，同じ原子核であっても周囲の環境によりわずかに共鳴周波数の違いが生じる。

MRSでは，静磁場の均一性を高めることで，測定対象の核の化学構造の違いによって生じる共鳴周波数の違いを検出することができる。

この周波数の変化と信号強度から生体内の分子の種類・成分などを調べることができる。

②生体中の核の共鳴周波数

生体がB_0の磁場の中に入ると，生体内の原子核や分子が小さな磁石となり，それぞれに微小な磁場$B_0\sigma$が誘導される。よって，B_0磁場の中にある核が影響を受ける局所磁場$B_0\mathrm{eff}$は，

$$B_0\mathrm{eff}= B_0 - B_0\sigma = B_0(1-\sigma)$$

（σ：遮蔽係数）

と表される。

共鳴周波数は磁場強度に比例しているので，生体内にある核は，それぞれ異なった共鳴周波数をもつことになる。

③化学シフト量の表示

生体内にある原子の周波数の違い（化学シフト）は10^{-6}〜10^{-3}という非常に微小な範囲のなかにある。化学シフトは，原子のほんらいの純粋な共鳴周波数と生体内における周囲原子との相互的な影響下での共鳴周波数との隔たりを表している。

通常の周波数表現だと磁場強度によって周波数が異なりわかりにくいため，静磁場強度の周波数で正規化して，10^{-6}ppmという単位で表現する。

④脳の¹H-MRS

¹Hは安定な核のなかで最も感度が高く，ほとんどの代謝物に存在する．しかし，対象となる代謝物の濃度は水の信号の1/1,000以下で水から数ppmの近くに存在するため，精度の高い水抑制とシミングが必要となる．

脳のMRSで検出される代表的な代謝物として，N-acetyl-aspartate（NAA），クレアチン（Cr），コリン化合物（Cho），乳酸（lactate）などがあげられる．

図12　¹H-MRS ファントム(TE144 CSI)

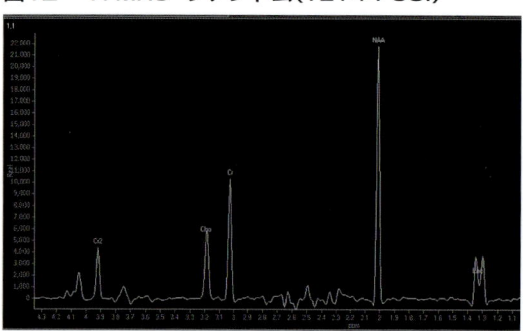

図13　臨床の一例：TE=288 CSI
　　　（ミトコンドリア脳症の疑い）

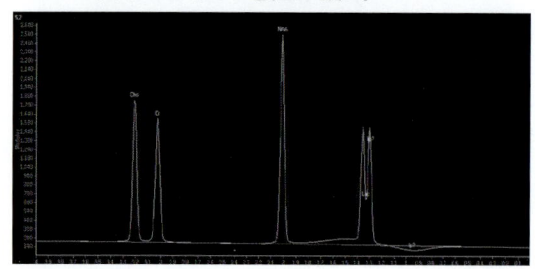

functional MRI

functional MRIはBOLD（blood oxygen level dependent）効果を利用して脳の活動による血流動態の変化を見る手法である．

①Bold効果

脳が活動をすると血液量が増加し，血液中のoxy-hemoglobinとdeoxy-hemoglobinの割合に変化が現れる．酸素の摂取率は変わらないため血流量が増えるとoxy-hemoglobinが相対的に増加する．それによって，局所的に磁場の均一性が向上し，信号が増強する．この信号変化を画像化したものがfunctional MRIである．

この信号変化をリアルタイムまたは医用画像解析ソフトであるSPM（statistical parametric mapping）など後処理によって解析することで，解剖学的な位置と賦活部位の関係を把握することができる．

②臨床的な応用

functional MRIは脳外科手術の術前機能評価，優位半球の同定，そのほかにも高次機能検査などさまざまな分野に利用されている．

【参考文献】
1）荒木　力 監訳:MRI「超」講義 第2版 Q&Aで学ぶ原理と臨床応用, メディカルサイエンスインターナショナル, 2006.
2）笠井俊文. 土井　司 著:MRI撮像技術学, 日本放射線技術学会監修, オーム社, 2002.
3）荒木　力 監訳:MRIの基本 パワーテキスト, メディカルサイエンスインターナショナル, 2004.

3-3 MRIの撮像技術：画像アーチファクトとその対策

山中一臣・永坂竜男

はじめに

MR信号を画像化するには，どこからどのような強さのMR信号がきたのか，その位置情報を付加してMR信号を受信することになる。その位置情報の付加には傾斜磁場が用いられるが，プロトンを励起してから信号収集までの間に，動いたり流れがあったりすれば，それがアーチファクトとなる。また，画像処理に用いられるフーリエ変換に起因するアーチファクトもある。このように，MRIの弱点がそのままアーチファクトとして画像上に反映されることになる。この**アーチファクトをいかに抑制するかが鮮明なMR画像をつくることであり**，臨床に役立つMR画像の提供に繋がる。**MRI操作者の腕の見せ所である。**

ここでは，MRI特有のアーチファクトについて，その発生原理とその対策について述べる。アーチファクトの少ない鮮明な画像を撮影する際の必須項目である。また，アーチファクトは強調する撮像法により，動きや磁化率効果（出血など），脂肪の存在などを明らかにすることもできる。アーチファクトを理解し利用することで，読影の大きな手助けにもなることがある。

アーチファクトの種類

①動きによるアーチファクト（motion artifact）
　・Phase mismapping・ゴースト
　・流れによるアーチファクト（flow artifact）
②折り返し（aliasing・wrap-around）
③ケミカルシフト（chemical shift）
④磁化率アーチファクト（susceptibility artifact）
⑤トランケーション（truncation artifact）
⑥パラレルイメージング法によるアーチファクト

アーチファクトを理解するにあたって，MRIの信号収集・画像構築について理解しなくてはならない（詳しくは，「2　MRIの原理」（4ページ）を参照してほしい）。MRIの信号収集には3軸の傾斜磁場を用いているが，それぞれの傾斜磁場によりスライス選択・位相エンコード・周波数エンコードされMR信号が収集される。よって，できあがった画像にもその位相エンコードされた方向（例えばX軸），周波数エンコードされた方向（例えばY軸）がある。アーチファクトの出る方向にアーチファクトの対策を講じることになる。

図1　エンコード傾斜磁場による位相のずれ

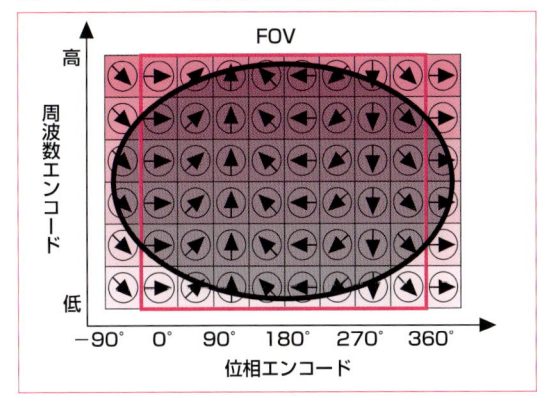

動きによるアーチファクト（motion artifact）

・動きのアーチファクトはデータ収集に時間のかかる位相エンコード方向に生じる。
・動きのアーチファクトは呼吸による胸壁・拍動する血管などがある。
・対処法としては，アーチファクトを発生している組織の信号の抑制・呼吸や心電同期を行う。

phase mismapping・ゴースト

データ収集中に動くもの（**呼吸で動く胸腹壁・拍動する血管・嚥下・眼球運動**など）の位置が誤って決定されるために現れる（図2）。これは図3に示すように，パルスシーケンス中の位相エンコードグラディエントが印加されてから，リー

ドアウトグラディエントが印加されてエコーが観測されるまでの時間差の間に生じる解剖的運動によって引き起こされる。

phase mismappingは常に位相エンコーディング方向に出現する

呼吸による体動について考えると，胸壁がある位相エンコーディング中にはAにあり（吸気），次の位相エンコーディング中にはBの位置に移動することが考えられる（呼気）（図4）。胸壁は最初の位相エンコーディング中に位置Aに相当する位相の値（時計の12時の位置）が決まり，次に後の位相エンコーディング中の位置Bに相当する位相の値（時計の2時の位置）が決められる。位相エンコーディングのたびにいろいろな位相の値が決定されそれが1枚の画像になる。こういうことが原因で呼吸によって動いているものはFOVのなかで誤った位置決定がされ位相方向のアーチファクトを生じる。

図2 motion artifact

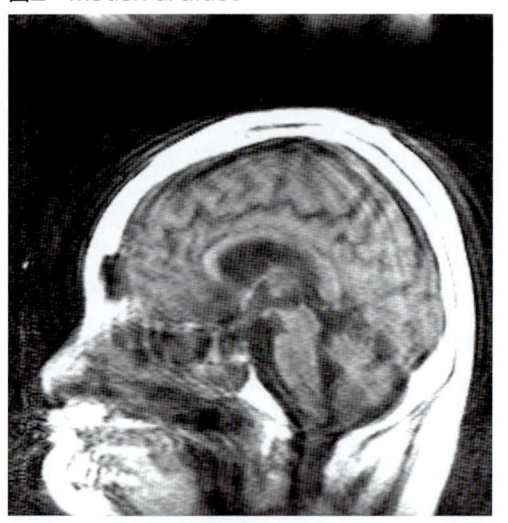

a 体動によるアーチファクト

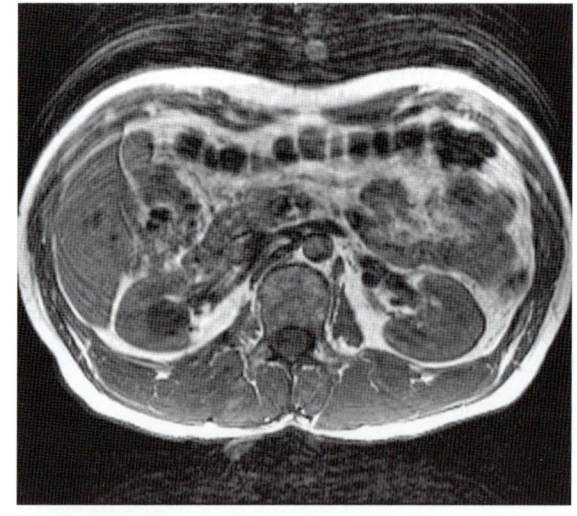

b 呼吸停止不良によるアーチファクト

図3 phase mismapping

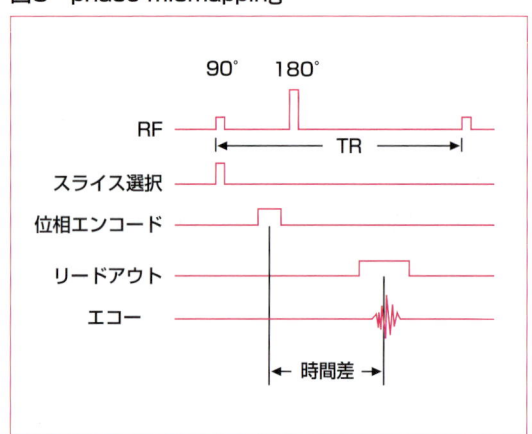

図4 呼吸によって生じるmismapping

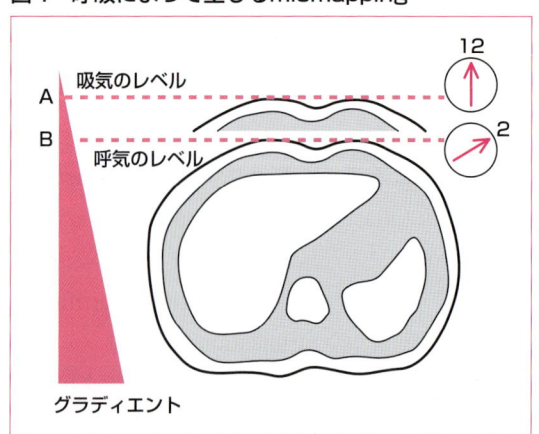

対処法

①患者の動き
- 撮像前に患者に対して適切な指示を行う。
- 撮像部位が動かないように固定する。
- 子供は適宜鎮静を行う(呼吸などには十分注意する)。

②周期的な動き(呼吸,心臓の拍動)
- プリサチュレーション法によりアーチファクトを発生する部分の信号を抑制する(図5)。完全に信号をなくすことは困難である。同じ撮像枚数なら,TRを延長しなければならない。
- 位相エンコーディング方向のオーバーサンプリングを行う。
- 心電図同期,呼吸同期を行う。
TRが変化することにより,画像コントラストが変化する。
スキャン時間の延長を伴う。
- 積算回数を増やす。
スキャン時間の延長を伴う。
- 観察したい部分にゴーストが重ならないように周波数方向と位相方向を決める(Swap)(図6)。

図5 プリサチュレーションパルスによるアーチファクトの抑制

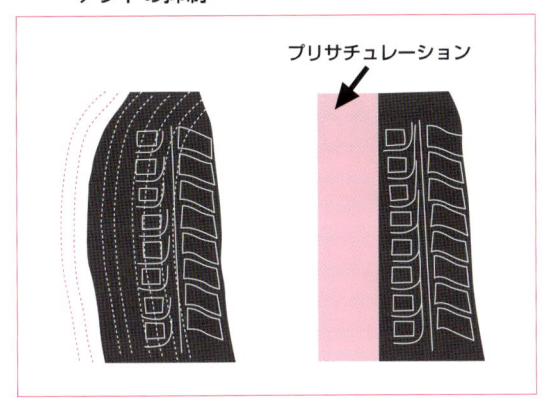

図6 位相方向の違いよるアーチファクト

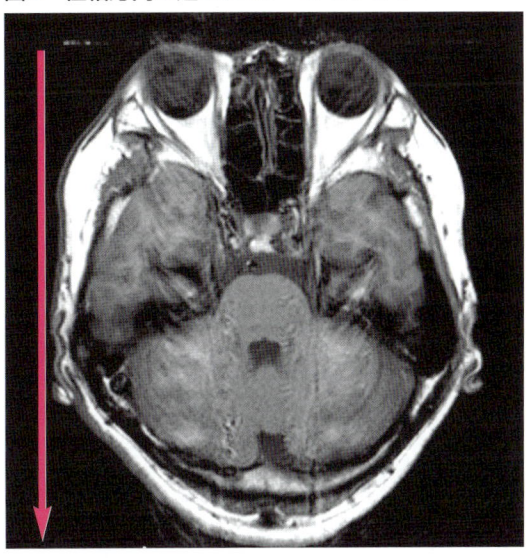

a AP(位相方向)
→:位相方向
AP(位相方向)にアーチファクトが生じる。

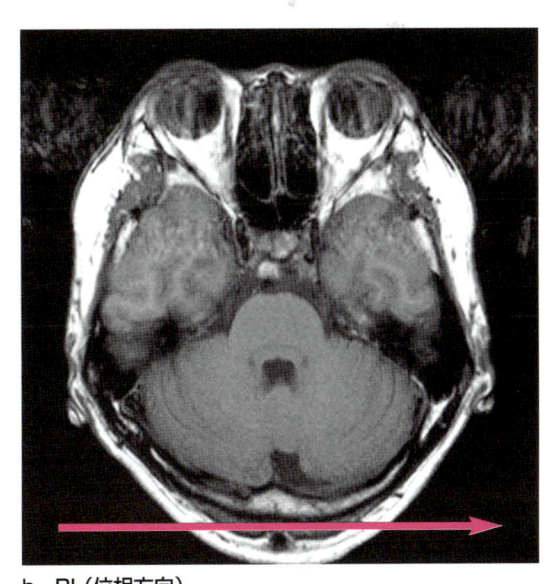

b RL(位相方向)
→:位相方向
RL(位相方向)にアーチファクトが生じる。

流れのアーチファクト(flow artifact)

血液や脳脊髄液の流れが画像に与える影響である。プロトンが傾斜磁場内を移動するために受ける磁場の強さが変化して，その回転速度(周波数)が変化する。この変化は大きなものではないが，位相が変わってしまうことが画像を作成するうえで大きな影響をもってくる。位相エンコードされた後に傾斜磁場内を移動するために，信号採取時には間違った位相をもつことになり，違った位置情報を信号として放出することになる(phase shift artifact)。このため，位相エンコード方向にアーチファクトを形成することになる(図7)。

対処法

①GMR(gradient motion rephasing)の適応：一定の速さをもつ流れの位相を補正するパルスシーケンス
②スライス面に流入する前に信号が出なくなるようなRFパルス(サチュレーションパルス)を照射する(図8)。しかし，完全に信号をなくすことは困難である。
③周期的な動きと同等の対応策である。

図7 血流によるアーチファクト

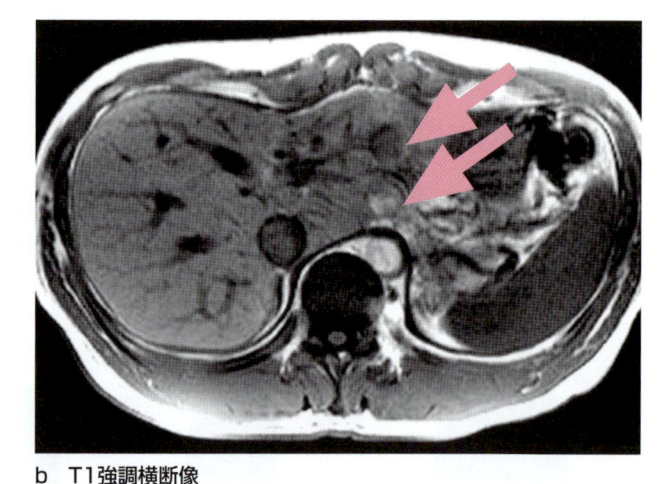

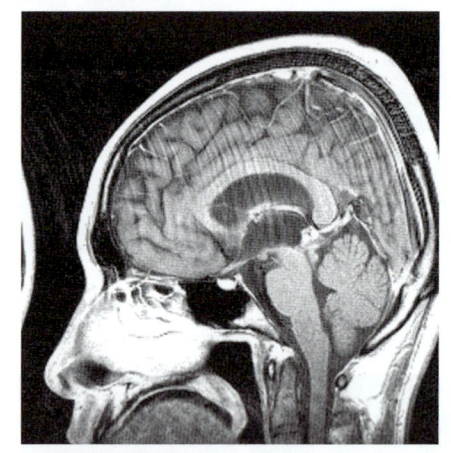

a 造影矢状断像
上矢状静脈洞からのアーチファクトが円弧状の線となって前方に何本も認められる。

b T1強調横断像
腹部大動脈からの類円状のアーチファクトが前後方向にみられる。肝臓と重なっているために肝内の腫瘍のようにみえる。

図8 プリサチュレーションパルスによるアーチファクトの抑制

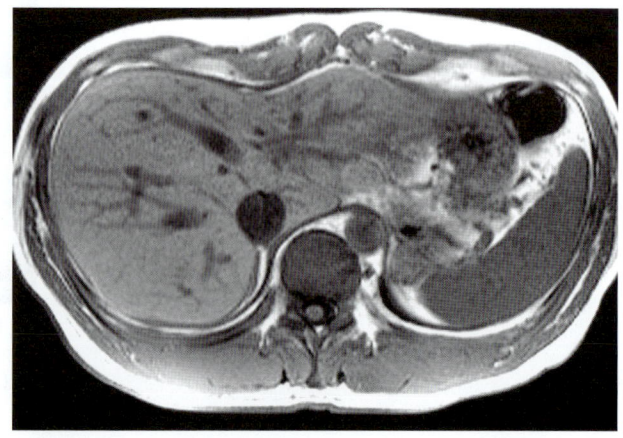

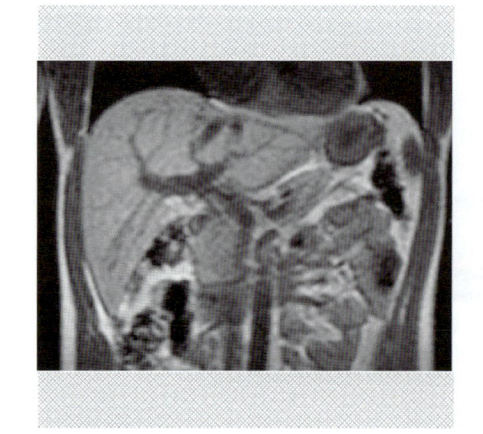

a HF方向にサチュレーション
サチュレーションパルスを入れることにより，大動脈のアーチファクトが薄くなった。

b サチュレーションパルスによるアーチファクトの抑制

折り返しアーチファクト（aliasing artifact）

- 折り返しアーチファクトは位相方向・周波数方向ともに生じるが，位相方向が顕著である。
- 対処方法として，FOVを大きくする・オーバーサンプリング・SWAPなどがある。

MRIの画像は撮像スライス内のプロトンに周波数と位相の情報を与えて作成している。撮像視野（FOV）内のプロトンには0°から360°の位相が与えられ，FOVの外に何もなければ問題ないが，外にプロトンがあるとその情報がFOVのなかに間違って入ってくる（図9）。例えば外のプロトンが370°の位相をもっているとなると，これは10°の位相との区別ができなくなる。するとこのプロトンの信号は10°の位相の部分に重なってFOVの中に入ってしまう。これが「折り返しアーチファクト」である（図11，12）。このアーチファクトは位相エンコード方向，周波数エンコード方向ともにアーチファクトを形成するが，位相方向は360°に限られるため，位相方向の折り返しが顕著となる。周波数方向は撮像時間の延長なしにオーバーサンプリングできるので，通常は体の長軸方向を周波数方向に設定する。

対処法
①FOVを十分大きくとる
FOVを十分大きくとるのがいちばん簡単である（図13）。

当然，空間分解能の低下が起こる。空間分解能を保つためには，FOV外の信号も収集する（オーバーサンプリング）が，表示する画像データとしてはその一部だけを用いる方法がある。周波数方向，位相方向ともにエンコードの数を増やせばよいが，撮像時間の延長を伴うことがある。

②SWAP
被写体の短い方向を位相方向にする。ただし，モーションアーチファクトの増大につながる場合がある。

③プリサチュレーション
FOVの外側にある信号を消す。
スライス数が減る場合がある。

④物理的に防ぐ
【例】腹部の検査で両手をあげる。

図9 折り返しアーチファクト有

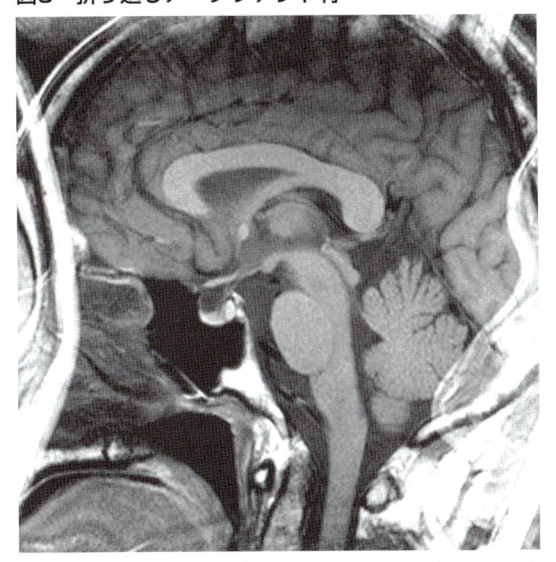

撮像領域（FOV＝field of view）の外にあるものが中に入ってきてしまうアーチファクトである。

図10 折り返しアーチファクト無

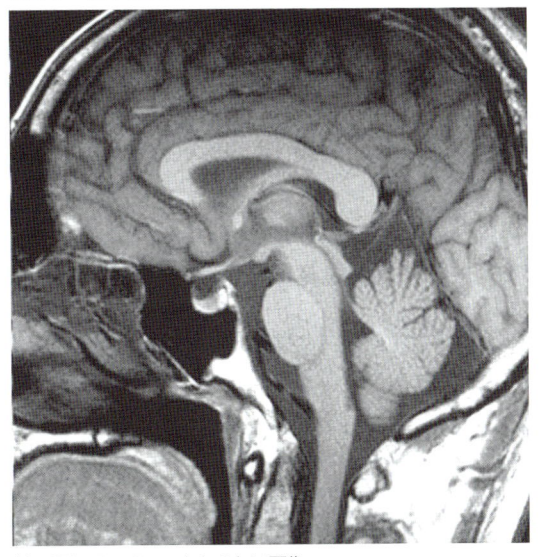

折り返しアーチファクトのない画像。

図11 傾斜磁場による位相エンコード

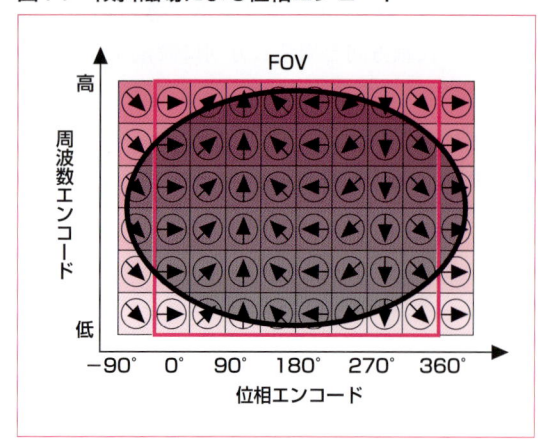

図12 位相の重なり

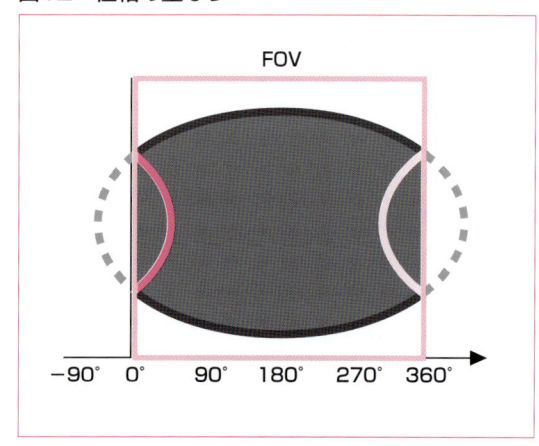

図13 オーバーサンプリング

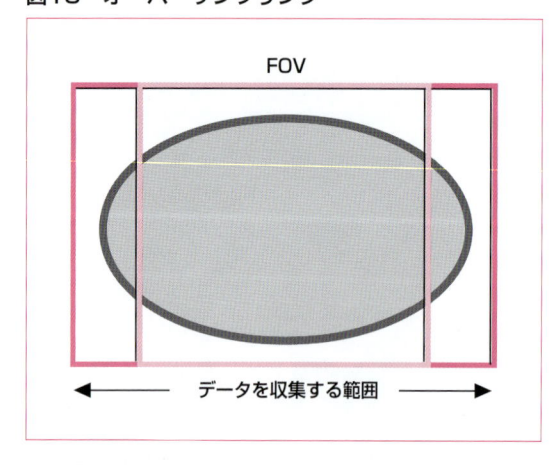

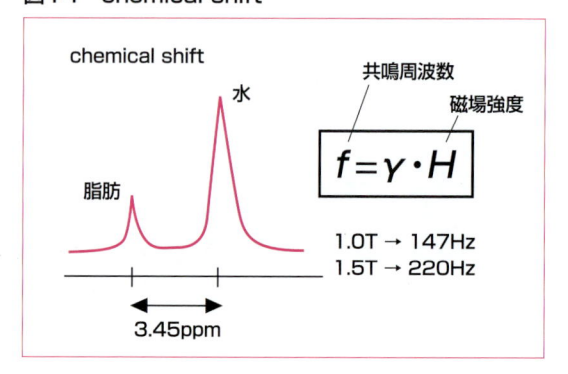

ケミカルシフトアーチファクト（chemical shift artifact）

- 水と脂肪が混在している部分に現れる。
- 周波数エンコード方向に生じる。
- 高磁場ほど大きくなる。
- 狭いバンド幅ほど大きくなる。

脂肪についているプロトンと水についているプロトンでは分子状態の違いから共鳴周波数が少し違っている。この脂肪と水が混在する物質では，周波数エンコードしたときに異なった周波数に位置づけされ，水を基準にすれば脂肪の位置が真の位置からずれた場所に画像化してしまう（ミスレジストレーション）。これは共鳴周波数の違いが原因であるので，周波数エンコード方向でみられる。水と脂肪の周波数は約3.5ppmの違いがあり（図14），周波数エンコード方向はプロトンの周波数でその位置を決定している。そのプロトンの周波数が違うということは同じ位置にあっても水と脂肪とでは認識される位置が異なってしまうことになる。3.5ppm位置がずれることにより一方は信号のない部分ができ，反対側は水と脂肪が重なって強い信号を示す部分がでてくる（図15）。

　水と脂肪が混在している部分（脾臓，腎臓，眼窩，脊椎，椎間板）でみられる。また，共鳴周波数は静磁場強度に比例して大きくなるため，高磁場の装置ほど現れやすい。しかしこのアーチファクトは，画像の読影をするうえで脂肪の存在を証明する重要な所見ともなる。

図14 chemical shift

$f = \gamma \cdot H$

共鳴周波数
磁場強度

1.0T → 147Hz
1.5T → 220Hz

3.45ppm

図15 chemical shift artifact

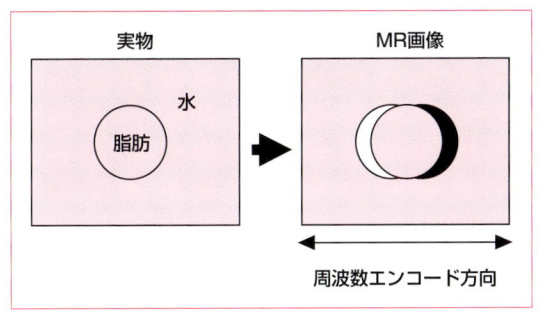

周囲の水と周波数が異なる脂肪は周波数エンコード方向で位置の誤認が生じる。このため，一方は信号の消失により黒く反対側は脂肪と水の信号の重なりにより白く描出される。

磁場強度の違いによるケミカルシフトの大きさ

①1.0Tの場合
共鳴周波数：42.58MHz×3.45ppm＝147Hz

②1.5Tの場合(図16)
共鳴周波数：63.87MHz×3.45ppm＝220Hz

③3.0Tの場合
共鳴周波数：127.74MHz×3.45ppm＝440Hz

図16 バンド幅の違いによるケミカルシフト

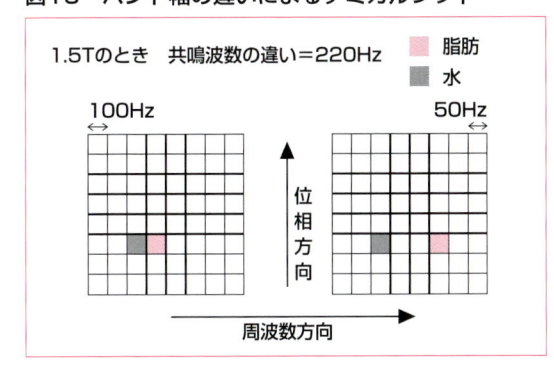

対処法
①受信周波数帯域を広くする：SNRが低下
（バンド幅の広いシーケンスを用いる）(図17)

②FOVを小さくする：SNRが低下

③脂肪（あるいは水）抑制を併用：SNRが低下
（Fat Sat を行う）スライス数が減る。

図17 バンド幅によるchemical shift artifactの違い

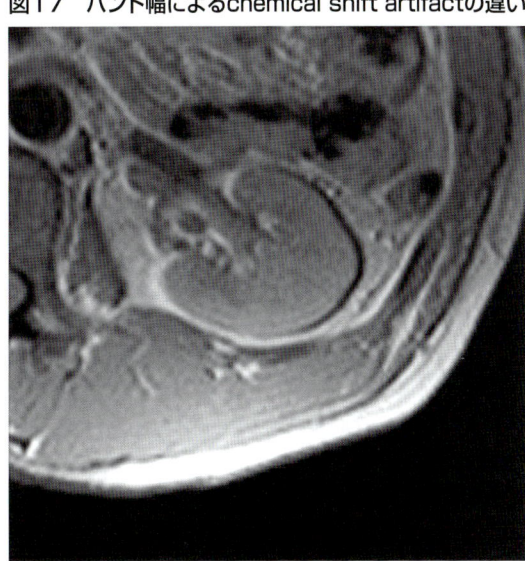

a　バンド幅：小

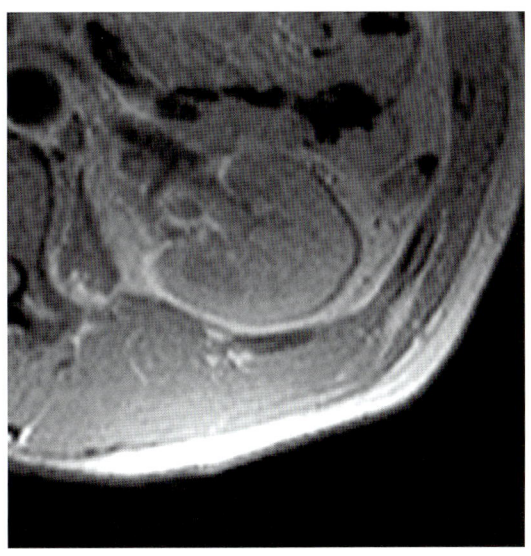

b　バンド幅：大

磁化率アーチファクト（susceptibility artifact）

- 大きく異なった磁化率をもつ組織で発生する。
- スピン・エコー法よりもグラディエント・エコー法で顕著となる。
- 磁化率の変化に敏感なグラディエント・エコー法を用いることにより出血している組織を同定しやすい。

人体はさまざまな物質からできあがっている。それぞれの物質が磁場のなかに置かれたときに物質によりその磁場を大きくするように働いたり，小さくするように働いたりする。この作用の大きさが著しく違うものが隣り合っているとそこに磁場の歪みが生じ，この周囲では磁場の強さが変わり，均一性も失われる。このため，位相の分散がほかの部分よりも大きくなって，画像では信号の低下や画像の歪みとして認められる。これが「磁化率アーチファクト」と呼ばれるものである。

この現象はスピン・エコー法よりもグラディエント・エコー法で顕著となる（図18）。

最も大きなアーチファクトの原因は手術による金属クリップや歯の充填物である（金属によるアーチファクト）。この周囲では著しい信号低下や画像の歪みが生じる（図19）。そのほかに空気との境界面，出血に伴う変化（特にヘモジデリン）や骨などでみられる。逆にこれを利用することにより出血であることの証明も可能となる。

対処法
① 除去可能な金属を除く。
② スピン・エコーを使用する。
③ TEの短いシーケンスを用いる（各スピンの位相のずれが少ない間に信号を収集する）。
④ ボクセルサイズ（スライス，マトリックス）を小さくし，局所磁場の均一性を高める。
⑤ バンド幅の広いシーケンスを用いる。

図18　susceptibility artifact

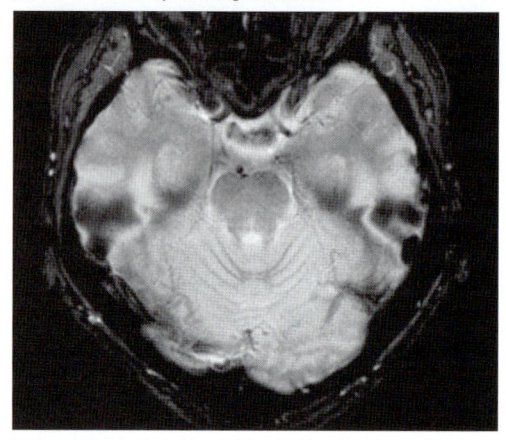

磁化率（磁化しやすさ）の異なる組織の境界部で，磁場が不均一になるために現れる。金属や出血に含まれる鉄などグラディエント・エコー法では著しい信号の低下が認められる。磁化率アーチファクトは撮像法により現れ方が著しく異なる。

図19　金属によるアーチファクト

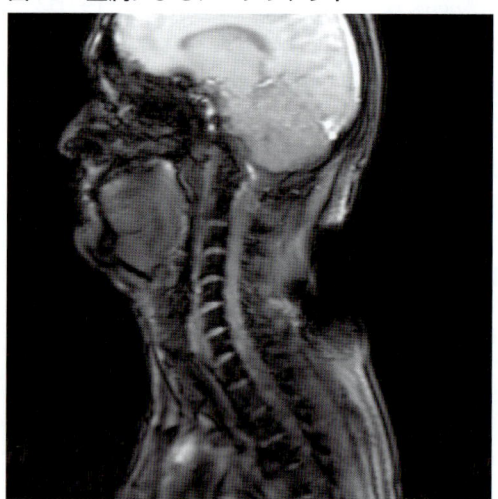

a　ホチキス針によるアーチファクト

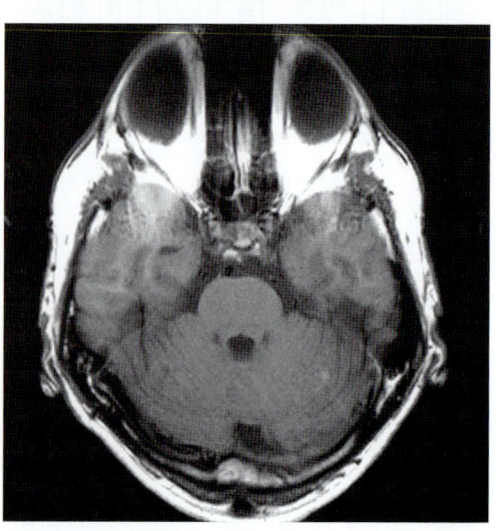

b　ヘアピンによるアーチファクト

トランケーションアーチファクト（truncation artifact）

- コントラストの強い組織に隣接する多数の平行線としてみられる。
- 対処法として位相エンコード数を増やすことで小さくすることはできるが，取り除くことはできない。

コントラストの強い接触面付近に存在する平行線としてみられる。これは信号をフーリエ変換で画像化しているために起こる現象で，根本的な解決法はない（図20）。

脳実質の周辺，右脳と左脳の境界，脊椎の矢状断像など信号強度の変化の大きな部位に縞模様となって現れる。

図20 トランケーションアーチファクトの原理

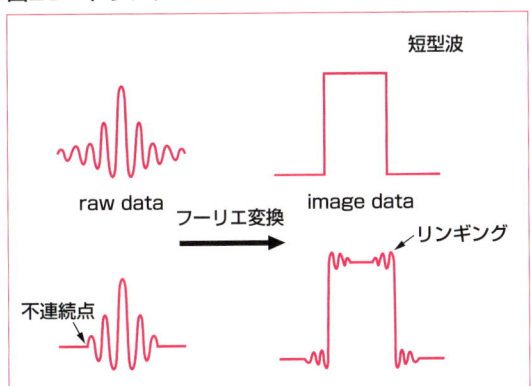

MR信号はフーリエ変換によって画像化されているが，これは無限に信号が続くことが前提となっている。

対処法
① 位相方向のマトリックスを増やし，これを目立たなくすることはできる（図21）。
② Rawデータにフィルタをかける（不連続の度合いを小さくする）。
　ただし，コントラストが悪くなる（ボケた画像になる）。

図21 トランケーションアーチファクトの対処

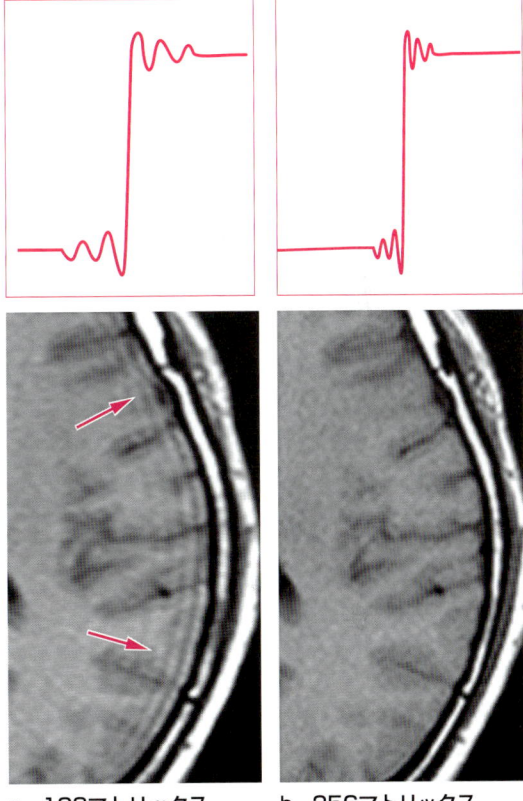

a　128マトリックス　　b　256マトリックス

パラレルイメージングによるアーチファクト

・折り返しのある条件でSENSEを使用すると中央にアーチファクトが発生する。

「パラレルイメージング」とは，複数のコイルで位相エンコードを間引いて撮像し，それぞれのコイルの感度分布をもとに得られた折り返し画像を展開し撮像時間を短くするテクニックである。そのため始めから折り返しのある条件で撮像すると折り返しが重なり，画像を展開できなくなる。結果として，画像化してから折り返しを展開するSENSE法では，折り返しアーチファクトが画像の真ん中に発生する。また，間引いたデータを感度マップからk-space上で埋める「GRAPPA法」では折り返しアーチファクトは画像の端に発生する。

対処法

位相方向の撮像範囲をある程度余裕をもって大きく設定しよう。

図22　no parallel image

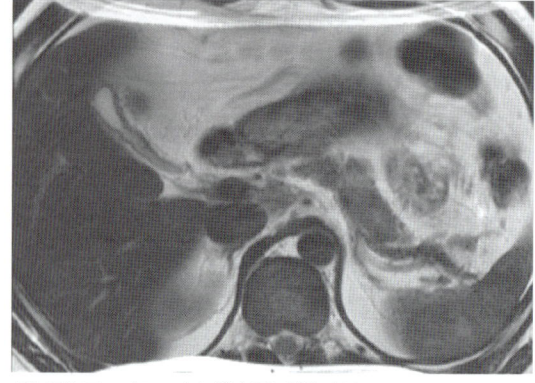

折り返しアーチファクトが上下に発生する。

図23　SENSE image

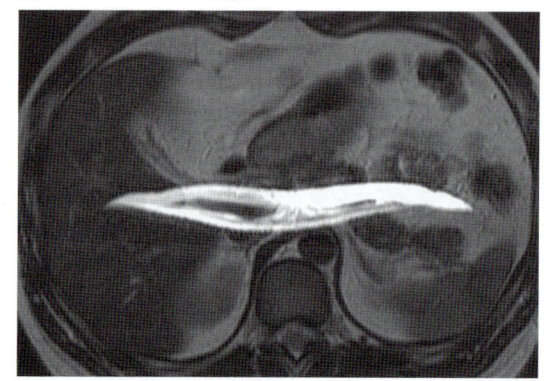

折り返しアーチファクトが中央に発生する。

図24　GRAPPA image

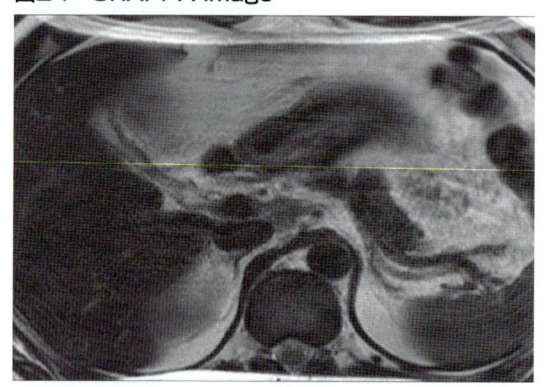

折り返しアーチファクトが上下に発生する。

3-4 MRIの撮像技術(造影剤について):MRIにおけるコントラスト造影剤

山中一臣

はじめに

　一般には，腫瘍や炎症などではT1・T2値がともに延長する傾向にあるが，病巣と健常組織間で画像上十分なコントラスト差が得られるほどのT1，T2値の差がない場合には，コントラスト増強剤(造影剤)が必要となる。

　現在，臨床使用が許可されているMRI用造影剤は，細胞外液に分布するガドリニウム(Gd)造影剤，肝特異性造影剤として超常磁性酸化鉄(SPIO)製剤および経口消化管造影剤である塩化マンガン四水和物がある。

- MRIで使用される造影剤には，Gd造影剤・超常磁性酸化鉄製剤・経口消化管造影剤がある。
- Gdは大きな磁気モーメントにより，プロトンと相互作用して緩和を促進する。
- 超常磁性酸化鉄製剤は主に肝臓の陰性造影剤として使用する。
- 経口消化管造影剤は主にMRCPで使用する。

ガドリニウム造影剤

　ガドリニウム(Gadolinium)は希土類元素のランタノイドに属し，自然状態において軌道電子に7つの不対電子をもつ常磁性体である。電子は陽子と同じ電荷をもつが，質量が陽子よりもはるかに軽いために，磁気モーメントは陽子よりも大きくなる。このガドリニウムの大きな磁気モーメントがプロトンと相互作用して，緩和を促進しT1・T2値をともに短縮する。しかし，T1・T2値に対する短縮効果は同程度であるが，T1値のほうがT2値よりも長いため，造影剤はT1強調画像で用いたほうが効果的である。T1短縮効果を利用して，腫瘍・炎症性病変の検出やdynamic studyによる病変部のvascularity評価，造影剤を利用したMR angiographyなどに広く使用されている。

国内で販売されているGd造影剤

　Gdイオンは毒性が高いため，そのままでは体内に利用できないが，Gd造影剤はGd-DTPAのようなキレート(錯体)を形成することにより，毒性を軽減し臨床で使用されることになった。国内で販売されているGd造影剤として，Gd-DTPA(マグネビスト)，Gd-HP-DO3A(プロハンス)，Gd-DTPA-BMA(オムニスキャン)，Gd-DOTA(マグネスコープ)がある。

一般的な使用方法および投与量

- 腫瘍や炎症の有無を目的として使用する場合，投与量は0.2ml/kgを静注する。
- 脳転移が疑われる場合，倍量投与が認められている造影剤においては追加でトータル0.4ml/kgまで投与可能。
- 下垂体腺腫など微小な腫瘍検索を目的とする場合，下垂体には血液脳関門(Blood Brain Barrier：BBB)がないので造影されやすく，造影剤を半量投与0.1ml/kg静注する。
- 腎臓を対象とする場合も造影剤を半量投与0.1ml/kg静注する。
- CE-MRAやダイナミック撮像の場合，投与量0.2ml/kgを2～3ml/secのスピードで急速静注する。
- perfusionの場合，投与量0.2ml/kgを4～5ml/secのスピードで急速静注する。

造影剤の体内動態

　Gd造影剤は通常，肘静脈から静注され，体循環により全身に分布し，健常人では投与2時間後までに投与量の60％以上が腎臓より排泄され，24時間までに90～99％排泄される。

病巣への分布

通常，脳は血液脳関門（BBB）があり造影剤は実質組織には分布しない。しかし，腫瘍により血液脳関門が壊れてしまうと，その部位から造影剤が組織に分布する。

また，悪性腫瘍は腫瘍の栄養血管が豊富で早期によく染まる。逆に，線維が多く含まれる場合は染まりが遅い。

造影MRA

造影剤を用いないで血管を描出するTOF法では，その描出能に血流の方向や速度により左右されることがある。また，撮像時間も長いため，呼吸運動や消化管の蠕動運動のある腹部においては通常，造影剤を用い呼吸停止下で撮像を行う。造影剤を用いたCE-MRAでは血流の方向には左右されず狭窄部位や側副路の描出が可能で，しかも短時間で広範囲を描出することができる。しかし，撮像のタイミングが合わないと，うまく描出されない。そこで，撮像においては造影剤の到達時間を知る必要がある。その方法として，造影剤の到達を自動で認識し本スキャンをスタートする方法と，まず少量の造影剤（1～2m*l*）で目的の血管への到達時間を計ってから残りの造影剤で本スキャンをスタートする方法（テストインジェクション法）がある。ここでは，より確実性の高いテストインジェクション法について解説する。

図1　造影前T1強調画像

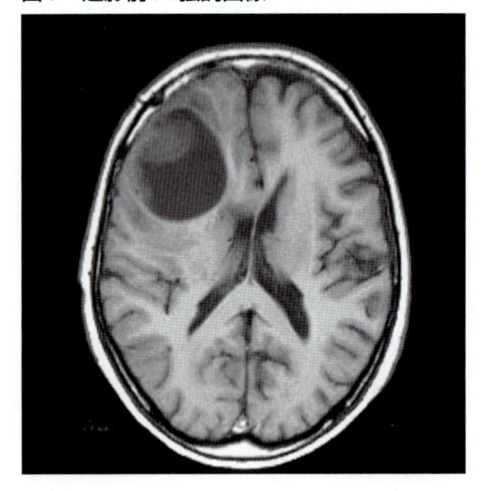

図2　造影後T1強調画像（Gd-DTPA）

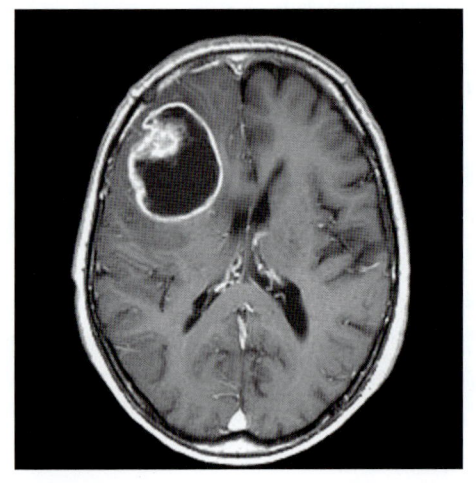

Check & Check

- インジェクターを用いて少量（1～2m*l*）の造影剤を注入し，同時に目的血管の映っている撮像断面で1枚/1秒の速度で連続撮像を行う。
- 得られた画像から目的の血管までの造影剤の到達時間を計測する。
- マスク像（造影剤の入る前の画像）を撮像し，残りの造影剤をインジェクターにより同じスピードで注入し，得られた到達時間に合わせて撮像する（注意：撮像時間は撮像シーケンスのk-spaseの中心を埋めるタイミングに合わせる）。
- サブトラクション（マスク像との引算）しMIP（最大値投影法）処理することにより図3の画像ができる。

腹部造影MRAの手順

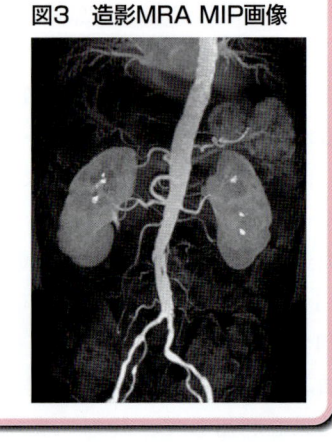

図3　造影MRA MIP画像

造影剤使用上の注意

　Gd造影剤はヨード造影剤に比べると，副作用が発生する頻度は少ないが，ショック，アナフィラキシー様症状などの重篤な副作用が発生する可能性がある。必ず救急処置ができる体制を整えておくことが大切である。また，重篤な副作用が発生したことを想定したシミュレーションを行っておくことが望ましい。以下にマグネビストの添付文書(2007年5月改定)を掲載する。

【警告】
①ショック，アナフィラキシー様症状などの重篤な副作用が発生することがある。特に気管支喘息の患者ではそれ以外の患者よりも高い頻度，重篤な副作用が発生するおそれがある。
②本剤投与にあたっては，必ず救急処置の準備を行うこと。
③本剤を髄腔内に投与すると重篤な副作用を発生するおそれがあるので，髄腔内には投与しないこと。

【禁忌】(次の患者には投与しないこと)
本剤の成分またはガドリニウム系造影剤に対して過敏症の既往歴のある患者

【原則禁忌】(次の患者には投与しないことを原則とするが，特に必要とする場合には慎重に投与すること)
①一般状態の極度に悪い患者
②気管支喘息の患者
　「ショック，アナフィラキシー様症状が現れることがある。また，喘息発作を誘発することがある」
③重篤な肝障害のある患者
　「肝機能に影響を及ぼすおそれがある」
④重篤な腎障害のある患者
　「本剤の主たる排泄臓器は腎臓であり，腎機能低下患者では排泄遅延から急性腎不全など，症状が悪化するおそれがある」

妊婦，産婦，授乳婦などへの投与
①妊娠中の投与に関する安全性は確立していないので，妊婦または妊娠している可能性のある女性には，診断上の有益性が危険性を上回ると判断される場合にのみ投与すること。
②ヒト母乳中への移行が報告されているので，授乳中の女性には投与後24時間は授乳をさけるように指導すること。

超常磁性酸化鉄(SPIO：superparamagnetic iron oxide)製剤

　超常磁性物質は，外部磁場と同方向に磁化され，外部磁場を取り除くと磁化が消失する性質

図4　肝特異性陰性造影剤

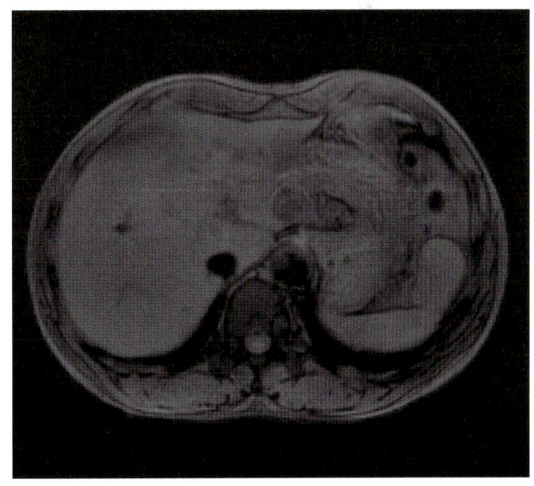

a　造影前T2*強調画像

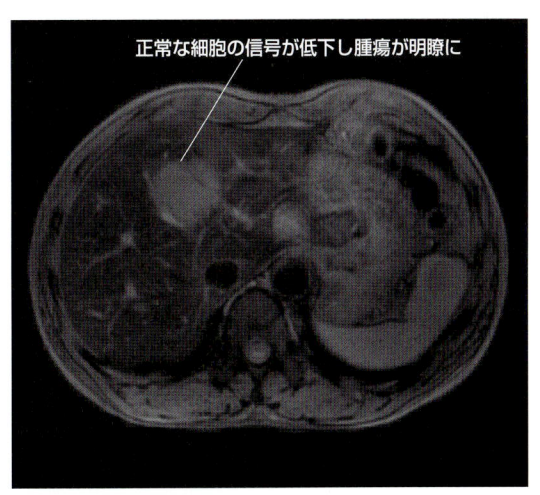

b　造影後T2*強調画像(SPIO)
正常な細胞の信号が低下し腫瘍が明瞭に

をもつ。超常磁性物質はプロトンのT2緩和を短縮する働きがある。SPIO製剤は，正常な肝臓の細網内皮系（主に肝臓のKupffer細胞）に取り込まれることにより肝臓の正常部位のT2値を短縮しT2強調画像で低信号化する。Kupffer細胞のない悪性腫瘍（転移腫瘍など）には取り込まれないため正常部位とのコントラストが向上する作用がある。主に転移腫瘍の有無の診断に用いる。肝結節や肝細胞癌のなかにはKupffer細胞を有するものもあり，考慮して診断する必要がある。

＊投与量は，成人0.016ml/kg（50kgの人で0.8ml）
＊T2強調画像における造影効果は，投与後10分～8時間まで持続する。
＊取り込まれたSPIOはFe代謝系に入り徐々に排泄される。

国内で販売されているSPIO製剤

・フェルトカルボトラン（リゾビスト注）
・フェルモキシデス（フェリデックス）

使用上の注意

SPIO製剤についてもGd製剤と同様に副作用に対する体制を整えておくことが大切である。以下にリゾビスト注の添付文書（2007年7月改定）を掲載する。

【禁忌】（次の患者には投与しない）

①本剤の成分または鉄注射剤に対し過敏症の既往歴のある患者
②一般状態の悪い患者
③ヘモクロマトーシス※など鉄過敏症の患者
「本剤の鉄により症状が悪化するおそれがある」
④出血している患者
「出血症状を悪化させるおそれがある」

※ **ヘモクロマトーシス**：体内に鉄が増加し，肝臓ほか，心臓，膵臓などに障害を起こすものである。

【慎重投与】（次の患者には慎重に投与すること）

①本人または両親，兄弟に気管支喘息，発疹，蕁麻疹などのアレルギーを起こしやすい体質を有する患者
②薬物過敏症の既往歴のある患者
③貧血治療のため鉄材を投与している患者
「鉄過敏症を起こす恐れがある」
④出血傾向のある患者（抗血小板剤，血液凝固阻止剤などを投与中の患者を含む）
「出血傾向を増強するおそれがある」
⑤発作性夜間血色素尿症の患者
「溶血を起こす恐れがある」

妊婦，産婦，授乳婦への投与

①妊婦または妊娠している可能性のある女性には，診断上の有益性が危険性を上回ると判断される場合にのみ投与すること（使用経験がない）。
②授乳中の婦人に対する投与を避け，やむを得ず投与する場合には授乳を中止させること（使用経験がない）。

小児への投与

低出生体重時，新生児，乳児，幼児または小児に対する安全性は確立していない（使用経験がない）。

MRI用経口消化管造影剤

塩化マンガン四水和物（ボースデル内用液）

マンガンイオンは常磁性を示すために，プロトンの緩和時間を短縮させる。MRCP時に経口投与することにより，胃や腸の消化液の信号を抑えることができる。したがって，胃や十二指腸に重なる胆管・膵管を明瞭に描出できる。

【禁忌】（次の患者には投与しないこと）（ボースデル内用液）添付文書より

①消化管の穿孔またはその疑いのある患者
「消化管外（腹腔内など）に漏れることにより，腹膜炎などの重篤な症状を引き起こすおそれがある」
②本剤の成分に対し過敏症の既往歴のある患者

MRIの撮像技術：造影剤について

Check & Check

MRCP（MR chorangiopancreatography）

- MRCPとは強いT2強調と脂肪抑制を併用し、胆道系周囲の実質信号を抑制し、胆管膵管を描出する撮影で、主に用いられるシーケンスはHASTE（half fourier acquisition single shot turbo spin echo）やRARE（rapid acquisition with relaxation enhancement）による撮像が一般的である。最近では3Dの撮像を呼吸同期で行うことにより、より詳細な画像が撮像できるようになった。

MRCPのキモ

- 胃や十二指腸にある水分はT2強調画像にて高信号となり、同様に胆汁や膵液を高信号に描出するMRCPの障害陰影となる。この胃液や腸管の水分に塩化マンガン溶液が混ざるとT2値が短縮し、T2強調画像にて低信号になり胆管や膵管のみが明瞭に描出されるようになる。欠点として胆管十二指腸接合部（ファーター乳頭）が見づらくなることがあげられるが、飲用前の画像を撮像することで補える。

図5　MRCP冠状断像

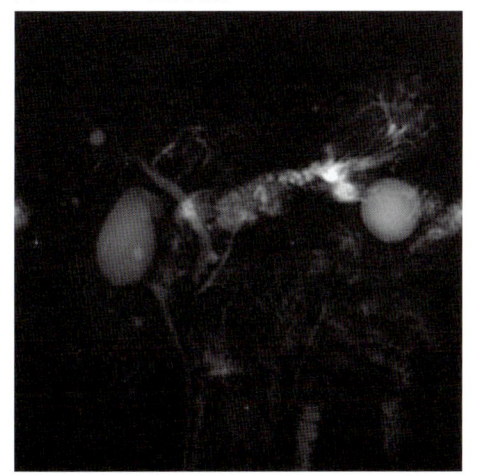

a　消化管造影剤使用前
消化液の信号と膵管の信号が重なっている。

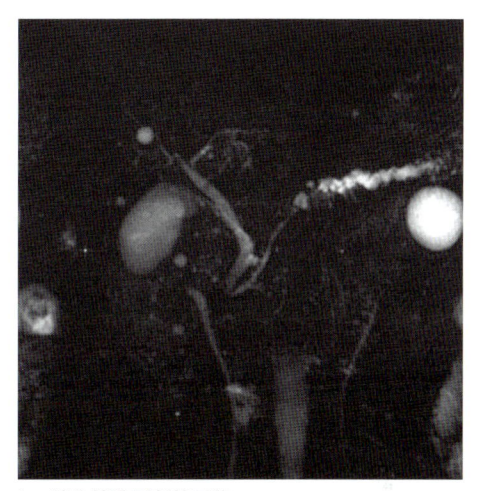

b　消化管造影剤使用後
消化液の信号が消え膵管の信号が明瞭になっている。

【参考文献】
1) アレンD.エルスター，ジョナサンH.バーデット：荒木　力 監訳：MRI「超」講義 第2版, Q&Aで学ぶ原理と臨床応用, メディカルサイエンスインターナショナル, 2003.
2) 佐藤伸雄：画像診断機器工学Q&A, 医療科学社, 2003.
3) 笠井俊文, 土井　司：MR撮像技術学, 日本放射線技術学会監修, （株）オーム社, 2001.
4) マグネビスト添付文書, バイエル薬品株式会社, 2007.
5) リゾビスト注添付文書, バイエル薬品株式会社, 2007.
6) ボースデル内用液添付文書, 明治乳業株式会社, 2006.

3-5 MRIの撮像技術：ハードウェアと検査の心構え

永坂竜男

ハードウェア（MRIの種類，MRI装置，サーフェスコイル）（図1）

まず，「マグネット」とも呼ばれるMRI装置本体の心臓部の中を見てみよう。人体がすっぽり入る大きさの磁石がある。これは**「静磁場コイル」**と呼ばれ，1.5T（テスラ）なり3Tなりの高磁場をつくりだす磁石である。この磁石には永久磁石，常電導磁石，超電導磁石がある。常・超電導磁石はコイルに通電して磁場を発生させている。このうち超電導磁石は液体ヘリウムと液体窒素でコイルを−269℃（4°K）まで冷却し，**電気抵抗をゼロ（超電導状態）**にしたもので，強力な磁場をつくることが可能であり，現在のMRI装置の主流となっている。低磁場のものでは永久磁石を用いたものも多くあり，液体ヘリウム代がかからずコストパフォーマンスに優れている。オープン型の開放感のあるマグネットなどにも使用される。低磁場装置は騒音が少なく，漏洩磁場も少ないメリットのほか，ガントリ開口径が広いので圧迫感が少なく，外部からのアプローチが容易なため，インターベンションMRIにも用いられる。

では，静磁場コイルについて詳しく見てみよう。

静磁場コイルの内側には，3軸の傾斜磁場をつ

図2　MRI装置内の各種コイルの配置

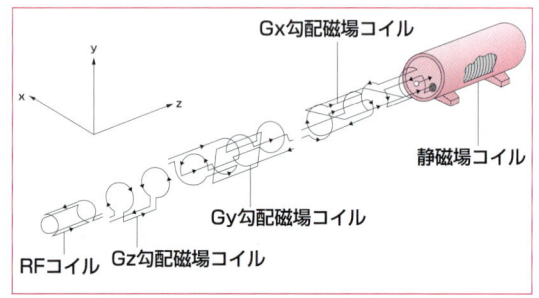

静磁場コイルから勾配磁場コイルとRFコイルとRFコイルを引き出した図。RFコイルは電磁波の送受信を行っている。勾配磁場コイルはX，Y，Z方向に傾斜磁場をつくる役割をもつ。

図1　3T（テスラ）MRI装置

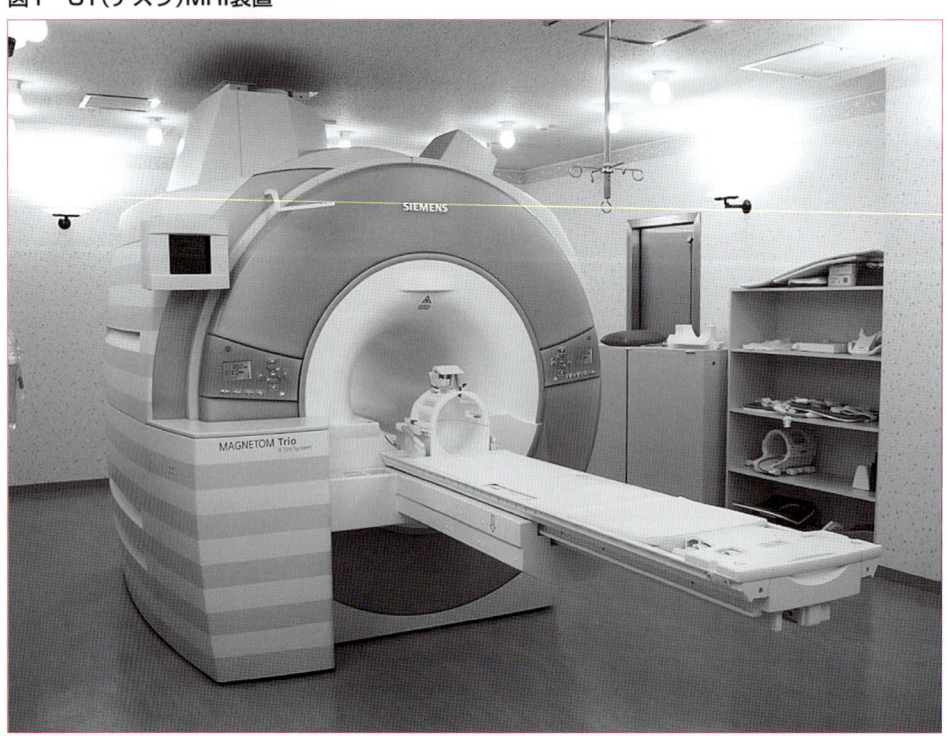

MRIの撮像技術：ハードウェアと検査の心構え

くりだす**傾斜磁場コイル**（グラディエントコイル），RFの送受信を行う**RFコイル**，磁場の均一性をより高めるための**シミングコイル**などの各種のコイルが3次元的に複雑に配置され，電磁波の送受信と傾斜磁場をつくりだす役割を果たしている（図2）。

静磁場コイルは，「内臓コイル」または「Body coil」とも呼ばれる。Body coilを用いた撮像は感度ムラが少なく，広範囲の撮像に適する。小さい範囲をより解像度を高めた撮像を行うためには，各撮像部位に適したさまざまな表面コイル（サーフェスコイル）を用いることになる。サーフェスコイルは，Body coilに比べ，コイル自身を撮像部位の近くに設定できるため，SNRをかなり向上できる。Head-coil，Neck-coil，Spine-coil，Body-arrey-coil，knee-coil，Flex-coilなどなどさまざまなコイルを撮像部位に合わせて選択していくことになる（図3）。小さいコイルを組み合わせて用い，SNRを高めながら広範囲を撮像できるarrey型のコイルも近年ではさまざまな部位で適用されてきている。

図3　Head-Coil

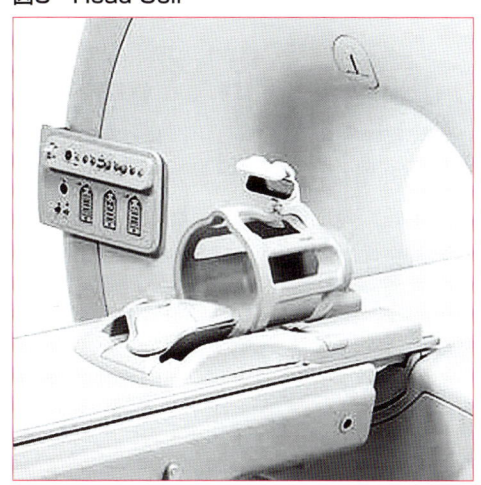

検査の心構え（安全性と危険性，インフォームド・コンセント，日常点検）

MRI検査の絶対禁止事項

心臓ペースメーカー装着者の検査室（または静磁場強度5gauss以内）への立ち入りは**厳禁**（心臓ペースメーカーのように電気的に動作するものは，MRIシステムによって発生する静磁場やRF磁場の影響を受けやすい特性がある）。

外部からの見学者，清掃担当者，その他すべて検査室へ入室する際は，入室前に担当者が必ずチェックしてから入る。無人のときは検査室ドアに施錠をすること。

MRI装置の安全性

磁性体・非磁性体金属に対する認識
①高磁場の影響
・非磁性体金属でも**動く可能性**がある（金属が磁場中を移動すれば力が作用する）。
・動かなくても発熱による**火傷**の可能性がある（傾斜磁場は渦電流を生じ，渦電流は熱を生じる）。
・**金属探知機は万能ではない**（探知できる範囲は限られている）。

②高周波（RF）の影響
・RFエネルギーは人体に吸収され，**体温を上昇させる**（代謝不全，発汗障害のある被検者に対する検査は危険を伴う）。
・SAR（specific absorption rate：局所熱吸収）には制限がある。単位時間当たりに単位体重が吸収するRFエネルギー（単位：W/kg）
・スキャンごとにSARをチェックするため，体重の入力が必要。
・発熱による火傷の可能性がある（RFは渦電流を生じ，**渦電流は熱を生じる**）。

Check & Check　「テスラ」って？

●磁石の強さは磁束密度（単位gauss，10,000gauss=1tesla：1T）で表現され，永久磁石では0.1～0.3T，超電導磁石では0.5～3Tの磁場がMRI装置に利用されている。

③冷却剤(液体ヘリウム,窒素など)の影響
- ヘリウムが空気中に漏れると**窒息**や**凍傷**の危険性がある。
- **窒息**：直ちに意識不明の人を新鮮な空気の満ちた場所へ運ぶ。
- **凍傷**：皮膚の凍った部分をこすってはいけない。注意深く衣服を取り除き,徐々に溶かすように大量の水を患部にかけ,殺菌された包帯で覆う。

Check & Check　　クエンチとは？

- 超電導型のMRI装置は液体ヘリウムで−269℃に冷やして超電道状態を保っている。なんらかの原因でこの超電導状態が崩れ,磁場が消磁することを「**クエンチ**」という。クエンチが起きると液体ヘリウムが一気に気化してヘリウムガスが排出口から屋外へ排出されるが,一部は検査室内に放出される。**気化したヘリウムは超低温で,窒息,凍傷**あるいはパニックにより負傷者のでる事態を引き起こす危険性がある。酸素モニタが警報を発した場合,または冷却剤の噴出兆候(大きなバンという音がしてマグネット付近で白煙が出るなど)が生じた場合,患者を直ちに検査室内から退出させることが必要となる。

緊急時の注意

①被検者の処置は検査室の外で行う(**酸素ボンベ**などの金属容器を検査室に持ち込むことは危険)。
②金属吸着などにより人がマグネットに挟まれた場合,検査室内の壁に設置された「Magnet Stop」を押して,緊急で静磁場を消磁する。
③装置の異常による過熱や災害などによるコンピュータルームでの出火は,例え**小さな出火であってもシステム電源を切断**し,敏感な装置の被害の拡大を防止する。
④火災の場合はまず「Magnet Stop」を押して磁場停止。
⑤「Magnet Stop」を押した場合,直ちに退室(磁場のエネルギーはヘリウム・窒素の熱エネルギーに変換され,ヘリウム・窒素が急速に蒸発)。
⑥消火器は非磁性体容器を準備しておくほうがよい。

要チェック項目

MRI室での事故を減らすために

①MRI室出入口
- 危険表示(視覚に訴える物)
- 注意事項を表示する。

②搬入物(MRI室持ち込みに関して注意を要する物)
- 工具　　　　・ストレッチャー
- 点滴支持台　・酸素ボンベ
- 消火器　　　・蘇生装置
- 車椅子　　　・清掃用具(掃除機)
- カメラ　　　・その他

③被検者へのチェック(事故やケガまたはアーチファクトの原因となりうるもの)
- **検査してはならない**被検者
  - 電気的,磁気的もしくは機械的に作動する体内埋設物(**心臓のペースメーカーなど**)
  - **人口内耳,可動式義眼,眼窩内に金属片異物**が入っている疑いがある場合
  - 明らかに非磁性体であるとの術者の確認ずみ以外の頭蓋内動脈クリップ

  上記の物を体内に有している被検者については検査を実施してはならない。

- 被検者の疾患のチェック
  - 妊娠の可能性　・意識不明の状態
  - 発汗障害　　　・手術の経験
  - 閉所恐怖症　　・子供
  - 代謝障害性心臓病

上記の被検者については,担当医師への相談または,付き添いを勧める。もしくは,検査を見合わせたほうがよい場合もある。

④埋設物などのチェック(MRI対応であるかどうか)
- 人工関節,骨頭　・骨折接合用ネジ,ピン
- 人工器官　　　　・クリップ,プレート
- 人工弁　　　　　・散弾片
- インシュリンポンプ・補聴器
- 義手,義足,義眼,義歯
- 電極　　　　　　・ワイヤ縫合

MRIの撮像技術：ハードウェアと検査の心構え

- ・磁性体避妊器具　・磁性体シャント
- ・その他

補足
● 不用意にマグネットの近くに持ち込まれた磁性体は投射体となり（ミサイル効果），大きなケガをする原因となる。磁場は検査をしていないときにも立ち上がっていることを認識すること。

◇身につけているもの（外せる物はすべて外す）
- ・眼鏡　　　　　　　・タイピン
- ・ベルト　　　　　　・コンタクトレンズ
- ・鍵　　　　　　　　・時計
- ・小銭　　　　　　　・ヘアピン
- ・ワイヤ入り下着　　・使いすてカイロ
- ・磁気カード類　　　・エレキバンなどの
  （データが消えてしまう）磁気健康器具
- ・化粧（鉄分を含んだ
  ものは炎症を起こす恐れがある）
- ・その他

⑤オペレーター，医師，看護婦
◇身に付けているもので持ち込めないもの
- ・時計　・聴診器　・ポケットベル
- ・キャッシュカード，テレホンカード，フロッピーディスクなどの磁気記録媒体
- ・ポケットの中のペン，はさみ，ピンセットなど
- ・その他（磁石に吸引され飛ぶ可能性のあるもの）
- ・眼鏡は最近のものはチタンフレームなど非磁性体のものが多く，着用可能

⑥MRI室を留守にするときは施錠する。

⑦清掃員，作業員
- ・強磁場に対する危険性の認識をもつ。検査室内は清掃させない。

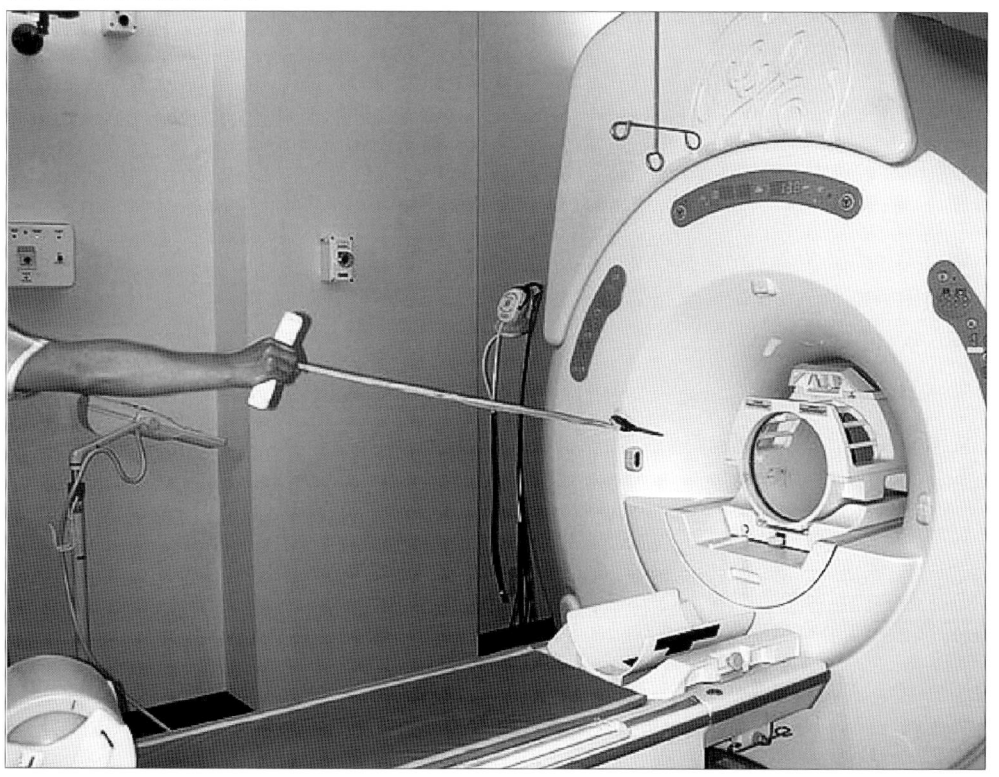

図4　はさみの吸引テスト

※超電導型マグネットでは，**24時間常に磁場が立ち上がっている**ため，検査していないときにも金属類の持ち込みに注意する必要がある。

MRI検査での注意事項（要点）

①検査前に，患者に十分な検査内容の説明が必要である。特に初めて検査を受ける患者は，さまざまな不安を抱えて検査にやってくる。相手の気持ちを察し，より丁寧な説明が必要となる。MRI検査は**検査時間が長く，うるさく，狭いトンネルの中でじっとして動かないことが要求されるため**，よく説明し理解を得て患者の協力を得ることが，アーチファクトの少ないきれいな画像を得ることにも繋がる。

②検査入室前の**問診を十分行い**，体内金属の有無を必ず確認する。心臓ペースメーカー，人工内耳を装着している被検者は禁忌である（検査室に立ち入れない）。クリップ，コイルなどの磁性体は発熱や移動する危険性があるため，厳重な注意が必要である。また，非磁性体であっても発熱するという報告がある。非磁性体装着者にも何か変わったことがあったら，どんなことでも**すぐにブザーなどで知らせるように説明する**必要がある。

③何に対しても敏感な胎児に対しての安全性は確立していない。妊婦，特に妊娠4カ月未満はできるだけ検査を避けたほうがよい。

④身体や衣服に付着する磁性体（時計，安全ピン，ヘアピン，はさみ，鍵，使い捨てカイロなど）は画像のアーチファクトや歪みの原因となったり，強磁場に引かれて飛んで損傷を与える危険性もある。

⑤コイルのケーブルや足組，腕組などでループを形成すると，そこに渦電流が発生し，発熱，やけどを起こす危険性がある。ループを形成しないように注意を払うことが大切である。

⑥磁気カードなどの磁気記録媒体も破損（データ消去）の危険性があるため持ち込まない。

⑦磁性アタッチメント義歯装着者も最近増えている。検査前に十分なチェックが必要である。

⑧磁性体の車椅子やストレッチャー，酸素ボンベなどは室内に入れない。

⑨検査中は高騒音が発生するため，被検者に十分説明し，耳栓やヘッドホンなどで聴覚の保護をする。マグネットの口径は狭く奥行きが長い。この空間に長時間被検者を入れると不安を覚えるので（閉所恐怖症のため検査できなくなる人もいる），常に声掛けなどをして，リラックスさせるとともに被検者の状態を把握する。

⑩乳幼児や小児は鎮静剤投与を要することが多く，呼吸状態などの観察に十分注意が必要である。

MRI装置の管理

・定期点検

　メンテナンスの保守契約を行っていれば，定期的に装置の保守点検が行われる。装置の異常，不具合が発生した場合は随時，メーカーに連絡をとる。

・日常点検

　毎朝の点検項目を列記する。日常点検記録簿に毎日始業前に記録すること。異常があった場合は直ちに責任者に伝える。

①各電源の確認
②各スイッチの確認
③表示灯の確認
④電算機室空調確認
⑤液体ヘリウム圧・残量確認
⑥コンプレッサー異常音確認
⑦コールドヘッド異常音確認
⑧ファントム撮像，SNR測定
⑨RIS連携パソコン動作確認
⑩レーザープリンター表示確認
⑪テーブル動作確認
⑫インジェクター動作電池確認
⑬マイク・スピーカー動作確認

　日常の点検，特にヘリウム残量や機械の異常音のチェックにより大きなトラブルを未然に防ぐことができるため，重要となる。

図5　東北大学病院での金属チェックシート
（検査予約時に出力され，検査当日にMR担当者に手渡すようになっている）

MR検査時にお持ち下さい。　　　　　　　　　　　　東北大学病院放射線部　MR検査室

ID：　　　　氏名：　　　　　　　　　検査日時：

MRI検査における注意事項　（金属チェック）

1．MRI検査とは
　MRI（磁気共鳴画像）とは、強い磁石と電波を使って体の内部の状態を検査する方法です。いろいろな角度で体の断面を撮影することが出来ます。検査時間は通常３０分程度です。造影剤を使用する時は更に１０〜２０分程度掛かります。
　検査中は装置からうるさい音がしてきますが、痛みを伴うことはありませんので体を動かさないようにして下さい。困った時は連絡用ブザーで呼ぶことができます。

2．注意事項（金属チェック）
　◎次のような方はMRI検査を受けられないことがありますので、担当医または検査担当者にあらかじめお知らせ下さい。各項目の該当するもの全てをチェックして下さい。

➢ 体内金属・器具・装置（<u>禁忌</u>）　　　　　　　　　　　　　　　　　□
　全てなし
　　□　心臓ペースメーカー　　　□　除細動器（ICD）
　　□　人工内耳　　　　　　　　□　神経刺激装置（パーキンソン病の手術）
　　□　眼球内の金属異物　　　　□　大動脈ステント
　　※金属加工業（旋盤・板金等）に従事したことのある方や
　　　事故・けが等で眼球内に金属片が入っている可能性のある方は、お申し出ください。

➢ 手術後の体内金属（<u>材質等の確認が必要なもの</u>）　　　　　□全てなし
　　□　脳動脈クリップ　　□　義眼　　□　人工関節　　□　人工心臓弁
　　□　心臓ステント　　　□　磁力で調整を行うシャントチューブ
　　□　その他（具体的に）＿＿＿＿＿＿＿＿＿＿＿＿＿
　　　　　　　　　　　　（◎材質等確認できない場合は、<u>検査は行いません</u>）

　◎次の物は故障したり、検査に影響したり、事故につながったりすることがあります。検査前に必ず取り外しておいて下さい。

➢ 検査時に外さなければならない物（外せない場合はご相談ください）
　　□　コンタクトレンズ　　□　補聴器　　　　　□　眼鏡
　　□　腕時計　　　　　　　□　財布　　　　　　□　磁気カード類
　　□　装飾品（ヘアピン、ネックレス、ピアスなど）
　　□　入れ歯（マグネット式入れ歯は確認必要）
　　□　ベルト　　□　ライター　　□　携帯電話　　□　エレキバン
　　□　カイロ（使い捨ても）　　□　ニトロダーム-TTS，ニコチネル-TTS
　　□　金属を含む化粧品（アイシャドウなど）
　　□　義肢（義足など）　　□　コルセット・装具

※その他の注意事項
　○刺青、永久的なアイライン等は、腫脹・変色などが、稀に起こります。
　○強い閉所恐怖症の方は、検査できない場合があります。
　○妊娠中または妊娠の可能性がある方は、原則検査は行いません。
　○その他、不明な点が有りましたら、遠慮なくスタッフにお申し出ください。

3-6 MRIの撮像技術：画質評価

町田好男

画質評価

　医用画像診断装置の基本となるX線画像では，入出力特性・解像特性・ノイズ特性の評価が行われる。CTではスライス厚・コントラスト分解能・被ばく線量など，装置の特徴を反映した項目が追加された。MRIでも，装置の特性を反映した項目となっている。SNR・解像特性・画像コントラスト・スライス厚などのほか，画像の均一性・画像歪み（空間直線性）などが加わる（図1）。

図1　MRIの画質評価項目

| SNR |
| 均一性 |
| 画像歪み（空間直線性） |
| スライス厚 |
| 分解能 |
| コントラスト |

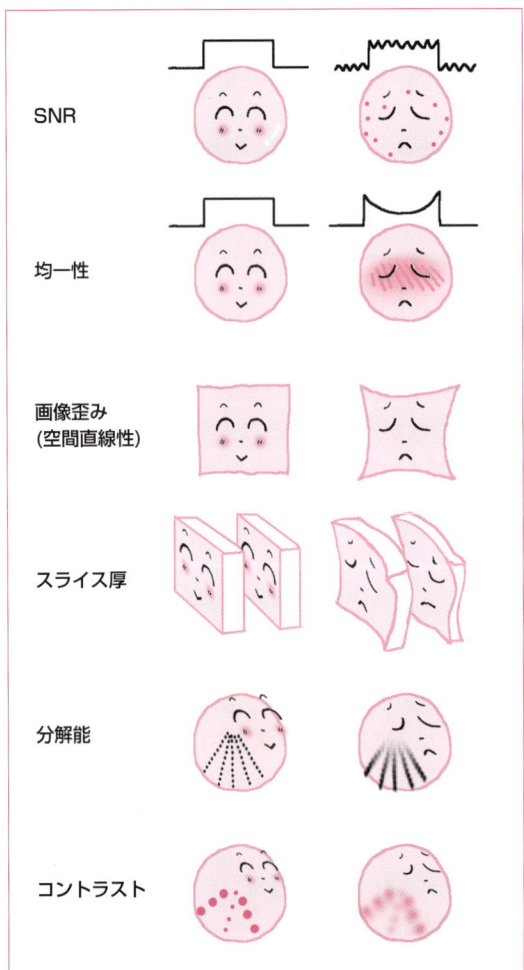

スライス位置　　（画像歪みと関連）
ゴースト　　　　（位相エンコード方向，装置安定性と関連）

　画質評価（画像評価）の目的は，装置の性能評価に主眼を置いたものと撮像法の評価に主眼を置いたものがある。各種規格は前者を意図したものが多い。その標準手順の理解・習得はなによりも重要であるが，後者を目的とした場合には柔軟な対応が必要な場合もある。評価にあたっては，目的を再確認しながら，適切な方法の選択・工夫をしたい。

信号強度雑音比

　SNR（Signal to Noise Ratio：信号雑音比）のこと。画像診断装置としてのMRIでは，最終的に画像化された関心測定対象の信号強度と雑音成分の比を指すので「画像信号雑音比」，「画像SNR」ともいう。受信信号が微弱なMRIでは，最も重要かつ基本的な画像評価指標といえる。

　収集信号のSNRは，物理的には共鳴周波数（静磁場強度），コイルの形状，被検体の大きさなどに依存する。また，送信ゲイン調整やコイル調整をはじめとした各種ハードウェアの調整状態に強く依存するので，装置の状態をチェックするのはまずはSNRからといえる。

　撮像条件としては，ボクセルの体積に比例し信号収集時間の$\sqrt{}$に比例するのが基本中の基本である。

実際の測定方法（図3）

①差分画像法

　同一条件で撮影された2画像とその差分画像を用いる方法である。元画像で画像信号値を計測し，差分画像の同一ROIにて標準偏差SDを求める。差分処理によるノイズSD増大分（$\sqrt{2}$倍）を補正してSNRを求める。

　ファントムを対象とした場合には差分画像法が信頼できる方法である。ただし，再現性の問題があるので揺らぎ成分やアーチファクトがないか常に注意を払いたい。

MRIの撮像技術：画質評価

Check & Check **標準化と規格**

- 装置の性能評価については，NEMA[1]やAAPMなどを中心に，標準化が進められてきた。現在も改定が行われている。これらは製造や据付時の性能確認が主目的である。また，ACR[2]の規格は病院で性能認定を1つの目的としている。現在国内では，これらの規格を参考にしながら，実用的な評価方法を設定しているのが現状であると思われる。なお，異なる機種間ですべての評価条件を揃えることは実際には困難であることが多く，目安と考えるのが適当であろう。

図2　ACRファントム

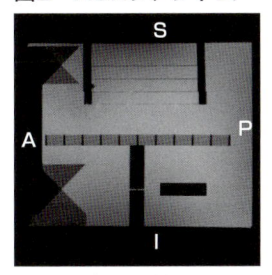

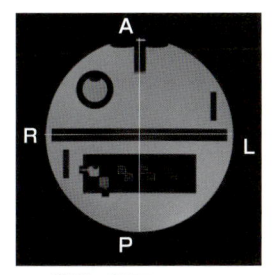

a　矢状断正中断面　　b　横断の断面

外形は円筒形で，内部にはさまざまな計測用の構造が組み入れられている。矢状断正中断面(a)，横断の1断面(b)で分解能ファントム部分(すべての施設で所有しているわけではない)。

NEMA：National Electrical Manufactures Association
AAPM：American Association of Physicists in Medicine
ACR：American College of Radiology

NEMAのMS規格[1]ではあまり詳細条件は述べられていない。ACRの規格[2]では，ファントムも規格品で撮像条件も指定が細かい。

図3　画像SNRの計測

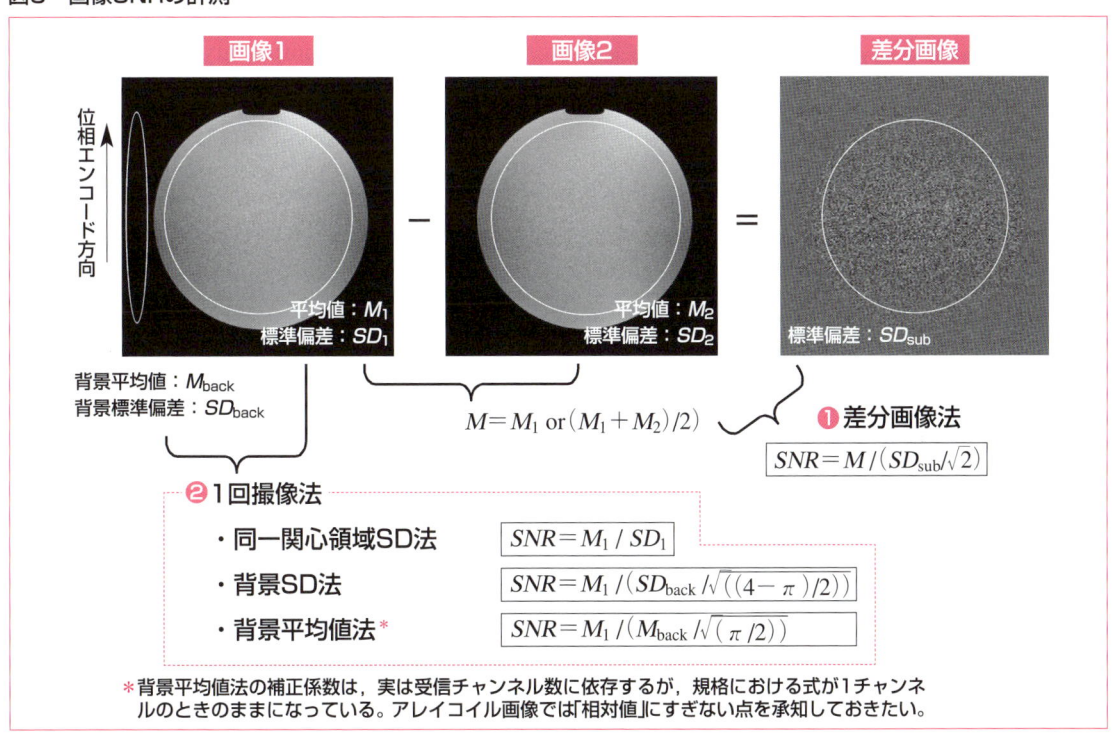

画像1　－　画像2　＝　差分画像

位相エンコード方向

平均値：M_1　標準偏差：SD_1
平均値：M_2　標準偏差：SD_2
標準偏差：SD_{sub}

背景平均値：M_{back}
背景標準偏差：SD_{back}

$M = M_1 \text{ or } (M_1 + M_2)/2$

❶ 差分画像法
$$SNR = M/(SD_{sub}/\sqrt{2})$$

❷ 1回撮像法

- 同一関心領域SD法　　$SNR = M_1 / SD_1$
- 背景SD法　　$SNR = M_1 / (SD_{back}/\sqrt{((4-\pi)/2)})$
- 背景平均値法*　　$SNR = M_1 / (M_{back}/\sqrt{(\pi/2)})$

*背景平均値法の補正係数は，実は受信チャンネル数に依存するが，規格における式が1チャンネルのときのままになっている。アレイコイル画像では「相対値」にすぎない点を承知しておきたい。

②1回撮像法

1画像のみを用いる方法で以下のアプローチがある。

- **同一関心領域SD法**：画像信号値計測と同一のROIにて標準偏差SDも求める。画像の不均一性がSD算出の誤差となるので，SDがランダムな雑音を反映しているか常に確認するとよい。
- **背景SD法および背景平均値法**：背景部分に設定したROIにてノイズの大きさを推定する。ほんらいのノイズのSD値を推定するために，図3に示した補正係数をかける。

> **補足**
> ●SNRを測るには，ほかの誤差要因に負けない**大きめのノイズがよい**。特にファントムのSNRはよすぎることが多い。薄いスライスなどの工夫が有効。**見たいものを見る！**

1回撮像法には，さまざまな誤差要因がある。しかしながら，特に臨床画像では撮像時間と再現性の点から使わざるを得ない場合も多い。評価の目的を達成しているかどうか，画像と数値をよく照らし合わせながら使いたい。

> **補足**
> **技術の進歩と評価法（フェーズドアレイコイルとパラレルイメージング）**
> ●当初アレイコイルは，SNRの向上を図るのを主目的としながらも，均一性もできる限り確保するという設計であった。ところが，パラレルイメージングの応用を重視した近年の設計では，ソフトウェアによる補正を前提に，SNRや信号強度の空間的な不均一性はある程度許容されている。複数の指標がトレードオフの関係にあり，評価方法も難しくなってきているといえる[5]。
> ●CTやMRIは技術進歩が急峻で，評価法も変化せざるを得ない。日常の評価にあたっては，目的に合わせた評価法の選択や，使用した評価条件の明記を心がけたい。

画像の均一性

MRI装置では，静磁場，傾斜磁場，RF磁場いずれの不均一性も，最終画像の信号強度不均一性の要因となりうる。特に，受信コイルの不均一性の影響は大きい。したがって，装置全体としての均一性を評価する場合には，受信コイルは均一性の高い全身用コイルや頭部用コイルを使用する。以下，最も基本的な均一性の評価法を紹介する（NEMA[1] MS3）。受信コイルの評価をしたい場合には，MS9などに基づいて行う。

実際の測定方法

均質なファントムを撮像し，9点のローパスフィルタでノイズを若干抑制しておく。ファントムの面積の75％以上の領域（直径で86.6％以上とかなり大きい）ROIを計測領域とし，最大値S_{max}と最小値S_{min}を求める。均一度Uを次式で定義する。

$$\Delta = \frac{(S_{max} - S_{min})}{2}, \quad \bar{S} = \frac{(S_{max} + S_{min})}{2}$$

$$U = 100 \times \left(\frac{\Delta}{\bar{S}}\right)$$

「peak deviation uniformity法」という。もう1つの方法は，平均信号値$\bar{S}$から±10％，±20％で領域を分けてグレースケール表示するものである（gray scale法）。前者は大雑把すぎ，後者は定量性に欠ける。そこで，より実際的であると思われる手法（5つの小ROIを使って複数の指標値を評価する区分法など）が提案されている[4]。

Check & Check

①ゴーストの影響を避けるようにエンコード方向を避ける。
②カットオフフィルタの影響を避けるため，読出し方向はNoWrapを入れるかFOV端を避ける。

背景ROIの設定の注意点

③ギブスリンギングの影響を避けるためにファントムのエッジから離す。ただし，パラレルMRI画像の場合には，被検体から離れすぎるとノイズ特性が変わるので注意が必要。

MRIの撮像技術：画質評価

画像歪み（画像の空間直線性）

画像の幾何学的歪みは，傾斜磁場非線形性，静磁場不均一性などにより生じる。格子状に配された直線構造やピン構造のファントムなどを撮像して評価することが多い。位相エンコード方向を変えて2回の撮像を行うことが望ましい。

図4 画像歪み（直線性）確認の例

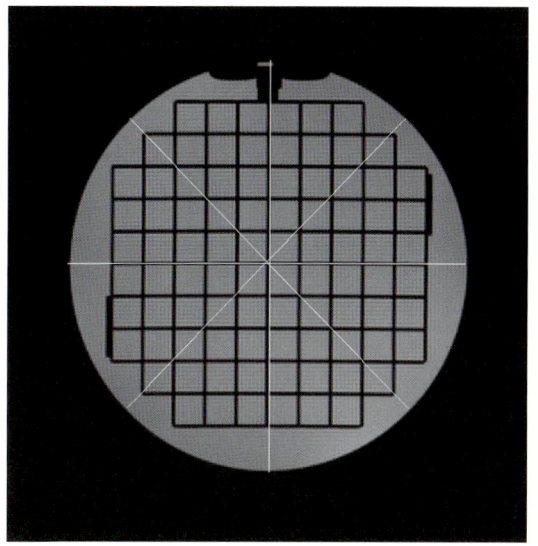

ACRファントムの撮像例。直線の歪みが直接確認できる。また，直交および斜め方向の直径計測により数値的に歪み量を把握する。

スライス厚

スライス厚（あるいはスライスプロファイル）はRFパルスの波形と重畳する傾斜磁場波形によ

図5 くさび法によるスライス厚測定法

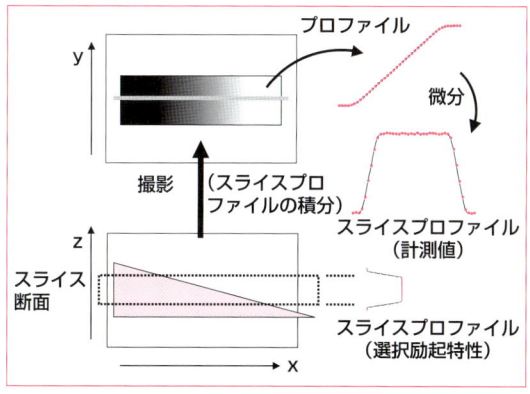

くさびファントム撮影により，z方向のスライスプロファイルの積分がx方向に順次増えるデータが得られる。プロファイルの微分から，もとの特性が求められる。

り決定される。その評価は，スライス面に対して緩やかな傾斜をもったくさび形状のファントム撮影により行う。この評価はファントム設置が難しく処理も煩雑な適用に限られる。精度向上のためには2方向くさびの計測が望ましい。

空間分解能（解像特性）

MRIの解像特性は，専用の分解能ファントムを目視にて評価する。ピン状のものやラインペア状のものがある。図6は1mm前後の分解能力を精査するためのACRファントムの撮像結果である。「ハイコントラスト分解能」ともいう。

> **補足 MRIの解像特性**
> ●MRIの画質評価において，解像特性はSNRほどには重要視されないようである。基本的には，①フーリエ変換MRイメージングの性質によりピクセルサイズが直接決定されること，一方逆に，②撮像方法と被検体の物理的特性の影響を受けること，が理由としてあげられる。後者の例として，シングルショットFSE画像におけるT2ブラーなどがある。

図6 分解能ファントムの例

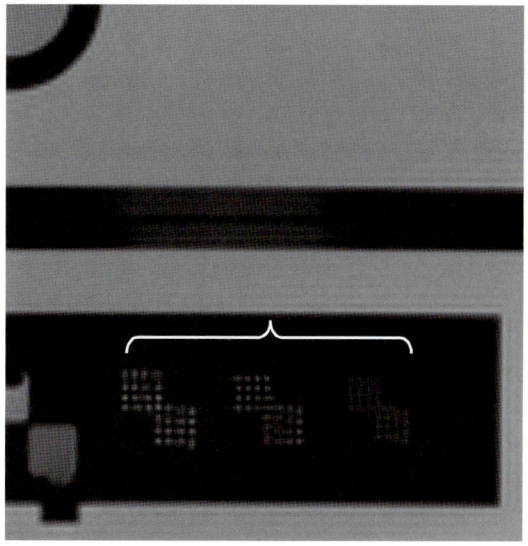

ACRファントムの撮像例。読出し方向と位相エンコード方向について確認できるように形状を工夫している。

ローコントラスト分解能

図7に示したようなファントムを用いて，目視にて識別評価する。ACRファントムではコントラストの異なるファントムがいくつかのスライスにわたって取得される。

図7 ローコントラスト分解能ファントムの例

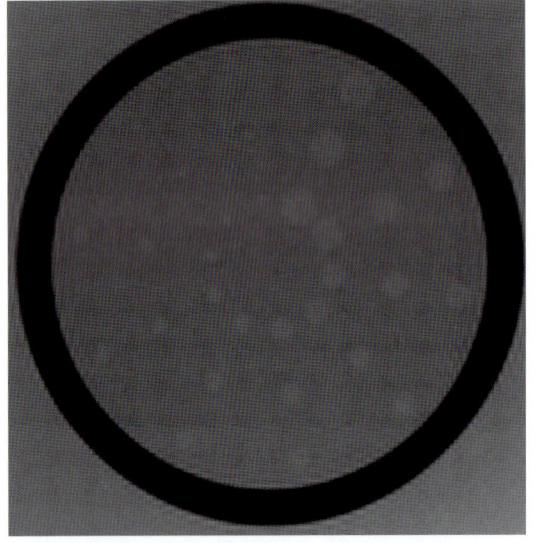

同じくACRファントムの撮像例。大きさの異なる薄板のローコントラストの像が放射状に配置されている。

臨床画像の評価（SNRとCNR）

最後に，ボランティアを含めた臨床画像の評価について述べる。最も重要なものは，コントラストノイズ比（CNR）である。CNRの基本式は，2つの関心領域の信号強度を$S1$，$S2$とし，ノイズの大きさをSDとしたとき，

$$CNR=|S1-S2|/SD$$

で与えられる。

問題はSD値の算出である。アレイコイルやパラレルイメージングなどの最新の技術を用いた場合，ノイズのSD値は空間的に変動し，特に臨床画像では見積りが難しくなってきた。しかしながら現状では，従来どおり関心領域付近のできるだけ一様な構造の部分や，できるだけ関心領域に近い背景部にて計測したSD値を指標として採用することが多いと思われる。

【参考文献】
1) National Electrical Manufacturers Association: Determination of Signal-to-Noise Ratio (SNR) in Diagnostic Magnetic Resonance Imaging. NEMA Standard Publication, MS1-2001.
2) Phantom Test Guidance for the ACR MRI Accreditation Program, American College of Radiology, 2005.
3) 杉村和朗 監訳:標準MRI 第11章, 187-203, オーム社, 2004.
4) 笠井俊文, 土井 司編:MR撮像技術学 第7章, 265-276, オーム社, 2001.
5) 宮地利明:MRIの画像評価, 日本放射線技術学会雑誌 Vol.58, No.1, 40-48, 2002.
6) 宮地利明, 今井 広, 小倉明夫ほか:Parallel MRIにおける画像SNR評価法の問題点, 日本放射線技術学会誌 Vol.62, No.1, 145-148, 2006.

1)はMS1～12まであるNEMA規格のNo.1でSNRに関する。MS2は画像歪, MS3は均一性, MS5はスライス厚の評価に関する。MS6の特殊コイル, MS9のアレイコイルも画質評価に強く関連する。2)はACRファントムを用いたテスト手順が述べられている。3)のテキストは, 画質評価を「品質管理」と上位の立場で明快かつ詳細に解説しており一読したい。4)は緩和時間測定法も含め主な評価法を紹介している。5)は解説のほか, 多くの文献参照があるので参考にしやすい。6)は新しい撮像法の評価の課題について述べた一例である。

II 放射線治療

1 基礎的放射線治療学・腫瘍学
2 放射線治療に必要な放射線生物学
3 放射線治療の実際
4 高エネルギー光子の線量解析
5 放射線治療の線量測定
6 放射線治療のQA/QC

1 基礎的放射線治療学・腫瘍学

放射線治療

高井良尋

放射線治療とは

手術療法，化学療法と並ぶ癌治療3本柱の1つで，局所療法である。
① 機能温存，形態温存に優れる。
② 手術不可能な，いかなる部位でも照射可能。
③ 手術に比べ，体に対する負担が少なく，高齢者に対しても根治的治療が可能。

治療計画・標的体積とリスク臓器

実際に放射線治療を行う前に，「治療計画」と呼ばれる作業が行われる。治療計画とは，腫瘍の制御率が最大となり，かつ周囲正常組織の障害が最小となる空間線量分布を見いだす作業である。「3次元治療計画装置」と呼ばれるコンピュータを用いて，治療体位で撮像したCT画像（CT-MRIないしCT-PET融合画像も利用される）上で最適な線量分布を作成する。

治療計画の手順として，まずCT画像上で標的体積を決定する必要がある。標的体積はICRTレポート50および62に規定されており，GTV，CTV，ITV，PTVに分けられる（図1）。

周囲正常組織の障害を最小にするためには，標的体積の決定とともにリスク臓器（OAR：organ at risk）の同定も重要である。OARにも当然のことながらIMとSMを考慮する必要がある。これらのマージンを付け加えた体積を「PRV（planning organ at risk volume）」という。

照射技法と線量分布

照射技法はビーム運動と方向の違いによって区別される。
- **ビーム運動の違い**：固定照射法と運動照射法
- **固定照射法**：1門照射，対向2門照射，直交2門照射，接線照射，3門以上の多門照射。
- **運動照射法**：回転照射，振子照射（部分回転），原体照射[*1]

Check & Check

- **GTV**（gross tumor volume：肉眼的腫瘍体積）
  悪性の病巣であることが明らかに識別できる全体の範囲と位置。

- **CTV**（clinical target volume：臨床標的体積）
  GTVとその周辺に存在するsubclinicalな浸潤を含む組織の領域。

- **ITV**（internal target volume：内部標的体積）
  CTVに呼吸などの体内臓器の動きによる影響（IM：internal margin）を含めた標的体積。

- **PTV**（planning target volume：計画標的体積）
  ITVに，さらに毎回の照射における設定誤差（SM：set-up margin）を含めた標的体積。

標的体積

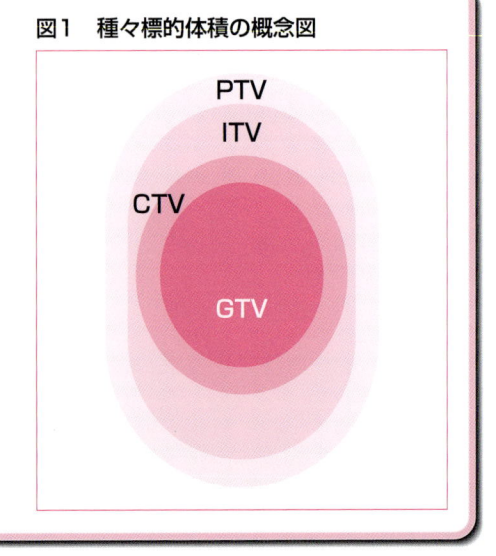

図1　種々標的体積の概念図

基礎的放射線治療学・腫瘍学

ビーム方向の違い（CT面上からの方向かどうか）によっては，共面ビーム（coplanar beam）照射法，非共面ビーム（non-coplanar beam）照射法がある。定位照射ではほとんど非共面ビームで治療される。

各照射技法と線量分布を図2に示す。

用語アラカルト

＊1 原体照射
開発者らの定義では「光子線ないし粒子線ビームを用いた2次元ないし3次元方向からの回転運動照射で，どの照射方向から見ても放射野形状がターゲット形状に一致している照射法」である。すなわち，ガントリーの回転と多分割絞りコリメータの形状変化を連動させた照射技法で，日本で開発された。

放射線治療の適応と目的

①根治的放射線治療，②姑息的放射線治療，③予防的放射線治療，④他の目的の治療法に分けられる。

根治的放射線治療

放射線のみ，または放射線と抗癌剤の併用で治癒を目指す治療のこと。

・**根治照射の適応**
①転移・播種のない原発巣限局の癌。
②原発巣自体も進行癌ではない。
③腫瘍の放射線感受性が極端には低くない（定位照射などで1回線量をあげた治療は，放射線感受性が低い腫瘍でも治癒可能のことがある）。
④腫瘍周囲に放射線感受性の高い重要臓器が大きく照射内に含まれないこと。

・**根治照射適応腫瘍**
①**感受性は中等度で機能，形態温存に優れる腫瘍**：喉頭癌，上咽頭癌，舌癌，中咽頭癌などの頭頸部癌，皮膚癌，子宮癌，前立腺癌，乳癌など

図2　代表的照射技法と線量分布

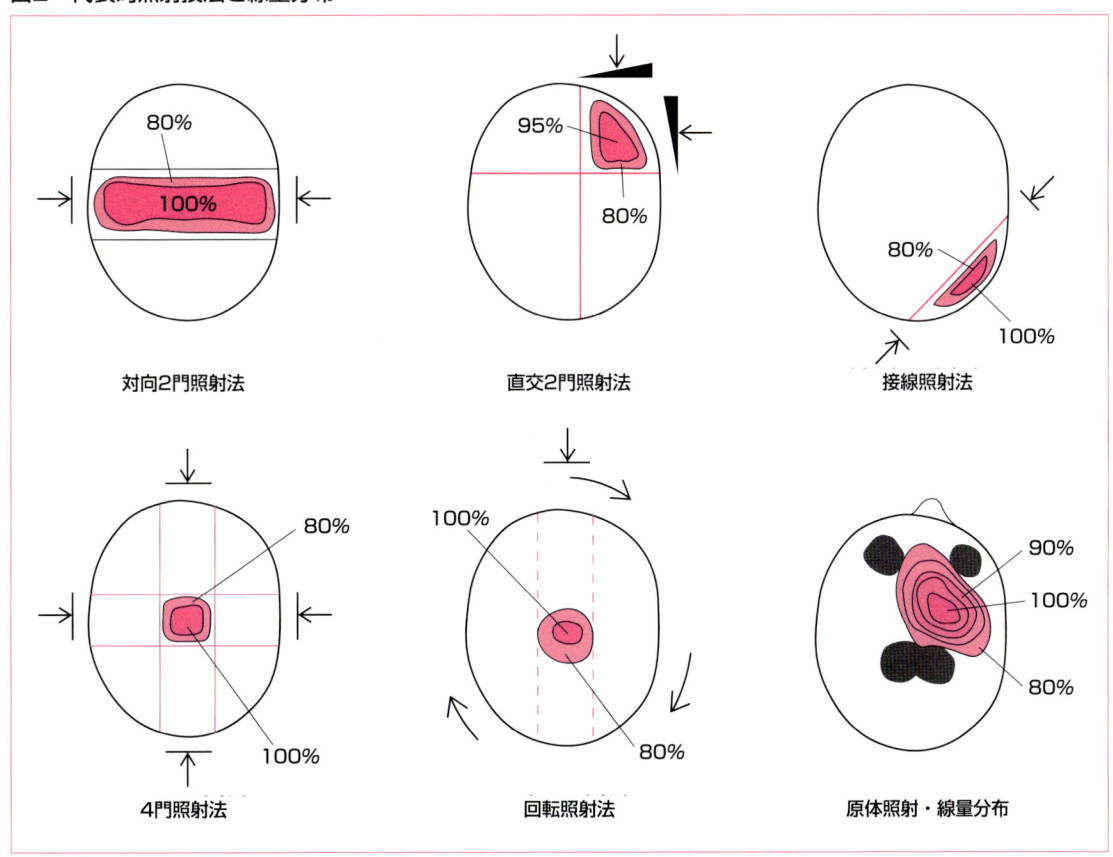

対向2門照射法　　直交2門照射法　　接線照射法

4門照射法　　回転照射法　　原体照射・線量分布

②感受性が高く，局所制御が根治に関連する腫瘍：リンパ腫の一部，精上皮腫，髄芽腫，胚芽腫など脳腫瘍の一部，小児癌の一部など

③化学療法との同時併用などで根治可能な腫瘍：肺癌，食道癌など

消化器癌，成人脳腫瘍，骨肉腫，軟部肉腫などの低感受性の腫瘍は根治照射の適応ではないが，手術と組み合わせることにより根治治療を計る。

姑息的放射線治療

QOLの改善を目的とした照射。

骨転移による疼痛の緩和，病的骨折予防，脳転移による神経症状改善，食道癌による通過障害改善など。

予防的放射線照射

原発巣が制御されている状態で，その後の再発率を下げ良好な予後を得るための照射。

急性リンパ節白血病の寛解後の全脳照射，小細胞肺癌の原発巣，CR後の全脳照射，乳癌手術後の領域リンパ節照射など。

他の目的の照射法

- 手術との関連
  ①術前照射：局所進行癌を縮小させ切除可能とする。手術侵襲による播種予防，術後再発の減少。頭頸部癌や直腸癌など。
  ②術後照射：根治術後，根治性を向上させるために所属リンパ節，腫瘍巣に対するもの〔乳癌（温存手術）や頭頸部癌，脳腫瘍，子宮癌など〕と手術後，肉眼的な取り残しがある場合。
  ③術中照射：難治性癌に対する局所制御率の向上や症状緩和を目的とする。癌が周囲の脈管などの正常組織に癒着しているために切除不能や，残存癌の可能性がある場合。手術中（開創下），直視下に腫瘍または腫瘍床，所属リンパ節領域に直接放射線を照射する。
    - 電子線が主に用いられるが，骨肉腫ではX線が用いられる。

- 適応症：膵臓癌（徐痛に極めて有効），脳腫瘍，胆道癌，直腸癌，膀胱癌，骨・軟部組織腫瘍
- 照射線量：大線量1回照射：肉眼的残存腫瘍＝25～30Gy（腸管が含まれる場合は20程度に減じる場合あり），微視的＝20Gy

- **全身照射**（TBI：total body irradiation）

白血病などの治療で，造血幹細胞移植（bone marrow transplantation：BMT）を要する疾患に対する前処置として行われる。

長SAD（source axis distance）もしくは長SSD（source skin distance）法，スイープビーム法，ビーム移動法，治療寝台移動法などの照射法がある。

特殊な外部照射法（線量集中のための照射技術）
①定位照射法（図3）

- ライナック（マイクロトロンを含む）やガンマナイフ，あるいは粒子線治療装置を用いて，極小照射野で線量を集中させて照射する方法。
- 頭蓋内病変に対しては，照射中心の固定精度が2mm以内，また，体幹部では固定精度が5mm以内であることを毎回の照射時に確認するものをいう。
- 1回照射で治療するものを「定位手術的照射（stereotactic radiosurgery：SRS）」と呼び，2回以上に分割した場合を「定位放射線治療（stereotactic radiotherapy：SRT）」と呼ぶ。
- 頭蓋病変の治療には，観血的，非観血的な固定リングを用いる。体幹部では全身固定具として種々のボディーフレームや真空固定具を用いる。
- 適応疾患としては，頭蓋内では脳動脈奇形，転移性脳腫瘍，聴神経鞘腫，髄膜腫，体幹部では早期肺癌，肝臓癌など。T1N0M0の早期肺癌で手術に匹敵する治療成績が得られており，2004年保健収載された。

基礎的放射線治療学・腫瘍学

図3 早期肺癌に対するnon-coplanar beam7門を用いた体幹部定位照射法と線量分布

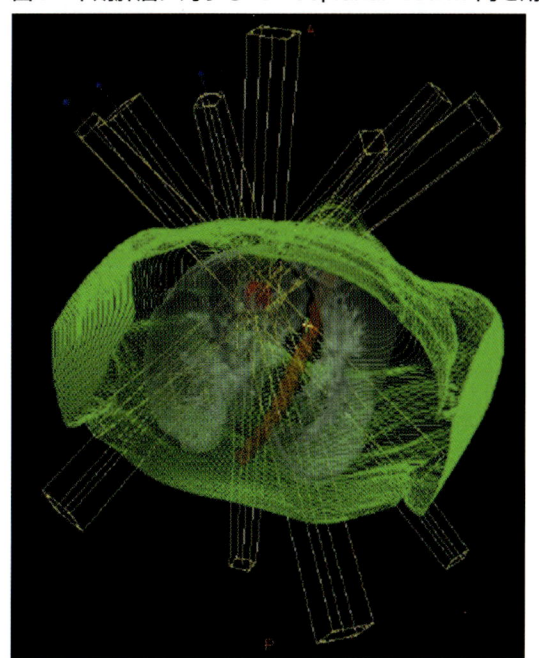

a 腹側より非共面4門＋背側より共面3門ビームによる照射法

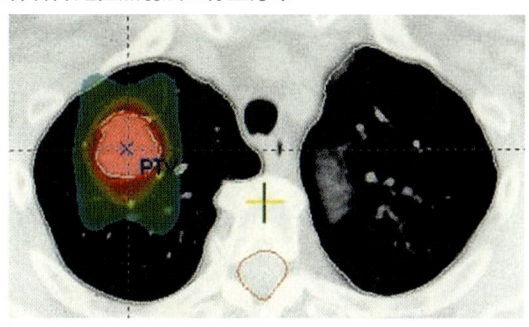

b 体軸横断面の線量分布

> **補足** イメージガイド放射線治療
> （Image-Guided Radiotherapy：IGRT）
> ●定位照射やIMRTを行うときには極めて高度な位置精度が要求される。そのためには，毎日の患者セットアップや臓器の動きをモニターしながら照射野の位置補正ができるようななんらかの画像装置が必要である。画像を応用し，位置精度を確認しながら行う治療を総称して「IGRT」と呼ぶ。

図4 前立腺癌に対する強度変調照射

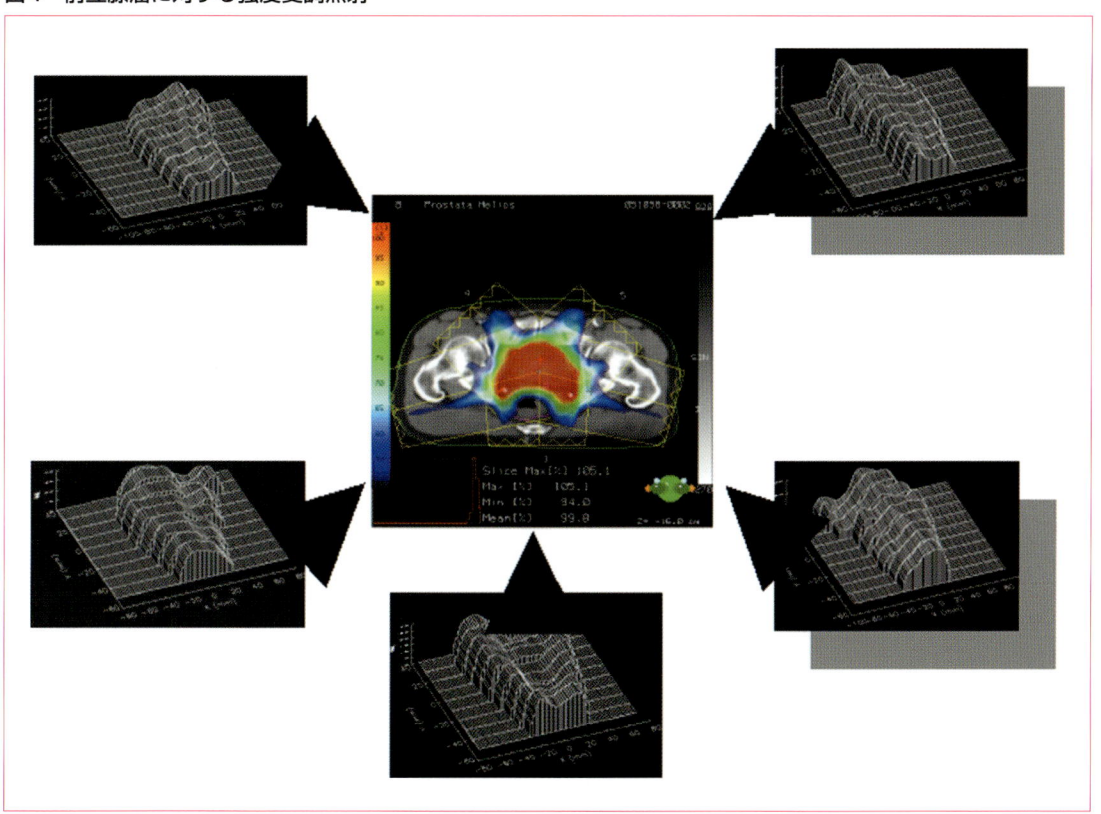

5方向から強度変調ビームを組み合わせることによって，前立腺への処方線量を保証しつつ，直腸，膀胱，大腿骨頭などの正常組織の線量を下げることができる。

②**強度変調照射法**（Intensity Modulated Radiotherapy：IMRT）（**図4**）
- 「コンピュータによる最適化技術に基づいて，強度の不均一な放射線を照射する3次元原体放射線治療の発展した照射法」とされている。多方向から不均一な強度をもつビームを照射することにより，計画標的体積（planning target volume：PTV）の形状が凹面であり，かつリスク臓器（organ at risk：OAR）が近傍にある場合でも，PTV形状に沿った形の線量分布とOARの線量低減が同時に達成可能である。
- 治療計画は，逆方向治療計画（inverse planning）を用いる。
- 強度変調ビームをつくるための主な方法
  ①**分節的多段絞りIMRT**（SMLC-IMRT：segmental multileaf collimator-IMRT）
  ②**動的多段絞りIMRT**（DMLC-IMRT：dynamic multileaf collimator-IMRT）
  ③**トモセラピー**（tomotherapy）（IMRT専用治療装置）

小線源治療

密封された放射線同位元素である小線源を用いる治療のこと。

局所に線量を集中し正常組織への線量を低減させることができる。

治療に使われる放射線同位元素
- β線源
  ^{90}Sr-^{90}Y：翼状片（眼強膜の増殖性病変）に使用。
- γ線源（**表1**）

方法による分類
- 腔内照射（intracavitary brachytherapy）
  子宮腔などの腔内に線源を挿入して治療する方法。ほか上咽頭癌，食道癌など。
- 管腔内照射（intraluminal brachytherapy）
  胆道，気管支などの管腔に応用。
- 組織内照射（interstitial brachytherapy）
  腫瘍内に直接線源を刺入して治療する方法。舌癌，前立腺癌など。

線量率による分類
- **高線量率**（high dose rate：HDR）：12Gy/h以上，**中線量率**：2～12Gy/h，**低線量率**（low dose rate：LDR）：2Gy/h以下。臨床的にはHDRとLDRはほぼ同等の治療効果である。
- 高線量率は「Co-RALS」あるいは「Ir-RALS」と呼ばれる遠隔操作式後充填装置（remote after loading装置）がある。Ir-RALSは^{192}Irのマイクロ線源（外形が1mm前後）を使用するため，高線量率であっても組織内照射にも応用できる。

線量計算法
「マンチェスター法」と「パリ法」が使われている。日本ではマンチェスター法が一般的であるが，ICRUレポート58はパリ法をもとに定義されている（詳細は専門書参照）。

モールド治療
平面的な浅い病変に対し平面的に線源を配置，それを密着させて治療を行う。眼球，結膜，口腔粘膜，腟粘膜などに行う。

表1　γ線源

線源	形状	半減期	エネルギー	使用法	
^{60}Co	針，管	5.27y	1.25MeV	一時挿入	腔内
^{137}CS	針，管	30y	0.66MeV	一時挿入	腔内，組織内
^{192}Ir	針金	74d	0.37MeV	一時挿入	腔内，組織内
^{125}I	粒状	60d	0.028MeV	永久挿入	組織内
^{196}Au	粒状	2.7d	0.42MeV	永久挿入	組織内

密封小線源治療の注意点

線源の近傍には距離の逆2乗の法則により膨大な大線量が入るので，スペーサで距離をあけるようにする。食道などでは最低直径2cmのバルーンを，子宮癌ではガーゼを，舌癌のときには歯科でスペーサを作成してもらう。

距離が不十分な際の晩発障害

- **舌**：下顎骨壊死
- **食道**：食道潰瘍，出血，穿孔
- **子宮**：直腸炎，膀胱炎

線量分割法

通常，放射線治療では投与線量を分割して照射する。正常組織の急性反応，正常組織の晩期反応および腫瘍制御などの照射効果は，1回線量，分割回数，総線量，照射期間，照射間隔などの線量分割因子によって左右される。その線量分割の理論的背景は「LQ（linear quadratic）モデル」をもとに説明される。

LQ（linear quadratic：線形2次）モデル

2動原体のような交換型染色体異常の線量依存性の解析から生まれたものであるが，そのまま，生存確率曲線を示すモデルとなっている。このモデルによれば，放射線による細胞死は2つの要素からなり，その1つは線量に比例し，もう1つは線量の2乗に比例する。細胞死につながるDNA二重鎖切断が「one track event」として生じるか，「two track event」として生じるかと考えると，感覚的に理解しやすい（図5）。

図5　DNA二重鎖切断の起こる2つのメカニズム

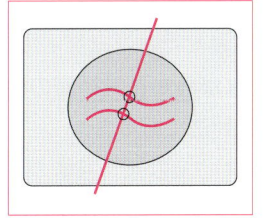

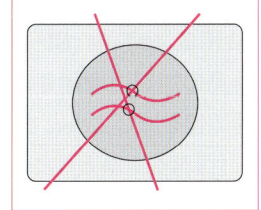

a　1トラックによる障害：$e^{-\alpha d}$
　α型障害

b　2トラックによる障害：$e^{-\beta d^2}$
　β型障害

$$E = n(\alpha d + \beta d^2) \cdots (1)$$
$$\ln S = e^{-n(\alpha d + \beta d^2)} \cdots (2)$$

n：照射回数，d：1回線量，
E：生物学的効果，S：細胞生存率

1次項と2次項による生物学的効果，生存率が等しくなる線量はα/βの比を表す線量となる（放射線生物の図4参照）。すなわち$\alpha d = \beta d^2$, $\alpha/\beta = d$ということである。α/β比は急性反応や晩期反

Check & Check　　　　　　　　　　　　　　　**BED**

Biologically Effective Dose（BED）ということ

●生物学的効果線量（異なる分割照射の生物学的効果を比較するための基準の1つ）

$$BED = nd\left(1 + \frac{d}{\alpha/\beta}\right) \quad n：照射回数, \; d：1回線量$$

2つの異なる分割法の生物学的効果を比較することができる。

1回2Gyで30回照射のBED
（急性反応，腫瘍制御）$\alpha/\beta = 10$Gyとすると，「72」
（晩期反応）　　　　　　$\alpha/\beta = 3$Gyとすると，「100」

1回3Gyで照射する場合，生物学的に等効果となる照射回数は
急性反応では　$72 = 3n(1+\frac{3}{10})$ → $n = \frac{72}{3.9} = 18.5$回
　すなわち，18〜19回（54〜57Gy）。
晩期反応では　$100 = 3n(1+\frac{3}{3})$ → $n = \frac{100}{6} = 16.7$回
　すなわち，16〜17回（48〜51Gy）。

応，腫瘍制御に関する分割照射データより分割線量を総線量の逆数をプロットする方法(図6)や直接法によって求められる。

図6　総線量の逆数－分割線量直線を用いた外挿法によるα／β比の求め方

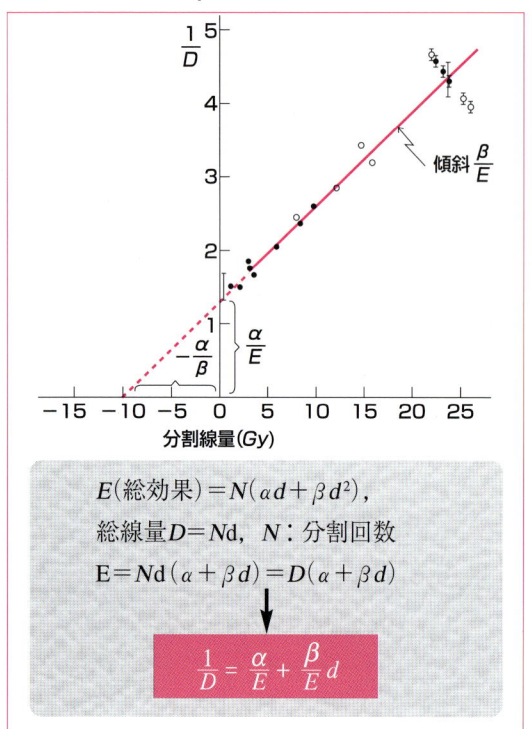

$$E(総効果) = N(\alpha d + \beta d^2),$$
$$総線量 D = Nd,\ N：分割回数$$
$$E = Nd(\alpha + \beta d) = D(\alpha + \beta d)$$

$$\frac{1}{D} = \frac{\alpha}{E} + \frac{\beta}{E}d$$

α／β値

正常組織の急性反応：	α／β大きい(10前後)
正常組織の晩期反応：	α／β小さい(3前後)
腫瘍細胞：	正常組織の急性反応とほぼ同じ

補足　●腫瘍の場合，メラノーマや脂肪肉腫は例外的に平均0.6と極めて低い値であり，前立腺癌も3以下であろうとの報告がある。

通常分割照射法と非通常分割照射法

線量分割法には標準分割法というものはない(米国，日本では1回1.8～2Gyで60～70Gy程度，英国では1回線量がやや大きい)。そもそも1回1.8～2Gyを用いた放射線治療がベストであるという臨床的，生物学的根拠はなく，単に経験則にもとづくものであるためである。しかしながら，1日1回，同じ線量を毎日，月曜日から金曜日まで照射し数週間で治療を終えるのを「通常分割照射(conventional fractionation：CF)法」と呼ぶ。

それに対して，近年，α／βモデルや腫瘍細胞の加速再増殖(accelerated repopulation)など，生物学的背景を考慮した，非通常分割照射法も試みられている。すなわち，腫瘍と正常組織の分割照射においての1回線量の大きさに対する反応の差を利用し，1回1～1.3Gy程度の線量を1日2回照射することによって**晩期障害の発生率を抑え総治療期間を変えずに，総線量を増加し局所制御率を向上させることを目的**とした「**過分割照射(hyperfractionation：HF)**[*2]**法**」と，治療期間を短縮させ，腫瘍の加速再増殖を抑えるようにした「加速分割照射(accelerated fractionation：AF)法」や「加速過分割照射(accelerated hyperfractionation：AHF)法」がある。AF法はCF法と同じ1回線量を用いて，1日2回照射する方法と週6～7回照射する方法があり，AHF法では1.3～1.5Gy程度に減じて1日2～3回の照射を行う。**AHF法はAF法とHF法を合わせたコンセプトで，腫瘍の加速再増殖を抑えながらも正常組織の晩期障害を減じようとする照射法**である。

1回線量を落とすことによっては正常組織の急性障害を減じることができないため，AF法はもとよりHF法やAHF法でも一定期間の照射線量がCF法に比べ高くなるため，急性障害は当然のことながら高くなる。

用語アラカルト

＊2　過分割照射法と多分割照射法や超分割照射法
いろいろな教科書にhyperfractionationの略として「過分割照射」，「多分割照射」，「超分割照射」などと勝手な訳語が用いられているが，2002年の「日本放射線腫瘍学会」の用語委員会で「過分割照射」と訳語が決められたので，過分割照射以外は使うべきではない。

正常組織耐容線量と腫瘍制御線量

細胞の放射線感受性に関しては「Bergonié-Tribondeauの法則」がラットの精巣細胞の研究により1906年に提唱されている。

①細胞分裂頻度の高い細胞ほど感受性が高い。
②将来の分裂回数の多い細胞ほど感受性が高い。
③未分化な細胞ほど感受性が高い。

放射線治療の成功，失敗は腫瘍致死線量と周囲正常組織の耐容線量の関係で決まる。正常組織の耐容線量と腫瘍制御線量の比を「治療可能比」というが，これが1より大きくなければ障害のない状態での治癒は期待できない。

補足

$$治療可能比 = \frac{周囲の正常組織の耐容線量}{腫瘍の制御線量}$$

- 耐容線量(tolerance dose)として，臨床上，臓器被ばく線量の上限として利用されるTD5/5(照射後5年以内に5%の確率で障害が発生する線量)が，腫瘍制御線量として95%以上の確率で治癒させる最小の線量が通常用いられる。
- 以下に，「正常組織耐容線量」と「95%腫瘍制御線量」を示す。

表2　正常組織の耐容線量(Rubinによる)

臓器・組織	障害	TD5/5(Gy)	照射容積・長さ
卵巣	永久不妊	2〜3	全体
精巣	永久不妊	5〜15	全体
水晶体	白内障	5	全体
骨(幼児)	成長阻害	10	10cm
腎臓	腎硬化	23	全体
肝臓	肝障害	25	全体
耳下腺	機能廃絶	32	全体
肺	肺炎，肺線維症	30	100cm^3
脊髄	壊死・横断	45	5cm
小腸	潰瘍，狭窄	45	100cm^3
視神経	失明	50	全体
脳	壊死	50	全体
直腸	潰瘍，狭窄	55	100cm^3
皮膚	潰瘍，高度の線維化	55	100cm^2
口腔粘膜	潰瘍，高度の線維化	60	50cm^3
骨(成人)	壊死，骨折	60	10cm

表3　腫瘍制御線量(Rubinによる)

	TCD95(Gy)	腫瘍の種類
高感受性腫瘍	35〜45	リンパ腫，ホジキンリンパ腫，精上皮腫，神経芽細胞腫T1〜3 皮膚癌（扁平上皮癌，基底細胞癌）T1
中等度感受性腫瘍	50〜65	喉頭癌T1，扁平上皮癌（皮膚T2〜3，頭頸部T1など） 網膜芽細胞腫T1〜3，ユーイング肉腫，髄芽腫
	70〜75	上中咽頭癌T1〜2，口腔癌T1〜2，子宮頸癌T1〜2 子宮体癌T1，肺癌T1
低感受性腫瘍	80以上	頭頸部癌T3〜4，神経膠腫，分化型甲状腺癌，骨肉腫，黒色腫

臨床放射線腫瘍学各論

TNM分類

放射線治療結果，予後を比較検討，推定するためには，腫瘍の進展度を客観的に評価するシステムが必要となる。TNM分類はUICC（Union Internationale Cancelo Com）により作成されたシステムで，①局所（**T**umor），②局所リンパ節転移（Regional Lymph **N**odes），③遠隔転移（Distant **M**etastasis）の3因子を段階的に表現したものである。部位によってそれぞれの因子の段階分類は異なるが，通常，進行度順にT因子は1～4，N因子0～3，M因子は0か1であり，サブ分類としてa，b，cがつけられる部位もある。治療前臨床分類（TNM）と術後病理組織分類（pTNM）とがある。

放射線腫瘍学各論

放射線治療が根治治療の一部として応用される頻度の特に高い悪性腫瘍について概説する。

脳腫瘍

目的・意義

- **悪性神経膠腫（膠芽腫，退形成性星細胞腫）**：治療の主体は手術。浸潤性が強いため腫瘍残存あり，術後照射が必須。ACNUなどのニトロソウレア系の化学療法が併用される。60Gy/30回が推奨線量。
- **低悪性度神経膠腫**：治療の主体は手術。GradeⅠでは通常，術後照射の必要がない。低悪性度のグリオーマでも術後顕微鏡的残存の確率が高く術後照射が必要。局所制御率が向上する。50～55Gy/25～30回。
- **髄芽腫**：根治目的で術後照射を行う。放射線治療の絶対的適応症で，全脳全脊髄照射が標準。
  全脳全脊髄に36Gy/20回，後頭蓋窩に54Gy（ブーストは1回2Gy）。なお，全脳全脊髄照射は同時に行うこと，また，脊髄照射の継ぎ目は2～3カ所移動し，hot spot，cold spotをつくらないことが肝要。通常，腹臥位で全脳照射は左右対向照射，全脊髄照射は後方1門で行う。
- **胚芽腫**：化学療法単独では高率に再発するので，放射線治療を中心とした治療方針。
  従来，24～30Gyの全脳全脊髄照射が行われてきたが，pure germinoma, germinoma with mature teratomaでは化学療法に全脳室照射（図7）24～45Gyで行われることも多い。腫瘍巣には総線量で40～45Gyが推奨されている。

そのほか，良性の髄膜腫，下垂体腺腫，頭蓋咽頭腫などでも，非全摘例では照射適応あり。50Gyほどの照射を行う。

図7　全脳室照射野

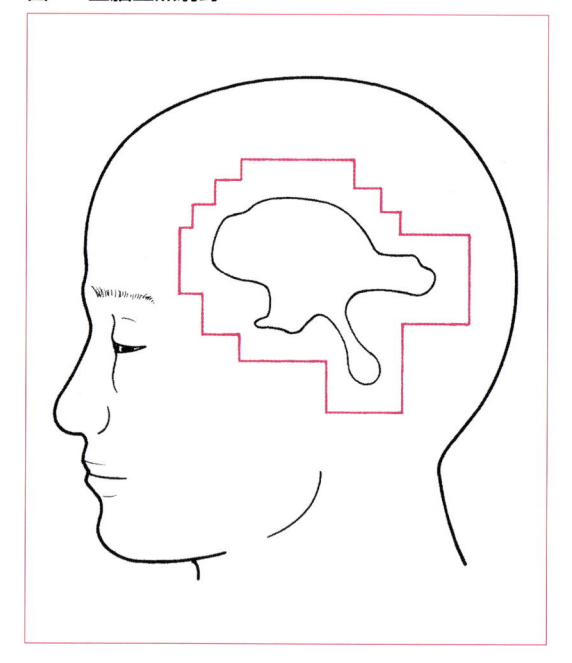

頭頸部癌

目的・意義

- **口腔癌（舌，口腔底，頬粘膜，歯肉，歯槽，硬口蓋）**：機能，形態温存に優れる放射線治療のよい適応領域。T1～2の早期例では根治照射，T3～4では手術と放射線を併用する。進行例では化学療法との併用が有用。初診時に頸部リンパ節転移を認めた場合は，原発巣を含めた外科切除が標準だが，原発巣が放射線治療単独で制御可能と判断される場合は，原発巣に放射線治療，頸部に郭清術が行われることが

ある。舌癌に関しては，T1～2N0では組織内照射単独で65～70Gyである。比較的大きなものでは，外照射＋組織内照射も用いられる(図8)。早期口腔底癌は，組織内照射単独か，外照射併用組織内照射が行われる。口腔底，歯肉，歯槽，硬口蓋ではモールド法が適応となる。

- **上顎洞癌**：リンパ節転移，遠隔転移の頻度は少なく，局所制御が生命予後を左右する。「手術＋動注化学療法＋放射線」が基本であるが，欧米では「手術＋術後照射」などが行われ，標準的治療法は確立していない。

　3者併用療法の場合，放射線量としては50Gy/25回/週が多く使われる。照射は直交2門法が用いられる。

- **上咽頭癌**：病期によらず放射線治療が第1選択。頸部リンパ節腫脹が初発症状で最も多い (50～60%)。

　低分化扁平上皮癌が多く，放射線感受性が高い。GTVとして原発巣と腫大リンパ節を含み，CTVとしては，腫瘍浸潤，リンパ節転移の可能性を考え，頭蓋底，鎖骨上窩リンパ節を予防域として含むこと。

　CTV全体に50Gy，その後縮小し残存腫瘍をGTVとして，20Gy前後の追加照射を行う。

　IMRTにより唾液腺や脊髄を防護することができる。

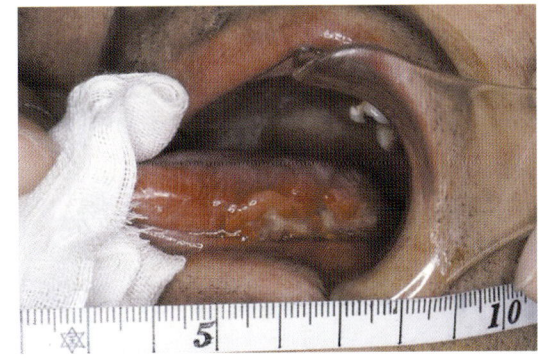

図8　舌癌の治療：外照射＋組織内照射

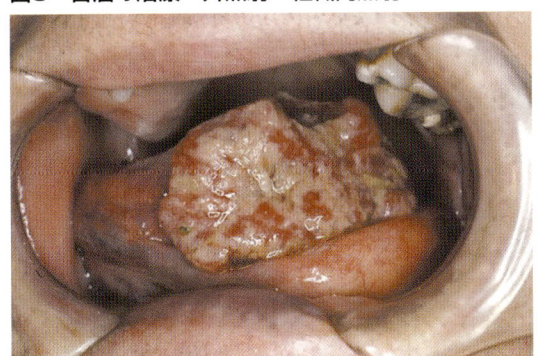

a　治療前

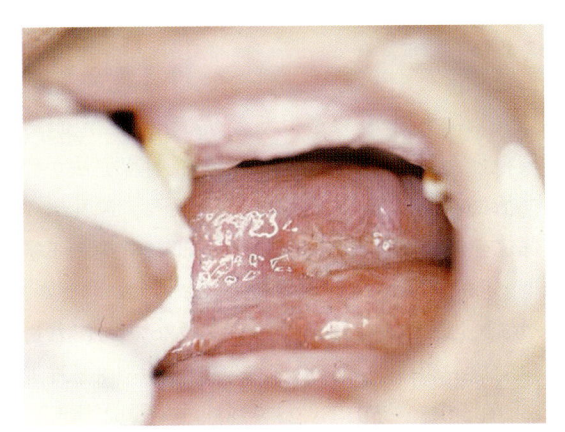

b　外照射30Gy終了後

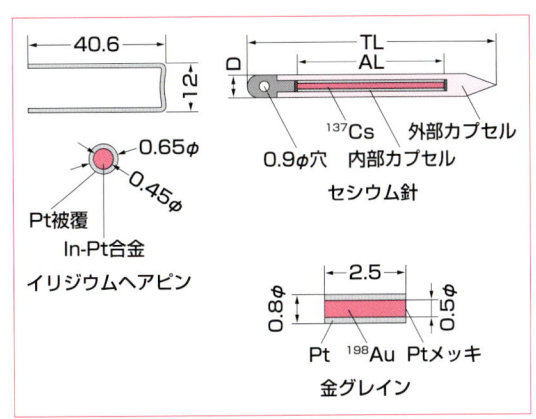

c　組織内照射終了2カ月後

d　頭頸部領域に用いられる種々の密封小線源の形態

図9　上咽頭癌根治治療の照射野

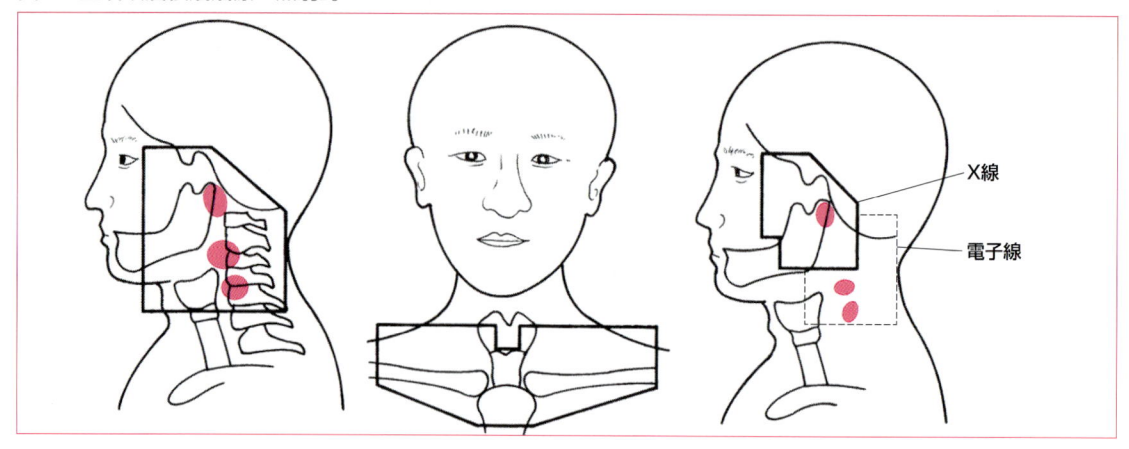

- **中咽頭癌**：Ⅰ～Ⅱ期症例は放射線単独。特に，手術で大きな機能欠損が予想される扁桃，舌根癌などは第1選択。軟口蓋，口蓋弓癌Ⅰ期などは切除も考慮される。Ⅲ期以上の進行癌は手術＋術後照射。
- **下咽頭癌**：輪状後部，梨状窩，咽頭後壁の3亜部位がある。進行癌で発見されることが多く（過半数がT3～4），咽頭癌のなかでは最も予後が悪い。
- **喉頭癌**：①声門癌，②声門上部癌，③声門下部癌に分けられる。発生頻度は，声門癌が60～70％，声門上部癌が30～40％で，声門下部癌は少ない。声門癌は症状がでやすいため早期に発見され，リンパ節も少ない。限局した照射野で根治可能である。声門上部癌は発見時進行していることが多く，リンパ節転移も多い。広い照射野が必要である。

肺癌

非小細胞癌の治療の第1選択は手術である。切除可能なⅢAでは術前照射，術前化学療法が生存率を向上させる。切除術の対象は診断時1/3程度である。遠隔転移や悪性胸水を伴わない切除不能症例は，根治的放射線治療の適応で，化学放射線療法を行うことが推奨される。線量は60Gy/30回/6週以上が必要で，1回1.2～1.5Gyの過分割照射が有効である。末梢型Ⅰ期肺癌には48Gy/4回/1～2週の定位照射が行われ，局所制御率80～90％程度が得られる。

小細胞肺癌は手術の必要性は少なく，化学療法に放射線を組み合わせて治療する。放射線治療の適応は，腫瘍が片肺と縦隔および鎖骨上窩までに限局する限局型小細胞癌（LD-SCLC：limited disease small cell lung cancer）である。

予防的全脳照射はPCI（prophylactic cranial irradiation）が，初期治療でCRないしgood PRである場合は，脳転移率を下げるばかりではなく生存率を向上させる。

米国では臨床トライアルの結果，化学放射線量の線量として，45Gy/30回/3週の加速過分割が用いられている。通常分割の場合は45～54Gy/25～30回/5～6週が推奨される。

食道癌

従来は手術が第1選択であったが，近年では，表在癌，局所進行癌ともに化学放射線療法が標準治療の1つとなっている。照射野は，原発巣の部位や進行度によって，短冊形，short T字型，L字型，long T字型（図11，表4）などに分かれるが，ベスト照射野に関するエビデンスはない。照射は，化学放射線療法の場合60Gy/30回／6～8週程度（米国では50～50.4Gy/25～28回/5～6週が標準）。放射線単独療法では60～70Gy/30～35回/6～7週。

基礎的放射線治療学・腫瘍学

図10　非小細胞肺癌根治治療の照射野

Ⅰ・Ⅱ期

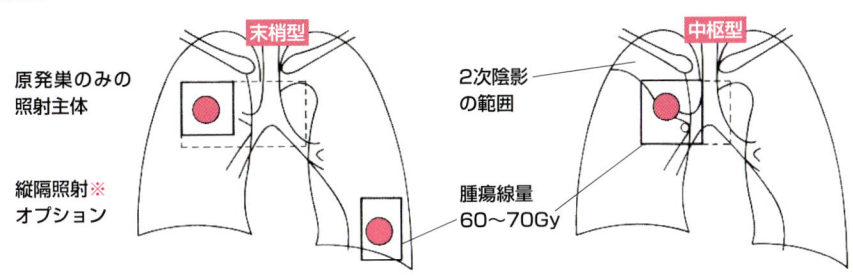

末梢型／中枢型

原発巣のみの照射主体
縦隔照射※オプション
2次陰影の範囲
腫瘍線量 60〜70Gy

末梢型N0例は低肺機能例が対象となることが多く，予防的縦隔照射は必ずしも行わなくてよい。中枢型はリンパ節転移のリスクも高く，所属リンパ節を含めても照射野が大きくならないので，肺門・縦隔への予防照射を行う（※特に扁平上皮癌）。

Ⅲ期

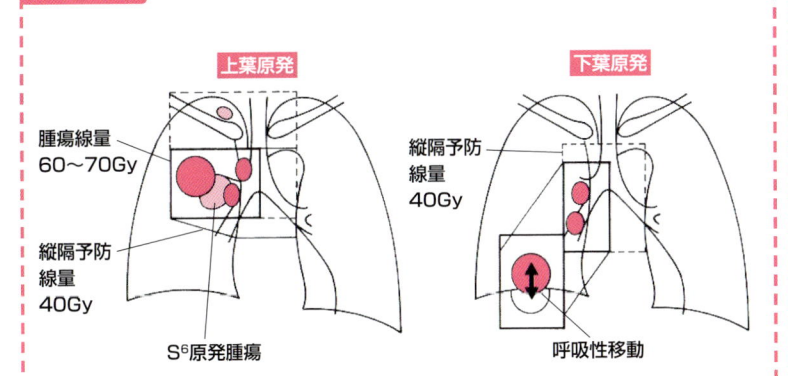

上葉原発／下葉原発

腫瘍線量 60〜70Gy
縦隔予防線量 40Gy
S⁶原発腫瘍
縦隔予防線量 40Gy
呼吸性移動

上葉あるいは下葉S⁶原発例では，他部位の原発例と比べて比較的小さな照射野で縦隔の転移リンパ節を含めることができる。また，上葉原発例では，同側鎖骨上窩リンパ節まで照射野に含めても照射野は大きくならない。一方，下葉原発例では，腫瘍の呼吸性移動により，さらに照射野は大きくなる。

superior sulcus tumor

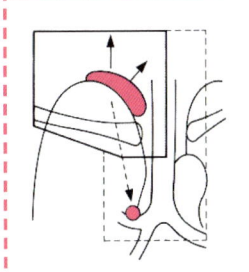

superior sulcus tumorでは鎖骨上窩，椎体方向への浸潤傾向が強く，進行例にもかかわらず肺門リンパ節腫転移の症例も少なからず存在する。明らかなリンパ節腫大がみられない場合には，肺尖部と鎖骨上窩を含めた限局した照射野で高線量照射を行う。

（早川和重 著，西條長宏ほか 編：放射線治療の方法と成績 a.胸部照射・脳照射．肺癌 改訂第2版，96-104，南江堂，2003.から改変引用）

図11　原発巣の部位別照射野

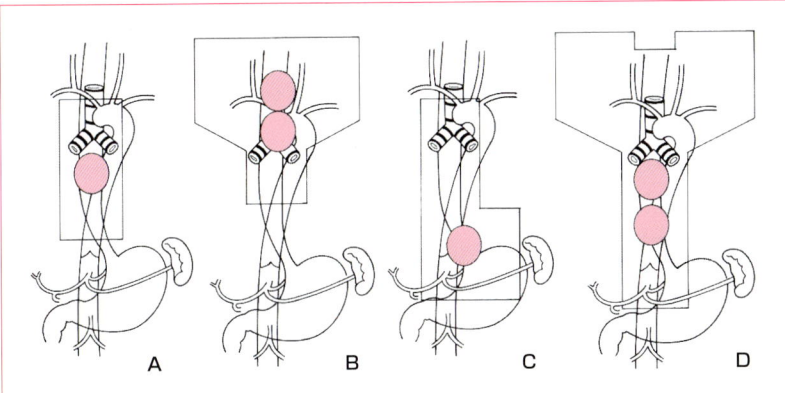

A　B　C　D

表4　発生部位と対応する照射野

	A	B	C	D
Ce	＊	◎		
Ut	＊	◎		◎
Mt	＊	◎	◎	
Lt	＊		◎	
Ae	＊		◎	◎

◎：標準的照射野
＊：粘膜癌，高齢者，全身状態不良例に対する照射野

（日本放射線腫瘍学会ほか編：消化器Ⅰ，食道癌．放射線治療計画ガイドライン2004，88-92，メディカル教育研究社，2004.から改変引用）

乳癌（図12, 13）

罹患率は女性悪性腫瘍の第1位。

- **乳房温存療法**：温存手術後の放射線治療の必要性に関しては，6つのランダム化比較試験の結果，すべてで照射群の乳房内再発が減少している。線量は接線照射で50Gy/25回/5週，ブースト照射として電子線で10Gy/5回が多く用いられる。接線照射時は照射野背側の直線化を計る。

図12　2種類の接線照射法

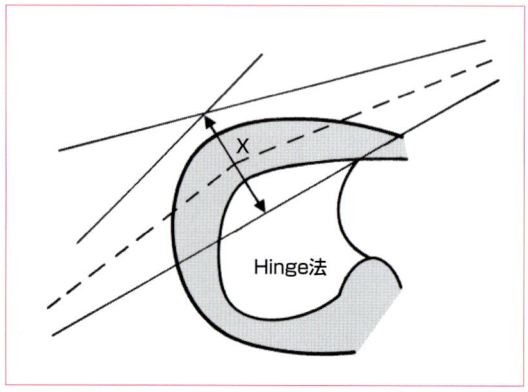

a　Hinge法

接線照射野背側の直線化(a)tilting technique，ビーム軸の角度をθ，照射野幅をA，ビームのSADをBとすると$\theta=2\times \arctan(A/2\times B)$

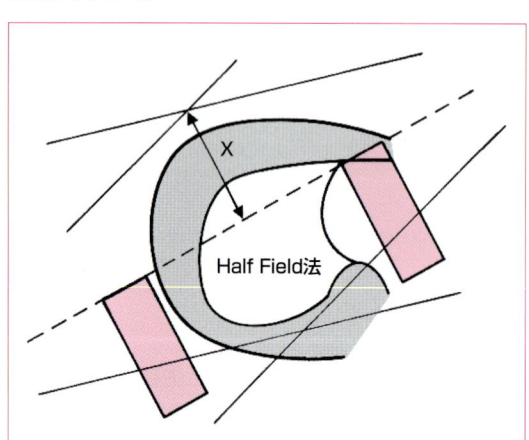

b　Half Field法

- **乳房切除後照射**：胸壁再発と2次的な遠隔転移の予防目的に胸壁，リンパ節領域を照射する。腋窩リンパ節転移4個以上の症例に行う。照射野は手術創を含む胸壁と鎖骨上窩リンパ節領域(傍胸骨リンパ節は通常，照射野に入れるが，有効性は不明)。45Gy〜50Gy/25回/5週が多く用いられている。

図13　治療法の違いで認められる美容上の大きな差異

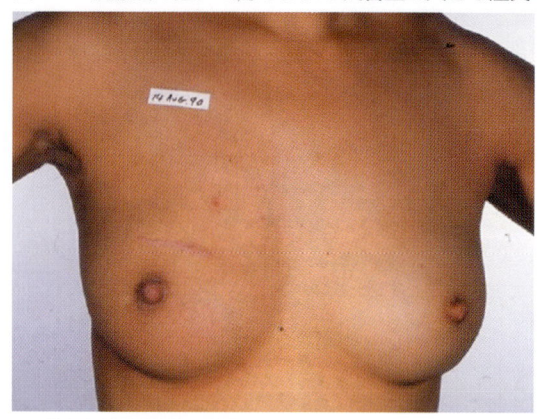

a　乳房温存療法後の乳房

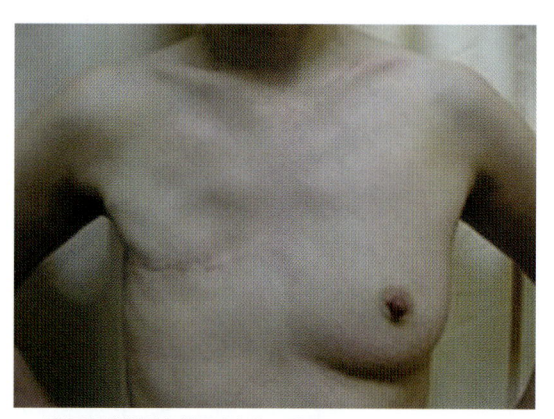

b　乳房切断術(胸筋温存)後の乳房

子宮頸癌（図14）

放射線治療は手術と同等の有効性がある。2001年の罹患率は乳癌，胃癌，結腸癌に次いで4番目に多い。根治照射は外部照射と腔内照射の併用で行われる。一般にわが国では，切除可能なⅠ，Ⅱ期に対しては，手術が優先され，Ⅲ，ⅣA期が根治放射線治療の適応とされる。手術例でも，予後不良因子がある場合は術後予防照射を行う。

図14　中央遮蔽つきの全骨盤4門照射野

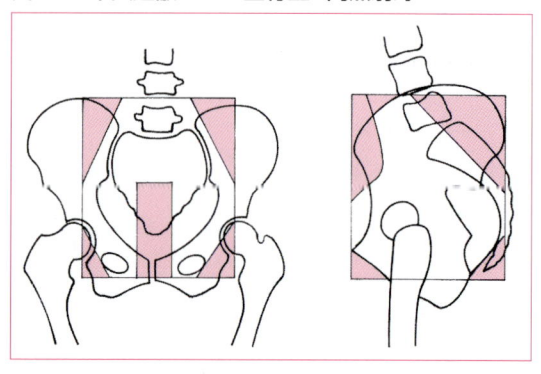

外部照射と腔内照射との線量は病期によって違ってくるが、Bulkyでないlll期では全骨盤30Gy＋中央遮蔽20Gy＋高線量率腔内照射24Gy/4回程度が使われる。一般的に、病期が進行するに従って外部照射の割合を多くする。

前立腺癌（図15）

米国では男性死因のトップである。日本でもPSA (prostate specific antigen) 検診の普及などにより、早期の前立腺癌が急増しており（2001年の罹患率で5位）、放射線治療の重要なターゲットとなっている。放射線治療は、手術に比べ総じてQOLが高く保てる。前立腺の放射線治療は、リスク因子を考慮に入れた治療戦略を立てる必要がある。リスク群は低リスク群（T1～2aかつPSA＜10ng/mlかつGleason Score＜6）、中等度リスク群（T2b, GS7またはPSA10～20）、高リスク群（T3以上またはPSA20＜またはGS8～10）に分類されることが多い。低リスク群は^{125}Iの永久刺入による組織内照射単独治療の適応となる。前述したように前立腺癌は強度変調照射法のよい適応であり、現在10数施設で治療が先進医療として行われている。

悪性リンパ腫

2001年の新WHO分類では、B細胞系リンパ腫、TおよびNK細胞系リンパ腫、ホジキンリンパ腫に分類されるが、通常、ホジキンリンパ腫（HL）、非ホジキンリンパ腫に大別してあつかわれる。悪性リンパ腫は、悪性度、進行度によって治療方針が異なる。

ホジキンリンパ腫

病期分類は「Ann Arbor分類」やその改訂版である「Cotswolds分類」が用いられる。

リスク因子として、①高年齢、②男性、③Bulky massの存在、④病変存在領域が多い、⑤B症状あり、または血沈亢進、⑥病理組織がlymphocyte depletedまたはmixed cellularity、があるが、このうち1つでも有するものは予後不良群。

nodular lymphocyte predominant HL (NLPHL) は予後良好なB細胞リンパ腫で、I A期はその部分

図15 前立腺癌小線源治療の実際と線量分布

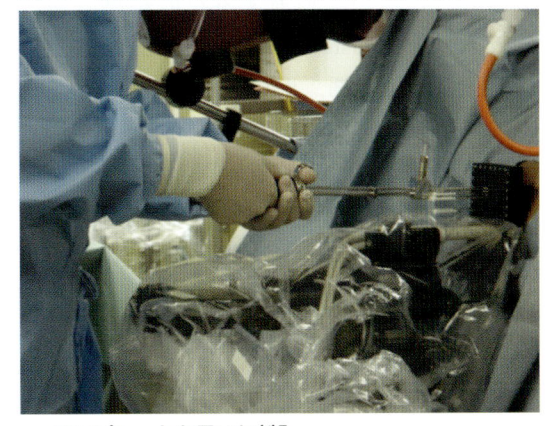

a テンプレートを用いた刺入

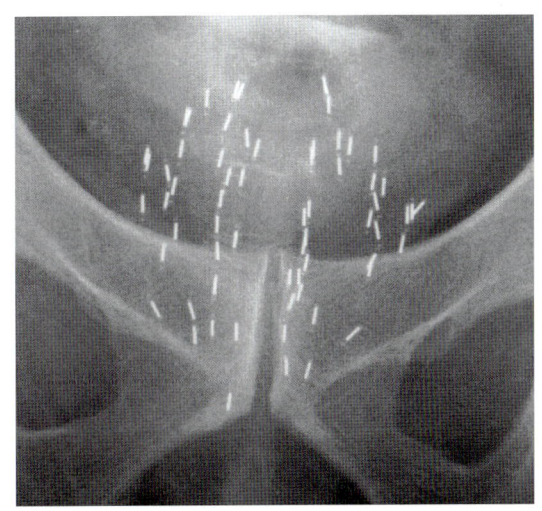

b 刺入された^{125}Iシード

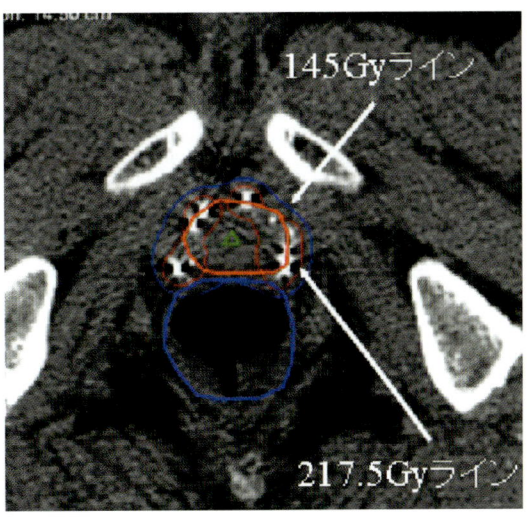

c 線量分布

のリンパ節領域を照射する放射線単独療法（involved field radiation）でよい。

　横隔膜上のⅠA期，ⅡA期は従来，放射線単独療法が用いられたが，2次発癌や心毒性などの遅発性放射線障害が問題となることがわかり，放射線治療単独から，化学療法（ABVD）後に限局した照射野で照射する併用療法に変わりつつある。放射線治療単独の場合は，頸部リンパ節，縦隔肺門リンパ節，腋窩リンパ節を含み肺野をブロックするマントル照射野が用いられる。

非ホジキンリンパ腫

　予後に関しては「国際予後予測モデル（International Prognostic Index：IPI）」が有用である。年齢，血清LDH，Performance Status，病期，節外病変数のそれぞれに危険数（0，1）を与え，その合計によりriskをLow，Low-intermediate，Intermediate-high，Highの4群に分ける。非ホジキンリンパ腫はWHOの病理分類とは一致しないが，臨床面から緩徐な進行を示すindolent lymphoma，急速に進行し悪性度の高いaggressive lymphomaに分けるこ

図16　マントル照射と横隔膜下の照射の実際

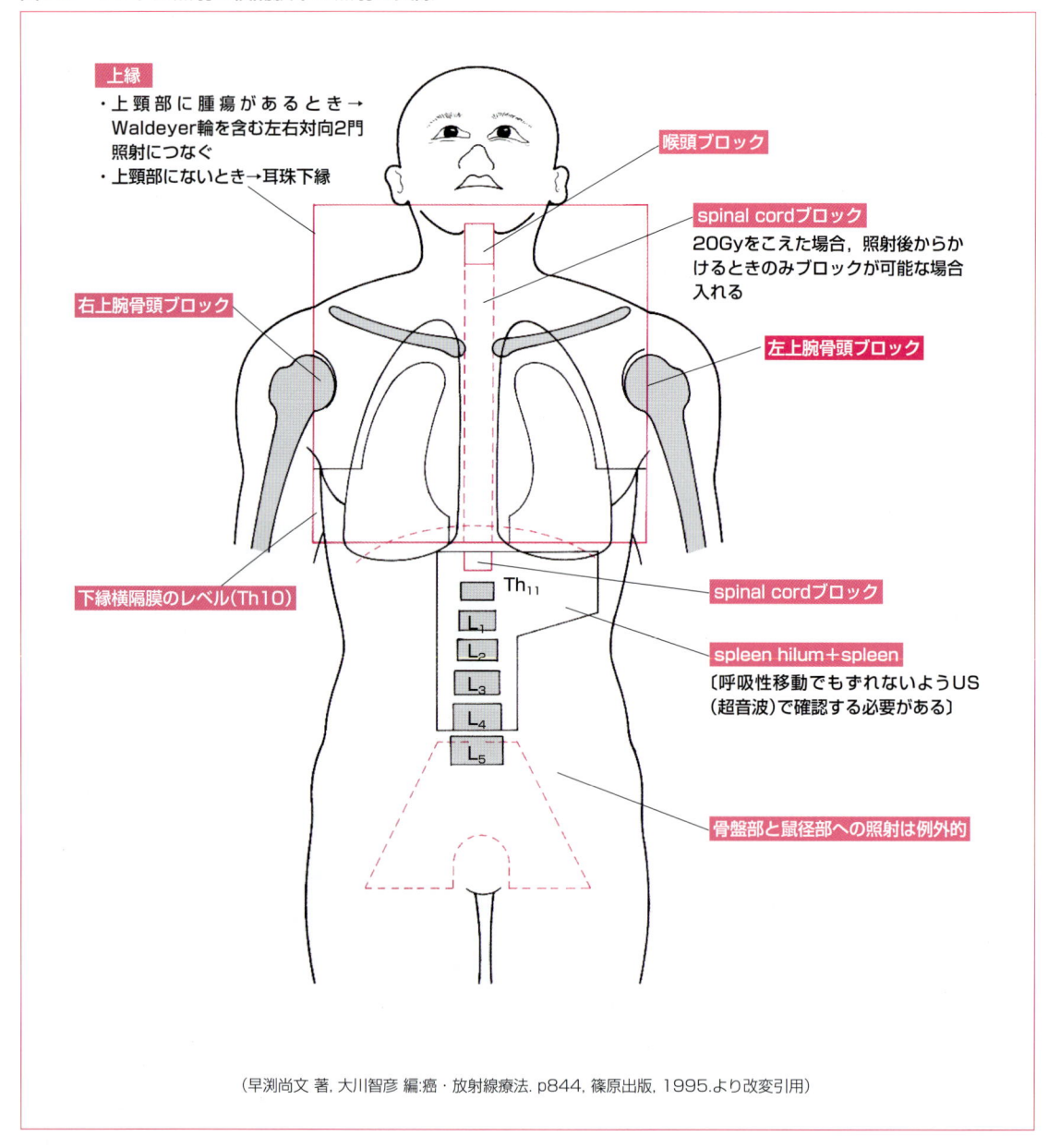

（早渕尚文 著，大川智彦 編：癌・放射線療法. p844, 篠原出版, 1995.より改変引用）

とがある。indolent lymphomaのⅠ期，連続的な病巣をもつⅡ期（contiguous stageⅡ）では放射線治療単独治療で治癒しうる。線量は低線量24〜36Gyである。

aggressive lymphomaに対しては，化学療法（CHOP）±抗体療法（リツキシマブ）が主体で，残存病巣に40〜55Gy程度の局所照射を行う。化学療法でCRとなった場合は30Gyでも有効である。

表5 主な腫瘍の治療成績

主な腫瘍の種類	中間生存期間	5年生存率(%)
膠芽腫	12カ月	5
退形成性星細胞腫	18〜24カ月	20
髄芽腫		60
胚芽腫(pure germinoma)		90〜95
舌癌		
T1N0		80〜90
T2N0		70〜80
N+		30〜50
上咽頭癌		
Ⅰ期		80〜90
Ⅱ期		60〜80
Ⅲ期		40〜60
Ⅳ期		30〜40
下咽頭癌		35
Ⅱ期		75
Ⅲ期		40
Ⅳ期		17
喉頭癌		(制御率)
声門癌T1		(80〜95)
声門癌T2		(70〜80)
非小細胞肺癌		
Ⅰ期		15〜30
Ⅰ期(定位照射)		60〜70
Ⅱ期		10〜20
ⅢA期		5〜15
ⅢB期		2〜8
小細胞肺癌		
限局型(化学放射線療法)		26〜30
食道癌		
粘膜癌		60〜70
粘膜下層癌		40〜50
（化学放射線療法）		
Ⅱ，Ⅲ期局所進行癌	18〜26カ月	18〜30
乳癌（温存療法）		91〜99
子宮頸癌		
Ⅰ期		80〜90
Ⅱ期		60〜80
Ⅲ期		40〜60
ⅣA期		10〜40
前立腺癌		(10年PSA非再発率)
低リスク群		80〜90
中等度リスク群		50〜60
高リスク群		30〜40
ホジキンリンパ腫		80〜85
非ホジキンリンパ腫		
限局性低悪性度群		70〜90
限局性中高悪性度群(＋化学療法)		65〜85

2 放射線治療

放射線治療に必要な放射線生物学

仲田栄子

はじめに

放射線生物学と放射線治療との関わり合いは非常に深い。化学放射線療法，放射線増感剤との併用療法，温熱療法との併用療法をはじめとした放射線の生物効果の研究および臨床応用など，現代の放射線治療においては，放射線生物学の進歩によることが極めて大きい。より優れた放射線治療を行うためには，放射線生物学の理解は必要不可欠である。

放射線の作用：直接作用と間接作用

放射線が生体内の細胞に及ぼす作用として，「**直接作用**」と「**間接作用**」がある（図1）。まず，直接作用について説明する。細胞の核内にあるDNA（デオキシリボ核酸）は非常に放射線感受性が高い。ここに直接放射線のエネルギーが与えられ，DNAを電離または励起させる結果，DNA鎖が切断される。そしてついには，その細胞に障害をもたらす。

間接作用は，放射線のエネルギーは直接DNAに影響を及ぼさず，細胞内の水分子と作用し，ラジカル（・OH，・H，・H_2，・H_2O_2）を生じる。このラジカルがDNAに作用し傷害をもたらす。

細胞死

放射線照射を受けた細胞が死に向かう場合，そこにいたるまでの機序の違いから「間期死」と「増殖死」に分けられる。

間期死（interphase death）

数十〜数百Gyレベルの大線量の放射線を照射した場合には，DNA分子以外の細胞膜や細胞質にも傷害が及び，細胞死となる。この場合，細胞は次の分裂をすることなく間期で死んでしまう。これを「間期死」と呼び，中枢神経死がこれに属する。ただ，すべての間期死は大線量の放射線だけで生じるわけでもなく，リンパ球などでは1Gy以下の低線量でも起こるので注意が必要である。

増殖死（reproductive death）

増殖死は，核内のDNAに対する傷害によるもので，増殖能をもつ細胞がその分裂能を失うことによって生じる細胞死である。20〜30Gy以下の放射線照射によって起こる。増殖死が起こるのは主に骨髄，腸上皮，癌細胞などの分裂能力の高い細胞である。このタイプの死では照射後細胞は数回の細胞分裂を行った後分裂を停止す

図1　直接作用と間接作用について

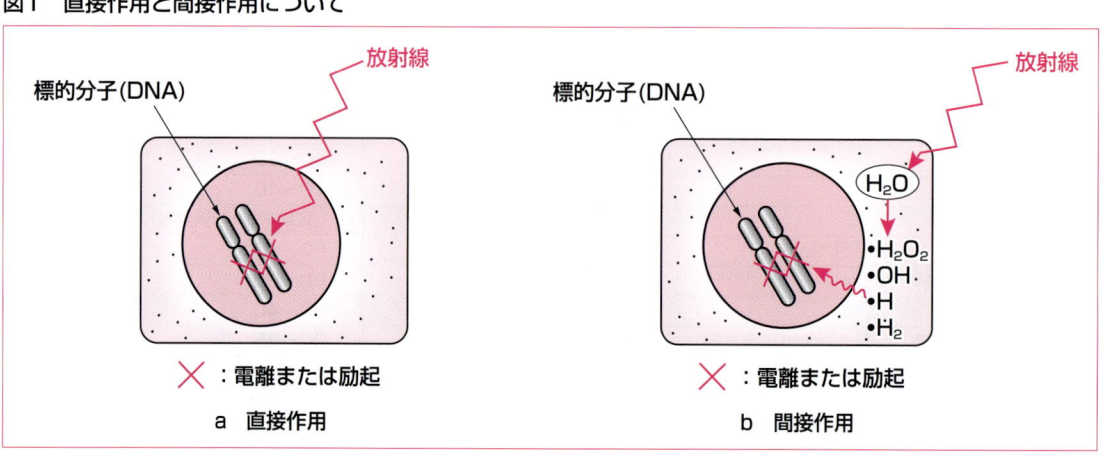

標的分子(DNA)　　　放射線
×：電離または励起
a　直接作用

標的分子(DNA)　　　放射線
H_2O
・H_2O_2
・OH
・H
・H_2
×：電離または励起
b　間接作用

るが，停止後もDNA，RNA，蛋白質の合成を続けているため細胞が巨大化することがある。この細胞を「巨細胞」という。また，巨細胞化のほかに，細胞同士が融合し多核になることもある。

アポトーシス（apoptotic death）

近年では放射線が誘発する細胞死について，アポトーシスが絡んでいると考えられてきている。このアポトーシスは別名「プログラムされた死」と呼ばれることもあり，ヒト以外の細胞においては樹木の落葉などの過程でみられている。この現象に関わる重要な因子として**p53**があることは押さえておきたい。このp53が活性化することで細胞周期がストップし，アポトーシスによる細胞死に向かうことがわかっている。別名「癌抑制遺伝子」ともいわれている。放射線の場合においては，細胞に照射されDNAが損傷を受けると，それがシグナルとなって蛋白質分解などが起こり，最終的に細胞が死に向かうものと考えられ始めている。この本質はまだまだ解明されていない。

生存率曲線

哺乳動物細胞の生存曲線は一般に**図2**に示されるように，縦軸に対数表示の細胞生存率，横軸に照射線量を配したグラフで表される。X線，γ線のような**低LET放射線**では生存率曲線は肩をもち，高線量領域では直線になるような形をとる。これに対しα線，低エネルギー中性子といった**高LET放射線**では原点から直線の形をとる（**図3**）。この現象を生物物理学的に説明する方法はいくつも考えられてきたが，一般によく知られた「2要素モデル」と「直線—2次曲線モデル」で説明する。

図2 ヒト癌細胞の生存曲線（X線）

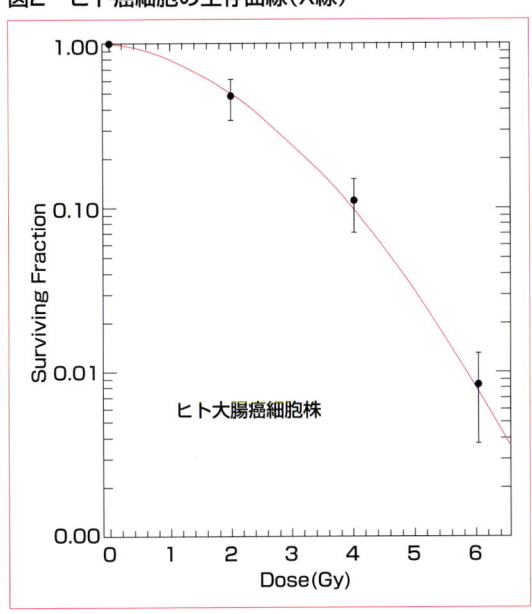

図3 低LET，高LET放射線の生存率曲線

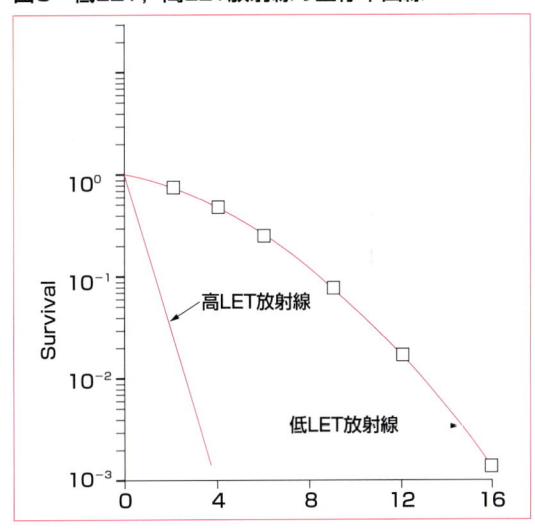

(Elic J.Hall:Radiobiology for the Radiologist. 5th ed., Lippincott Williams & Wilkins, 2000.より引用)

2要素モデル

標的論（target theory）による考え方である。これは細胞内に，生存維持に極めて重要で放射線感受性の高い標的（DNA）があり，これがヒットされると細胞が死ぬと仮定したものである。このモデルでは，細胞内に2種類の独立した標的が存在すると仮定し，片方は「1つの細胞に1つだけ標的が存在し，1つのヒットを受けると細胞死を起こす（1標的1ヒット）」というもの，もう片方は「細胞内に複数個の独立した標的が存在するとしたもので，各標的がおのおの1個のヒットを受けると細胞死になる（多標的1ヒット）」というものである。このモデルから得られる生存曲線は**図4**のようになり，片対数にした場合，肩のある特徴的な形をとる。多標的1ヒット型の生存曲線では，高線領域の直線部分を延長させたY軸との交

点(外挿値)nが標的数を表すことになる。また，細胞生存率を37％にまで減少させる線量を「D_0」といい，細胞の放射線感受性を決める際の指標になっている。さらに，高線領域の直線部分を延長させた線と生存率1の線の交点の線量を「D_q」と呼び，細胞が放射線損傷からの回復の程度を表している。

線形2次モデル(Linear Quadratic model)

標的説では低線量域での理論値と実際の値とは正確に適合せず，標的数が多くなるほどその違いが大きくなることが問題である。実際の臨床で放射線治療を施す場合においては低い線量が使われるので，低線領域において信頼できるモデルがなくてはならない。それをある程度解決したのが線形2次モデル(Linear Quadratic model)である。このモデルでは，放射線による細胞死が①線量に比例するもの，②線量の二乗に比例するもの，という2つの要素からなるものと仮定し，実験で得た生存率曲線を$S=e^{-(\alpha D+\beta D^2)}$の式で近似した($\alpha D$が線量に比例する部分で$\beta D^2$が線量の二乗に比例する部分と考えることができる)。このモデルによると，低線量域では主に線量に比例した致死効果が大きく，高線量域では線量の二乗に比例した致死効果が大きくなる。ここで，$\alpha D=\beta D^2$となるような線量($D=\alpha/\beta$)を「α/β値」といい，1回線量の大きさの違いによる分割照射時の生物効果はα/β値の大小によって大きく左右される(図4)。

ベルゴニー・トリボンドーの法則と放射線感受性

ベルゴニー・トリボンドーの法則

1906年，BergoniéとTribondeauの2人のフランス人医師によって，ラット睾丸の放射線感受性について見いだされた法則である。彼らはラジウムのγ線で照射した細精管中の細胞の成熟過程において，放射線障害の度合いが違うことに着目し，有名な**ベルゴニー・トリボンドーの法則**を発表した。彼らの発見した法則とは

①細胞分裂頻度の高い細胞ほど
②長期にわたり分裂能力が失われない細胞ほど
③未分化な細胞であるほど

細胞の放射線感受性が高いというものであり，

図4 2要素モデルと線形2次モデル

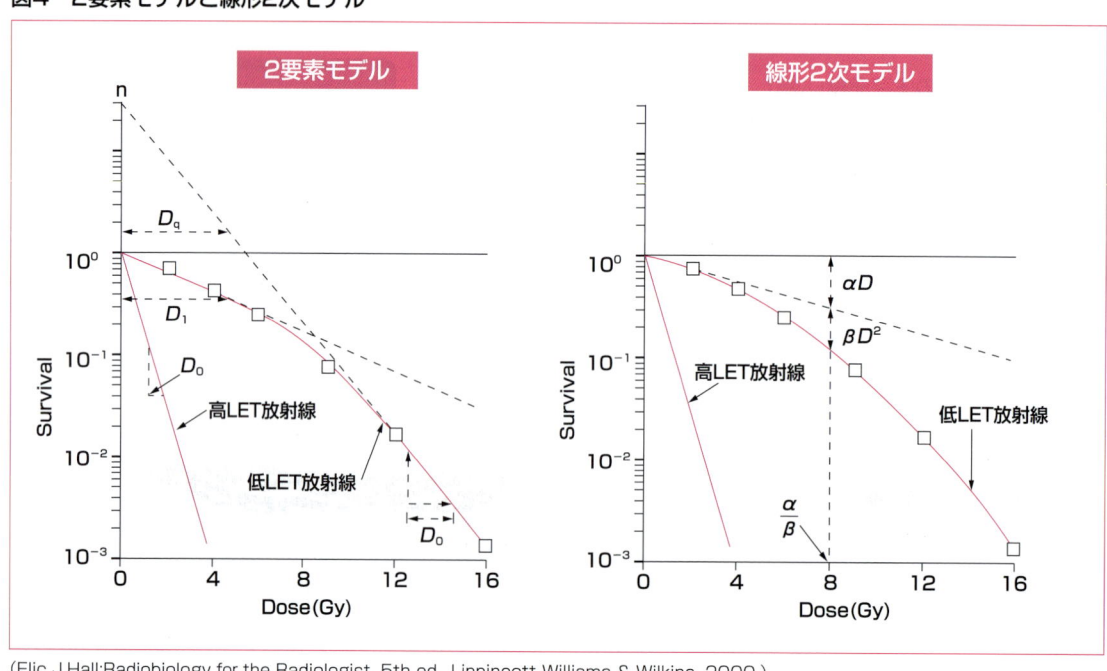

(Elic J.Hall:Radiobiology for the Radiologist, 5th ed., Lippincott Williams & Wilkins, 2000.)

精巣以外の正常細胞，腫瘍細胞にも同様に当てはまる。放射線治療はまさにこの法則を利用したものである。

組織の放射線感受性についても同様にこの法則が当てはまる。最も放射線感受性が高い組織は，精巣・造血組織・小腸・水晶体・皮膚といった細胞再生系の組織である。表1に組織ごとの放射線感受性の違いを示す。

次に血液に数Gy程度の放射線が照射された場合の血球数の時間的な変化を図5に示す。このグラフからわかるように，リンパ球は照射後直ちに減少し始める。被ばく後3～4日で最低レベルにまで減少するのは顆粒球である。回復はリンパ球よりも早く，グラフを見ると3週間ほどで被ばく前のレベルに回復する。次に血小板は被ばく後3～5日で減少する。赤血球は一番減少が遅く，被ばく後20日程度で最低値を示す。赤血球の寿命は約120日前後と他の血球よりも非常に長いため，減少する前に幹細胞が回復，その結果数の変化がそれほど減少しないものと考えられる。

低酸素細胞および腫瘍コード

腫瘍内は一般的に図6のような「腫瘍コード」と呼ばれるような状態にある。腫瘍細胞の毛細血管は放射線状に伸び，壊死層までの距離はおおよそ150～170μmであることがわかっている。腫瘍には通常，低酸素状態の細胞が存在すると考えられているが，その成因には2通り考えられている。1つは毛細血管が腫瘍の隅々にいきわたらないために生じる低酸素状態であり，腫瘍コードの周辺に存在している。もう1つは，腫瘍内血管が一時的に血流を開いたり閉じたりすることにより起こる急性の低酸素状態である。今までの研究で腫瘍細胞に含まれる低酸素状態の細胞は平均約15％程度とされている。低酸素領域では薬剤抵抗性，放射線抵抗性の状態にあ

表1　組織ごとの放射線感受性

細胞分裂頻度	組　織	放射線感受性
高　い	A群：リンパ組織，造血組織（骨髄），睾丸精上皮，卵胞上皮，腸上皮	最も高い
かなり高い	B群：咽頭口腔上皮，皮膚表皮，毛嚢上皮，皮脂腺上皮，膀胱上皮，食道上皮，水晶体上皮，胃腺上皮，尿管上皮	高度
中　程　度	C群：結合織，小脈管組織，成長している軟骨，骨組織	中程度
低　い	D群：成熟した軟骨，骨組織，粘液漿液腺上皮，汗腺上皮，鼻咽頭上皮，肺上皮，腎上皮，肝上皮，膵臓上皮，下垂体上皮，甲状腺上皮，副腎上皮	かなり低い
細胞分裂をみない	E群：神経組織，筋肉組織	低い

（福士政広 編：診療放射線技師ブルー・ノート 2nd ed., メジカルビュー社, 2006.より改変引用）

図5　放射線被ばく後の血球数変化

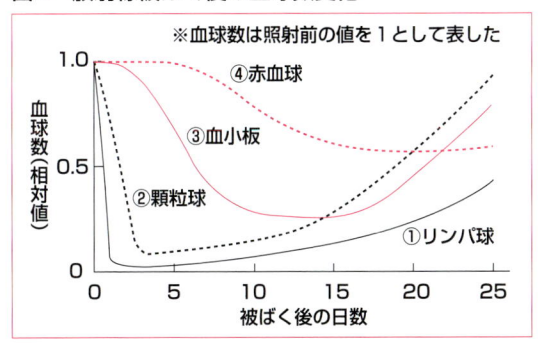

（放射線取扱の基礎. 日本アイソトープ協会, 2005.より引用）

図6　腫瘍コード

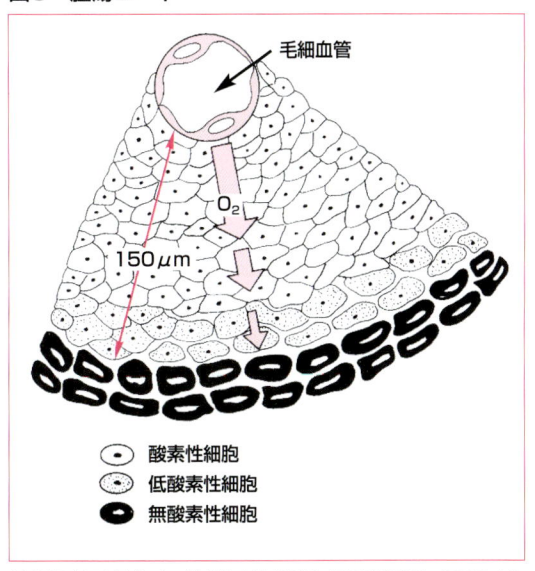

（大川智彦ほか監修:癌・放射線療法.第1版, 篠原出版新社, 2002.より改変引用）

るとされている。酸素存在下においては，無酸素状態のときよりも生物効果が大きく，X線やγ線などの低LET放射線においては，線量にもよるが2.5～3.0倍となる。

4R

ここでは分割照射の際に生じる4つの生物学的因子について解説する。4Rとは，

① 回復（Repair, Recovery）
② 低酸素細胞の再酸素化（Reoxygenation）
③ 細胞周期内での再分布（Redistribution, Reassortment）
④ 再増殖（Regeneration, Repopulation）

の4つの頭文字をとったものである。

回復（Repair, Recovery）

腫瘍のDNAが放射線によりダメージを受けると，それが修復されることが知られている。放射線治療のうえで非常に重要なものが「亜致死障害回復（sublethal damage repair：SLDR）」と「潜在的致死損傷回復（potential lethal damage repair：PLDR）」である。SLDRは放射線を分割で照射した場合，同じ線量を一度に照射した場合に比べて細胞生存率が上昇する現象である（図7）。この図7では，2回の分割で照射された場合のSLDRを説明しているが，1回目の分割の後である時間間隔をおいて第2回目を照射されると，生存曲線の肩がそれぞれの照射で

図7 亜致死障害の修復

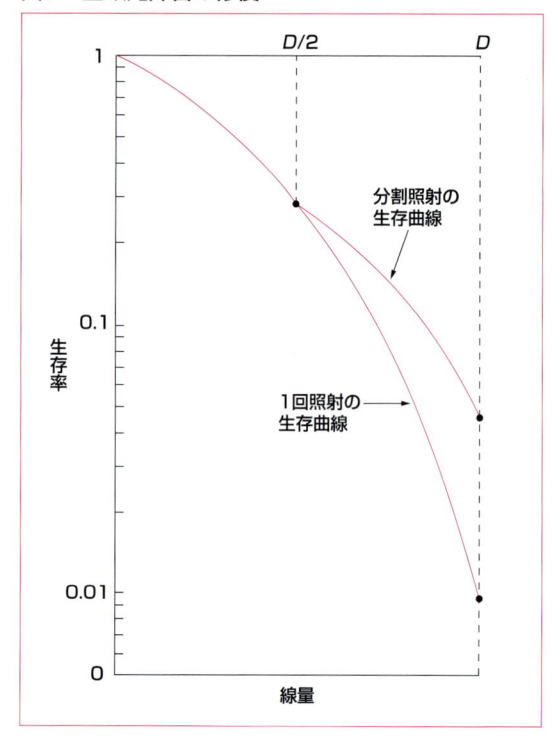

みられることになり，結果的に生存率が上昇する。一方，PLDRは照射後の環境が細胞成育に不適なものであった場合（低栄養状態，薬剤，温度など）にPLD回復が起こるというものである。腫瘍内の細胞はこのような状態にあり，PLDRが生じているものと考えられる。

低酸素細胞の再酸素化（Reoxygenation）

腫瘍内では酸素に富む細胞の他に低酸素状態にある細胞も存在していることを述べた。低酸素細胞は一般に放射線感受性が低いとされてい

Check & Check

低酸素細胞に関わる因子について

● 有名なものとして低酸素誘導因子〔hypoxia-inducible factor 1〕がある。この因子は細胞が低酸素状態にさらされると発現し，血管新生，グルコース代謝調節，細胞接着などを起こさせるように働きかけ，最終的には細胞内の酸素化を促すような働きをもつ[1,2]。その一方で，この因子はアポトーシスによる細胞死にも直接に関わっている。有名な癌抑制蛋白質である「p53」は，DNAにダメージが与えられるとDNA修復するために細胞周期を停止させたり，もしくは修復せずに直接細胞をアポトーシスに向かわせるなどの働きをしている。HIF 1αは，そのp53を分解させる働きをもつMdm2蛋白を除去することで，p53を安定化させる働きのあることも報告されている[3]。

る。放射線を腫瘍に照射した場合，感受性の高い酸素細胞が殺され，低酸素細胞が生き残るため，照射後の腫瘍内部では低酸素細胞の割合が高くなる。しかし，時間が経過するとともに低酸素細胞の割合が減って放射線の感受性が上昇する現象が起こる。これは，低酸素細胞であったものが酸素化されることを意味しており，この現象を「**低酸素細胞の再酸素化**」と呼んでいる。

細胞周期内での再分布（Redistribution, Reassortment）

腫瘍細胞などの増殖している細胞では，多くの細胞が細胞周期を回りながら分裂をくり返していっている。放射線感受性は細胞周期依存性があり，G_2-M期にあるものが最も高感受性であり，S期後期にあるものが最も感受性が低いとされている（図8）。腫瘍細胞では各細胞の細胞周期はバラバラであり，そこに放射線が照射された場合，感受性の高い周期にいる細胞がまず殺され，低感受性の細胞が生き残っている。生き残った細胞はG_2期に細胞周期を進めるが，ここで線量に応じてしばらくの間進行が止まるため細胞の蓄積が生じる。この後そろって感受性の高いM期に移行を開始するため，同調が起こる。これを「**細胞周期内での再分布**」という。このときに放射線照射が行われることでより腫瘍を効果的に殺すことが可能となる。

図8 細胞周期と放射線感受性

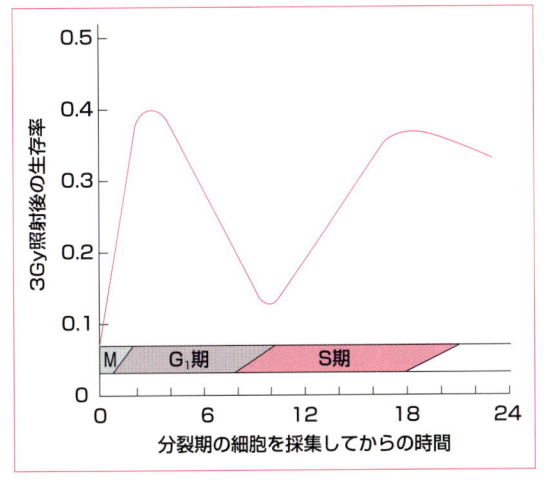

（菅原 努 監修:放射線基礎医学. 金芳堂, 2004.より引用）

再増殖（Regeneration, Repopulation）

これは放射線照射後に細胞が減少するとそれを補うように細胞分裂が開始されることをいう。正常組織では主に細胞再生系の組織（腸粘膜，造血組織，皮膚，口腔咽頭粘膜）などで起こる。しかし，これと同じ現象が腫瘍内部でも生じると報告されており，放射線治療において再増殖をいかに食い止めるかが重要である。

薬剤による放射線感受性の修飾

現在の治療では，放射線単独治療に加えて化学療法を併用させて抗腫瘍効果を高める治療が数多くなされている。用いる薬には放射線防護剤，放射線増感剤に加えて種々の抗癌剤が試されており，大きな効果をあげている。

防護剤

放射線被ばくにおいて正常組織をいかに守るかの研究は非常に古くから行われているが，いまだに有効な化合物は見つかっていない。今までに防護剤として知られているものは「-SH基」をもつ化合物である。具体的にはシステイン，システアミン，システミンである。これら防護剤は放射線照射で生じた細胞内のラジカルが生体分子を攻撃する作用を阻止したり，ラジカルによって生体分子が受けた損傷を修復する作用があるとされている。

増感剤

放射線と併用して用いたとき，相乗的に効果が上昇する化合物を「増感剤」という。増感剤としては，①それ自身での毒性がない（正常組織に影響を及ぼさない），②腫瘍の放射線感受性を増強させる，という2つをあわせもつものが理想である。現在も多くの増感剤可能性のある薬剤が研究・開発され，あるものは基礎研究を経て臨床試験にまでたどり着いているものもあるが，ここでは代表的なもの2つをあげてみる。

① ハロゲン化ピリミジン

　ピリミジン系の増感剤である。DNA構成物質であるチミジンと類似しているために，チミジンの代わりにDNAに取り込まれやすい。ブロモ・デオキシウリジンなどがかつて増感剤として試された時期があったが，毒性が強く現在ではほとんど使われていない。

② 低酸素細胞増感剤

　前述のように腫瘍内の低酸素領域は放射線感受性が弱い。そのために，その領域をいかにして高感受性にするかという研究がなされてきた。当初はmisonidazoleが開発され，動物実験で非常に高い効果をあげて臨床試験にまでたどり着いたが，副作用などの問題で使用されなくなってきた。代わりにでてきたのが側鎖を変えたnitroimidazole化合物である。こちらのほうは側鎖をいろいろ変えた化合物が動物実験，臨床試験で試されており，現在も研究が続いている。

③ 抗癌剤（化学放射線療法）

　現在，抗癌剤と放射線を併用させる治療法が盛んになっている。この目的としては，①放射線感受性の低い腫瘍に対して抗癌剤との相乗効果を期待する，②照射外にある転移巣に対しての治療目的，③抗癌剤も放射線も副作用が避けられないものなので併用することによりお互いの使用量を減らし副作用を減らす，などがあげられる。プラチナ系の抗癌剤，5-FU系の抗癌剤，タキサン系の抗癌剤などなど，いろいろな薬剤と放射線を併用させる治療が種々の癌で行われており，よい成績を収めているものもある。しかし，抗癌剤それ自体の副作用も大きく，いかにして副作用を減らすかが課題となっている。その解決策の1つとして，以下に述べる「分子標的薬剤」が開発され，現在非常に多くの薬剤が基礎研究を経て臨床にまで上ってきている。

④ 分子標的薬剤

　分子標的薬剤とは，癌細胞に特異的な受容体や遺伝子発現などを標的とした抗癌剤（分子標的薬剤）である。この薬剤は目的の癌細胞だけを狙うので，従来の抗癌剤と同等，あるいはそれ以上の効果を得ながらも正常組織への副作用が比較的少ないため，現在非常に注目されている。単独使用はもちろんのこと，あるものは放射線と併用することにより細胞の放射線感受性を上げるといった相乗効果が得られることがわかってきた。分子標的薬剤は血管新生阻害剤，EGFR阻害剤，COX-2阻害剤などなど，ここでは書ききれないほど多く開発されている。これからの臨床試験が非常に期待される薬剤である。

【参考文献】
1) Semenza GL:HIF-1 and tumor progression. pathophysiology and therapeutics, Trends Mol Med, 8:S62-67, 2002.
2) Semenza GL:HIF-1 and mechanisms of hypoxia sensing. Curr Opin Cell Biol, 13:167-171, 2001.
3) Achison M, Hupp TR:Hypoxia attenuates the p53 response to cellular damage. Oncogene, 22:3431-3440, 2003.

II-3 放射線治療

放射線治療の実際

水谷康朗

ここでは放射線治療装置や周辺機器，放射線治療計画について解説する。

外部放射線治療装置

外部放射線治療装置は体外照射に用いる装置で，X線・電子線・γ線などの高エネルギービームを出力する。リニアックの照射機構に代表されるように線源回転軸間距離が1mのガントリー回転型装置が現在の主流である。

リニアック治療装置（図1）

リニアック（直線加速器：Linear Accelerator）は「ライナック」とも呼ばれ，現在の高エネルギー放射線治療装置の中心となっている装置である。一般に，X線エネルギーは4〜20MVから2種類のエネルギーを，電子線は3〜20MeVから5〜7種類のエネルギーを選択できる装置が普及している。適切なエネルギーを選択することにより，さまざまな病巣の深さや大きさに対応した線量分布が得られる。

リニアックのブロック図，内部構造を図2，5に示す。**加速管**[*1]は電子ビームを加速させ，ビームはベンディングマグネット（偏向電磁石）システムにより270°曲げられ治療ヘッドユニットを通過する。X線照射の場合，ビームをターゲット（銅/タングステン）に衝突させてX線を発生させる（電子線照射の場合にはターゲットはビーム軸の外に引き込まれる）。ビームは**プライマリーコリ**

図1　医療用リニアック治療装置（VARIAN）

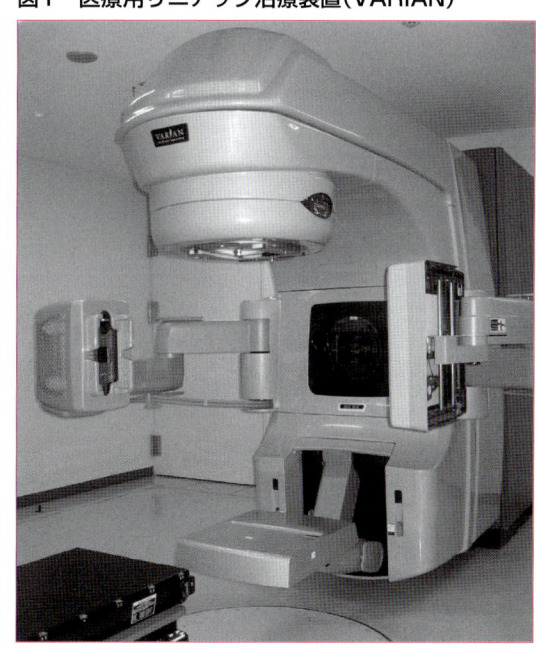

図2　放射線治療用リニアックのブロック図

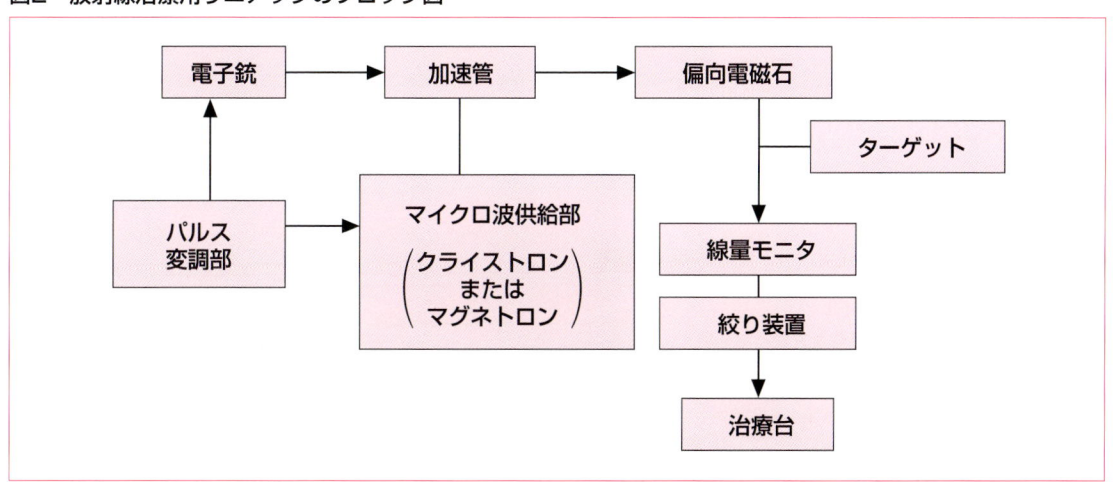

用語ア・ラ・カルト

＊1　加速管

電子などの荷電粒子に運動エネルギーを与える装置で、「定在波型」と「進行波型」がある。**定在波型加速管**（図3a）では電子は加速管内の高周波（マイクロ波）により形成される加速空間で加速される。導波管である加速管内部に加速粒子の速度に合わせた長さをもつ円筒（ドリフト管）を並べ、両端がふさがれた円筒にマイクロ波を入れると、入射波と反射波とが重なり、共振を起こし定在波が発生する。このとき起こる円筒間の電界は各間隔とも同じ向きであり、電波の半周期ごとに方向が反転する。反転時に加速粒子が円筒内に存在すると、加速電子は円筒間の電界で次々に加速する。実際に断面を見ると球面構造の加速空洞とリエントラント形の結合空洞からなり、結合空洞を通じてマイクロ波の伝播が行われ、加速空洞に定在波が形成され、ドリフト管に相当するドリフト空間の間の加速空洞で電子は加速される。この場合は、加速電界がビームと位相が合うようにドリフト空間の長さが調節される。ドリフト空間を広げていく部分を「バンチャ部」、一定になった部分を「レギュラ部」と呼ぶ。空洞に曲面が多いために加工が困難であるが、単位長さ当たりの加速効率が大きい。**進行波型加速管**（図3b）は電子銃から加速管に電子が入射したと同時にマイクロ波が供給され、マイクロ波電界の速度を電子の速度に等しくすると、導波管の中を常に加速電界を受けながらマイクロ波と一緒に進むようにすることができる。電子がマイクロ波に乗って加速するので**波乗り現象**と呼ばれる。

図3　加速管の断面図

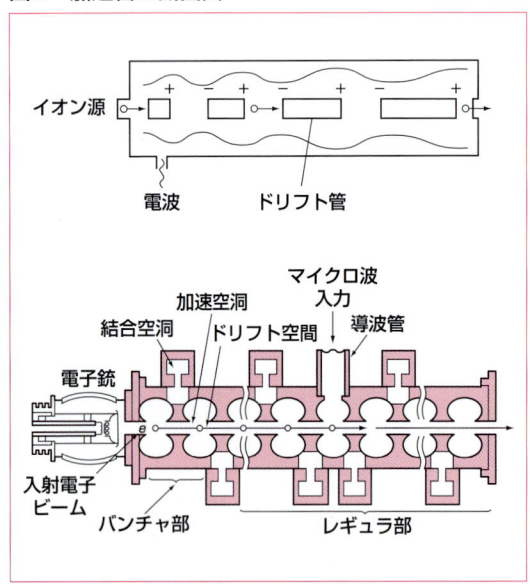

a　定在波型加速原理と加速管の断面図

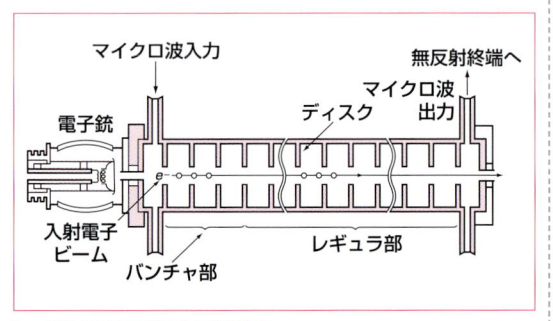

b　進行波型加速管の断面図

（西台武弘：放射線治療物理学, 文光堂, 1996.より改変引用）

＊2　プライマリーコリメータ（絞り）

治療ヘッド内にある固定式（プライマリコリメータ）、可動式（主コリメータ）の金属ブロックで、照射野を限定するために使用する。主コリメータは2葉のブロックが上部と下部に直交して配置され、円弧状に移動することで半影の少ない矩形照射野が得られる。**マルチリーフコリメータ**（**MLC**：多分割コリメータ）（図4）は5〜10mm幅のリーフをコンピュータ制御で可動できるコリメータで、不整形照射野の作成が可能である。

＊3　フラットニングフィルタ

X線照射時に置かれる円錐型の減衰器で照射野内での強度分布を均一化（平坦化）するために使用する。

＊4　スキャッタリングフォイル

電子線照射時に電子ビームを散乱させるための薄い金属プレート。X線でのフラットニングフィルタ同様、照射野全体に強度を均一化する。

図4　マルチリーフコリメータ

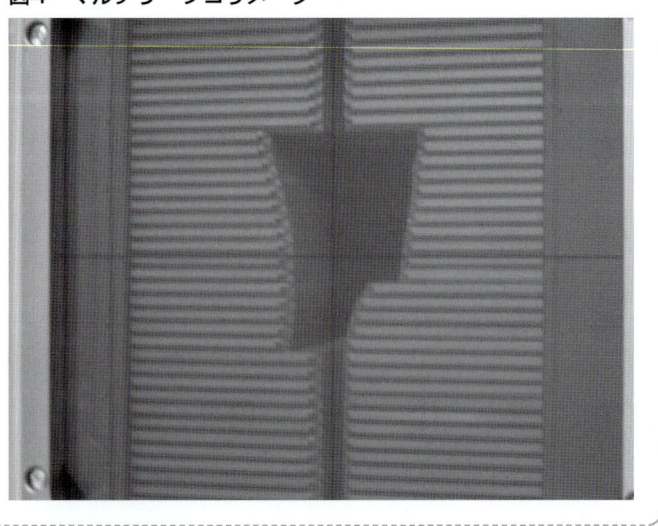

放射線治療の実際

メータ*2に入り，その後，X線の場合は**平坦化フィルタ**（**フラットニングフィルタ***3）を通過する（電子線の場合は**スキャッタリングフォイル***4）。次に積算線量を測定するためモニタ線量計を通過し，主コリメータ，**マルチリーフコリメータ**を通過し，ガントリーから出力される。

図5　ガントリー内部構造と名称

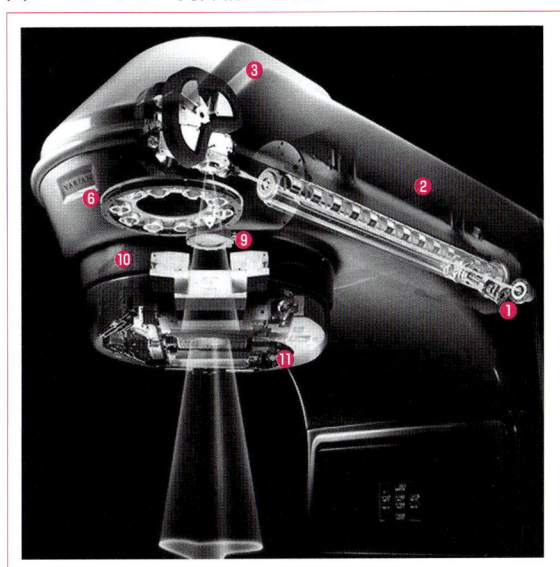

a　リニアックガントリー内部構造（VARIAN）

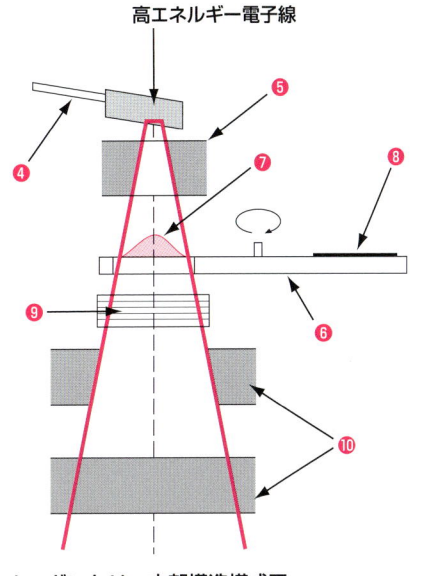

b　ガントリー内部構造模式図

❶電子銃
❷定在波型加速管
❸ベンディングマグネット
❹ターゲット（電子線照射時は退去）
❺プライマリーコリメータ
❻スキャッタリングフォイル・フラットニングフィルタ用回転盤
❼フラットニングフィルタ
❽スキャッタリングフォイル
❾モニタ線量計
❿主コリメータ
⓫マルチリーフコリメータ

補足

ウェッジフィルタ（楔フィルタ）（図6）
● 高原子番号金属からなる楔型の物理的フィルタで，ビーム照射口に装着して線量分布に一次元の勾配をつけることができる。**ウェッジ角度***5として15°，30°，45°，60°などがあり，上顎直交2門照射，乳房接線照射，喉頭対向2門照射などのビーム入射面が傾斜している部位に使用される（ウェッジ角度の定義は次項参照）。

図6　ウェッジフィルタ

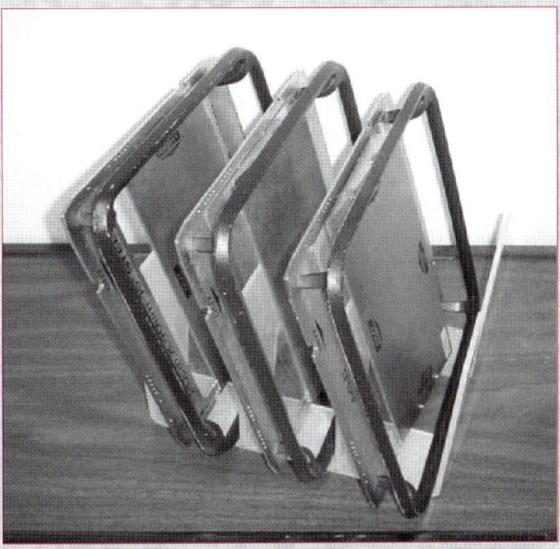

用語ア ⇄ カルト

＊5 ウェッジ角度（図7）
ウェッジ角度は，水中の10cm深における等線量曲線とビーム中心軸に垂直な線とのなす角と定義される。

図7 ウェッジ角の定義

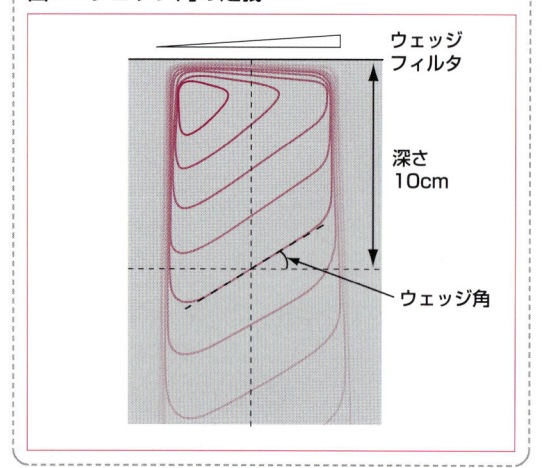

補足 遮蔽ブロック（図8）

● 照射野を整形するためにビーム照射口に設置される金属ブロックをいう。一般にビーム照射口に装着可能な**シャドウトレイ**上に固定して使用する。MLCを用いても照射野整形が困難なマントル照射時の肺や腹部照射時の腎のブロックなどに用いられる（図8）。遮蔽ブロックの厚さは透過線量を5％に減弱するものが基準とされ，コバルト治療装置用では5～7cm，6～10MVのX線用では7～10cmの厚さが必要である。シャドウトレイは透明のアクリル板で，2枚のアクリル板でブロックを挟み込むタイプもある。

図8 肺の遮蔽ブロック

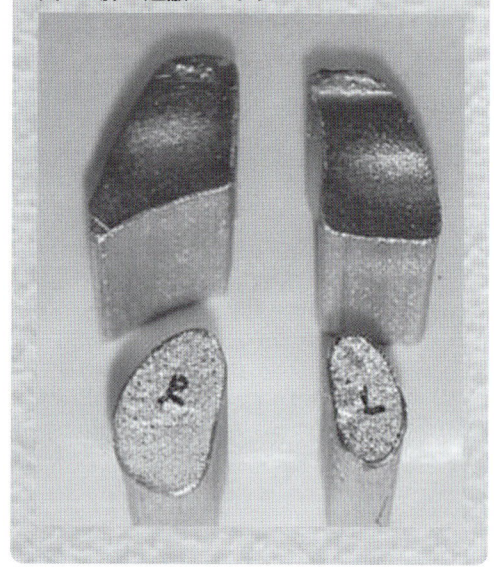

Check & Check　非物理ウェッジ

● コンピュータ制御で上部コリメータの片側を照射中に移動することで，ウェッジフィルタ使用時と同様の線量分布を得る照射技術である。この方法はウェッジフィルタ使用時に起こるビーム線質の硬化がないことや装着時の落下の危険性がないなどの利点があり，治療装置メーカーによって「**ダイナミックウェッジ**」，「**バーチャルウェッジ**」などと呼ばれる。

補足

ボーラス
● 高エネルギービームで皮膚表面の腫瘍を治療する場合，ビルドアップのために低下する皮膚線量を改善する目的で，皮膚面に設置する組織等価な詰め物をいう。ボーラスの語は豆や米を袋に詰めて使用していたことに由来する。

補償フィルタ（図9）
● ビーム入射面の傾斜が複雑でウェッジフィルタによる補償が不可能な場合に，照射部位や患者ごとに作製される金属フィルタをいう。ボーラスとの違いはウェッジフィルタ同様に照射口に設置して線量分布を修正することで皮膚保護効果が維持される点である。図9に補償フィルタの使用例を示すが，補償フィルタを用いない場合は，❶と❷の深度には差があり均一な線量分布を得ることが難しい。❸と等価な補償フィルタを用いることにより❷＋❸となり，❶との差が小さくなるため，均一な線量分布が得られやすくなる。

図9 補償フィルタの使用例

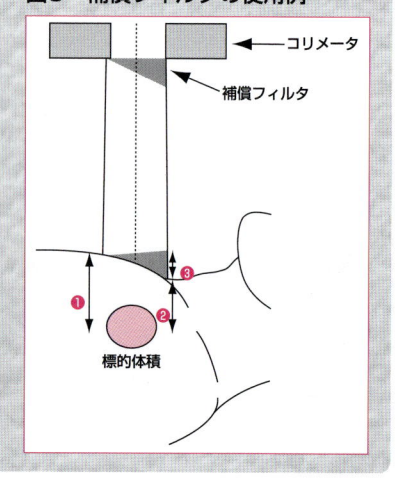

●コバルト遠隔治療装置

タングステン合金の線源容器に貯蔵されたペレット状のCo-60線源（γ線エネルギー：1.17MeV，1.33MeV）を用いた治療装置で，1950年代から約50年間国内で使用されていた治療装置である。Co-60線源の半減期が5.27年であるため，定期的な出力修正や線源交換が必要であった。リニアックとの違いは，線源が大きいために半影が大きくなる点と常にヘッド部からの漏洩があるという点である。現在，線量計の校正に使用されるだけで，現有する施設は少ない。

定位放射線治療装置

定位照射は脳から体幹部へと発展を続けている。ここでは脳定位照射専用装置であるガンマナイフとサイバーナイフについて解説する。

①ガンマナイフ

ガンマナイフ本体には201個のコバルト60線源が半球状に配置されており，患者の頭部に装着されたコリメータヘルメット（図10）の穴を通してγ線が病巣部に集中して照射される（図11）。

図10　コリメータヘルメット

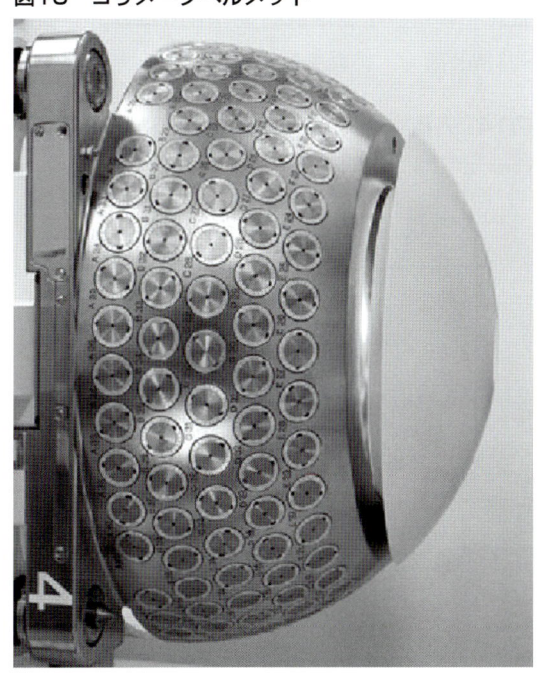

（エレクタより引用）

図11　ガンマナイフ治療

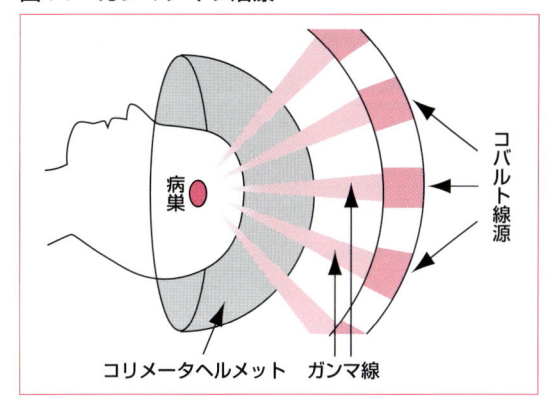

治療までの流れは，あらかじめフレームと頭蓋骨をネジで固定した状態でCTなどの検査を行い，治療計画を立てる。その後，頭部に固定したフレームをコリメータヘルメットに固定し，計画どおりの位置に正確にセットアップする。治療症例として，転移性脳腫瘍，脳動静脈奇形，視神経腫瘍，髄膜腫，下垂体腫瘍などがある。

②サイバーナイフ（図12）

サイバーナイフは小型リニアックとそれを支える高精度ロボットアームから構成される定位照射専用の放射線治療装置である。セットアップずれや治療中の微細な動きを自動的に検出し，ビーム方向を補正する自動病巣追尾システムを搭載している。

従来の定位照射装置では，侵襲的なフレームによる患者固定が必要であった。しかし，サイバーナイフでは着脱式の固定具を装着するだけで高精度の照射が可能となり，患者の精神的，身体的負担が軽減される。また，ガンマナイフでは不整形病巣に対して，形状に一致した範囲へ均一に照射するのが困難であった。しかし，サイバーナイフは自由に動くロボットアームの特徴を利用して良好な線量分布を得ることが可能である。

・直線加速器（Linac）

6MVの治療用X線を400cGy/minで出力が可能。X線の発生に高周波を用いることで小型軽量の直線加速器になっている。先端には直径

図12 サイバーナイフ外観

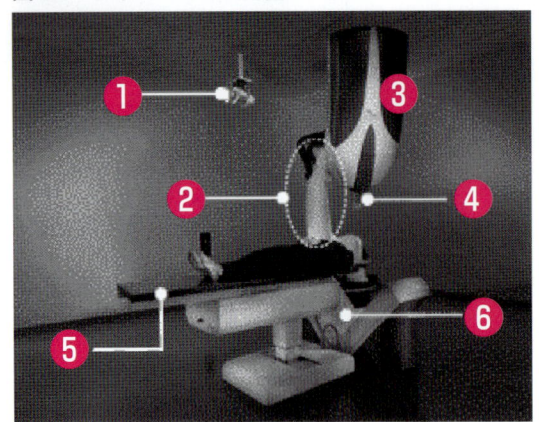

❶X線画像撮影システム(X線管球)
❷マニピュレーター(ロボットアーム)
❸リニアック
❹コリメータ
❺治療台
❻X線画像撮影システム(フラットパネルディティクタ)

5mm〜60mmのコリメータが装着できる。

・ロボットアーム

　6軸の関節をもつロボットを使用し，その先端に直線加速器を装着している。ロボットアームのくり返しの精度は誤差2mm以下で，あらかじめ規定されている100個所のポイントより12方向に照射が可能である。

・病巣追尾装置

　病巣追尾は天井と床に設置された2対のX線管球とフラットパネルディテクタからなるイメージガイドシステムで行われる。ここで得られた2方向のペア画像と治療計画CTからあらかじめ再構成されたDRRとを瞬時に照合して病巣の位置ずれを計算し，座標補正すなわち病巣追尾を行う。

・適応疾患

　・神経膠芽腫　　・下垂体腺腫
　・頭蓋咽頭腫　　・脳動静脈奇形
　・転移性脳腫瘍　・海綿静脈洞腫瘍
　・上顎癌　　など

粒子線治療

　粒子線は，中性子，水素の原子核などの粒子を利用した放射線で，速中性子，陽子線，重粒子線などがある(図13)。そのうち，特に陽子線と重粒子線を用いた治療を「**粒子線治療**」と呼んでいる。

図13　粒子の大きさ

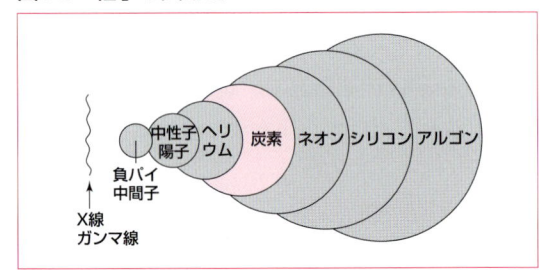

　X線，ガンマ線などの放射線治療では，体表面付近で線量が最大となり，以降は深さとともに次第に減弱する。これに対して粒子線は，停止寸前において線量がピークになる特性(**ブラッグ・ピーク**)をもっており，そのピークを病巣に合わせることで病巣前後の正常組織への影響を軽減することができる(図14)。

　陽子線の生物学的効果は従来のX線，ガンマ線とほぼ同じだが，線量の集中性が優れている。重粒子線は，生物学的効果(RBE)はガンマ線の約3倍と高く，神経組織や重要臓器を避け精密な

図14　各種放射線の生体内における深部線量分布

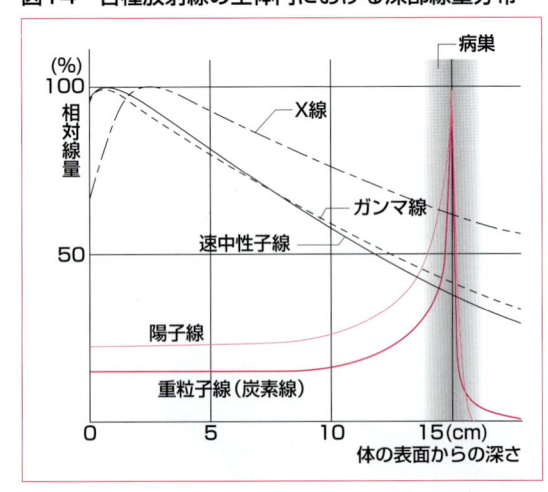

ブラッグピークを病巣の深さに合わせることで正常組織の線量を軽減できる。

治療が可能となる。また，細胞分裂の周期に影響されることがなく，さらに低酸素細胞に対する効果も高いという特徴をもつ(図15)。

図15 各種放射線の生物学的効果比(RBE)と酸素増感比(OER)

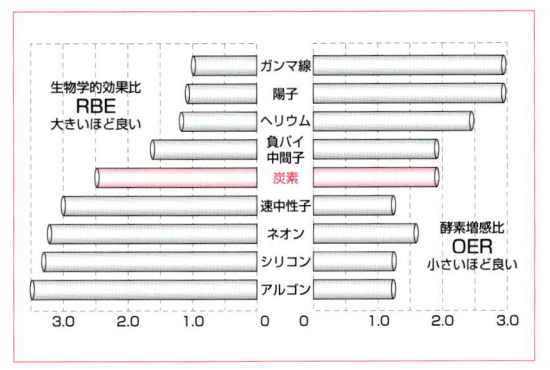

粒子線治療装置について簡単に説明する。重粒子線は**シンクロトロン**と呼ばれるリング状の加速器が使用される。陽子線には**サイクロトロン**と**シンクロトロン**の2種類の加速器が使用され，治療可能なエネルギーまで加速される。加速器から抽出された粒子ビームは病巣の位置や形状にあった，飛程，ブラッグピーク幅を調節したうえで実際の照射となる。それぞれの調整にはマルチリーフコリメータ，レンジシフタ，リッジフィルタ，照射野拡大・平坦化装置が使用される。

陽子線の場合は病巣を中心に回転するガントリーでの調整が可能だが，重粒子線については制御装置が巨大であるため，垂直，水平または30°方向の固定照射となる。また，入射面形状および不均質補正用に患者ごとにボーラスを作成する必要がある。

表在治療X線装置

・管電圧10～100kVのX線で，焦点-皮膚間距離(FSD)10～30cmで使用。
・深部到達力が小さく，皮膚疾患や皮膚癌などの表層に限局した疾患の治療に使用される。

Check & Check

最新の治療装置

トモセラピー(Tomo Therapy)
●ヘリカルCT技術と線形加速器を一体化させた放射線治療装置で，IMRT専用の治療装置である。スリップリングガントリー上に加速器が配置されており，長方形の照射口にMLCが装備されたガントリー部の回転と寝台移動によりスライス照射を行う。これにより360°方向からの照射が可能で広範囲のIMRTが可能になった。最近ではリニアックで行われる強度変調回転治療(IMAT：Intensity Modulated Arc Therapy)の普及により，その価値は薄れつつある。

図16 トモセラピー治療の流れ

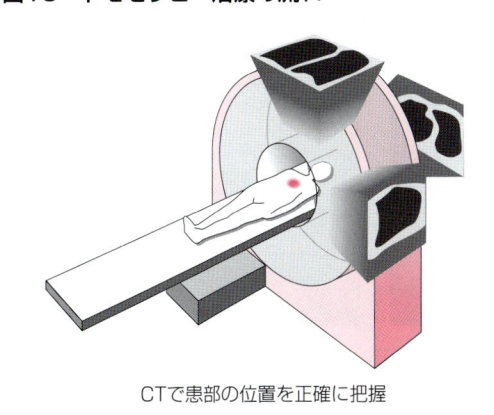

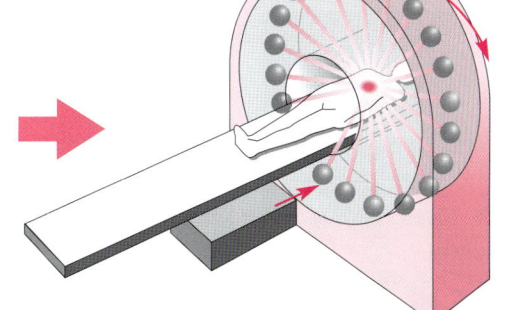

CTで患部の位置を正確に把握

照射口の回転と寝台移動によって複数の患部へ照射が可能

(図13，14，15：放射線医学総合研究所より引用)

放射線治療計画

放射線治療計画では，標的体積を決定し危険臓器を考慮して照射野を決め線量計算を行う。治療計画を行う装置には，**治療計画装置**，X線シミュレータ，CTシミュレータがある。体表面と臓器の位置関係は患者の体位によって変化するため，治療計画は照射時と同じ体位で行わなければならない。

放射線治療計画位置決め装置

①治療計画装置

治療計画装置はCT画像をもとに標的体積の位置や形状，周辺臓器を確認しながら，治療ビームの線質，照射野，照射方向を決定し線量分布を得る装置である。MRI画像やPET画像とCT画像との重ね合わせ（フュージョン）をして治療計画を行うことも可能である。線量分布はCT画像に重ねて表示されるが，各臓器・各領域の線量配分を表示する方法として**DVH**（Dose Volume Histogram）がある。DVHは縦軸に容積，横軸に線量をとってグラフに表示される。線量分布計算時には不均質部分を補正する必要があり，さまざまな計算アルゴリズムが使われている。

②X線シミュレータ（図17）

X線シミュレータは透視画像を用いて腫瘍や周辺の骨陰影などを観察し照射野を決定する位置決め装置であり，治療装置と同じ幾何学的座標が設定できる。

③CTシミュレータ

X線シミュレータと同様に照射野投影機能があり，CTベッド上ですべての治療計画を行うシステムで，専用コンソールでCT画像をもとに照射野や照射方向を決定する。しかし，照射野決定まで患者は治療体位を保持しなければならないなどの問題もある。位置照合にはCT画像からの再構成画像（**DRR**）を用いる。治療計画装置でCT画像を使用するためにはCT値と**相対電子密度**の関係を求めておく必要がある。

患者固定具

治療中の動きを抑制し，再現性のよい治療を行うという点で患者の固定は重要である。頭頸部用として「熱可塑性合成樹脂製の**シェル**（図18）」が用いられる。シェルの作製は温めて柔らかい状態で患者の型をとった後，冷却により硬化させて行う。シェル自身がボーラスとなって皮膚線量が増加するため，厚いシェル材は照射部位の放射線皮膚炎が増強する場合がある。

体幹部用としては，「**吸引式固定バッグ**（図19）」がある。密性の高い袋の中に顆粒状の発泡スチロールが入れられており，空気を吸引する前は柔らかく，患者の体型に合わせることができる。形状が決定した後，袋に取り付けられた吸引バルブから吸引を行うことにより，対象部位に合わせて型がつくられる。

図17 X線シミュレータ
（VARIAN）

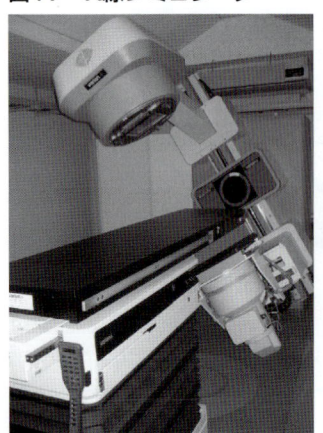

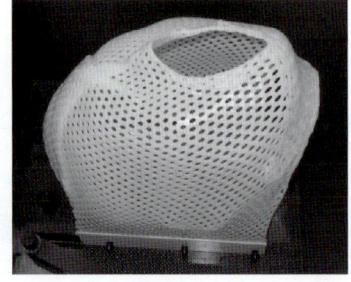

図18 頭頸部用シェル
（エンジニアリングシステム）

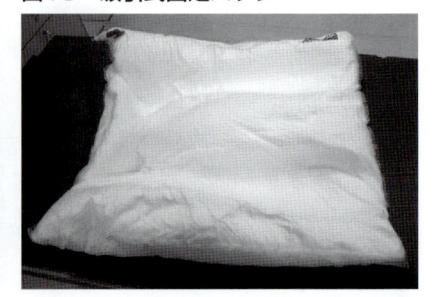

図19 吸引式固定バッグ
（エンジニアリングシステム）

照射野位置照合(図20)

ターゲットに対し正確に照射されていることの確認は、治療装置上で患者をセットアップし、治療ビームを用いて撮影して得られた画像とシミュレータで得られた画像を比較することで行う。この治療ビームによる確認写真を装置の名前をとって「**リニアックグラフィ**」、「**コバルトグラフィ**」と呼ぶ。高エネルギーX線写真であるため、コントラストが低く、おおまかな輪郭で位置照合しなければならない場合もある。そのため、初回治療時の位置確認画像は**二重曝射**した写真を用いることが多い。フィルムでなくコンピューテッドラジオグラフィ(CR)を用いて撮影し画像処理をすることにより、コントラストが改善される。また、**EPID**[*7]を用いると実際の治療中の照射部位の動き(呼吸性移動など)をほぼリアルタイムに監視することができる。

用語アラカルト

*6 二重曝射
照射野に絞ったビームと絞りを全開にしたビームで2回曝射すること。二重曝射により、照射部位だけは照合しにくい場合も周辺臓器との位置関係で照合が可能となる。

*7 EPID(electric portal imaging device)
ガントリー下部に検出器を設置して照射位置確認画像を得る装置(図1下部)。ミラーベースビデオシステムや液体イオンチェンバシステムなどがある。現像などの処理がなく、ほぼリアルタイムで画像を確認できるため、連続透視画像を得ることも可能である。

照射法

外部照射の方法には、固定照射(1門、2門、多門照射など)、運動照射(回転、原体、振子など)、定位照射、IMRT、全身照射、術中照射などがある。

①固定照射

●1門照射(図21)

・一方向からのみ照射する方法で、胸壁腫瘍や皮膚疾患、脊椎骨転移などの浅在性の標的体積に用いられる。
・電子線による治療は一般にこの方法で行われ、X線に比べ電子線は標的体積より深い部位の照射を避けることができる。

●2門照射
対向2門照射(図22)

・同じ照射野を向かい合わせて照射する方法。

図20 照射野位置照合

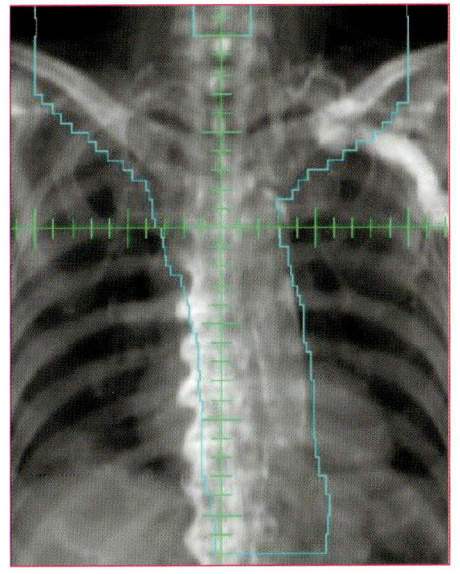

a　治療計画時のCTから作成したDRR画像　　b　ライナックグラフィ(CR)

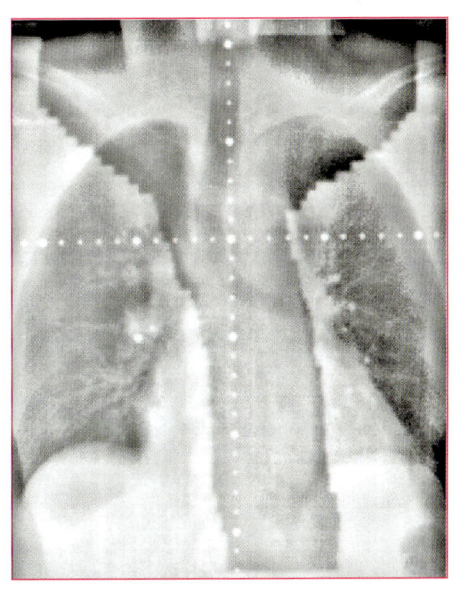

- 照射野内の線量分布は入射面から射出面までほぼ均等で，体軸中心部に存在する標的体積に対しても均等に照射できる。
- 線量基準点が変位している場合，相対するビームのエネルギーや線量配分を変える必要がある。

補足
- 食道癌の照射では脊髄の耐容線量を考慮して40Gy程度までを前後対向2門照射を行い，その後は脊髄を避けて斜め対向2門照射で20Gy程度追加する。

接線照射（図23）
- 体輪郭の接線方向に照射する方法で，深部組織を保護することができる。
- 乳房温存術後照射に用い，肺を保護するのが代表的である。

斜入2門照射
- 2つの照射野に角度をつけて照射する方法。
- 偏在性の標的体積に用いられる。
- 頭頸部，特に上顎癌に用いられることが多い。
- 2つの照射野が90°で交わるものを特に**直交2門照射**（図24）と呼ぶ。
- ウェッジフィルタやボーラスを使用して標的体積をできるだけ均等に照射する。

図21　1門照射

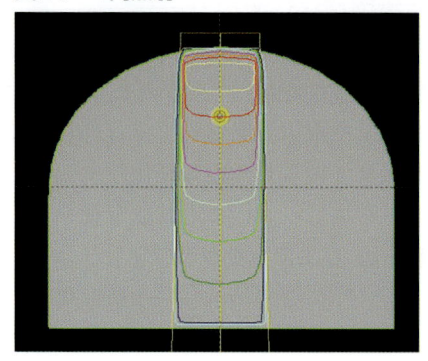

図22　対向2門照射

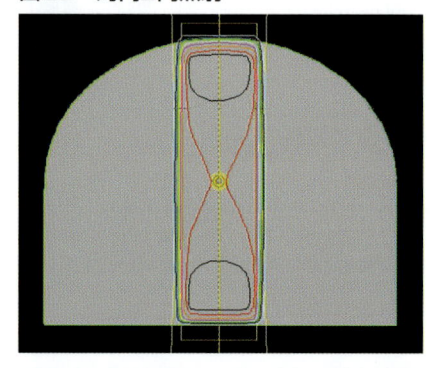

図23　接線照射

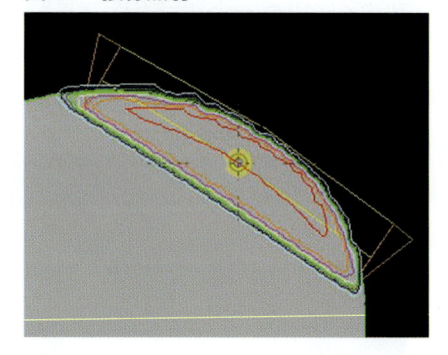

図24　直交2門照射

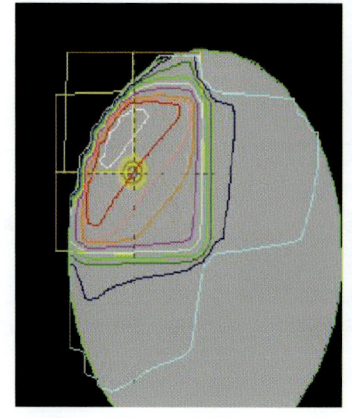

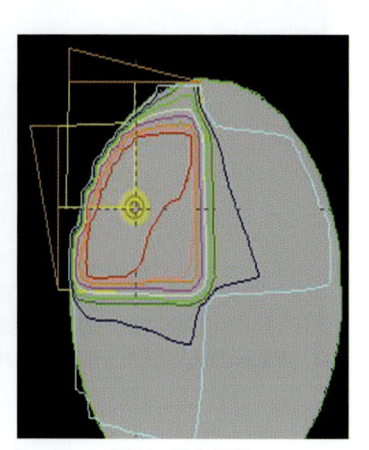

a　ウェッジフィルタなし　　b　ウェッジフィルタあり
ウェッジフィルタなしの場合は表面付近が高線量になる。

多門照射（図25）

- 3門以上の門数を多方向から照射する方法。
- 深在性の標的体積に治療体積を集中する場合や周辺の正常臓器を避ける場合に用いられる。

②運動照射

回転照射（図26）

- 深在性の標的体積に用いられる。
- 標的を中心に線源が360°回転する照射法。
- 円形またはそれに近い等線量曲線が得られる。

振子照射（図27）

- 偏在した標的体積や，危険臓器を避ける場合に線源の振子角度を変える照射法。
- 楕円形の等線量曲線が得られる（振子角度，照射野幅によって変化する）。
- 限局した脳腫瘍や前立腺の追加照射で用いられる。

③定位照射，IMRT（強度変調照射）

- 「1　基礎的放射線治療学・腫瘍学」68ページ参照のこと。

④全身照射

全身照射には，白血病の治療法である骨髄移植の前処置として行われる**X線による全身照射**（total body irradiation：TBI）と，菌状息肉症に対して行われる**全身皮膚電子線照射**（total skin electron irradiation：TSEI）がある。

TBI照射法

- 全身が照射目標なので線源標的間距離（STD）を長くとる（全身を一度に照射するためには3m以上の距離を必要とする）。
- 1回の照射には40分〜1時間かかるため，患者の苦痛が少なくセットアップが正確・簡単で再現性のある体位を選択しなければならない〔仰臥位（または側臥位）対向2門照射や寝台移動法など〕（図28）。

図25　多門照射（例：4門照射）

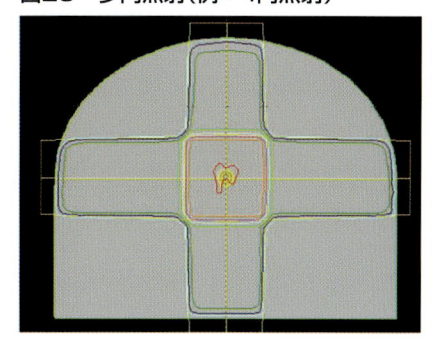

図26　回転照射

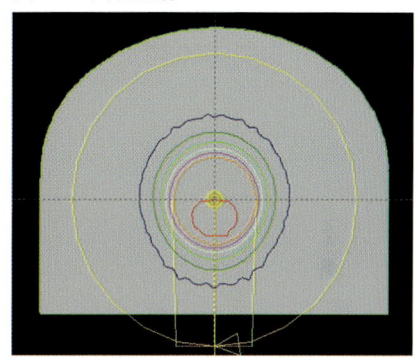

図27　振子照射

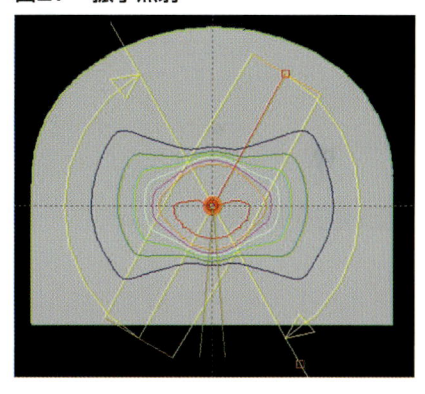

- 主に4〜10MV X線を使用する。
- 照射線量は1回2Gy，1日2回，3日連続で12Gy/6回が一般的である。

全身皮膚電子線照射法（図29）

- 大照射野による固定6方向（上下2門）照射法が線量の均一性から多用されている。
- 角膜，水晶体はブロックする必要がある（眼瞼病変の有無で，鉛コンタクト，ゴーグル

図28 TBIにおける患者セットアップ例

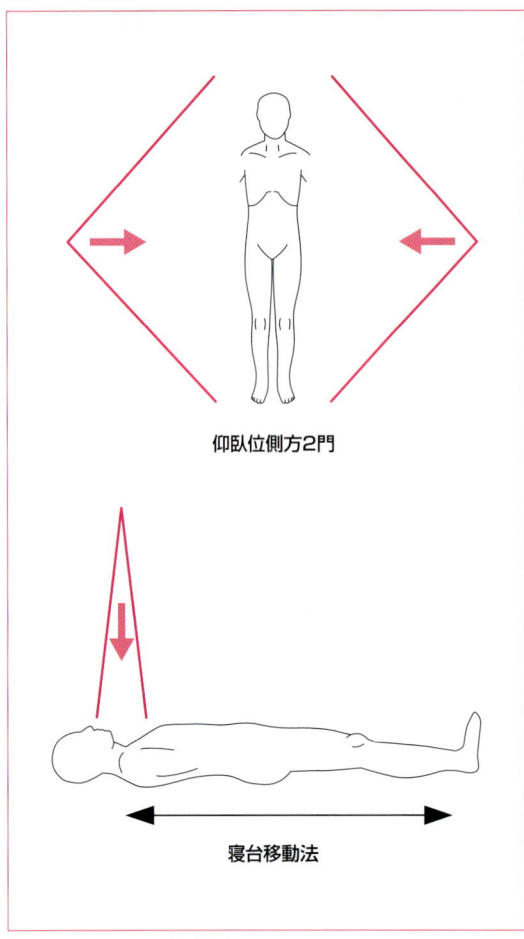

仰臥位側方2門

寝台移動法

(AAPM Report 17より引用)

型の眼ブロックを使い分ける)。
・3～6MeV程度の低エネルギー電子線を使用する(空中散乱により照射野の拡大が得られる)。
・エネルギー低減のため散乱体をガントリーヘッドと患者の間に置くことがある。
・全身を均一に照射するのは困難であり,手指と踵は過線量になりやすいので体位の工夫や遮蔽が必要になる。頭頂,会陰,足底部は線量不足になるので追加照射をする。

⑤術中照射(Intra Operative Radiation Therapy)(図30)

術中照射は腫瘍の制御線量が周囲の正常組織の耐容線量よりも大きく,通常の外部照射では治療の対象となり難い場合に適用される。深在性の悪性腫瘍で根治手術困難な症例の残存病巣またはリンパ節転移などに対し,手術中,全身麻酔の開腹下に腫瘍を露出させ,周囲の正常組織を照射野からはずして放射線治療を行い,治療可能比を高くすることができる。術中照射の行われる代表的な疾患に,膵臓癌,胃癌,胆嚢癌,直腸癌,骨肉腫などがある。

図29 全身電子線照射体位

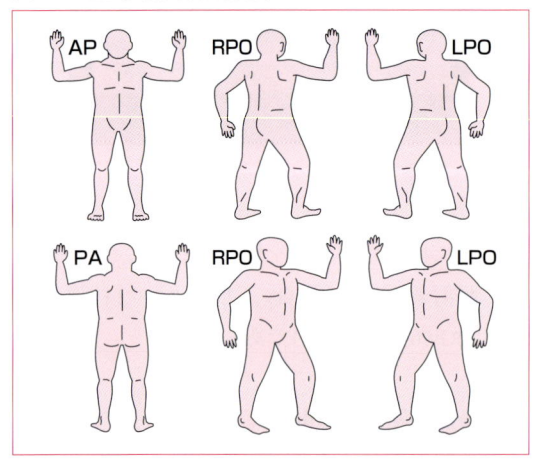

a 照射体位

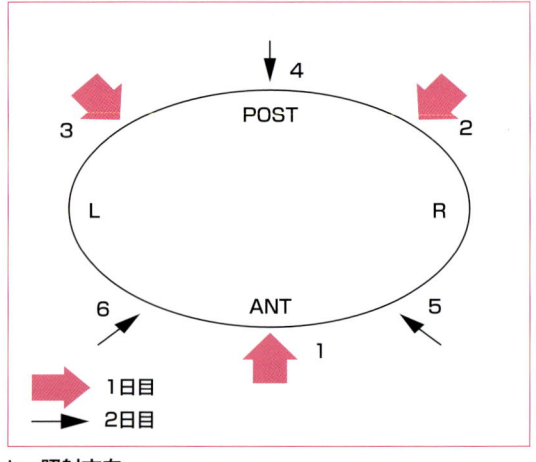

b 照射方向

固定6方向照射法ではaのような体位をとる。この体位のうち,1日目はAP,RPO,LPOすなわちbの1,2,3の方向から照射し,2日目はPA,RAO,LAO,bの4,5,6の方向から上半身,下半身をそれぞれ照射する。それぞれの方向は60°ごとに設定する。2日で1サイクルとし,週4日2サイクルの照射を行う。照射線量は1サイクルで1.5～2Gyが皮膚表面全体に均等に照射されるようにする。

(高井良尋,三津谷正俊:特殊な節外性リンパ腫 T細胞:皮膚.7 治療, Japanese Journal of Clinical Radiology Vol.46 No.10,金原出版,2001.より改変引用)

図30　術中照射の模式図

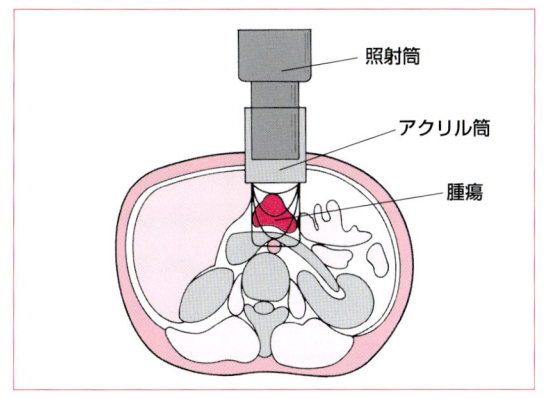

腫瘍に合わせたアクリル筒と照射筒を用いて周辺正常臓器を照射野からはずす。電子線使用により深部への影響をおさえることができる。

●利点
- 照射野を直接目視できるため，目的部位に確実に照射することができる。
- 深部へは到達しない電子線を用い，**照射筒（ツーブス）** を病巣に密着して照射することで，病巣に限局して照射できる（骨肉腫など病変によってはX線を用いる場合もある）。
- 周辺正常臓器を避けることができるため，放射線による副作用は起こりにくい。
- **1回大線量投与**（15～50Gy）による高い生物学的効果がある。

●欠点
- 治療可能病変の大きさには制限がある。
- 基本的に1回照射なので，腫瘍または正常組織の反応を見ながらの線量増減ができない。
- 分割照射による再酸素化，再分布の生物学的利点を利用できない。

小線源治療

小線源治療とは，密封された放射線同位元素である小線源を病変の近くに配置し，線量を局所に限局させて治療する方法である。小線源治療の利点は，線源を病巣部へ密接して使用するので周囲正常組織への影響は少なく，病巣に大線量を集中できるため局所治癒率が良好で，機能温存率が高いという点である。欠点としては，線量の減弱が急激であるため大きな腫瘍に均等に照射し難く，線量計算が困難なことである。

小線源治療は，^{226}Raが広く使用されていたが，近年，放射線防護の観点より^{226}Raは破棄されつつある。^{226}Raに変わり，^{192}Irや^{198}Auなどが普及してきている。^{192}Irは半減期が74日であり，主にβ^-壊変し，β線，γ線，特性X線を放出する。γ線は数種類のエネルギーのものが放出され平均エネルギーは0.370MeVである。^{192}Irは自由に曲がる細いワイヤーを低線量率として使えるうえ，ヘアーピンやシングルピンなどもある。また，近年，高線量率遠隔装置としても急速に普及しており，現在では小線源の中心である。

表1　小線源治療に使用される主な放射性同位元素

種類	半減期	γ線のエネルギー(MeV)
^{226}Ra	1620年	19～2.43
^{137}Cs	30年	0.66
^{60}Co	5.27年	1.17　1.33
^{192}Ir	74日	0.30～0.61
^{125}I	60日	0.027～0.035
^{198}Au	2.7日	0.41～1.09

小線源治療の方法による分類

線源を病変にどのように近接して配置させるか手技方法により，①腔内照射，②組織内照射，③配布照射の3つに大きく分けることができる。

①腔内照射

管腔臓器内に線源を配置する手技である。代表的なものでは子宮癌における，子宮腔に線源を挿入して治療を行うものである。胆道，気管支，食道，上咽頭，直腸などにも適応される。

②組織内照射

小さな線源を直接腫瘍内に埋め込み配置する手技である。「一時針入」と「永久針入」があり，舌癌や口腔癌などの頭頸部癌や前立腺癌に適応される。

③配布照射

「モールド法」とも呼ばれ，線源を密着させるためのアプリケータを用いて線源を配布する手技であり，皮膚や粘膜に適応される。

図31　^{192}Ir高線量率腔内照射装置

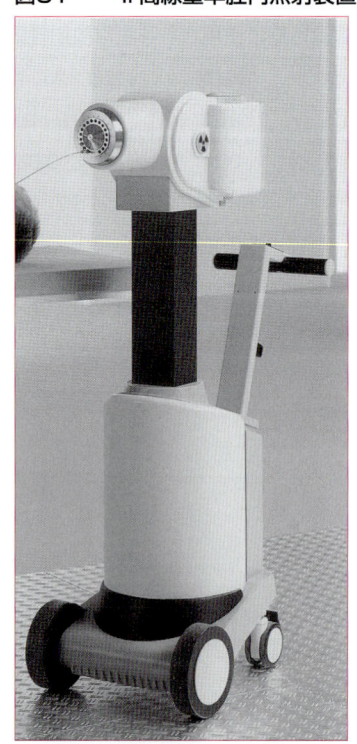

（千代田テクノルより引用）

小線源治療の線量率

小線源治療は線量評価点での線量率によって3つに分けることができる。高線量率(HDR)は12Gy/h以上，中線量率は(MDR)は2〜12Gy/h，低線量率(LDR)は2Gy/h以下である。

高線量率照射は「Ir-RALS」あるいは「Co-RALS」と呼ばれる遠隔操作式後充填装置を用いて行われる。Ir-RALSは^{192}Irのマイクロ線源を使用するので，子宮癌などの腔内照射以外にも舌癌の組織内照射にも適応される。高線量率照射は1回線量を減らし多分割で行われる。医療従事者の被ばくがなく，線量の均一化が得やすいという利点があげられる。中線量率照射は^{137}Csのビーズ状線源を遠隔操作でアプリケータに送りこむ装置がある。この装置は腔内照射専用である。低線量率照射は舌癌に対する^{137}Cs針や^{192}Irヘアーピンによる組織内照射，あるいは^{137}Cs管による子宮癌に対する腔内照射などに適応される。

RALS(remote controlled afterloading system：遠隔操作式高線量率腔内照射法)（図31）

プラスチックあるいは金属などのアプリケータをあらかじめ体腔内に挿入して固定した後，この中に密封小線源を装填して照射する方法である。従来から施行されている低線量率腔内照射の大きな欠点として，術者および介助者の放射線被ばくや長時間患者を遮蔽病室に拘束することによる苦痛，線源の固定不備による線源のずれなどがあったが，RALSの導入により大きく改善されている。

放射線治療の実際

補足

マンチェスタ法（図32）
- 子宮癌の線源配置は通常，マンチェスタ法に準じて治療が行われている。線量の評価はA点およびB点で行う。

A点：外子宮口より子宮腔長軸に沿って上方2cmの高さを通る垂直線上で，側方2cmの点。原発巣の治癒と膀胱・直腸障害の指針，照射線量の評価点とする。

B点：骨盤腔内にて前額面上，左右A点の中間の高さで正中線より側方5cmの点。骨盤壁浸潤やリンパ節転移の治癒と腸管の副作用の指針となる。

子宮腔内線源は**タンデム**，腟内線源は**オボイド**の中に挿入する（図33）。

図32　マンチェスタ法によるA点，B点の概念図

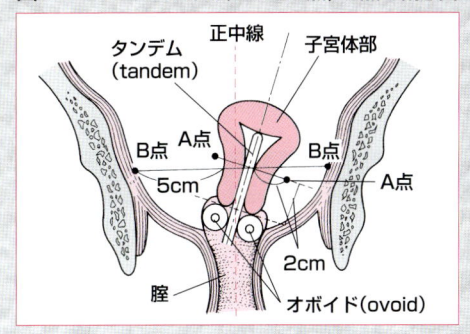

（西台武弘：放射線治療物理学，文光堂，1996.より改変引用）

図33　^{192}Ir高線量率腔内照射用アプリケータ

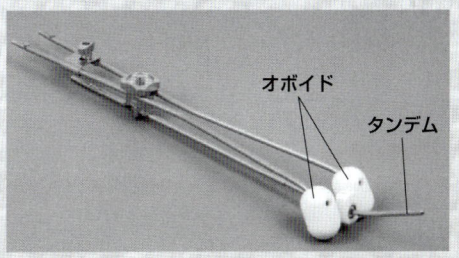

タンデム（中央）とオボイド（左右，先端楕円形）
（千代田テクノルより引用）

【参考文献】
1）西台武弘：放射線治療物理学，文光堂，1996.
2）高橋正治，高橋　隆：図解診療放射線技術実践ガイド，文光堂，2006.
3）熊谷孝三，日本放射線技術学会：放射線技術学シリーズ放射線治療技術学，オーム社，2006.
4）高井良尋，三津谷正俊：特殊な節外性リンパ腫 T細胞：皮膚．7 治療，Japanese Journal of Clinical Radiology Vol.46 No.10，金原出版，2001.
5）立入　弘，稲邑清也：診療放射線技術・下巻 改訂第10版，南江堂，2003.
6）保科正夫，日本放射線治療専門技師認定機構：放射線治療技術の標準，日本放射線技師会出版会，2007.

【ホームページ】
独立行政法人放射線医学総合研究所，重粒子線がん治療装置（HIMAC）
http://www.nirs.go.jp/research/division/charged_particle/himac/index.shtml

4 放射線治療 高エネルギー光子の線量解析

三津谷正俊

はじめに

適切な放射線治療方針を決定するうえで，「**時間的線量配分**[*1]」と「**空間的線量配分**[*2]」は重要な要素である。後者の把握は線量測定や治療計画装置を用いた計算によって行われるが，本項では，これらの理解に必要な知識として高エネルギー光子の線量解析について解説する。

用語ア ラ カルト

*1　時間的線量配分
病巣への総線量，線量率，分割回数，治療期間などのことで，放射線腫瘍学に基づいて決定される。

*2　空間的線量配分
体内での放射線の線量分布のことで，放射線の種類（直接電離放射線，間接電離放射線）やエネルギー（線質）などに依存する。

体内線量の計算システムの必要性

近年の放射線治療の線量計算は，放射線治療計画装置によるコンピュータ計算が主流である。この装置を臨床で適正に使用するためには，治療計画装置へ入力しなければならない放射線特性を示す関数やその測定法に関する知識が必要である。体内線量の計算には照射野サイズや深さなどの関数である①照射野係数，②深部量関数，③フィルタなどの透過率の3種類の量が必要である。本項の内容を大まかに理解してもらうために代表的な量を用いた線量計算の基本式を右上に示した。臨床では患者を治療するための処方線量が与えられ，これを達成するために治療装置で出力すべき放射線量（MU）を決定することが最も重要な作業である。よって，放射線治療に関する実習では実測値ベースでの高エネルギー光子の線量計算のしくみを理解して臨むことが重要であり，最終的に治療計画装置と独立した線量計算システムを独自に構築できる程度の知識を身に付けておく必要がある。

体内線量計算に必要な量
①照射野係数
②深部量関数
③フィルタ・トレイなどの透過率

$$D(d,s) = DMU \cdot MU \cdot \underbrace{Sc(c) \cdot Sp(s)}_{①} \cdot \underbrace{TMR(d,s)}_{②} \cdot \underbrace{WF(d,s) \cdot TF(d,s) \cdot (others)}_{③}$$

$D(d,s)$ ：照射野サイズs，深さdの評価点に投与する処方線量（cGy）
DMU ：基準条件（基準深，基準照射野）でのモニタユニット当たりの吸収線（cGy/MU）
MU ：治療装置にプリセットされるモニタユニット（MU）
$Sc(c)$ ：コリメータ散乱係数
$Sp(s)$ ：ファントム散乱係数
$TMR(d,s)$：組織最大線量比
$WF(d,s)$ ：ウエッジ係数
$TF(d,s)$ ：トレイ係数
$(others)$ ：その他の補正係数

線量計算に必要な基礎知識

"ファントム"とは？

放射線治療におけるファントムとは，線量測定のために人体に代わって用いる組織等価物質で，その容積は測定対象のビームがその内部ですべての散乱が達成できる十分な大きさが必要である。精密な測定には，人体（ただし，骨，肺は除く）と等価とされる水ファントムが使用される。ただし，水ファントムの正体は**図1a**のようなPMMA製の水槽に水を溜めたものである。水ファントムの特徴を次ページに示した。**図1b**は

線量分布の測定（フィルム法）やQAのために，水の代用品として使用される固体の板状ファントムである。吸収散乱特性が完全に水と同じではないことに注意が必要で，使用前にユーザーが詳細に確認しなければならない。代表的な固体ファントムの物理特性を表1に示す。そのほか，不均質物質を封入した人体形状のランドファントム（図1c）は，数センチ厚に分割されているのでTLDやフィルムを挿入した線量測定が可能である。図1dは，水ファントム内で線量計を3次元的に遠隔で駆動して，迅速に線量をスキャンするための水ファントムである。

水ファントムの特徴
○利点
①筋肉などの軟部組織との吸収・散乱特性がほぼ等しい。
②放射線特性の再現性がよい。
③どこでも普遍的に入手可能である。
×欠点
①線量計が防水設計のものに限定される。
②長時間測定での蒸発による水位（深さ）の変化がある。
③漏水の危険性がある。

補足●防水設計されていない線量計を使用する場合は，薄いアクリル樹脂製の防水鞘（PMAA）内に挿入して測定が行われる。

ファントム材の水等価の条件
一般にファントム材が組織または水等価であるためには，以下の条件が同じである必要がある。

ファントム材の組織等価の条件
①単位質量当たりの電子数
②物理密度
③実効原子番号

しかしながら，一般に臨床で使用される**高エネルギー光子の相互作用はコンプトン散乱が支配的である**ため，水と同じ電子濃度（媒質の単位体積当たりの電子数）をもつことも必要になる。

用語アラカルト

*3 標準測定法01
「標準測定法01」は国際的な放射線測定法に従ったわが国の測定マニュアルであり，放射線量のトレーサビリティを確立し，放射線治療装置のQA/QCを確保することを目的としている。なお，標準測定法01では，光子・電子線ともに水を基準媒質として推奨している。

図1 測定に用いられる各種ファントム

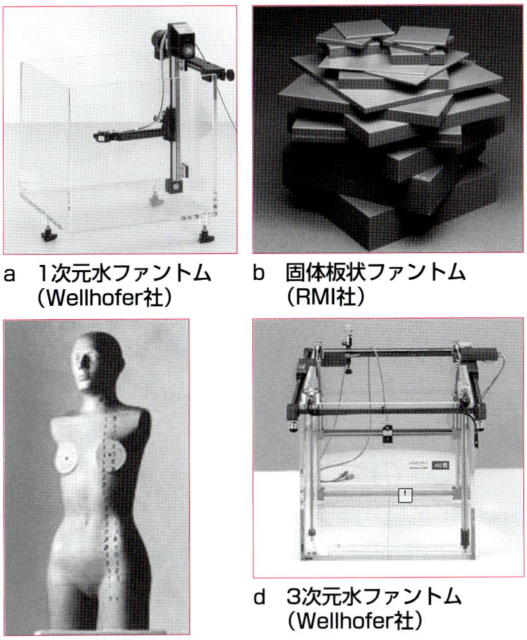

a 1次元水ファントム（Wellhofer社）
b 固体板状ファントム（RMI社）
c ランドファントム（ファントム・ラボラトリー社）
d 3次元水ファントム（Wellhofer社）

表1 代表的なファントムの物理特性
（標準測定法01*3 表A13.1より抜粋）

	密度 g/cm³	電子密度 ×10²³/g	電子濃度 ×10²³/cm³	$\bar{Z_1}$*
水	1.000	3.34	3.34	7.42
Solid water(WT1)	1.020	3.25	3.31	7.38
Solid water (RMI-457)	1.030	3.25	3.35	7.40
Plastic water	1.013	3.28	3.32	9.37
Virtual water	1.030	3.24	3.33	7.39
Tough water (WE-211)	1.017	3.25	3.31	7.42
Polystyrene	1.060	3.24	3.43	5.70
PMMA	1.190	3.25	3.87	6.47
A-150	1.127	3.31	3.73	6.88
MixDP	1.000	3.38	3.38	7.02

※光子の光電効果に対する実効原子番号： $\bar{Z_1} = \sqrt[2.94]{\sum a_i Z_i^{2.94}}$
ここでa_iは全体の電子数に対するi番目の原子Z_iの電子数の割合。

Check & Check 〜 電子密度の計算法

● 物質の電子密度(ρ_e)は，次のShrimptonの式を用いると，質量密度(ρ_m)と原子成分から計算できる。

$$\rho_e = \rho_m \cdot N_A \cdot \left(\frac{Z}{A}\right) \quad \cdots (1)$$

ここで

$$\frac{Z}{A} = \sum_i a_i \cdot \left(\frac{Z_i}{A_i}\right) \quad \cdots (2)$$

N_A：アボガドロ定数
Z_i：原子番号
A_i：質量数
a_i：i番目成分の質量比

まず放射線治療の照準のしくみについて理解しよう!!

深部線量分布を表す関数の定義は実際の患者の照準（セットアップ）の仕方に深く関わっている。市販されているガントリー回転式のリニアックなどの治療装置の線源-回転軸間の距離は100cmである。どの角度から照射しても，その回転中心（＝アイソセンタ）にビームが集中するような構造になっている（図2）。このアイソセンタを視覚的に確認するために両側壁と天井にレーザーポインタが設置され，レーザーがアイソセンタで交差するように投光されている。一方，治療計画時に腫瘍の位置を特定する基準線（スキンマーカ）が皮膚面にマーキングされる。このスキンマーカをレーザーポインタに合わせることによって，腫瘍はアイソセンタの位置に照準されることになる。したがって，このレーザービームの投光位置は治療精度を決定するうえで非常に重要である。また，以下に示すように，照準する部位によって，照準の方法にはSSD法とSTD法がある。

図2　放射線治療室の配置

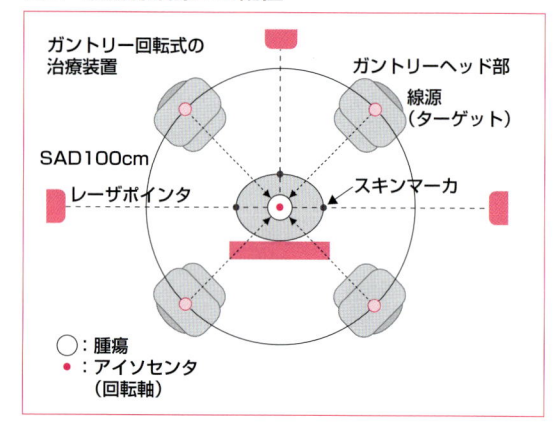

SSD法とSTD法

①SSD法（図3a）

照準の基準が皮膚表面で，線源皮膚間距離が一定になるようにセットアップする照射法である。

例として，全脊髄照射などの1門照射，電子線照射などのアプリケータを用いる照射がある。

②STD(SAD)法（図3b）

照準部位が腫瘍位置で線源病巣間距離が一定になるようにセットアップする照射法である。ガントリー回転式治療装置では，運動・固定多門照射の大部分の照射が該当する。

図3　患者のセットアップ法

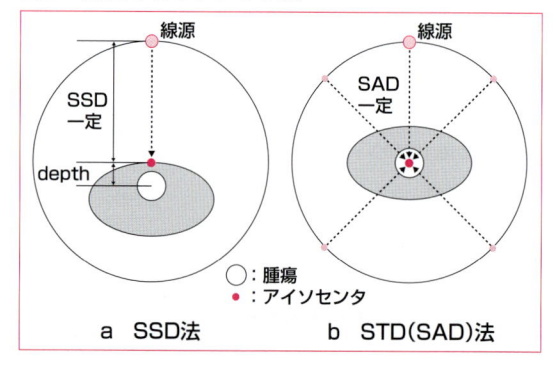

a　SSD法　　b　STD(SAD)法

補足

● 照射対象がファントムの場合は，SSD法およびSTD法をそれぞれ以下のように呼ぶ。
・SSD(source-skin distance)法　→　SSD(source-surface distance)法
・STD(source-tumor distance)法　→　SAD(source-axis distance)法

高エネルギー光子の線量解析

Check & Check

照射野の定義

幾何学的照射野サイズ
- 線源前面中心からコリメータの末端を通過した線束が，線源から一定距離（100cm）のビーム軸に垂直な面へ投影される照射野サイズと定義される（光照射野に相当）。

物理的照射野サイズ
- 線源から一定距離（100cm）のビーム中心軸に垂直な面で得られた等線量曲線（通常，50％）の対向する2辺間（BD）の距離（W_d）と定義される。

図4 幾何学的照射野と物理的照射野

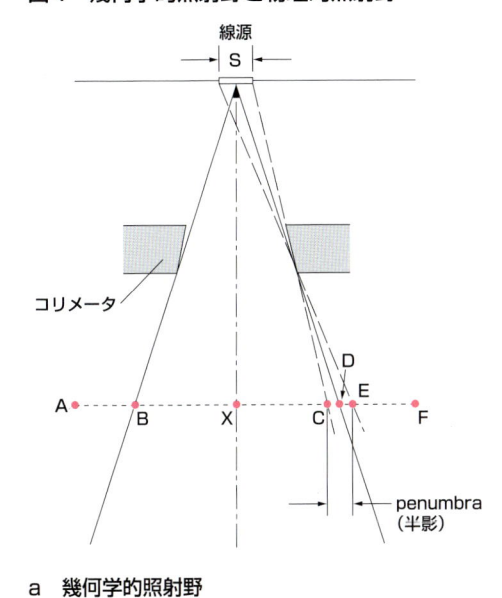

a 幾何学的照射野
b 物理的照射野 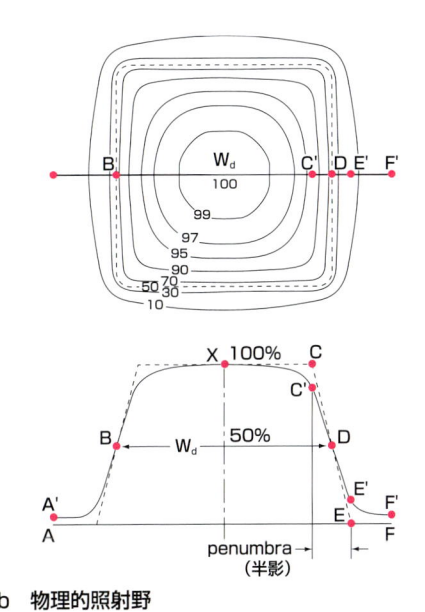

臨床での線量計算システム

深部線量関数とは？

体内（またはファントム）へ入射したビームの吸収線量は深さとともに変化する。患者へ投与される線量を計算するには，深部線量の変化を表す関数が必要であり，代表的な深部量関数を下に示す。これらの関数は，線質・病巣深度・照射野サイズ・治療距離などに依存する。

代表的な深部量関数
①SSD法
・深部量百分率（PDD）
②STD法
・組織空中線量比（TAR）
・組織ファントム線量比（TPR）
・組織最大線量比（TMR）

SSD法に用いる深部量関数

SSD法に用いられる深部量関数は深部量百分率（PDD）で，線源皮膚間距離が100cmに設定された幾何学的配置での深部量の変化を示す。図5は臨床でのSSD法の幾何学的状況を示す。Bと比較してAの腫瘍サイズは大きく浅いところに位置している。照射野サイズは腫瘍の大きさ，深度は腫瘍の位置によって決定されるが，これらのあらゆる幾何学的状況に対応するために照射野ごとの深部率百分率（PDD）が必要になる。

補足
- 照射野を規定する位置は，SSD法（PDD）では皮膚面，STD法（TMR/TPR）では腫瘍の位置であり，ビーム中心軸に垂直な面でのサイズとなる。ようするに，すべての深部量関数においてSAD＝100cmの位置で規定される。

図5　臨床でのSSD法の状況

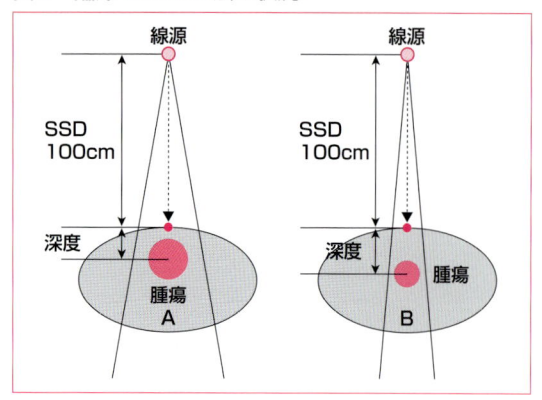

深部量百分率（PDD）

表面において照射野A_0の深部量百分率（PDD：percentage depth dose）は，図6に示すように中心ビーム軸上の基準深（d_r）の吸収線量に対する任意の深さ（d）の吸収線量の比と定義され，百分率（％）で表される。通常，基準深は中心軸上で最大線量となるピーク深（d_{max}）が用いられる。数式で表現すると，次のようになる。

$$PDD(d, A_0) = \frac{D_d(d, A_0)}{D_r(d_r, A_0)} \times 100$$

図6　PDDの定義

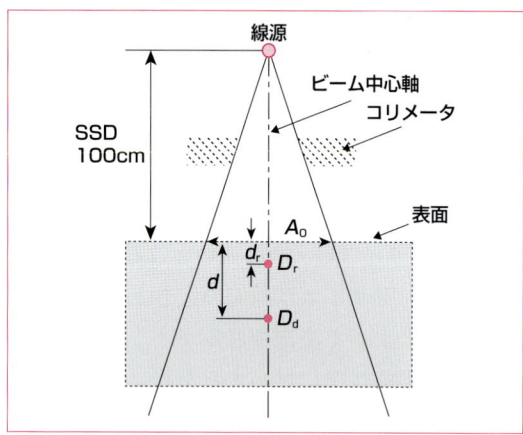

深部量百分率（PDD）を測定するには，図7に示すようなSSD＝100cm一定の配置で，検出器を深部へ進めて各深さの線量を測定し，d_{max}での最大線量（D_{max}）に対する百分率を求める。一般に電動で検出器を走査する3次元水ファントムが測定に用いられるが，媒質が水であるため表面から検出器を沈めると表面張力による測定値の誤差が生じるので，深部から浅い方向へ検出器を走査する。深部量百分率に影響する要因として，ビームの線質（エネルギー），深度，照射野サイズ，線源皮膚間距離，コリメータシステムなどがある。

図7　PDDの測定配置とPDD曲線（4MV-X線）

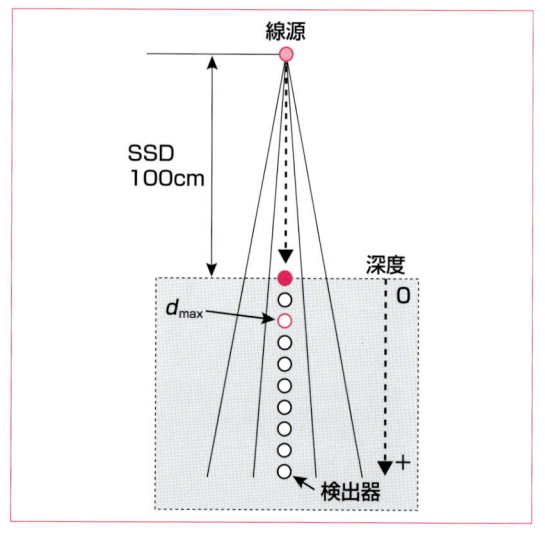

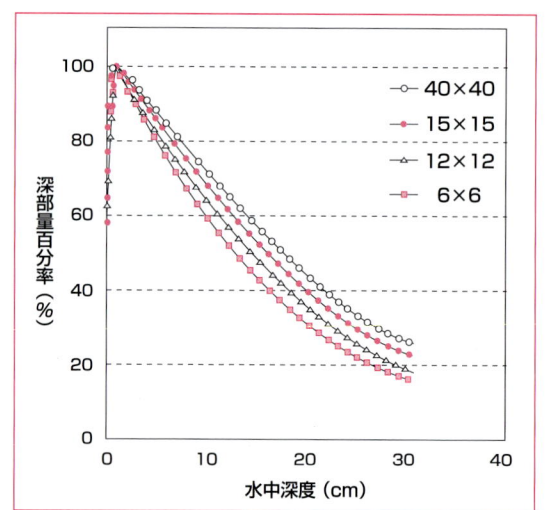

補足
● 深部量百分率（PDD）は照射野サイズが大きくなると高くなる。また，低エネルギービームほど深部量百分率の照射野依存性は大きくなる。通常，深部量百分率は正方形照射野に対して測定されるが，臨床で用いる照射野は，矩形または不整形照射野が大部分である。したがって，臨床で用いられる照射野に対して正方形照射野の深部量百分率（PDD）を適用するために，等価照射野の計算法が必要となる（後述）。

Check & Check

高エネルギー光子の特徴

- 高エネルギー光子の水中での深部線量は，逆二乗則による減弱や散乱の影響を無視すると，**深さとともに指数関数的に減少**し，エネルギーが高いほどその深部量百分率は大きくなる（図8）。

・ビルドアップ
表面領域に着目すると，常用X線以下の低エネルギー光子では表面またはその近傍の線量が最大線量となり，高エネルギー光子の最大線量点は組織の深部へ移行する。この現象は「ビルドアップ」と呼ばれ，高エネルギー光子ほど顕著になる。また，この表面から最大線量点までの領域は「**ビルドアップ領域**」と呼ばれる。

・皮膚保護効果
高エネルギー光子の表面線量が相対的に低くなる特長は，深部の腫瘍線量に対して皮膚の耐容線量を超えないように低く抑えられることから，この効果を「**皮膚保護効果**」と呼ぶ。

図8　ビルドアップ領域

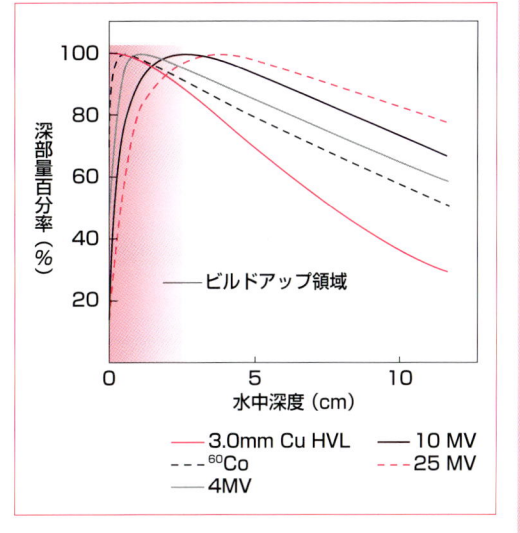

最大線量深（参考値）
^{60}Coγ線　　　　：0.5cm
X線（4〜15MV）：加速電圧（MV）/4cm

STD法に用いる深部量関数

深部量百分率（PDD）はSSDが一定の場合の関数であり，SSDが表面輪郭に応じて刻々と変化する回転照射などの照射法には不向きである。1953年，Johnsらによって組織空中線量比（TAR：tissue-air ratio）が導入され，回転治療の線量計算に使用された。TARは幾何学的配置にSTD法を採用しており，照射野サイズと深さにのみ依存する非常にシンプルな関数となっている。現在では，高エネルギービームに対応したTPR（tissue phantom ratio）やTMR（tissue maximum dose ratio）が利用されている。

組織空中線量比（TAR）

TAR（tissue-air ratio）は，図9に示すようにファントム中の任意の点での線量をD_d，同じ点での自由空間（空中）での線量をD_{fs}とすると，次式のようにD_{fs}に対するD_dの比として定義される。D_{fs}を測定するときは，電子平衡が成立する厚さのビルドアップキャップをイオンチェンバーに装着する必要がある。数式で表現すると次のようになる。

$$TAR(d, r_d) = \frac{D_d}{D_{fs}}$$

D_d：ファントム中の深さdでの線量
D_{fs}：同じ位置での自由空間での線量

図9　TARの幾何学的配置

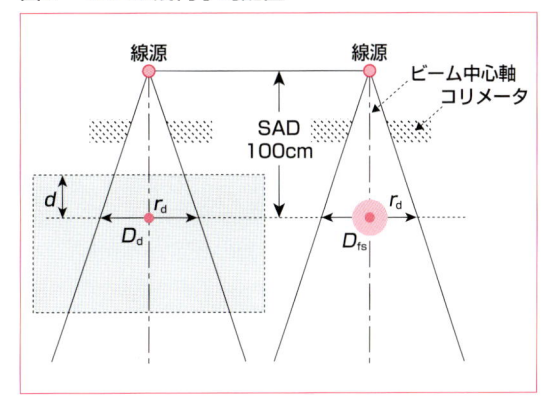

TARは深さdとその深さでの照射野サイズr_dに依存するが，治療距離（SSD，SADなど）には依存しない（図10）。

図10 TAR曲線

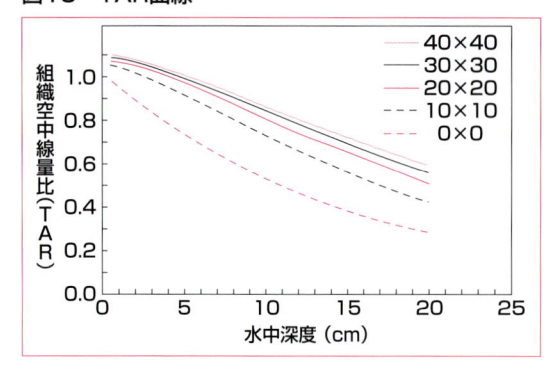

TARが治療距離に依存しないとは？

「TARが治療距離に依存しない」とは，同一の深さと照射野サイズのTARであれば，異なる治療距離で測定したTARであっても同じ値となることを意味する。定義からTARは同一治療距離の点における空中とファントム内の線量比であるため，光子フルエンスの距離依存性がキャンセルされる。したがって，TARはビームの散乱と吸収の寄与だけを考慮した関数といえる。1次線は深さにより指数関数的に減弱するが，そのTARは治療距離には依存しない。一方，SSDの変化によりビームの広がり（拡散）の程度が異なるが，これによる散乱線の寄与の変化はほとんど無視できる（Johnsら[2]）。したがって，1次線と散乱線の両成分を含むTARも治療距離（SSD，SADなど）には依存しないことになる。

> **補足**
> ●TARは3MVを超える高エネルギーX線には不向きであるため，TARに代わってTPRやTMRが利用される。その理由は，高エネルギービームではビルドアップキャップが非常に大きくなるために，このキャップによる1次線の吸収・散乱が無視できなくなることと，小さい照射野の測定が不可能になるためである。

TARの高エネルギー光子への拡張

TARの概念を拡張した高エネルギー光子の深部量関数として，Karzmarkらによって組織ファントム線量比（TPR），Holtらによって組織最大線量比（TMR）が提案された。空中での測定が要求されるTARのD_{fs}をファントム内で行うことで，ビルドアップキャップを用いた空中線量の測定による不確定要素を排除できる利点がある。

組織最大線量比（TMR）

TMR（tissue-maximum ratio）はファントム内の最大線量深d_mでの線量$D(d_m, r_d)$に対する深さdの線量$D(d, r_d)$との比であり，次式で表せる（図11，12）。

$$TMR(d, r_d) = \frac{D(d, r_d)}{D(d_m, r_d)}$$

図11 TMRの定義による幾何学的配置

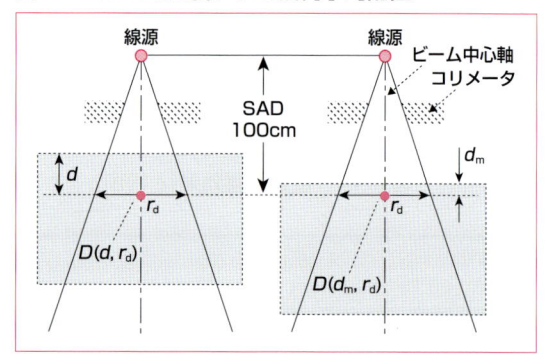

図12 TMR曲線[4]

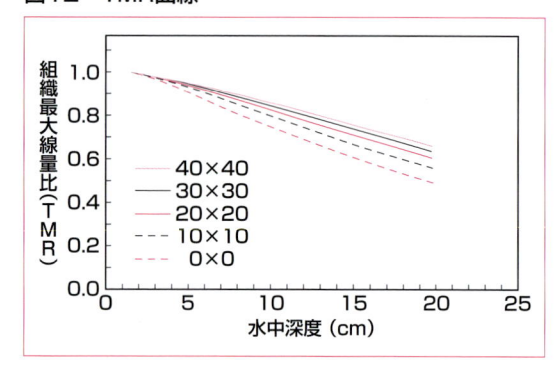

組織ファントム線量比（TPR）

TPR（tissue-phantom ratio）はファントム内の任意に決定した基準深d_xでの線量$D(d_x, r_d)$に対する深さdの線量$D(d, r_d)$の比であり，次式で表せる。

$$TPR(d, r_d) = \frac{D(d, r_d)}{D(d_x, r_d)}$$

したがって，TMRはTPRの基準深を最大線量深とした特殊な場合に相当する。一般に用いられるTPRの基準深は，10cmである（図13）。

図13　TPRの定義による幾何学的配置

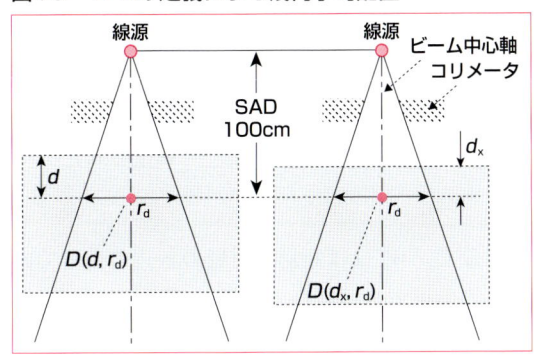

> **補足**
> ●検出器と線源との距離の用語として，
> ・SDD（Source-detector distance）
> 　線源検出器間距離
> ・SCD（Source-chamber distance）
> 　線源チェンバー間距離
> がある。検出器の種類によって使い分ける必要がある。

散乱線に関する関数

後方散乱係数（BSF）

後方散乱係数（BSF：backscatter factor）は，下式のように中心軸上のピーク深における線量（D_{max}）と自由空間（空中）の同じ点での線量D_{fs}に対する比と定義される（図14）。前方散乱が支配的な高エネルギービームの場合，BSFの代わりにピーク散乱係数（PSF：peakscatter factor）を使用する。

式で表すと，

$$BSF(=PSF) = \frac{D_{max}}{D_{fs}}$$

となり，ビーム中心軸上のピーク深でのTARと同じになり，次式のように表せる。

$$BSF(=PSF) = TAR(d_m, r_{dm})$$

ここで，r_{dm}はピーク深d_mにおける照射野サイズである。

図14　BSFの幾何学的配置

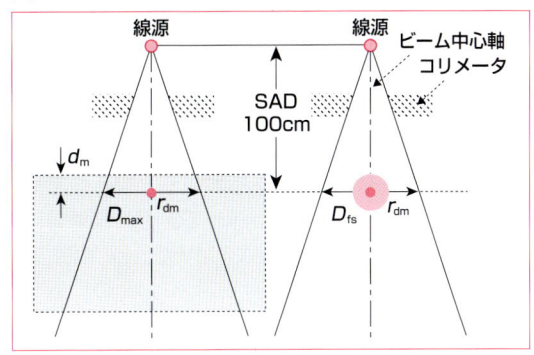

ピーク散乱係数（PSF）もTAR同様に線源からの距離には依存せず，ビームの線質と照射野サイズにのみ依存する。なお，標準測定法01のA18-7式では，PSFはSF（scatter factor）と定義されている。

散乱空中線量比（SAR）

散乱空中線量比（SAR：scatter-air ratio）は，ファントム内の深さdでの散乱線量は，全吸収線量から1次線量を差し引いた線量に等しいので，SARをTARで定義すると次のようになる。

$$SAR(d, r_d) = TAR(d, r_d) - TAR(d, 0)$$

ここで，$TAR(d, 0)$は1次線の成分を表している。図15から理解できるように，照射野が大きくなるとともに散乱成分は増加するが，1次成分は変化しない。$TAR(d, 0)$は測定では求めることはできない仮想量であり，ゼロ領域までTARを外挿することによって求める。TAR同様，SARもSSDに依存せず，ビームエネルギーと照射野サイズに依存する。後述するように，SARは

図15　SARとTARの関係[4]

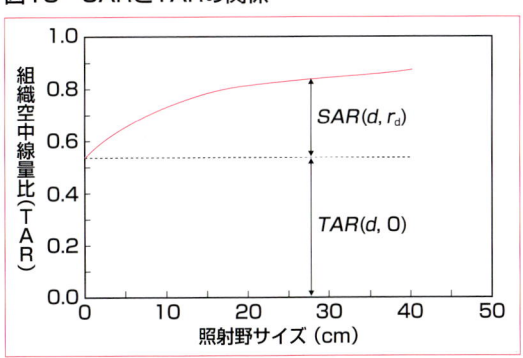

不整形照射野に対する散乱線量を計算するために使用され，深度と円形照射野の半径の関数として表される。

> **補足**
> ● ゼロ照射野の概念は，すべての点において側方電子平衡が成立しているという仮定に基づいている。したがって，ゼロ照射野による1次線量の表現は，MV光子の小照射野では側方電子平衡が成立しないために概念的に問題がある。また，外挿で求める方法は高エネルギーの光子には適さない[4]。

深部量関数に対する等価照射野

対象とする照射野と散乱特性や深部量関数が等しい関係にある照射野を「等価照射野」という。臨床では，矩形照射野の場合でも無数の組み合わせがあり，そのすべてのデータを測定で収集することは困難であるために等価照射野の計算法が必要になった。以下，その計算法について解説する。

ルックアップ表から求める方法

1970年代から行われてきた方法として，表2のような公表されているルックアップ表(British Journal of Radiology, Supplement 25など)から等価照射野を求める方法である。例として，4×10cmの矩形照射野と等価な正方形照射野の辺は5.8cmとなる。

Sterlingらの算出法

Sterlingら[5]がコンピュータによる深部量百分率(PDD)の計算に用いた方法で，**面積周囲長比(A/P法)** が等しい矩形照射野は等価であると提唱した(1964)。

$$\frac{A}{P} = \frac{Area}{Perimeter} = \frac{W \cdot L}{2 \cdot (W + L)}$$

ここで，W, Lは矩形照射野の各辺の長さである。等価正方形照射野の辺をs，等価円形照射野の半径をrとするとA/Pとの関係は次式のようになる。

$$s = \frac{A}{P} \times 4$$

$$r = \frac{4}{\sqrt{\pi}} \times \frac{A}{P}$$

> **補足**
> ● A/P法は一種の経験式であり，物理的な証明がないまま臨床の場でBSF，TAR，出力係数などの計算に拡張して利用されてきたが，次のBjärngardらの指摘にあるようにその適用は限定された範囲の照射野となる。

表2 矩形照射野の等価照射野のルックアップ表

Long Axis [cm]	Short Axis [cm]											
	1	2	3	4	5	6	7	8	9	10	11	12
1	1.0											
2	1.4	2.0										
3	1.6	2.4	3.0									
4	1.7	2.7	3.4	4.0								
5	1.8	2.9	3.8	4.5	5.0							
6	1.9	3.1	4.1	4.8	5.5	6.0						
7	2.0	3.3	4.3	5.1	5.8	6.5	7.0					
8	2.1	3.4	4.5	5.4	6.2	6.9	7.5	8.0				
9	2.1	3.5	4.6	5.6	6.5	7.2	7.9	8.5	9.0			
10	2.2	3.6	4.8	5.8	6.7	7.5	8.2	8.9	9.5	10.0		
11	2.2	3.7	4.9	6.0	6.9	7.8	8.5	9.3	9.9	10.5	11.0	
12	2.2	3.7	5.0	6.1	7.1	8.0	8.8	9.6	10.3	10.9	11.5	12.0

Bjärngardらによる計算式の展開

BjärngardとSiddon（1982）[6]は，Dayら[7]の散乱線量の解析式を評価した結果，正方形照射野（辺：s）と等価円照射野の半径rとの関係を次のように示した。

$$\bar{r} = \frac{2s}{\pi} \ln(\sqrt{2}+1) = 0.5611s$$

一方，矩形照射野（$W \times L$，D：対角距離）の等価円照射野の半径rとの関係を次のように示した。

$$\bar{r} = \frac{1}{\pi}\left(L \cdot \ln\frac{D+W}{L} + W \cdot \ln\frac{D+L}{W}\right)$$

上の2式より，矩形照射野と等価正方形との関係を次のように導いた。

$$s = \frac{2LW}{L+W} \cdot Y(L/W)$$

$$\left[Y(L/W) = \frac{1}{4\ln(1+\sqrt{2})}\left[\left(1+\frac{L}{W}\right)\ln\frac{D+W}{L} + \left(1+\frac{W}{L}\right)\ln\frac{D+L}{W}\right]\right]$$

A/P法の補正項$Y(L/W)$について検討した結果，矩形比率5.0の矩形照射野で約13%の誤差があり，A/P法の有効性は矩形比率が小さい場合に限定され，**矩形比率の大きい照射野では問題がある**ことを示した。しかしながら，これらの誤差がTMRの決定に及ぼす影響は小さく，1%程度である。

Clarksonの扇形積分法による等価照射野

図16に示す不整形照射野でクラークソンの扇形積分法[8]を説明する。点QのTARを求める場合，照射野を点Qから10°ごとの扇形に分割すると，各扇形は同一径の円形照射野の一部とみなせる。

図16　クラークソンの扇形積分法

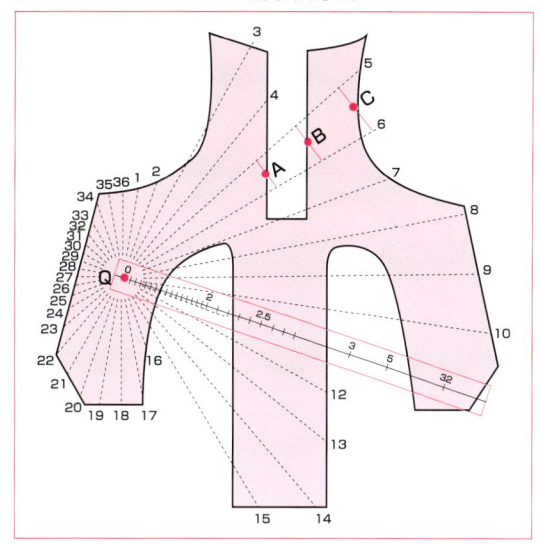

この扇形から点Qへの散乱線の寄与は，同一径円形照射野の1/36の寄与となる。同様にすべての扇形についてSARを計算してその和を求めると，不整形照射野の点Qでの平均SARが得られる。ブロック域を通る扇形の場合は，扇形の遮蔽部分の散乱線寄与を逆に差し引くことで正味のSARが求められる。例えば，QABC領域のSARは，

$$SAR_{QC} = SAR_{QC} - SAR_{QB} + SAR_{QA}$$

となる。計算した平均SARは，次式により平均TARに変換される。

$$TAR = TAR(0) + SAR$$

ここで，TAR(0)は照射野0×0時のTARである。

TMRについては，Khanによれば，平均TMR（$\overline{TMR}$）は，次式で表せる[1]。

$$\overline{TMR}(d,r) = \frac{\sum_{i=1}^{n}[TMR(d,r_i) \cdot S_p(r_i)]}{\sum_{i=1}^{n}S_p(r_i)}$$

照射野によるビーム出力の変化

図17のような直線加速装置を用いた照射野は，上下各2葉のコリメータ(⑤⑥)によって矩形照射野を整形し，さらにビーム下流のマルチリーフコリメータ(MLC)(⑦)でターゲット形状を整形する〔Ⅱ-3「放射線治療の実際」(91ページ)参照〕。A領域に到達する光子はターゲット(①)からの1次線だけでなく，1次線がヘッド内を通過する際に構造物から発生する散乱線や電子が加わる。特に，フラットニングフィルタ(③)は面線源と考えられ，測定点Bでの散乱線量はビーム上流のコリメータほどその開度の影響が大きく，下流のマルチリーフコリメータの影響は少ない[9]。また，上部コリメータからモニタ線量計(④)への後方散乱の寄与もある(コリメータ反転効果[3])。測定点Cでは，最終的にマルチリーフコリメータで整形された照射野サイズに影響を受ける。

図17　リニアックのヘッド内構造と散乱線の発生

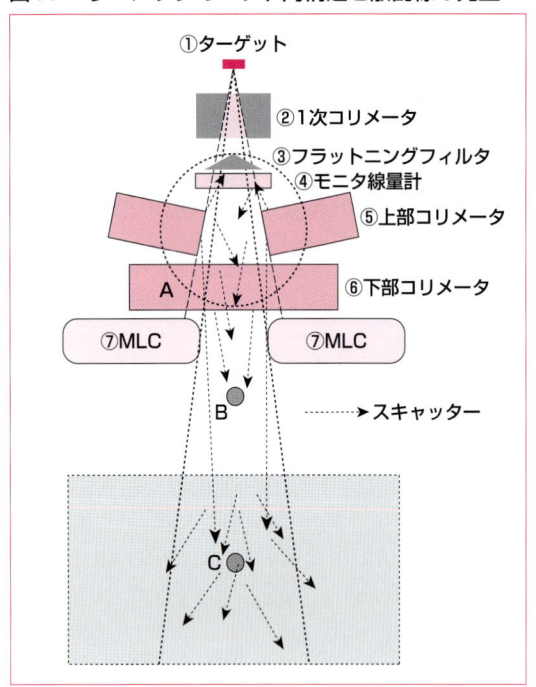

が生じるのは明白であり，保科[3]がこれを解決するKhan[1]の理論を国内に紹介し，広く取り入れられている。

> 補足
> ●本来，出力係数(output factor)は，コバルト治療装置に用いられる照射野係数と装置出力(cGy/min)との積で表現される概念であるが，照射野係数や全散乱係数(S_{cp})と同義で広く使用されている[4]。

この理論では，体内を通過する最終的にマルチリーフコリメータなどで整形された照射野だけで出力評価するのではなく，コリメータとファントムの成分に分離される。分離された成分をそれぞれ「コリメータ散乱係数(S_c)」，「ファントム散乱係数(S_p)」と呼び，従来の照射野係数に相当する全散乱係数(S_{cp})との関係は次式で表せる。以下，散乱係数について解説する。

$$S_{cp}(r) = S_c(c) \cdot S_p(r)$$

全散乱係数(S_{cp})の測定

全散乱係数S_{cp}(図18)は，ファントム内の基準深d_{max}において，図18aの基準照射野r_0(10×10cm)の線量$D_{max}(r_0)$に対する図18bの任意の照射野rの線量$D_{max}(r)$の比であり，次式で表せる。測定深は深部量関数によって異なり，TMRではd_{max}，TPRでは基準深(たとえば，10cm)が採用される。

$$S_{cp}(r) = \frac{D_{max}(r)}{D_{max}(r_0)}$$

図18　S_{cp}の測定配置と測定深

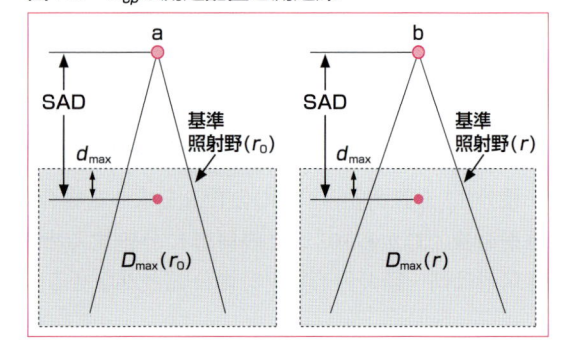

従来の照射野係数の概念では，照射野係数はマルチリーフコリメータあるいはブロックなどで整形された最終的な照射野だけで決定されるが，その上流のコリメータサイズの違いを線量計算に考慮する概念がなかった。測定上，誤差

コリメータ散乱係数(S_c)の測定

Farmer型チェンバーを用いたコリメータ散乱係数の測定は，直径4cm，長さ20cmのPMMA製**ミニファントム**を装着して空中で行う。ミニファントムの深さ10cmの位置はイオンチェンバーの電離容積の中心に位置する構造である。図19のようにイオンチェンバーをSAD＝100cmでビーム中心軸と平行に配置する。コリメータ散乱係数$S_c(C)$は，図19aの基準照射野C_0（10×10cm）での線量$P_c(C_0)$に対する図19bの任意の照射野cでの線量$P_c(C)$の比と定義され，次式で表せる。

$$S_c(c) = \frac{P_c(c)}{P_c(c_0)}$$

図19 S_cの測定配置

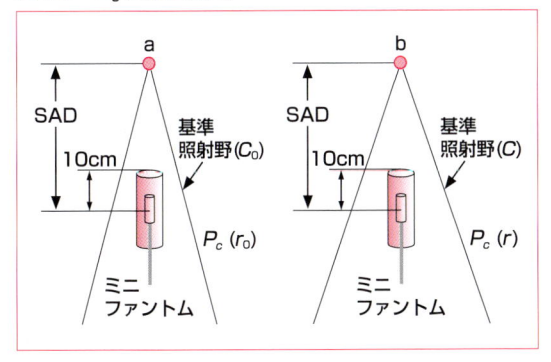

測定の対象とする照射野は，1次光子の相対フルエンスを反映させるためにミニファントム上面が照射野に十分に含まれなければならない。したがって，4.5cm以下の照射野の測定では遠距離法で測定するが，小型のイオンチェンバーと金属製ミニファントムを用いた測定で対応する必要がある。

> **補足** ●空中線量の測定にミニファントムを使用する理由は，加速器ヘッド内からの混入電子の影響を排除するためである。混入電子の影響は大照射野ほど大きく，ビルドアップキャップを使用すると照射野30cmでS_{cp}が1.5%程度増加する。

コリメータ散乱係数の等価照射野[3]

コリメータ散乱係数は矩形照射野（$X_L \times Y_U$）の等価照射野は次式から計算できる。

$$C_{eq} = \frac{(k+1)X_L \cdot Y_U}{K \cdot X_L + Y_U}$$

ここで，X_Lは下部コリメータの開度，Y_Uは上部コリメータの開度，kは**コリメータ反転効果補正係数**である。

ファントム散乱係数(S_p)の計算

ファントム散乱係数は直接測定が困難であるため，前述の式からS_{cp}をS_cで除して求める。この値は，照射される容積（照射野サイズと深さ）とエネルギーに依存する。ただし，深部量関数TMRを用いる場合，S_{cp}はd_{max}で測定することになるが，S_cの測定深はミニファントムの10cm深になり，実測との誤差が生じることになる。現実的な対応として，保科は次式のように10cm深で測定したS_{cp}から計算したS_pを使用することを推奨している[3]。

$$S_{cp}(d_{max}, r) = S_c^{mini}(c) \cdot S_p(10, r)$$

深部量関数にTPRを用いる場合，次式となる。

$$S_{cp}(10, r) = S_c^{mini}(c) \cdot S_p(10, r)$$

ファントム散乱係数の等価照射野

ファントム散乱係数は照射容積による散乱成分量に依存する。したがって，ファントム散乱係数の等価照射野の計算方法は深部量関数の場合に準じる。不整形照射野については次式から求める。

$$S_p = \frac{\theta}{2\pi} \sum_{i=1}^{n} S_p(r_i)$$

ここで，θは扇形積分の各扇形の角度である。

フィルタ・トレイなどの透過率

フィルタ・トレイなどはビーム内に位置して線量を減弱させる作用をする。特にウエッジフィルタに関する補正係数は深さと照射野サイズに依存する。

$$WF(d,s) = \frac{D_{wedge}(d,s)}{D_{open}(d,s)}$$

照射野s, 深さdでの$WF(d, s)$は前式で表される。ここで，D_{wedge}, D_{open}は，ウエッジフィルタの有無による線量である。$WF(d, s) < 1.00$であることに注意が必要である。また，照射野サイズに依存するため，照射野10×10cm，深さ10cmなどの1つの補正係数を広範囲に適用してはならない。トレイ，その他の吸収体に対する補正も同様である。

Check & Check

● 加速器のビーム出力の調整は，ヘッド内のモニタ線量計の感度調整によって行われる。例えば，モニタ線量計の感度を上げれば，同じモニタユニット(MU)で照射しても，少ない出力でビームは停止することになる。この感度調整(出力校正)では，1MU当たりの線量モニタ単位(DMU：dose monitor unit)をユーザが決定して調整する。一方，深部量関数・OARなどの相対的な線量分布を示す関数はすべて，照射野10×10cmにおける基準深(図20a)での値を1.00として変化する。したがって，モニタ線量計の校正も，基準点において照射野10×10cmで

$$DMU = 1.0 cGy$$

の出力が得られるように調整するのが，直感的で計算しやすい。しかしながら，標準測定法01で推奨する線量校正深は水深10cmである(図20b)。臨床の現場で，①深部線量関数としてTMRを採用する場合の基準深d_rはd_{max}であるので，100MUの照射を行ったときの校正深d_c(=10cm)における線量D_cは，

$$D_c = 1 \times TMR(d=10, 10 \times 10) \, Gy \quad \cdots ①$$

となるように加速装置の出力を調整するのが一般的である。また，②深部線量関数としてTPRを採用する場合の基準深d_rはd_c(=10cm)であるので，100MUの照射を行ったときの校正深d_c(=10cm)における線量D_cは，

$$D_c = 1.0 Gy \quad \cdots\cdots\cdots\cdots\cdots\cdots ②$$

となるように出力を調整するのが一般的である。

加速装置の出力校正

図20 モニタ線量計の基準深と校正深

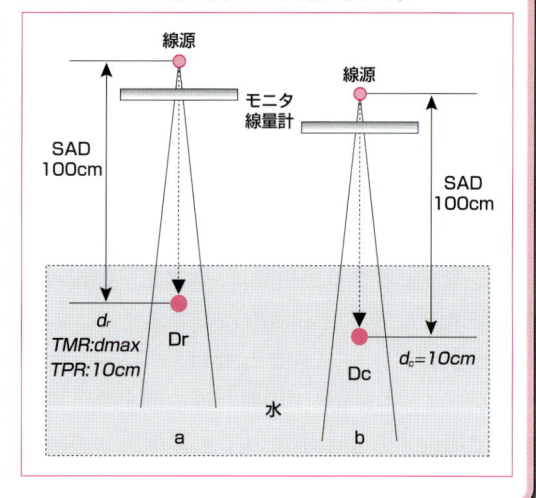

【参考文献】
1) F. M. Khan:The Physics of Radiation Therapy, 2nd ed. Williams & Wilkins, Baltimore, 1994.
2) H. E. Johns and J. R. Cunningham:The Physics of Radiology, 4th ed. Thomas, Springfield, IL, 1983.
3) 保科正夫：放射線治療技術の標準, 日本放射線治療専門技師認定機構, 日本放射線技師会出版, 2007.
4) C. B. Saw:Therapeutic Radiological Physics, UNMC, 2002.
5) T. D. Sterling, H. Perry, and L. Katz:Automation of radiation treatment planning, Br. J. Radiol, 37, 544-550, 1964.
6) B. E. Bjärngard and R. L. Siddon:A note on equivalent circles, squares, and rectangles, Med. Phys, 9, 258-260, 1982.
7) D. Bewley, et al.:Central axis depth dose data for use in radiotherapy, Br. J. Radiol, 17, 1-147, 1983.
8) J. R. Clarkson:A note on depth doses in fields of irregular shape, Br. J. Radiol, 14, 265-268, 1941.
9) Y. Xiao, B. E. Bjärngard, and J. Reiff:Equivalent fields and scatter integration for photon fields, Phys. Med. Biol, 44, 1053-1065, 1999.

5 放射線治療の線量測定

渡辺 暁

新標準測定法01

旧標準測定法86から新標準測定法01への移行

　わが国における放射線治療の標準として「放射線治療における高エネルギーX線および電子線の吸収線量の標準測定法」(以下旧標準測定法86)が長期間使用されてきた。しかし，定位放射線照射，粒子線治療などの治療技術の進歩，またIAEA TRS398，AAPM TG53をはじめ，国際的に線量評価の場が^{60}Coγ線の照射線量場から水吸収線量場に移行したことに対応するために，「日本医学物理学会」は2002年9月，日本における放射線治療のトレーサビリティーの確立，および，放射線治療のQA/QCを確立することを目的とし，従来の旧標準測定法86を「外部放射線治療における吸収線量の標準測定法」(以下新標準測定法01)へと改定を行い線量測定において国際的な規格との統一がなされた。ただし，わが国では依然として^{60}Coγ線照射場を基準としたリファレンス(基準)線量計の校正が行われているため，水吸収線量を直接評価するために水吸収線量校正定数が導入されている。

旧標準測定法86から新標準測定法01への主な変更，追加点など

①各放射線治療施設の基準となる線量計（リファレンス線量計）は，高エネルギー光子線については**ファーマ形電離箱線量計**を，高エネルギー電子線については平均入射エネルギーが**10MeV未満**の場合，**平行平板形電離箱線量計**を，10MeV以上の場合には**平行平板形電離箱線量計またはファーマ形電離箱線量計**を採用する。

②新たに**水吸収線量校正定数$N_{D,W}$**が採用され，リファレンス線量計の校正時にコバルト校正定数N_Cとともに与えられる。

③線量測定用には**水ファントム**の使用を強く推奨する。ただし，10MeV未満の電子線についてはユーザーの責任のもと，水等価ファントムの使用も可能である。この場合ファントムの材質の違いに対する補正係数(スケーリング係数)を求めておく必要がある。

④**高エネルギー光子線の線質指標は$TPR_{20,10}$**にて求められる。$TPR_{20,10}$は照射野10×10cm，SCD(線源－検出器間距離)100cmの配置において，水深20cmと10cmの水吸収線量比を表す。**電子線の線質は深部量半価深R_{50}**から求める。

⑤高エネルギー光子線における校正深d_cは，ビームに混入する2次電子の影響を考慮し水中10cmとする。電子線についてはエネルギーごとに以下に示す式にて校正深を求める。

$$d_c = 0.6R_{50} - 0.1 \mathrm{gcm}^{-2}$$
(d_c：校正深，R_{50}：深部量半価深)

⑥高エネルギー光子線の吸収線量測定においては，測定点を**ファーマ形電離箱の幾何学的中心**とする。電子線では，ファーマ形電離箱を使用する場合，幾何学的中心より**0.5r_{cyl}**(r_{cyl}：**空洞電離箱半径**)**前方に変位させた点**を，平行平板形電離箱では電離箱空洞内前壁を測定点とする。

⑦新たに定位放射線照射，荷電粒子線に対する測定法の記述が追加された。

水吸収線量の評価

校正点における水吸収線量 $Dc(A)$ は次式により求められる。

$$Dc(A) = M \cdot N_{D,W,Q_0} \cdot k_{Q,Q_0}$$

M：線量計指示値（補正後）

線量計の指示値 M は3回以上の電位計の読み値の平均 M_{raw} に補正を加えた次式にて求められる。

$$M = M_{raw} \cdot k_{TP} \cdot k_{pol} \cdot k_s \cdot k_{elec}$$

補足
- 電位計の指示値 M_{raw} を求める際には、変動係数などを指標とし評価することが重要である。

k_{TP}：温度気圧補正係数

非密封型（通気式）電離箱空洞内の質量が温度と気圧の変化に受ける影響に対し補正する係数であり、次式により求められる。

$$k_{TP} = \frac{(273.2 + T)}{(273.2 + T_0)} \cdot \frac{P}{P_0} \quad \cdots (1)$$

T, P は、測定時における電離箱空洞内の温度と気圧、T_0, P_0 は基準大気条件となり、$T_0 = 22.0°C$, $P_0 = 101.33 kPa$ となる。(1)式にこの条件を採用すると次式に置き換えることができる。

$$k_{TP} = \frac{0.3433(273.2 + T)}{P}$$

補足
- 電離箱空洞内の温度を直接測定することは不可能であるため、治療室内と空洞内の温度平衡状態が保たれていることを前提とし、室温を T とし補正係数を求める。

k_{pol}：極性効果補正係数

集電極印加電圧の極性（＋, －）を変えて測定を行った場合に電離箱の応答の違いにより生じる指示値の差を補正するための係数。空洞内径が6mm程度のファーマ形電離箱では極性効果の影響は少ないが、平行平板形電離箱では無視することはできない。特にビルドアップ領域において極性効果が大きくなるために注意が必要である。通常、使用する印加電圧を（＋）とした場合には極性効果補正係数は次式によって得られる。

$$k_{pol} = \frac{|M^+_{raw}| + |M^-_{raw}|}{2 \cdot |M^+_{raw}|}$$

補足
- 極性効果は正負の指示値の平均を使用するため、測定中に電位計の極性を切り替える必要がある。極性を切り替えた直後は指示値が不安定になるため測定までの時間を十分にとらなければならない。
- 極性効果は測定深に対して依存性があるため、特に電子線の深部量測定を行う場合には、各深さについての評価を十分に考慮する必要がある。

k_s：イオン再結合補正係数

空洞内の気体が電離され生成されたイオン対のすべてが収集されず、一部のイオン対が再び結合して起こる損失を補正するための係数。「初期再結合」と「一般再結合」に分けることができ、高エネルギーX線、電子線において、現在市販されている電離箱を使用する場合には初期再結合は非常に小さく補正を必要としない。一般再結合は線量率また電離箱の構造、サイズ、印加電圧に依存し、**パルス放射線**，**連続放射線** に分けて考慮しなければならない。補正係数を求める方法には、電離量、電離箱の形状、加速器のパルス数などを必要としない簡便な2点電圧法が多用される。

パルス放射線（リニアック，マイクロトロンなど）

通常，使用する電位計の印加電圧をV_1，それよりも低い電圧をV_2とし，それぞれの印加電圧で得られる指示値をM_1，M_2とした場合に次式にてイオン再結合補正係数を求める。定数a_iは標準測定法01に与えられている（表1）。

$$k_s = a_0 + a_1 \left(\frac{M_1}{M_2}\right) + a_2 \left(\frac{M_1}{M_2}\right)^2$$

表1 パルス放射線およびパルススキャン放射線のk_sの計算に用いる定数

V_1/V_2	パルス放射線			パルススキャン放射線		
	a_0	a_1	a_2	a_0	a_1	a_2
2.0	2.337	−3.636	2.299	4.711	−8.242	4.533
2.5	1.474	−1.587	1.114	2.719	−3.977	2.261
3.0	1.198	−0.875	0.677	2.001	−2.402	1.404
3.5	1.080	−0.542	0.463	1.665	−1.647	0.984
4.0	1.022	−0.363	0.341	1.468	−1.200	0.734
5.0	0.975	−0.188	0.214	1.279	−0.750	0.474

連続放射線（^{60}Coγ線など）

次式にて求められる。

$$k_s = \frac{\left(\frac{V_1}{V}\right)^2 - 1}{\left(\frac{V_1}{V}\right)^2 - \left(\frac{M_1}{M_2}\right)}$$

電位計の印加電圧が変えられないなど，2点電圧法の使用が困難な場合には「Boagの計算式法」を使用する。

補足 ●計算に用いる定数a_iは標準測定法01において$V_1/V_2 \geq 3.0$を推奨しているが，印加電圧の設定に制約がある場合には≥ 2.0でもよいとしている。

k_{elec}：電位計校正定数

電離箱と電位計の組み合わせが校正時と異なる場合に電位計の指示値を校正する定数。通常は校正時と同じ組み合わせで使用するため，$k_{elec} = 1.0$となる。

N_{D,W,Q_0}：水吸収線量校正定数

基準線質Q_0に対して水吸収線量を直接評価するための校正定数であり，電離箱の種類，材質，形状などの違いに依存する。現在は医用原子力技術研究振興財団において，線量計校正時に定数が与えられる。また，基準線質が^{60}Coγ線の場合はQ_0を省略でき，$N_{D,W} = Nc$（コバルト校正定数）・$k_{D,X}$（校正定数比）が成立する。

k_{Q,Q_0}：線質変換係数

リファレンス線量計校正時の基準線質と各施設で測定の対象となる線質の電離箱線量計の応答を補正する係数である。X線，γ線では組織ファントム比$TPR_{20,10}$，電子線では深部吸収線量半価深R_{50}によって導出することができる。

リファレンス線量計の校正

各放射線治療施設が所有するリファレンス（基準）線量計の校正は，「医用原子力技術研究振興財団」において放射線医学総合研究所所有の2次標準線量計を用い^{60}Coγ線場にて行われる。測定は空中にて電子平衡を成立させるためビルドアップキャップを装着して行い，電離箱線量計（ファーマ形，平行平板形）の幾何学的中心を測定点としている。校正の結果得られるコバルト校正定数Ncは次式より与えられる。

$$Nc = \frac{X_{air}}{M}$$

（X_{air}：空中照射線量，M：線量計指示値）

また，標準測定法01より新たに採用された水吸収線量校正定数$N_{D,W}$は，コバルト校正定数Ncに$k_{D,X}$（各電離箱線量計に与えられる$N_{D,W}$とNcの校正定数比）を乗じて取得する。

$$N_{D,W} = Nc \cdot k_{D,X}$$

次頁に標準測定法01の要約を記す。

表2　外部放射線治療における吸収線量標準測定法01の要約（標準測定法01より抜粋）

		X線，γ線	電子線	
エネルギー		^{60}Co〜50MV	2〜10MeV	10〜50MeV
線量計校正	リファレンス電離箱線量計	ファーマ形電離箱線量計	平行平板形電離箱線量計	平行平板形電離箱線量計，ファーマ形電離箱線量計
	医療用線量標準センター，校正場	^{60}Coγ線（空中）またはリニアックX線場（ファントム中）	^{60}Coγ線（空中）またはリニアックX線場（ファントム中）	^{60}Coγ線（空中）またはリニアックX線場（ファントム中）
	照射野	$A=10\text{cm}\times10\text{cm}$	$A=10\text{cm}\times10\text{cm}$	$A=10\text{cm}\times10\text{cm}$
	電離箱の実効中心	円筒幾何学的中心	電極間中心	電極間中心（平行平板形），円筒幾何学的中心（ファーマ形）
	コバルト校正定数	N_c（または$N_{c,X}$）	N_c（または$N_{c,X}$）	N_c（または$N_{c,X}$）
	水吸収線量校正定数	$N_{D,W}$	$N_{D,W}$	$N_{D,W}$
	校正定数比（$N_{D,W}/N_c$）	$k_{D,X}$：付表参照	$k_{D,X}$：付表参照	$k_{D,X}$：付表参照
治療装置校正点測定	線質	$TPR_{20,10}$法	R_{50}法　$R_{50}=1.029I_{50}-0.06\text{gcm}^{-2}$　$(I_{50}\leq10\text{gcm}^{-2})$	R_{50}法　$R_{50}=1.029I_{50}-0.06\text{gcm}^{-2}$　$(I_{50}\leq10\text{gcm}^{-2})$　$R_{50}=1.059I_{50}-0.37\text{gcm}^{-2}$　$(I_{50}\leq10\text{gcm}^{-2})$
	ファントム	水ファントム	水ファントム（水等価ファントム）	水ファントム
	照射野	$A=10\text{cm}\times10\text{cm}$または$A_0=10\text{cm}\times10\text{cm}$	$A_0=10\text{cm}\times10\text{cm}$	$A_0=10\text{cm}\times10\text{cm}$（20cm×20cm）
	校正深	$d_c=10\text{gcm}^{-2}$	$d_c=0.6R_{50}-0.1\text{gcm}^{-2}$	$d_c=0.6R_{50}-0.1\text{gcm}^{-2}$
	電離箱の基準点	円筒幾何学的中心	空洞内前壁	空洞内前壁（平行平板形），$0.5r_{cyl}$前方（ファーマ形）
	校正点線量	$D_c=MN_{D,W}k_Q$　$(M=M_{raw}k_{TP}k_{pol}k_sk_{elec})$	$D_c=MN_{D,W}k_Q$　$(M=M_{raw}k_{TP}k_{pol}k_sk_{elec})$	$D_c=MN_{D,W}k_Q$　$(M=M_{raw}k_{TP}k_{pol}k_sk_{elec})$
	線質変換係数	k_Q：付表参照	k_Q：付表参照	k_Q：付表参照
出力	基準点	最大深	最大深	最大深
	照射野	$A=10\text{cm}\times10\text{cm}$または$A_0=10\text{cm}\times10\text{cm}$	$A_0=10\text{cm}\times10\text{cm}$	$A_0=10\text{cm}\times10\text{cm}$（20cm×20cm）
	出力（基準点吸収線量）	$D_r(A)=D_c/TMR_c$または$D_r(A_0)=100D_c/PDD_c$	$D_r(A_0)=100D_c/PDD_c$	$D_r(A_0)=100D_c/PDD_c$
深部線量	任意深，任意照射野	$D(d,A)=D_r(A)\cdot OPF\cdot TMR_d$または$D(d,A_0)=D_r(A_0)\cdot OPF\cdot PDD_d/100$	$D(d,A_0)=D_r(A_0)\cdot OPF\cdot PDD_d/100$	$D(d,A_0)=D_r(A_0)\cdot OPF\cdot PDD_d/100$
深部量比	線量計	各種線量計（円筒形電離箱，平行平板形電離箱，フィルムなど）	各種線量計（平行平板形電離箱，半導体検出器，フィルムなど）	各種線量計（平行平板形電離箱，半導体検出器，フィルムなど）
	電離箱実効中心（変位法）	円筒形（$0.6r_{cyl}$前方），平行平板形（空洞内前壁）	平行平板形（空洞内前壁）	平行平板形（空洞内前壁）
	深部量比（PDD，TMR）	電離量比と同じ	電離量比に制限質量衝突阻止能比を考慮	電離量比に制限質量衝突阻止能比を考慮

代表的な電離箱線量計の校正乗数比$k_{D,X}$は標準測定法01に記載されている。値が与えられていない電離箱を使用する場合には、材質や形状が近い電離箱の値を利用する。リファレンス線量計の校正は1年をこえない範囲で行わなければならない。

補足
- 放射線医学総合研究所が所有する2次標準線量計は、産業技術総合研究所において国家標準であるグラファイト壁空洞電離箱と年1回の頻度で感度目盛校正が行われている。
- 定位放射線治療などで使用する小型の電離箱は、校正を実施した各施設のリファレンス線量計とユーザービームを用いた相互比較により感度校正を行わなくてはならない。

表2に標準測定法01の要約を示す。

X線の吸収線量測定法

本項では標準測定法01に準じる高エネルギーX線の吸収線量の測定法を解説する。

放射線治療装置の出力を評価する場合には、基準点吸収線量$D_r(A)$を求めなければならない。しかし基準点吸収線量$D_r(A)$は、校正深d_c（10gcm^{-2}）で測定を行い、深部線量比（TMR）を用いて基準点吸収線量に変換する。

測定手順
①基準条件
高エネルギーX線の水吸収線量測定における基準条件を下記に示す。

- **電離箱**：ファーマ形電離箱線量計
- **ファントム**：水（垂直および水平ビーム入射式水ファントム）
- **線源―検出器（電離箱）間距離（SCD）**：100cm（公称治療距離）
- **照射野サイズ**：10cm×10cm（SCD：100cmにおいて）
- **校正深**：10gcm^{-2}
- **電離箱基準点**：幾何学的中心
- **線量率**：通常使用する線量率

②測定準備
吸収線量を得るために、事前に求めておく係数および確認項目、測定配置図（図1）を示す。

●**係数**
- 極性効果補正係数
- イオン再結合補正係数
- 線質指標（$TPR_{20,10}$）

●**確認事項**
- モニタ線量計の直線性および再現性
- 電離箱レスポンス（応答）特性
- X線ビームの平坦度

図1 高エネルギーX線の校正深における線量測定配置図

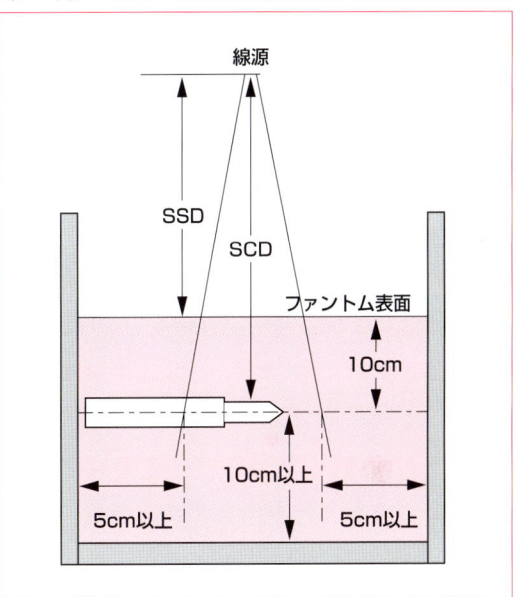

補足
- 電離箱線量計は空洞内の温度変化が指示値に大きな影響を与える。そのため使用する電離箱、ファントムなどは、室温との温度平衡を保つため空調設備の整った治療室内に事前に設置し、十分な時間をとって室温と馴染ませておく必要がある。

③吸収線量評価式
校正点吸収線量Dcは次式にて求められる。

$$Dc(A) = M \cdot N_{D,W,Q_0} \cdot k_{Q,Q_0}$$

線量計指示値（補正処理後）Mに関しては**前項**

で述べたとおりである。水吸収線量校正定数 N_{D,W,Q_0} は線量計の校正時に各電離箱に与えられる。線質変換係数 k_{Q,Q_0} は次項で求める。^{60}Coγ 線が基準線質であるため，水吸収線量校正定数 N_{D,W,Q_0} は $N_{D,W}$，線質変換係数 k_{Q,Q_0} は k_Q と表すことができる。

④線質変換係数の取得

20cm深と10cm深の水吸収線量の比である線質指標 $TPR_{20,10}$ の測定を図2に示す配置において行い次式により導出する。照射野は10cm×10cmである。

$$TPR_{20,10} = \frac{M_{raw}(20, 10\times10)}{M_{raw}(10, 10\times10)}$$

測定は短時間で行えることから，線量計指示値（補正処理前）M_{raw} により直接比を求めることができる。$TPR_{20,10}$ をもとに標準測定法01に与えられる表より線質変換係数を求める。

図2　$TPR_{20,10}$ 取得のための測定配置図

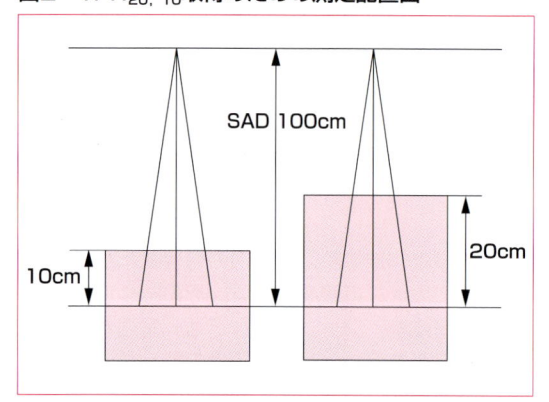

[図：SAD 100cm、10cm深と20cm深の測定配置]

> **補足** ●標準測定法01に与えられる表に $TPR_{20,10}$ の値が当てはまらない場合には直線補間により k_Q を得る。

測定例題

放射線治療装置および電離箱線量計

- 装置名：CL2100CD　VARIAN
- 公称エネルギー：10MV
- 線量率：400MUmin^{-1}
- モニタユニット値：300MU
- 電離箱：PTW 30006
- 電位計：PTW UNIDOS10001
- 防水鞘の使用：なし

①線量計指示値 M（補正処理後）を求める

k_{tp}（温度気圧補正係数）

- 気圧 P：101.12kPa　・気温（水温）：23.2℃

$$k_{tp} = \frac{0.3433(273.2+T)}{P}$$
$$= 1.00627$$

k_s（イオン再結合補正係数）

- 2点電圧法による補正

  通常電極印加電圧 V_1：＋400V

  1/2電圧 V_2：＋200V　$V_1/V_2 = 2.0$

  指示値：M_1：47.26　M_2：47.11

  $M_1/M_2 = 1.0032$

  計算に用いる定数

  $\quad a_0 = 2.337 \quad a_1 = -3.636 \quad a_2 = 2.299$

  （パルス放射線）

  $k_s = a_0 + a_1\left(\dfrac{M_1}{M_2}\right) + a_2\left(\dfrac{M_1}{M_2}\right)^2 = 1.0031$

k_{pol}（極性効果補正係数）

- 印加電圧＋での指示値

  $M^+_{raw} = 47.26 \quad M^-_{raw} = -47.39$

  $k_{pol} = |M^+_{raw}| + |M^-_{raw}|/2 \cdot |M^+_{raw}| = 1.0014$

k_{ele}（電位計校正定数）

$\quad k_{ele} = 1.000$（線量計校正時のセットを使用するため）

以上より補正後の指示値 M は，

$M = M_{raw} \cdot k_{TP} \cdot k_s \cdot k_{pol} \cdot k_{elec}$
$\quad = 47.26 \times 1.00627 \times 1.0030 \times 1.0014 \times 1.000$
$\quad = 47.766$

② k_Q(線質変換係数)を求める

線質指標 $TPR_{20,10}$：0.7392

標準測定法01より電離箱(PTW30006)に与えられる線質変換係数 k_Q(**表3**)から直線補間によって k_Q を算出する。

図3 $TPR_{20,10}$ と k_Q

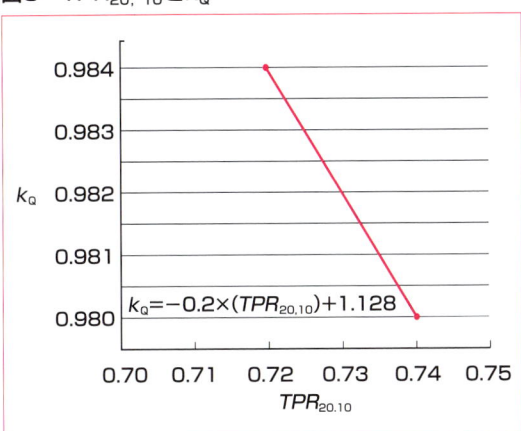

[グラフ: $k_Q = -0.2 \times (TPR_{20,10}) + 1.128$]

補足
- 電離箱の防水鞘(アクリル樹脂0.5mm)の有無により $TPR_{20,10}$ のデータ(**表3**)が異なることに注意する。
- 表計算ソフトを用いてグラフを作成し(**図3**)、得られた数式(2)を利用することにより簡便に k_Q を算出できる。

$$k_Q = -0.2 \times (TPR_{20,10}) + 1.128 \quad \cdots \quad (2)$$

$TPR_{20,10} = 0.7392$ より

$k_Q = -0.2 \times (0.7392) + 1.128 = \underline{0.98016}$

③校正点吸収線量を求める

$N_{D,W}$(水吸収線量校正定数)：$\underline{5.36\mathrm{E}^{-2}\mathrm{GynC}^{-1}}$

以上求められた値より校正点吸収線量 $D_C(A)$ は、

$$D_C(A) = M \cdot N_{D,W} \cdot k_Q$$
$$= \underline{47.766} \times \underline{0.0536} \times \underline{0.98016} = \underline{2.50946}$$

④基準点吸収線量を求める

校正深 d_c における組織線量最大比 $TMR(d_c, A)$：0.8368

基準点吸収線量 $D_r(A) = D_C(A) / TMR(d_c, A) = $ 2.50946/0.8369 = $\underline{2.99852\mathrm{Gy}}$

以上、今回使用した治療装置の出力(基準点吸収線量)は300MU照射時に $\underline{2.999\mathrm{Gy}}$ となる。

電子線の吸収線量測定法

本項では標準測定法01に準じる高エネルギー電子線の基準点における吸収線量測定法を解説する。電子線測定では深部量半価深 R_{50} (gcm^{-2})により線質を決定し、照射野(A_0)サイズ、校正深(d_c)、線質変換係数(k_Q)などを求める。

測定手順

①基準条件

高エネルギー電子線の水吸収線量測定における基準条件を下記に示す。

- **電離箱**：平行平板形またはファーマ形電離箱線量計
- **ファントム**：水または水等価
- **線源—ファントム表面間距離(SSD)**：100cm(公称治療距離)
- **照射野サイズ**：10cm×10cm($R_{50} \leq 7\mathrm{gcm}^{-2}$)、20cm×20cm($R_{50} > 7\mathrm{gcm}^{-2}$)
- **校正深**：$d_c = 0.6\, R_{50} - 0.1\mathrm{gcm}^{-2}$
- **電離箱基準点**：実効中心(平行平板形：前壁内側、ファーマ形：0.5r_{cyl} 線源側)
- **線量率**：通常使用する線量率

表3 光子のための線質変換係数(k_Q)(防水材アクリル樹脂鞘のないとき)標準測定法01より

電離箱	線質：$TPR_{20,10}$													
	0.53	0.56	0.59	0.62	0.65	0.68	0.70	0.72	0.74	0.76	0.78	0.80	0.82	0.84
PTW30006	1.000	0.998	0.997	0.996	0.994	0.991	0.987	0.984	0.980	0.974	0.968	0.962	0.953	0.943

②測定準備

電子線の吸収線量測定に必要な係数，電離箱の測定点の変位法(図4a)，平行平板形電離箱を使用した吸収線量測定のための幾何学的配置(図4b)を示す。確認事項はX線と同様。電離箱の測定点が**実行中心**となることに注意する。

●係数

- 極性効果補正係数
- イオン再結合補正係数
- 深部量半価深(R_{50})

図4

深部量半価深(R_{50})

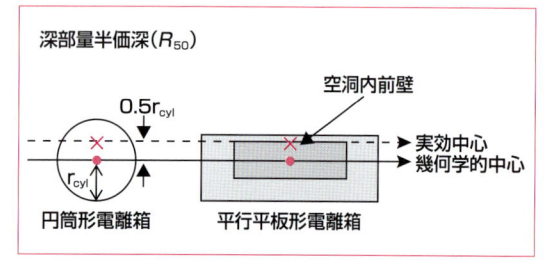

a 電子線測定における電離箱の変位法

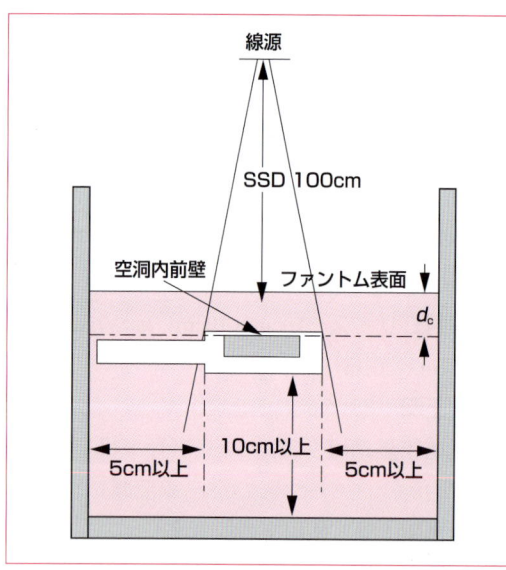

b 高エネルギー電子線の校正深における線量測定配置図

③吸収線量評価式

校正点吸収線量Dcは次式にて求められる。

$$Dc(A) = M \cdot N_{D,W} \cdot k_Q$$

④線質変換係数の取得

電子線における線質変換係数の取得は，深部吸収線量半価深R_{50}より標準測定法01に与えられる表を用いて求める。R_{50}は深部吸収線量を測定し，求められる深部量百分率(PDD)において50％線量を示す深さであり，水中のビーム軸上で測定される深部電離量百分率(PDI)の50％の値である深部電離量半価深(以下I_{50})より，次式にて求めることができる。

$$R_{50} = 1.029 I_{50} - 0.06 \text{gcm}^{-2} \quad (I_{50} \leq 10 \text{gcm}^{-2})$$
$$R_{50} = 1.059 I_{50} - 0.37 \text{gcm}^{-2} \quad (I_{50} > 10 \text{gcm}^{-2})$$

上式により求められたR_{50}の値が標準測定法01に与えられる表に当てはまらない場合は，X線と同様の方法を用いK_Qを算出する。

測定例題

放射線治療装置および電離箱線量計

- 装置名：CL2100CD　VARIAN
- 公称エネルギー：9MeV
- 線量率：500MUmin^{-1}
- モニタユニット値：300MU
- 電離箱：PTW Advanced Markus
- 電位計：PTW UNIDOS10001
- 防水キャップの使用：在

①深部量半価深(R_{50})の決定

I_{50}を求めた後，次式によりR_{50}を算出する。I_{50}の深さにより式が異なることに注意する。

深部電離量半価深(I_{50})：3.608
$$R_{50} = 1.029 I_{50} - 0.06 \text{gcm}^{-2} \quad (I_{50} \leq 10 \text{gcm}^{-2})$$
$$= 1.029 \times 3.608 - 0.06 = 3.6526$$

②校正深の決定

前述したように,電子線はエネルギーによって校正深が異なるため,R_{50}から次式により校正深を決定する。

校正深：$d_c = 0.6\,R_{50} - 0.1\,\mathrm{gcm^{-2}}$
$= 0.6 \times 3.6526 - 0.1 = 2.092$
校正深は<u>2.09cm</u>となる

補足
- 平行平板形電離箱は測定位置の誤差が指示値に与える影響が大きい。よって,電離箱をセッティングする際には測定深の精度,ビーム軸に対して平行を保つことが重要である。
- 高エネルギー電子線においては深さごとにエネルギー分布が異なるため,深部電離量百分率(PDI)に各深さの制限質量衝突阻止能比を乗じて深部量百分率(PDD)が求められる。

③ k_Q(線質変換係数)を求める

標準測定法01より,電離箱(PTW Advanced Markus)に与えられる線質変換係数k_Q(**表4**)の値を使用しX線同様に直線補間を行い,得られる式(3)によってk_Qを算出する。

$k_Q = -0.01 \times (R_{50}) + 0.962$ ・・・・・・(3)
$R_{50} = 3.6526$より
$k_Q = -0.01 \times (\underline{3.6526}) + 0.962 = \underline{0.92547}$

④線量計指示値M(補正処理後)を求める

k_{tp}(温度気圧補正係数)

- 気圧P：<u>101.29kPa</u>
- 気温(水温)：24.7℃
  $k_{tp} = 0.3433(273.2 + T)/P = \underline{1.00970}$

k_s(イオン再結合補正係数)

- 2点電圧法による補正
  通常電極印加電圧V_1：+300V,
  1/2電圧V_2：+150V, $V_1/V_2 = \underline{2.0}$
  指示値：M_1：<u>2.275</u>, M_2：<u>2.265</u>
  $M_1/M_2 = \underline{1.0044}$
  計算に用いる定数：$a_0 = \underline{2.337}$, $a_1 = \underline{-3.636}$
  $a_2 = \underline{2.299}$(パルス放射線)
  $k_s = a_0 + a_1\left(\dfrac{M_1}{M_2}\right) + a_2\left(\dfrac{M_1}{M_2}\right)^2 = \underline{1.0043}$

k_{pol}(極性効果補正係数)

- 印加電圧+での指示値
  $M^{+}_{raw} = \underline{2.275}$, $M^{-}_{raw} = \underline{-2.286}$
  $k_{pol} = \dfrac{|M^{+}_{raw}| + |M^{-}_{raw}|}{2 \cdot |M^{+}_{raw}|} = \underline{1.0024}$

k_{ele}(電位計校正定数)

- $k_{ele} = \underline{1.000}$(線量計校正時のセットを使用するため)
  以上より補正後の指示値Mは,
  $M = M_{raw} \cdot k_{TP} \cdot k_s \cdot k_{pol} \cdot k_{elec}$
  $= \underline{2.275} \times \underline{1.00970} \times \underline{1.0043} \times \underline{1.0024} \times \underline{1.000}$
  $= \underline{2.3125}$

⑤校正点吸収線量を求める

- $N_{D,W}$(水吸収線量校正定数)：<u>$1.406\mathrm{E}^{-3}\mathrm{Gy/pC^{-1}}$</u>
  以上で求められた値より,校正点吸収線量$D_C(A)$は,
  $D_C(A) = M \cdot N_{D,W} \cdot k_Q$
  $= \underline{2.3125} \times \underline{1.406} \times \underline{0.92547}$
  $= \underline{3.0091}\mathrm{Gy}$

⑥基準点吸収線量を求める

- 校正深d_cにおける深部吸収線量百分率PDD
  (d_c, A)：<u>0.9998</u>
  基準点吸収線量 $D_r(A) = \dfrac{D_C(A)}{PDD(d_c, A)}$
  $= 3.0091/0.9998 = \underline{3.00970\mathrm{Gy}}$

以上,今回使用した治療装置の出力は300MU照射時に<u>3.01Gy</u>となる。

表4 電子線校正深における線質変換係数k_Q(標準測定法01より抜粋)

電離箱	線質：R_{50}													
Advanced Markus	1.0	1.4	2.0	2.5	3.0	3.5	4.0	4.5	5.0	5.5	6.0	7.0	8.0	10.0
	0.967	0.957	0.946	0.939	0.933	0.927	0.922	0.918	0.913	0.910	0.906	0.900	0.894	0.884

電離箱線量計の構造と取り扱い方法

放射線治療の線量精度は，ICRUによって±5％以内に保つことが勧告されている。そのため，吸収線量，照射線量測定，線量精度管理などには比較的簡便で精度が高い電離箱線量計が用いられる。主に用いられる電離箱には円筒形（指頭形），平行平板形があり，標準測定法01においては前者のファーマ形を各治療施設のリファレンス（基準）線量計と定めている。ただし，10MeV以下の低エネルギー電子線線量測定については，ファーマ形電離箱においては擾乱の影響を適切に補正することが困難であるため，平行平板形電離箱をリファレンス線量計として用いることを勧告している。

リファレンス線量計とは，国家標準の線量計（JARP形線量計）とトレーサビリティーをとれたものを指し，現在（平成16年3月から）線量計の校正は「（財）医用原子力技術研究振興財団」が行っており，1年に1度は校正を受けることが勧告されている。校正を受ける際には通常，使用する電位計，電離箱，ケーブルの組合せで行う。

電離箱線量計の種類
①Farmer形電離箱線量計（図5）

イギリスの物理学者Farmerが開発した円筒形電離箱で，リファレンス線量計として用いられる。電離箱のサイズは電離体積約0.6cc，円筒部外形7mm，円筒部内径6mm，円筒部長さ約24mmである。中心電極にはアルミニウム，円筒部材質には水等価に近いアクリル樹脂やグラファイトなどが用いられる。

②平行平板形電離箱線量計（図6）

線量変化の急峻なビルドアップ領域や電子線の測定に使用され，標準測定法86では空気空洞20mm ϕ ×2mm以下，集電極10mm ϕ 以下をリファレンス線量計の仕様と定めているが，標準測定法01では特に規定はない。しかし，ガードリング（保護電極）のサイズが不十分である一部の平行平板形線量計は，正確な擾乱の補正が困難であり，使用を控える必要がある。

図5　円筒形電離箱の概観と構造

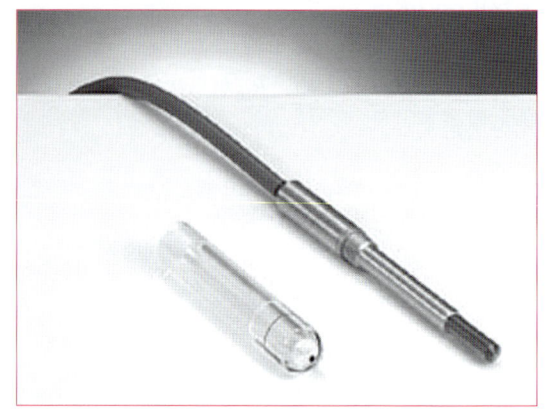

a　ファーマ形電離箱（PTW社製type30013）

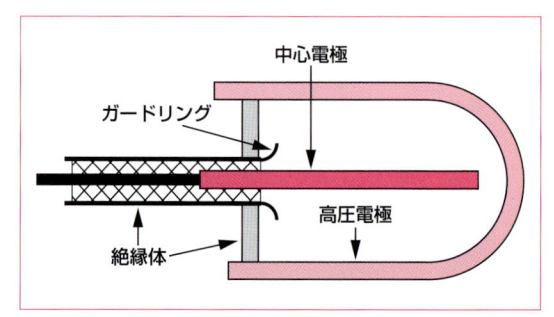

b　一般的なファーマ形電離箱の構造

図6　平行平板形電離箱の概観と構造

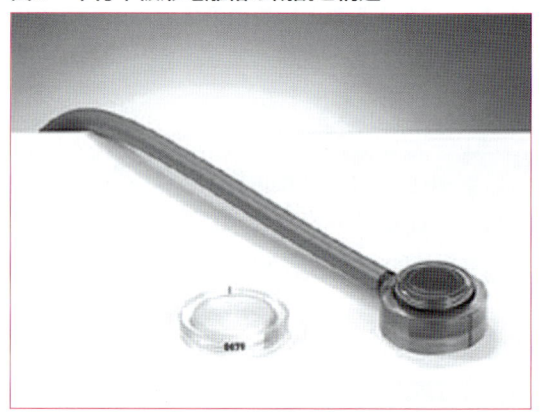

a　平行平板形電離箱（PTW社製Advanced Markus）

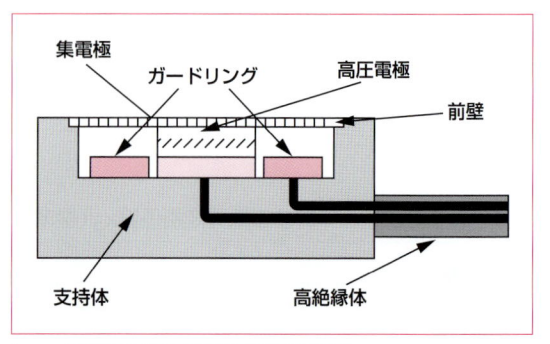

b　一般的な平行平板形電離箱の構造

電離箱使用時に必要な補正，検討項目

電離箱線量計は空洞内の電離量を計測し指示値として表しているが，指示値には補正や検討しなければならない項目（表5）が必要になる。

表5 リファレンス線量計における測定のための検討項目（標準測定法01より）

	円筒形	平行平板形	補正および検討法
①漏洩電流	◎	◎	事前測定
②ステム漏電効果	○	○	事前測定
③極性効果	△	○	k_{pol}
④イオン再結合損失	◎	◎	k_s
⑤後方散乱	×	△	エネルギー依存を考慮
⑥放射線場の擾乱	△	×	P_{dis}
⑦実効中心	◎	◎	変位法を使用
⑧電離量から線量	◎	◎	k_Q
⑨深部電離量曲線から深部線量曲線	◎	◎	阻止能比

◎：要検討　○：必要　△：ときに必要　×：検討の必要なし

①漏洩電流

集電極に集められる電荷は微小であるため，外部からの漏れによる電荷の流入を防止するために絶縁処理が行われている。しかし絶縁を完全にすることは不可能であり，通常使用する電離箱の漏洩を事前に測定しておく必要がある。また，使用方法によって漏洩電流が増加する場合があるので，電離箱の保管方法（湿度管理），コネクタ部分の汚れ，ケーブルの曲がりなどには十分に注意を払う必要がある。

②ステム漏電効果

電離箱の柄（ステム）部分やケーブルが照射野に含まれる場合，漏洩電流が流入する。この現象を軽減するために，ステムやケーブルにはノイズ低減処理などが施されているが，可能な限り照射野に含まれないようにする必要がある。

③，④「標準測定法」を参照

⑤後方散乱

平行平板形電離箱は強度および絶縁を保つために後方の支持体がある程度の厚みをもっており，その材質がファントムと異なるために散乱が起きる。一般的な平行平板形電離箱の後方散乱は1％以下とされており無視できるが，材質の原子番号が高いもの，厚みがあるものについては影響について考慮する必要がある。指頭形は構造上問題にならない。

⑥放射線場の擾乱

空洞電離箱が水ファントムに挿入された場合に，空洞内の気体と水の密度が異なるために放射線場が乱れる現象。これを補正するために全擾乱補正係数P_Qを使用する。

$$P_Q = P_{cav}\ P_{dis}\ P_{cel}\ P_{wall}$$

・P_{cav}（電子フルエンスの空洞補正係数）

電離箱空洞が水中に存在するために電子フルエンスの受ける影響を補正する係数。電子平衡が成立する光子線，また平行平板形電離箱を使用した電子線測定について，補正係数は1.0となる。

・P_{dis}（変位補正係数）

電離箱の測定点を幾何学的中心にした場合と実効中心にした場合のずれを補正する係数。変位法を使用し測定する場合は1.0となる。

・P_{cel}（中心電極補正係数）

円筒形電離箱において中心電極の材質が空気と異なるための影響を補正する係数。プラスチックやグラファイトが中心電極に使用されている場合には無視できる。アルミニウム電極の場合には，標準測定法01に補正係数が示される。

・P_{wall}（電離箱壁，防水鞘の材質に関する係数）
　電離箱壁，防水鞘の材質が水と異なるための影響を補正する係数。円筒形電離箱については標準測定法01に補正係数が示される。電子線場における平行平板形電離箱については1.0となる。

⑦, ⑧, ⑨「標準測定法」を参照

【参考文献】
1) 日本医学物理学会:外部放射線治療における吸収線量の標準測定法（標準測定法01）, 通商産業研究者, 2002.
2) 西台武弘:放射線治療物理学, 文光堂, 1996.
3) 日本放射線治療専門技師認定機構:放射線治療技術の標準, 日本放射線技師会出版会, 2007.
4) 日本放射線技術学会:外部放射線治療における保守管理マニュアル, 日本放射線技術学会, 2003.
5) 日本放射線技術学会:放射線治療技術マニュアル, 日本放射線技術学会, 1998.

6 放射線治療
放射線治療のQA/QC

渡辺 暁

放射線治療におけるQA/QCの必要性

近年,放射線治療分野において,多数の医療事故が報告されている。その原因の大半は単純なミスによって引き起こされたものであり,安全かつ安心できる放射線治療を確実に提供するためには,放射線治療装置のQA (quality assurance:品質保証) を保つためにQC (quality control) を実践することが重要となる。放射線治療におけるQAは,①物理的QA,②技術的QA,③臨床的QAに分類することができる。本項では特に物理的,技術的QAを中心とした説明を行う。

線量精度に関するQA/QC

線量モニタシステムの校正

外部放射線治療装置に設置される線量モニタシステムは,通常ガントリーヘッドに内蔵された主,副2つのモニタ線量計により構成され,吸収線量,線量率の制御,対称性,平坦度の監視を行っている。使用される線量計は,「密閉型」,「非密閉型」の電離箱が主である。

線量モニタシステム校正時の要点を**表1**に示す。

線量モニタシステムの再現性および直線性

測定条件はX線,電子線とも線量モニタシステム校正と同一。

再現性は各公称エネルギーの線量率が最大,最小について行い,10回くり返し測定の変動係数F_C(%)にて評価を行う。

直線性は,おおむね連続的なMU値を5種類選択し,各公称エネルギーについて測定を行い,MU値と吸収線量の直線性の比較を行う。

線量モニタシステムの1日の安定性

測定条件はX線,電子線とも線量モニタシステム校正と同一にし,各エネルギーに対して通常使用する線量率を選択し,装置電源の投入後エージングを行い,業務終了時までの間に3回以上の測定を行い,その変動より安定性を求める。経時変化の比較のために,測定時間の間隔やエージング方法などを毎回同一にする必要がある。

架台角度安定性

架台の角度位置が線量モニタシステムに与える影響について,通常使用するX線,電子線のうちそれぞれ1つのエネルギーについて測定を行う。測定を行う角度は0°,90°,270°,180°であり照射野10cm×10cm,それぞれの角度において3回以上の測定値の平均にて比較を行う。この測定において水ファントムの使用はできないため,適当なビルドアップキャップを電離箱に装着し空中にて測定を行う。

表1 線量モニタシステム校正時の要点

	使用ファントム	電離箱線量計	校正深	電離箱基準点	線質指標
X線,γ線	水ファントム	ファーマ形	$d_c=10\text{cm}^{-2}$	円筒幾何学的中心	$TPR_{20,10}$法
電子線 (2〜10MeV)	水ファントム (水等価ファントム)	平行平板形	$d_c=0.6R_{50}-10\text{cm}^{-2}$	空洞内前壁	R_{50}法
電子線 (10〜50MeV)	水ファントム	平行平板形 ファーマ形	$d_c=0.6R_{50}-10\text{cm}^{-2}$	空洞内前壁(平行平板形) $0.5r_{cyl}$前方(ファーマ形)	R_{50}法

運動照射中の安定性

原体照射などの運動照射が線量モニタシステムに与える影響について1つのエネルギーについて測定を行う。振角を45°に設定し1Gyを照射し、4セグメントについての測定を行い比較する。測定は架台角度安定性同様ビルドアップキャップ装着にて行う。

深部線量，分布特性

深部量百分率（以下PDD），線量プロフィール（図2）および平坦度の測定には3次元水ファントム（図1）を使用するのが一般的である。測定時には幾何学的な位置精度が測定値に大きく影響を及ぼすため，ファントム，電離箱の配置に十分注意する必要がある。PDDの評価はピーク深および任意の測定点（例えば5,10,20cm深）においての比較にて行う。平坦度はD_{max}/D_{min}の値が照射野30×30cm²以下で1.06，それ以上で1.10までが許容範囲となる電子線では，幾何学的照射野の端が表面と90％深部量百分率の比較について15mm以内が許容範囲とされている。

出力係数

線量モニタシステムの校正と同条件下において通常使用する照射野，公称エネルギーについて測定を行い，10×10cm²で正規化して評価を行う。

> **補足**
> ●「くさびフィルタ」，「トレイ係数」なども定期的に測定を行い，治療計画装置に入力されている値と比較し評価を行う。

線量，幾何学的誤差の点検頻度や許容値を**表2**に記す。

治療計画などに関するQA/QC

治療開始までのチェック体制

機器管理以外に放射線治療においては，あらゆるチェック体制を整えるということがとても重要である。治療計画作成から患者を治療するまでの過程において，何か1つでもミスがあれば

図1 3次元走査式ファントム（PTW社MP3）

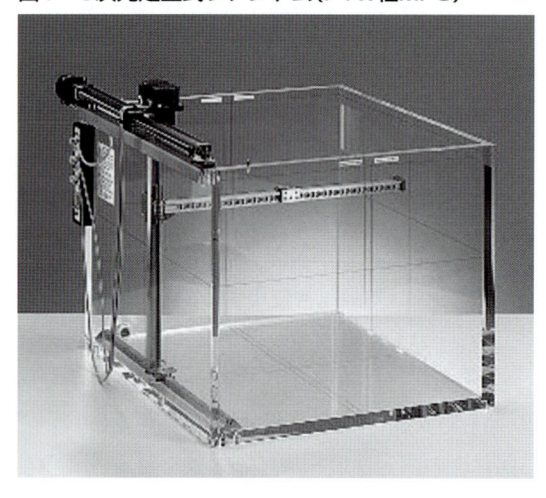

図2 線量プロフィール

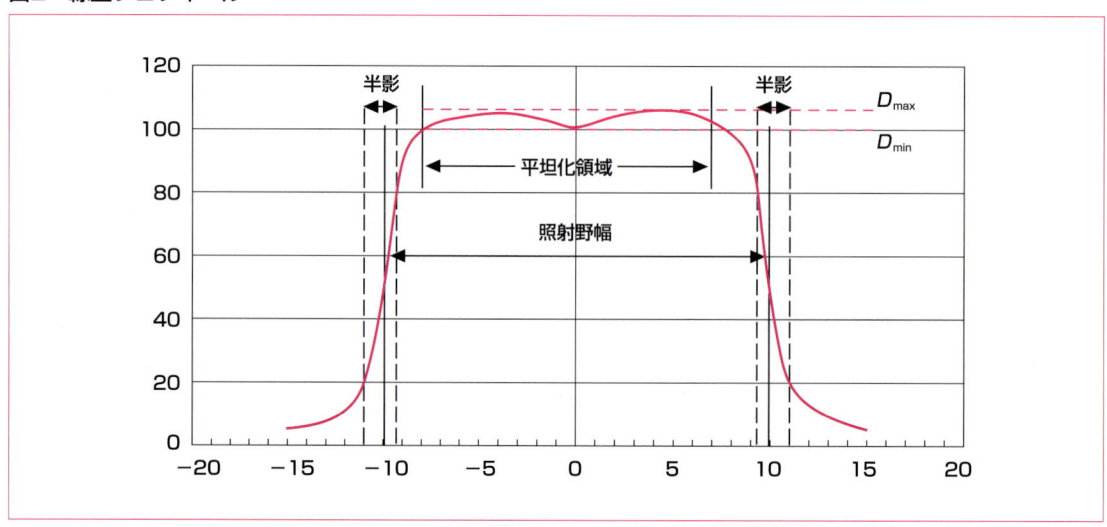

表2 リニアック定期点検リスト(放射線治療における誤照射事故防止指針より抜粋)

管理項目	点検項目	許容値	実施期間
1 線量	線量モニターシステムの始業前点検(X)	±3%	毎日
	線量モニターシステムの始業前点検(e)	±4%	毎日
	線量モニターシステムの校正(X)	±2%	毎週
	線量モニターシステムの校正(e)	±3%	毎週
	バックアップモニタ校正		1カ月
	線量モニターシステムの再現性(X, e)	±0.5%	1年
	線量モニターシステムの直線性(X)	±2%	1年
	線量モニターシステムの直線性(e)	±3%	1年
	線量モニターシステムの1日の安定性(X)	±2%	1年
	線量モニターシステムの1日の安定性(e)	±3%	1年
	線量プロフィールの対称性および平坦度(簡単な点検X)	1.03	1カ月
	線量プロフィールの対称性および平坦度(簡単な点検e)	1.05	1カ月
	線量プロフィールの平坦度(精密な点検X)	1.06	1年
	線量プロフィールの平坦度(精密な点検e)	15mm	1年
	X線の深部線量または校正深との線量比	±2%	1年
	電子線の深部線量または校正深との線量比　±2mm	±3%	1カ月
	架台角度による深部線量安定性(X)	±2mm	1年
	架台角度による深部線量安定性(e)	±2mm	1年
	深部線量曲線(X)	±2%	1年
	深部線量曲線(e)	±2%	1年
2 幾何学的誤差	照射野係数測定(X)	±2%	1年
	照射野係数測定(e)	±2%	1年
	ウエッジ係数測定		1年
	シャドートレイ係数測定		1年
	ウエッジ位置確認		1カ月
	シャドートレイ位置確認		1カ月
	アプリケータ位置確認		1カ月
	光・放射線照射野の一致性(X)	±2mm	1カ月
	光・放射線照射野の一致性(e)	±2mm	1カ月
	架台・照射野限定システムの角度表示確認		1カ月
	アイソセンタと指示点の変位(十字ワイヤ, ポインタ)	±2mm	1カ月
	アイソセンタからの距離	±2mm	1カ月
	照射野限定システムの対称性		1カ月
	光照射野の適正照度		1カ月
	回転照射時の回転速度の確認		1年
	照射野限定システム回転中心とアイソセンタとの一致性	±2mm	1年
	架台回転中心とアイソセンタとの一致性	±2mm	1年
	アイソセンタからのビーム軸の変位	±2mm	1年
	治療寝台角度表示確認		1カ月
	治療寝台回転中心とアイソセンタとの一致性	2mm	1年
	治療寝台天板のたわみの確認	5mm	1年
	治療寝台の上下動の確認	±2mm	1カ月
3 安全機構	緊急停止動作確認		1カ月
	ウエッジのロック機構確認		1カ月
	シャドートレイのロック機構確認		1カ月
	電子線ガイドのロック機構確認		1カ月
	治療装置インターロック種類と内容確認		

それが大きな事故になる可能性を秘めている。図3に診察から治療を開始するまでの流れとチェック体制の一例を示す。

治療データに関するチェック体制

治療データの入力ミスなどの事故を防止するためには，治療データの確認体制を確立することが重要となる。図4に治療計画後におけるデー

図3　治療計画および確認体制

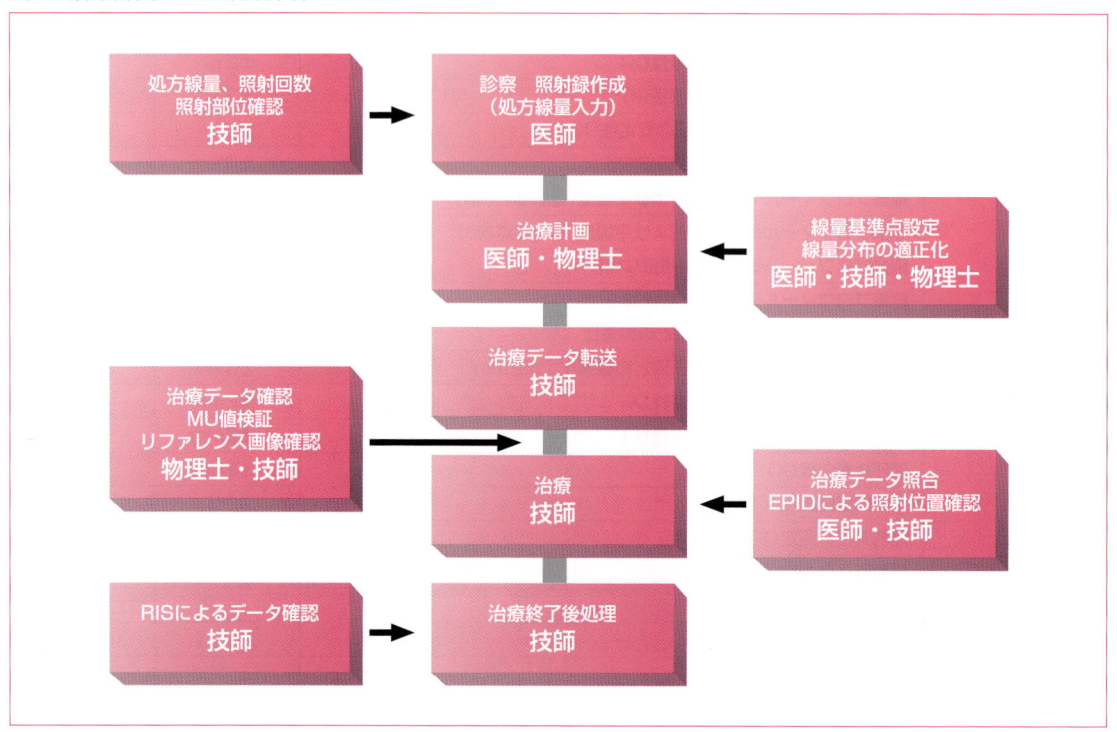

図4　治療データの経路(DICOM-RT)

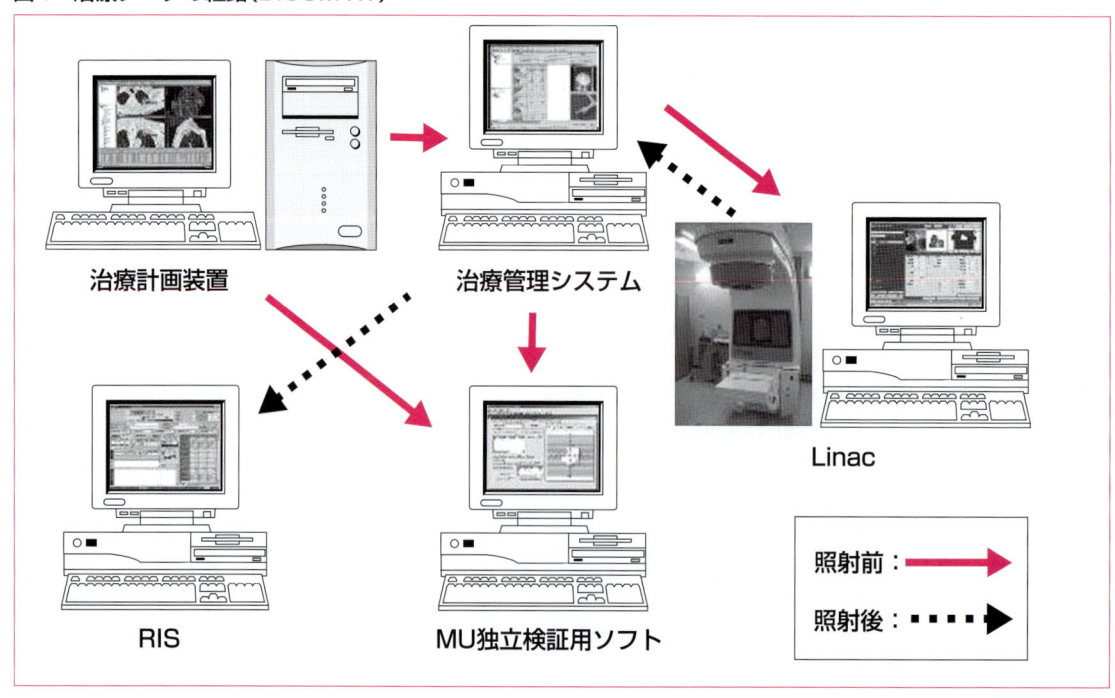

タ転送経路の一例を示す。放射線治療システムを使用し，治療計画装置からオンラインで治療データの転送を行う。独立したモニタユニットの検証については，DICOM-RTにより直接治療データが取り込み可能なソフトを用いることにより，作業の効率化，また入力ミスの解消が図られている。また，照射終了後には放射線治療システムからRISに照射データが転送され，治療終了後に再度データの確認が行われる。

治療計画システム（RTPS）のQA/QC

治療計画装置の導入時後の周辺機器を含む治療計画システム（以後RTPS）の管理頻度，項目，内容について表3に記す。

表3　治療計画装置の管理項目

頻度	項目	内容
毎日	エラー記録	システムの障害 エラーメッセージ ハードウエアの故障
	変更記録	ハード・ソフトウエア変更の記録，保存
毎週	デジタイザ	スケール，ハードコピーの出力の確認を行う
	コンピュータファイル	すべてのRTPSデータファイルと実行可能プログラムの健全性の確認を行う
	臨床計画の再検討	臨床治療計画を再検討し，エラー，問題，難易性を議論し問題があれば解決する
毎月	CTデータ入力	RTPSに使用するCTデータの幾何学的精度，電子密度の再検討を行う
	RTPSの再検討	RTPSの問題や機器の再構成について再検討を行う
毎年	線量計算	測定線量と計算線量の一致を確認する
	入出力機器	CT，MRI入力，プリンタ，プロッタなど出力機器の動作と精度の確認を行う
	ソフトウエアツール	BEV/DRR作成とプロットの精度，DVH計算などの確認を行う

【参考文献】
1）日本医学物理学会：外部放射線治療における吸収線量の標準測定法（標準測定法01），通商産業研究者，2002．
2）西台武弘：放射線治療物理学，文光堂，1996．
3）日本放射線治療専門技師認定機構：放射線治療技術の標準，日本放射技師会出版会，2007．
4）日本放射線技術学会：外部放射線治療における保守管理マニュアル，日本放射線技術学会，2003．
5）日本放射線技術学会：放射線治療技術マニュアル，日本放射線技術学会，1998．
6）日本放射線技術学会：放射線治療における誤照射事故防止指針，日本放射線技術学会，2003．

III 核医学検査

1 非密封アイソトープ治療
2 インビトロ(*in vitro*)検査
3 インビボ(*in vivo*)検査
4 臨床画像と検査のポイント
5 PET検査
6 核医学関連装置

III-1 核医学検査 非密封アイソトープ治療

丸岡 伸

非密封アイソトープ治療

非密封アイソトープ治療は**RI内用療法**または「**内部照射**」とも呼ばれ，RIを経口的や経静脈的などの方法で体内に投与し，標的臓器または標的病巣に運び，目的部位のみを選択的に照射する放射線治療法である。内部照射ができる条件は，RIがβ線放出核種であること，病巣に集積し長時間とどまること，病巣以外の生理的集積が少ないことである。

Na^{131}Iによる甲状腺機能亢進症や甲状腺癌の治療が代表的なものであるが，その他のRI内用療法として現在わが国では，^{131}I-MIBGによる悪性褐色細胞腫の治療が可能であるほか，最近，骨転移の疼痛除去に^{89}SrCl$_2$（Metastron®）が，またB細胞性悪性リンパ腫の治療に^{90}Y標識抗CD20抗体（Zevalin®）が相次いで認可された。本項では主に，早くから臨床応用され治療法ならびに有効性が確立されている甲状腺機能亢進症と甲状腺癌の^{131}I内部照射について解説するが，^{89}SrCl$_2$および^{90}Y標識抗CD20抗体についても簡単に紹介する。バセドウ病と甲状腺癌については，日本核医学会分科会腫瘍免疫核医学研究会の「放射性ヨード内用療法委員会」で，それぞれ『放射性ヨード内用療法に関するガイドライン』が作成されている。

甲状腺機能亢進症の^{131}I内部照射

甲状腺機能亢進症

甲状腺は成人では通常10〜15gの内分泌臓器であり，下頸部正中の気管前面に気管を取り囲むように存在している。甲状腺濾胞上皮は，食物中の無機ヨードを取り込んで有機化し甲状腺ホルモン（サイロキシン：T$_4$，トリヨードサイロニン：T$_3$）を合成する。甲状腺ホルモンの合成・分泌は，脳下垂体から分泌される甲状腺刺激ホルモン（TSH）によって調節されている。

甲状腺機能亢進症は，甲状腺ホルモンの合成と分泌が持続的に亢進している病態で，**バセドウ病（グレーヴス病）** と**自律性機能性甲状腺結節（いわゆるプランマー病）** が代表的疾患である。バセドウ病は自己免疫疾患であり，TSHと同様の作用を有する甲状腺刺激抗体（TSHレセプター抗体：TRAb）により甲状腺ホルモンの合成と分泌が亢進する。プランマー病の多くは濾胞腺腫であり，自律性があるためTSH非依存性に甲状腺ホルモンの合成と分泌が亢進する。

治療原理

^{131}Iは物理学的半減期が約8日で，主に364keVのγ線および最大エネルギー606keVのβ線を放出する。^{131}Iは甲状腺に集積するが，それ以外の生理的集積は唾液腺のほか，排泄経路の消化管や尿路系などに限局しており少ない。治療効果はβ線により発現するが，このβ線の水中飛程は1mm程度と短く組織透過力が弱いため，周辺の組織にはほとんど障害を与えない。また，甲状腺機能亢進症では甲状腺濾胞上皮細胞の無機ヨード取り込みが亢進しているため，甲状腺に集中的に高線量の照射が可能となる。

適応と禁忌

バセドウ病の治療法には薬物療法(抗甲状腺剤,無機ヨード,炭酸リチウムなど),アイソトープ治療および手術療法がある。米国ではアイソトープ治療が第1選択とされているが,わが国では抗甲状腺剤による薬物療法が第1選択とされ,抗甲状腺剤によるコントロールが困難な場合にアイソトープ治療が選択されることが多い。抗甲状腺剤はアイソトープ治療に比べ寛解導入率が低く,また寛解導入までの期間が長い。抗甲状腺剤にはチアマゾール(MMI:メルカゾール®)とプロピルチオウラシル(PTU:チウラジール®,プロパジール®)があるが,まれに発疹,発熱,肝機能障害,無顆粒球症などの副作用が発生する。

^{131}I治療は禁忌症例を除くすべてのバセドウ病に適応があるが,特に,抗甲状腺剤による副作用発生例,抗甲状腺剤によるコントロール不良例,術後再発例,合併症のために確実なコントロールを必要とする症例,患者が希望する場合などはよい適応である。

プランマー病では腺腫部以外のヨード摂取が抑制されているため,腺腫部に選択的に^{131}Iが取り込まれるのでよい適応となる。

^{131}Iは胎盤を通過し胎児の甲状腺に摂取されること,および胎児に全身被ばくをもたらすことから妊婦は絶対禁忌である。また,^{131}Iは乳汁中に移行するため授乳中も禁忌である。

^{131}I投与量の決定

^{131}Iの投与量が多いと寛解率は高くなるが,治療後の甲状腺機能低下症の発生率も高くなる。治療後に甲状腺機能が正常となるように^{131}Iの投与量を決定するのが理想的であるが,そのような至適な^{131}Iの投与量の決定はほとんど不可能であり,通常は次のような方法で決められている。

●甲状腺吸収線量による方法

甲状腺の重量とヨード摂取率および有効半減期を求め,治療に必要な吸収線量となるように投与量を決定するもので,1μCiの^{131}Iが甲状腺組織1gに均等に分布したときの吸収エネルギーを160cGyとして計算する「**Quimbyの式**」や,135cGyとして計算するその変法などが利用されている。

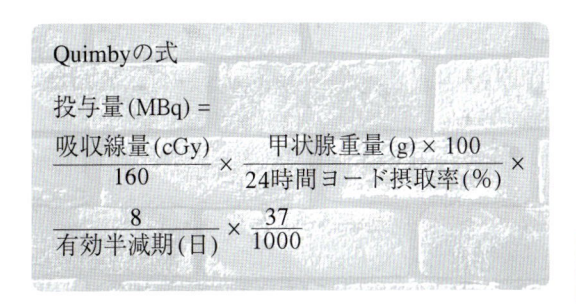

Quimbyの式

$$投与量(MBq) = \frac{吸収線量(cGy)}{160} \times \frac{甲状腺重量(g) \times 100}{24時間ヨード摂取率(\%)} \times \frac{8}{有効半減期(日)} \times \frac{37}{1000}$$

吸収線量はバセドウ病では5,000〜10,000cGyに設定されることが多い。プランマー病では腫瘍の大きさに応じてさらに多くする。

甲状腺重量の正確な測定は困難であるが,甲状腺シンチグラフィから「**Allen-Goodwinの式**」や「**大久保の式**」などを用いて算出するほか,超音波やX線CTを用いる方法もある。甲状腺の表面積(cm^2)をS,左右両葉の長径の平均(cm)をLとすると,Allen-Goodwinの式と大久保の式は次のようになる。なお,大久保の式におけるKはS×Lと手術での実測値から作成された曲線から求める。

Allen-Goodwinの式 甲状腺重量(g) $= S \times L \times 0.323$
大久保の式 甲状腺重量(g) $= S \times L \times K$

●単位重量当たりの摂取量による方法

甲状腺の重量とヨード摂取率を求め,単位重量当たりの投与量が1.85〜3.7MBq(50〜100μCi)/1gとなるように投与量を決定する。甲状腺腫が大きい場合や重症例では単位重量当たりの投与量を増やして7.4MBq(200μCi)/1gくらいまでが用いられている。

$$投与量(MBq) = \frac{単位重量当たりの投与量(MBq/g) \times 甲状腺重量(g) \times 100}{24時間甲状腺ヨード摂取率(\%)}$$

●一定量を投与する方法

一定の標準投与量を決めておき，甲状腺の大きさや重症度に応じて適宜増減して投与する。標準投与量としては111〜370MBq（3〜10mCi）程度が用いられる。この方法は簡便ではあるが，甲状腺摂取率が考慮されていないため，甲状腺の吸収線量のばらつきが大きいことが欠点である。なお，甲状腺機能低下症の発生は高率であっても，そのときは甲状腺ホルモン剤を補充すればよいとして，過量投与を基本とする考えもある。

治療の実施方法

前処置として1週間以上の無機ヨード制限食（**低ヨード食**）とし，そのほか，^{131}I治療に影響を与える医薬品は使用しないようにする。抗甲状腺剤を服用しているときは休薬するが，重症例などで抗甲状腺剤の休薬が危険な場合は継続したままで行う。治療はRI治療病室に入院させてヨウ化ナトリウム（Na^{131}I）カプセルを経口投与して行うが，投与量が治療病室からの退出基準である500MBq（約13.5mCi）以下の場合には，外来通院にてRI管理区域内においての投与も法令運用上行われている。なお，^{131}Iを投与された患者のRI治療病室からの退出基準については，「甲状腺癌の^{131}I内部照射」にて述べる。低ヨード食は治療開始後少なくとも24時間は継続する。

効果発現

約1カ月後より自他覚症状の改善，甲状腺ホルモンの低下，甲状腺腫の縮小がみられ，3〜4カ月後には最大効果の発現がみられる。甲状腺腫の縮小はみられるが，眼球突出などの甲状腺眼症の改善はみられない。80％以上で甲状腺機能は改善されるが，10〜20％では再投与を要する。再投与をするかどうかの判断は6カ月後くらいに行う。

副作用

早期の副作用としては，まれに，甲状腺組織の破壊に伴う一過性のホルモン放出増加のために，発汗，発熱，心悸亢進，頻脈などの症状の増悪がみられることがある。**甲状腺クリーゼ**[*1]の発生頻度は0.3％前後とされている。

> **用語ア ラ カルト**
>
> **＊1　甲状腺クリーゼ（またはサイロイド・ストーム）**
> 甲状腺中毒症状が極度に増幅されて代償不能に陥った状態で，頻脈，下痢，脱水，心不全，心房細動，意識障害などをきたし，重症例では死亡することもある。誘因としては，甲状腺切除術およびその他の手術，感染症や糖尿病の合併，分娩，外傷，放射線ヨード治療，精神的ストレスなどがあげられる。

甲状腺機能低下症の発生頻度は^{131}Iの投与量によって異なるが，^{131}I投与の1〜2年後に発生のピークがあり，以後も年2〜3％の割合で増加する。なお，前述のように甲状腺機能低下症を治療の目標とする考えもある。

甲状腺癌の発生率増加は成人，小児ともにみられない。治療量の^{131}Iを投与すると吸収線量が多いため濾胞が完全に破壊されてしまい，甲状腺癌も発生しないと考えられている。

白血病の発生については，世界的に^{131}I治療が始まってから約60年が経過したが，これまでの経験の蓄積からは発生率の増加は認められていない。

卵巣の被ばく線量は3.8×10^{-3}cGy/MBqとされており，370MBq（10mCi）の投与では1.4cGyとなる。生殖腺被ばくの遺伝的倍加線量は500cGyと推定されており，先天異常の危険性は考慮しなくてよい。そのため，妊娠希望の若い女性も禁忌とはならない。

甲状腺癌の^{131}I内部照射

甲状腺癌

甲状腺癌は組織学的に分化型甲状腺癌（乳頭癌，濾胞癌），低分化癌，未分化癌，髄様癌などに分類される。そのほか，非上皮性の悪性腫瘍としては悪性リンパ腫も発生する。発生頻度は乳頭癌が80〜85％，濾胞癌が5〜10％と分化型甲状腺癌が90％以上を占める。

甲状腺癌のうち分化癌および低分化癌は濾胞上皮由来でヨードを取り込む能力をもっている。分化型甲状腺癌は一般に発育が遅く予後は良好なことが多いが，頸部リンパ節転移のほかに，肺や骨に遠隔転移を認めることがあり，その場合はそれに対する治療が予後を決定する。

^{131}I治療の対象と適応

^{131}I治療の対象となるのはヨードを取り込む能力のある分化癌および低分化癌である。^{131}Iの単位重量当たりの集積率は正常甲状腺で1〜2％/g，分化型甲状腺で0.001〜0.5％/g（平均0.1％/g）と報告されている。癌組織への^{131}I集積率は正常甲状腺組織と比べ低いため，正常甲状腺組織が残存しているとほとんどそちらに取り込まれてしまい癌組織に集積しない。そのため甲状腺全摘術後症例が対象となる。

^{131}I治療の適応は，甲状腺全摘術後の残存腫瘍，局所再発やリンパ節転移，肺や骨などへの遠隔転移（図1，2）のほか，甲状腺床のablation目的（図3）やサイログロブリン（Tg）が高値の場合などである。なお，甲状腺全摘術後に残存する微小甲状腺組織を「**甲状腺床(thyroid bed)**」といい，再発率を低下させる目的でこれを破壊することを「**甲状腺床のablation**」と呼んでいる。ablationをしておくとその後の頸部再発が^{131}Iシンチグラフィで見つけやすくなる。

治療前にまず^{131}Iシンチグラフィ検査をして残存腫瘍や転移巣などへの集積の有無をみるが，腫瘍の残存や遠隔転移が明らかなときはシンチグラフィ検査を省略することが多い。

あらかじめ，^{131}I投与後に発生しうる頸部の腫脹，味覚障害，唾液腺機能障害，胃部不快感，骨髄機能低下などの副作用について十分に説明し同意を得てから行う。

^{131}I治療が有効な理由

^{131}I治療における吸収線量は，分化型甲状腺癌への^{131}I集積率を0.1％/gとして，生物学的半減期を3日とすると^{131}I 3.7GBq（100mCi）の投与で吸収線量は30Gy，生物学的半減期を4日とすると^{131}I 5.55GBq（150mCi）の投与で吸収線量は150Gyと報告されている。このように，集積率が高く生物学的半減期が長い場合は外部照射では得られない高線量が得られること，および^{131}I内部照射はβ線による選択的な低線量率持続照射であるため腫瘍細胞における放射線の作用からの回復が起こりにくいことが，一般に放射線抵抗性とされる分化型甲状腺癌に対して^{131}I治療が有効な理由である。また，一度に全身のすべての転移巣が治療できることや，β線の飛程が短いため周囲正常組織への影響が少なくくり返し行うことができることも，臨床的に有効な大きな要因となっている。

前処置

分化癌および低分化癌は正常甲状腺組織と同様に甲状腺刺激ホルモン（TSH）レセプターをもっているため，血液中のTSHを上昇させると腫瘍への^{131}I集積が高まる。そのためTSHを30μU/ml以上に上昇させることが必要とされている。血中の甲状腺ホルモンが低下するとTSHが上昇するため，通常は甲状腺ホルモン剤の休薬によって内因性TSHの上昇が図られるが，T_4製剤（チラーヂンS®）投与の場合は4週間以上の休薬，T_3製剤（チロナミン®）の場合は2週間の休薬がなされる。甲状腺ホルモンが低下すると易疲労，むくみ，寒がりになるなどの甲状腺機能低下症状が出現する。その他の症状としては，微熱，嘔気，頭痛，肩凝り，便秘，生理不順，鬱状態などがある。また，TSHが上昇すると腫瘍細胞が刺激されて一時的に腫瘍の増大が起こる。遺伝子組換えヒトTSH（recombinant TSH）の投与によ

図1　症例1：乳頭癌，肺転移（17歳，女性）

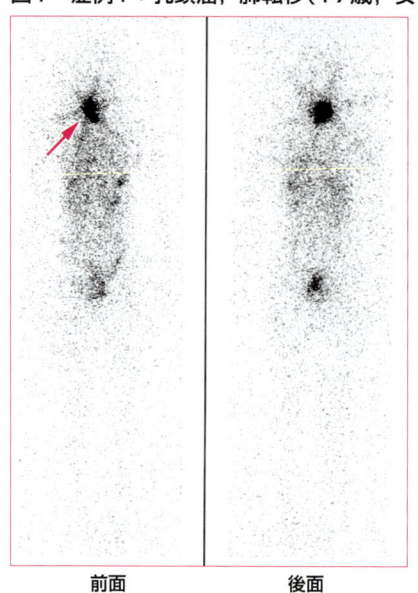

a　¹³¹I検査（111MBq投与）
¹³¹I検査で甲状腺床（→）への集積を認める。

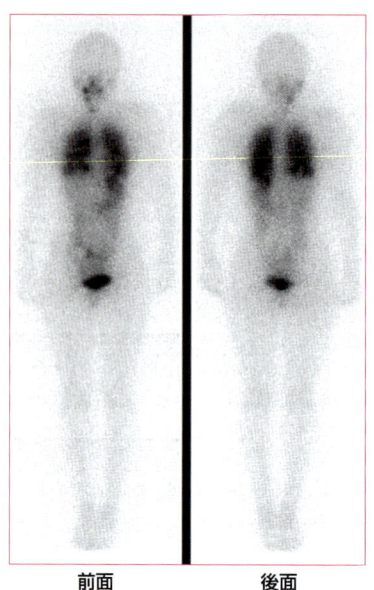

b　¹³¹I治療（3.7GBq投与）
ablation目的で¹³¹I治療が行われ，¹³¹I治療後のシンチグラムで両肺にびまん性の集積を認め，初めて肺転移が判明した。

図2　症例2：濾胞癌，肺・骨転移（44歳，男性）

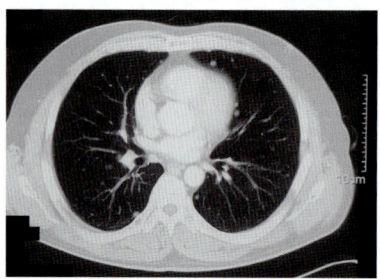

a　CT：多発性肺転移
CTで両肺に小結節影が散在しており多発性肺転移の所見である。

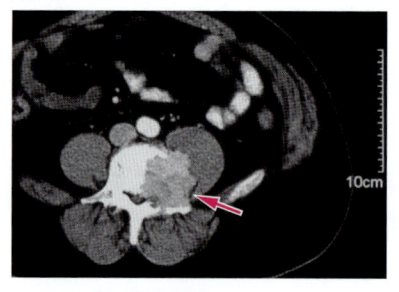

b　CT：第4腰椎転移
第4腰椎の左側に溶骨性骨転移（→）を認める。

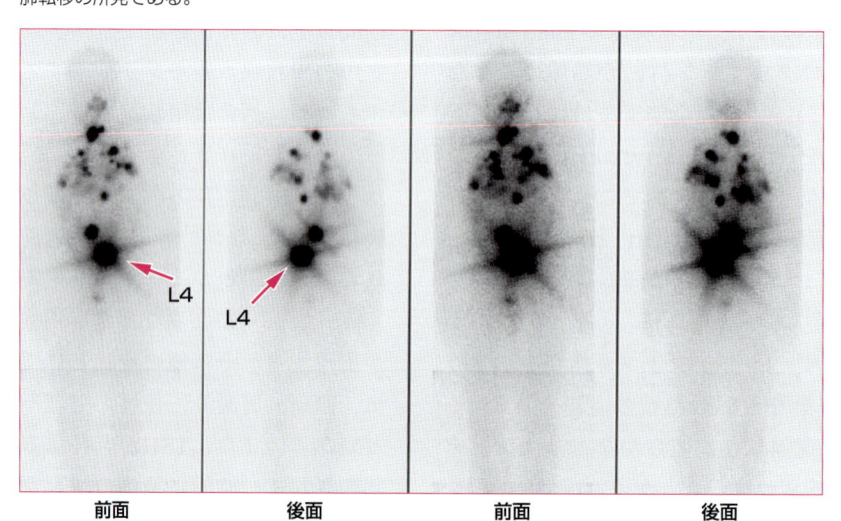

c　¹³¹I治療（5.55GBq投与）
多発性肺転移および第4腰椎（→）その他の骨転移に¹³¹Iの集積が多く認められる。

非密封アイソトープ治療

図3 症例3：ablation症例

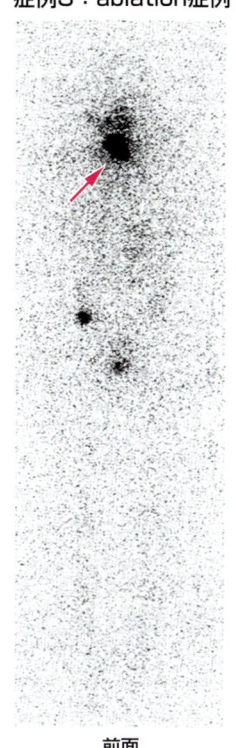

a ¹³¹I検査
乳頭癌リンパ節転移にて甲状腺全摘術および頸部リンパ節郭清術後。¹³¹I検査で甲状腺床(→)への集積を認める。

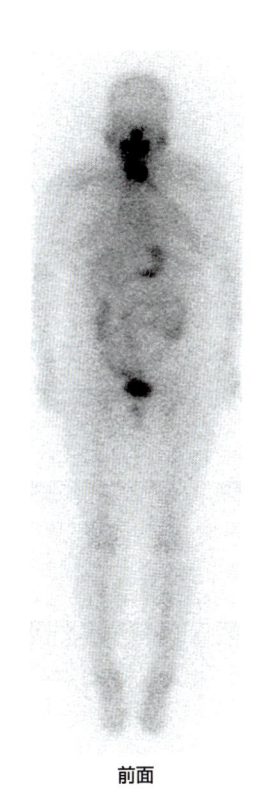

b ¹³¹I治療(3.7GBq投与)
ablation目的で¹³¹I治療が行われ、甲状腺床に¹³¹I集積が多く認められる。

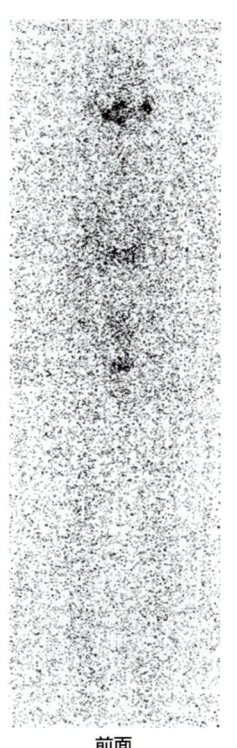

c 1年後の¹³¹I検査
1年後の¹³¹I検査では頸部の集積は消失しablationが成功している。

る方法では甲状腺ホルモン剤の休薬は不要で、長期間のTSHの上昇による腫瘍細胞の増殖や、甲状腺機能低下症状を防ぐことができるが、わが国では現在まだ認可されていない。

また、腫瘍細胞への放射性ヨードの集積を高めるためには、体内の非放射性ヨードを少なくすることが必要である。通常のヨード摂取量は1日当たり500μg以上で、このうちおよそ100μgがホルモン合成にまわっている。昆布(こんぶ)1g中には約3mgのヨードが含まれているが、一方、¹³¹I中のヨードの量は治療量の3.7GBq(100mCi)で約1μgと極めて微量である。そのため**ヨード制限**をしなければ有効な治療にはならない。非放射性ヨードをなくすためには1～2週間前から低ヨード食とし、イソジンガーグルやルゴール液などのヨード含有医薬品は使わないなどのヨード制限をする。また、ヨード造影剤は治療の少なくとも1カ月前からは使用できない。

内因性TSHの上昇の確認とサイログロブリン値の評価のために、¹³¹I投与日に採血して、甲状腺ホルモン(FT$_3$, FT$_4$)、TSH、サイログロブリン(Tg)などのデータを得る。Tgは分化型甲状腺癌の腫瘍マーカーとして重要である。

投与量

¹³¹Iの投与量は骨転移や肺転移などの遠隔転移の場合、リンパ節転移の場合、甲状腺床のablationの場合などによって異なるが、わが国では施設の¹³¹Iの許容使用量の関係もあり、3.7～7.4GBq(100～200mCi)が投与されることが多い。筆者らは転移部位や治療回数、年齢・体格などを考慮して、成人では3.7GBq(100mCi)または5.55GBq(150mCi)を投与している。

治療の実施方法

^{131}Iは尿，大便，唾液，汗，呼気によって体内から排泄されるので，一般病棟とは別系統の排気，廃水設備をもち，天井・床・壁・窓などが遮蔽された構造のRI病室への隔離が必要となる。治療開始後はγ線による外部被ばくだけでなく，気化した^{131}Iを吸い込むことによる内部被ばくを防止するため，医師・看護師その他の医療スタッフの入室時間はできるだけ短くする。

治療は1カプセルが1.85GBq(50mCi)のNa^{131}Iカプセルを2または3カプセル経口投与させて行っている。カプセルの経口摂取が不能な場合にはお湯で溶解して投与しているが，この場合は放射能汚染のないように十分な注意が必要である。

投与した^{131}Iが嘔吐により排泄されるのを防ぐため，^{131}I投与前からあらかじめ制吐剤を服用させている。また，^{131}I投与後は余分な^{131}Iの排泄を促進するために，水分摂取をさせて排尿をよくし，下剤を服用させて排便をよくしている。唾液腺被ばくの低減のために，梅干など酸味の強い食品で唾液分泌をよくし，唾液腺に集積した^{131}Iを洗い出すようにしている。

甲状腺ホルモン剤の再開とヨード制限の解除は，^{131}I投与後24時間以上経ってから行う。また，退院前にシンチグラムの撮影を行って，目的部位への^{131}I集積の有無を確認するが，このシンチグラムで検査量のシンチグラムでは不明であった転移巣が判明することもある(図1)。

RI治療病室からの退出基準

^{131}I内部照射後のRI治療病室からの退出基準は，1998年に当時の厚生省から出された通知[*2]で示された。筆者らはこのうち，「患者の体表面から1mの点における1cm線量当量率が30μSv/h以下」を退出基準として採用している。これは公衆の被ばくを年間1mSv以下に，また，介護者の被ばくを1件当たり5mSv以下に押さえるための基準であり，通常3日～1週間後には退出基準に達し，このときすでに内部被ばくは考慮しなくてもよくなっている。

退院後の注意事項

退院に当たっては治療結果の説明のほかに，退院時に測定した外部線量に基づいて，帰宅後の食事，トイレ，風呂，洗濯，運動などの日常生活，外出や仕事への復帰などについての注意事項を説明している。これらについては先の『甲状腺癌の放射性ヨード内用療法に関するガイドライン』に詳しく記載されている。チラーヂンSの服用再開による甲状腺機能低下症からの回復についても説明する。甲状腺機能低下症では肝機能障害や高脂血症をきたしているので，退院後早期に健診を受けるとこれらを指摘されることがある。また，放射線唾液腺炎や味覚障害について再度説明している。放射線唾液腺炎は入院中に起きるほか，退院後半年以上経過して唾液腺腫脹をみることもあり注意を要する。

副作用

体内に投与された^{131}Iは尿，大便，唾液などによって体外に排泄されるため，膀胱，消化管，唾液腺などに生理的集積が認められる。そのため急性の副作用としては，放射線宿酔や放射線胃炎による食欲低下や嘔気，放射線唾液腺炎による耳下腺および顎下腺の腫脹と疼痛などがある。特に，放射線唾液腺炎は後に唾液分泌障害をきたすので臨床的に重要である。そのほか，味覚障害も起こることがある。晩発性の副作用としては，肺線維症，骨髄機能障害，白血病，2次発癌，不妊症などがあげられる。肺線維症，骨髄機能障害，白血病，2次発癌は，治療回数が多くなり^{131}Iの総投与量が37GBq(1Ci)を超すと問題となることがあるとされているが，不妊症に関してはこれまでのところ発生率が高くなるというデータは認められない。

用語アラカルト

*2 ^{131}Iを投与された患者のRI治療病室からの退出基準
①投与量または体内残留放射能量が500MBq(約13.5mCi)以下
②患者の体表面から1mの点における1cm線量当量率が30μSv/h以下
③患者ごとの積算線量計算に基づく方法
①～③のいずれかの数値基準に当てはまる場合に退出・帰宅を認める。

治療効果

治療効果は年齢，遠隔転移部位，腫瘍の大きさ，^{131}I集積の多寡などによって異なる。若年者の肺転移は小さなものが多く治療によく反応する。特にびまん性の微細結節型では著効を示す。高齢者の肺転移はしばしば粗大結節型であり，分化度が低く^{131}I集積が乏しいものが多い。一般に骨転移は腫瘍が大きなことが多く，肺転移に比較して治療効果が得られないことが多い。

^{89}Srによる骨転移の疼痛除去

^{89}Srは純β線放出核種であり，物理学的半減期が50.4日で，最大エネルギー1.46MeVのβ線を放出する。^{89}Srは骨転移巣への集積率が高く，骨に100日前後と長くとどまり，半減期も比較的長いため，疼痛抑制効果が長時間持続する。

従来，骨転移の疼痛除去に外部照射が行われてきたが，外部照射と異なり^{89}Srは多発性の骨転移にも有効である。骨転移の多い前立腺癌や乳癌をはじめとするすべての癌の骨転移に適応があるが，骨シンチグラムで明らかな集積増加を示すことが原則であり，したがって，溶骨性骨転移は適応とならない。

^{89}Srの投与量は2MBq/kg，最大使用量は141MBqである。静注投与後1週頃から疼痛の抑制効果が現れ，4週頃までに90％以上に治療効果が得られ，約半数で2〜3カ月効果が持続すると報告されている。

副作用としては，36〜72時間後に一過性の疼痛増強が5〜10％にみられるが，軽度であり対症療法で対処可能である。また，一過性の血小板減少が80％以上に認められるが，その半数以上は正常範囲内での変動である。

^{89}Srを投与したときのRI治療病室からの退室基準は，投与量または体内残留放射能量が200MBq以下である。したがって，通常の投与量ではRI治療病室への入室は不要であり，γ線を放出しないため家族などの被ばくは考慮しなくてよい。

^{90}Y標識抗CD20抗体によるB細胞非ホジキンリンパ腫の治療

「CD20抗原」は，正常B細胞と大半のBリンパ腫細胞に発現し，他の体細胞に発現していない特異性の高い白血球分化抗原であり，現在，キメラ型抗CD20抗体であるリツキシマブ(rituximab)が多剤併用化学療法のCHOP療法とともに用いられ，R-CHOP療法として効果をあげている。イブリツモマブ(ibritumomab)はリツキシマブ作製に用いられたマウス型抗CD20抗体で，^{90}Yがチウキセタン(tiuxetan)によってイブリツモマブに標識されたものが「^{90}Y標識抗CD20抗体イブリツモマブ・チウキセタン」である。^{90}Y標識抗CD20抗体はキメラ型抗CD20抗体と異なり，すべての腫瘍細胞に集積しなくてもβ線の飛程内にある腫瘍細胞はすべて照射される(cross fire effect)ため，標的抗原を発現していない隣接した腫瘍細胞にも効果があり，再発・再燃B細胞リンパ腫に対してリツキシマブを上回る有効性が報告されている。

^{90}Yは純β線放出核種であり，物理学的半減期が2.7日で，最大エネルギー2.3MeVのβ線(飛程約5mm)を放出する。^{90}Yはγ線を放出しないので，シンチグラムを得ることはできないが，医療従事者や家族の被ばくは避けられる。遊離した^{90}Yの主な分布臓器は骨であるため，治療前に^{111}In-イブリツモマブ・チウキセタンを3.5mCi静注投与してシンチグラムを撮像し，異常な骨髄集積のないことを確認する。また，正常B細胞のCD20抗原を飽和して腫瘍細胞のCD20抗原へのRI標識抗CD20抗体の集積を増加させて治療効果を高めるため，前処置用非抱合抗体(preclearing antibody)としてリツキシマブを250mg/m^{2}投与した後に^{90}Y-イブリツモマブ・チウキセタンを静注投与する。

^{90}Y標識抗CD20抗体の治療適応は，CD20抗原陽性のB細胞非ホジキンリンパ腫で，^{111}In標識抗CD20抗体によるシンチグラムで異常な骨髄集積がなく，骨髄中リンパ腫細胞25％未満，血小板数15万/ml以上の患者で，投与量は0.4mCi/kgである。血小板数10〜15万/mlの患者では投与量が0.3mCi/kgに減量される。投与後の急性期反応としては，悪心，倦怠感，発熱，悪寒，疼痛などが20〜50％程度に認められる。

III 2 核医学検査
インビトロ(*in vitro*)検査

丸岡　伸・阿部養悦

インビトロ検査

　インビトロ検査法は原理的に「競合反応」を用いる方法と「非競合反応」を用いる方法に大別される。競合反応を用いる方法にも，①ラジオイムノアッセイ(RIA)，②放射受容体測定(RRA)，③競合的蛋白結合測定法(CPBA)などのラジオアイソトープ(RI)を用いるラジオアッセイのほか，非放射性の酵素や化学発光物質などを用いる方法があり，現在では非放射性物質を用いる方法が主流となっている。非競合反応には，①ラジオメトリックアッセイ(IRMA)，②直接飽和分析法(DSA)，③DNAプローブ，④RASTなどがある。

ラジオイムノアッセイ (radioimmunoassay：RIA)

　RIAはRosalyn YalowとSolomon Bersonによって開発され1960年に発表されたもので，以後のインビトロ検査発展の基となった。RIAは抗原—抗体系の平衡反応を利用した測定法で，ある一定量の抗体に対する非標識抗原とRIで標識された標識抗原との競合反応に基づいており，抗原—抗体反応の特異性とRIの高感度という優れた特性をあわせもっている。

　抗体はグロブリン分画に属する血清蛋白であり，その主成分はガンマグロブリンである。抗原は特異抗体と結合しうる物質であり，蛋白やペプチドなどがこれにあたる。抗原—抗体反応は非常に特異的であり，ある抗原に対する抗体はその抗原としか結合しない。この抗体の特異性が，血液中のある成分を測定する際に，検体として血清をそのまま利用することを可能にしている。しかし，抗体の特異性は絶対的なものではなく，類似した関連抗原とも多少は反応(**交差反応**)してしまい，RIAの問題点の1つとなっている。

　RIAの測定原理を図1に示す。既知量の標識抗原(*Ag)と検体に含まれる未知量の非標識抗原(Ag)を混和した抗原過剰の状態で，これらの抗原と抗体(Ab)を反応させた場合，標識抗原と抗体の結合(*Ag−Ab)は非標識抗原と抗体の結合(Ag−Ab)という競合的阻害によって減少する。したがって，この競合反応が平衡に達したときに，抗体と結合した結合型の抗原(Bound：B)と抗体と結合していない遊離型の抗原(Free：F)とを分離(**B/F分離**)し，BとFの放射能量を計測すると，その比率は標識抗原と非標識抗原の相対量に依存する。

図1　RIAの測定原理

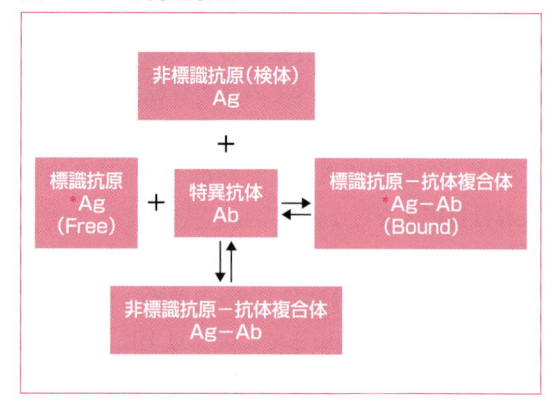

非標識抗原(検体) Ag
＋
標識抗原 *Ag (Free) ＋ 特異抗体 Ab ⇄ 標識抗原−抗体複合体 *Ag−Ab (Bound)
⇵
非標識抗原−抗体複合体 Ag−Ab

　一定量の抗体と一定量の標識抗原の系に非標識抗原が加えられたとき，B/F値やB/B＋F(B/T)値は非標識抗原量によって変化する。図2は一定量の抗体と標識抗原の系において非標識抗原の量だけを変えた場合のB/Tの変化を図示したものである。この場合の非標識抗原はすべて既知量であり，これを「**標準物質**」という。すなわち，図2の曲線は標準物質の希釈系列に対するB/Tの変化から得られたもので「**標準曲線**」と呼ばれる。この標準曲線と未知検体のB/T値を比較することにより測定することができる。

図2　RIAの標準曲線

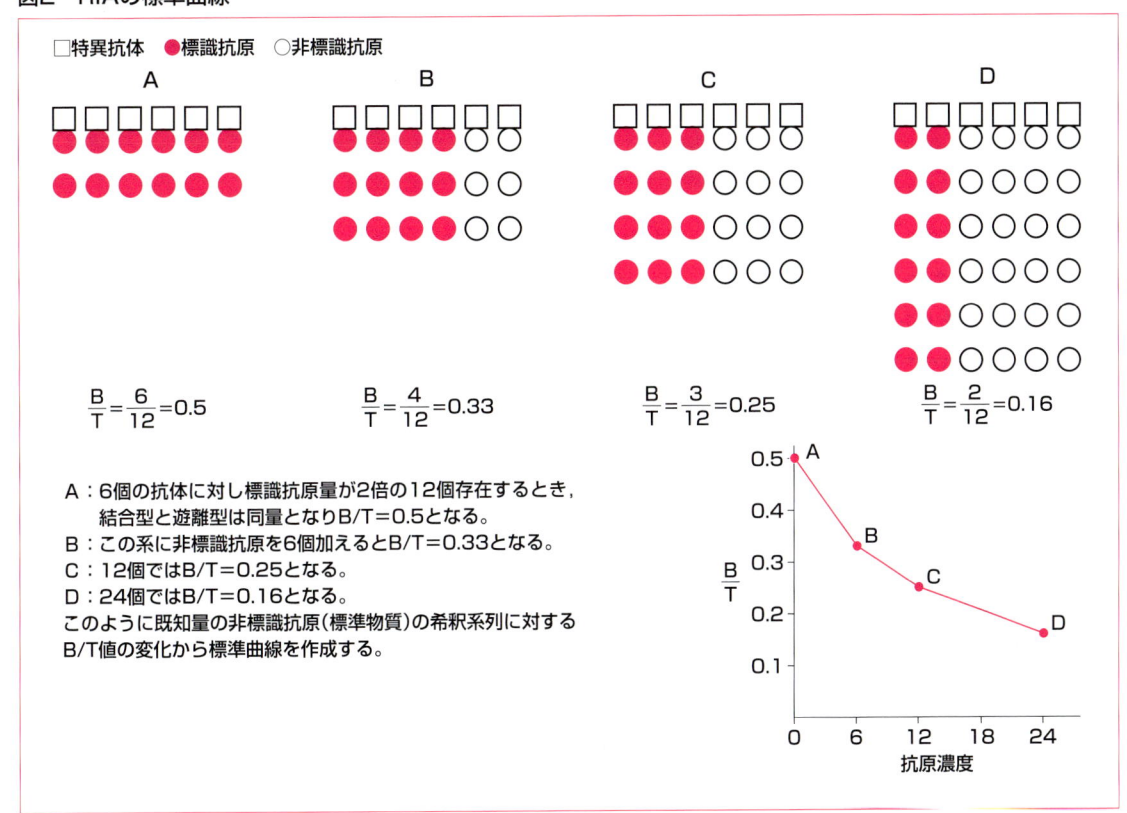

□ 特異抗体　● 標識抗原　○ 非標識抗原

A: $\dfrac{B}{T} = \dfrac{6}{12} = 0.5$

B: $\dfrac{B}{T} = \dfrac{4}{12} = 0.33$

C: $\dfrac{B}{T} = \dfrac{3}{12} = 0.25$

D: $\dfrac{B}{T} = \dfrac{2}{12} = 0.16$

A：6個の抗体に対し標識抗原量が2倍の12個存在するとき，結合型と遊離型は同量となりB/T＝0.5となる。
B：この系に非標識抗原を6個加えるとB/T＝0.33となる。
C：12個ではB/T＝0.25となる。
D：24個ではB/T＝0.16となる。
このように既知量の非標識抗原（標準物質）の希釈系列に対するB/T値の変化から標準曲線を作成する。

抗体はモルモットやウサギを免疫して作製されるが，最近では，抗体産生能をもつB細胞リンパ球と無制限の増殖能をもつ骨髄腫細胞を融合させることによって，多量に作製できるようになったモノクローナル抗体がよく用いられている。抗体量が多いとB/Tが増加するが測定感度は低下する。抗体量を少なくすると感度は上がるが，B/Tが低下し測定範囲が狭くなる。

RIAで抗原を標識するにあたっては，蛋白質の免疫反応性を損わないことと，高い比放射能が得られることが必要である。蛋白質の標識には^{125}Iなどが用いられ，その標識法にはクロラミンT法，酵素法，ヨードジェン法，間接的^{125}I標識法などがある。クロラミンT法は操作が簡便で比放射能の高い標識抗原が迅速に得られるため，多くの場合はこの方法が用いられるが，クロラミンTは強力な酸化剤であるため蛋白質を変性させ免疫反応性を損うことがあり，その場合はほかの方法が用いられる。

B/F分離法としては，固相法，2抗体法，吸着法（デキストラン炭末法，タルク法，セルロース粉末法など），塩析法（硫酸アンモニウム法，アルコール沈殿法など），PEG法など種々の方法があるが，現在では固相法が主流となっており，市販キットの大半が固相法である。固相法は，あらかじめガラス，セファロース，セファデックスなどの粒子（固相）に抗体を結合させておき，これに一定量の標識抗原と検体を加えてインキュベート後，遠心分離機で固相とともに沈殿させ分離する方法である。2抗体法は，測定物質とその抗体（第1抗体）とを反応させた後，さらにその抗体に対する抗体（第2抗体）を反応させて沈殿物とし分離する方法である。吸着法ではデキストラン炭末，タルク，セルロース粉末などを用いてFを吸着し沈殿させ，Bは吸着されず上清に残る。塩析法では硫酸アンモニウム，エタノールなどでγ-グロブリンが沈殿し，Fが上清に残る。PEG法も同様にPEGを添加するとγ-グロブリンが沈殿し，Fが上清に残る。

RIAが成立するためには次の4つ条件が必要である。

①**純化抗原**：標識用抗原および標準物質として高純度の抗原が得られること
②**標識抗原**：免疫反応性を損わず比放射能の高い標識抗原が作製できること
③**特異抗体**：親和性および特異性の高い抗体が作製できること
④**B/F分離**：BとFを完全に分離しうる測定系を確立できること

RIAは感度と特異性に優れており，RIAの開発に伴ってμg，ng，さらにはpg単位の微量な物質の定量測定が急速に進歩した。また，測定物質も特異抗体の作製法の進歩に伴い拡大し，今日では多くの物質の測定が可能となった。しかし，RIAは測定物質の免疫学的活性を測定しており，必ずしも生物学的活性とは一致しないことに注意を要する。RIAで測定可能な物質は，ペプチドホルモンやステロイドホルモンなど各種のホルモン，抗DNA抗体などの蛋白，酵素，AFPやCEAなどの腫瘍マーカー，HBs抗原などの肝炎ウイルス関連物質，シクロスポリンなどの薬剤など多岐にわたる。

放射受容体測定（radioreceptor assay：RRA）

RIAの抗原―抗体反応の代わりにレセプターを用いるもので，測定物質のレセプターへの結合を利用した測定法である。RIAによる測定は免疫学的活性を反映しており，生物学的活性との間には乖離がみられることがある。これに対して放射受容体測定法は生物学的活性を測定するために開発された。ホルモンは標的細胞のレセプターに特異的に結合して作用を発揮しているので，レセプターに対して競合反応をさせて，RIAと同様の手順で測定するものである。

競合的蛋白結合測定法（competitive protein binding assay：CPBA）

RIAの抗原―抗体反応の代わりに結合蛋白を用いるもので，測定物質の結合蛋白への結合を利用した測定法である。ある種のホルモンやビタミンなどは，血液中で特異的な結合蛋白と結合して存在している。この結合蛋白に対して競合反応をさせて測定するものである。

イムノラジオメトリックアッセイ（immunoradiometric assay：IRMA）

RIAは抗原にRIを標識し，限られた量の抗体に対して，標識抗原と非標識抗原を競合的に反応させるものである。これに対して，IRMAは過剰な抗体にRIを標識して行う非競合反応である。IRMAにはいくつかの方法があるが，一般によく行われている**サンドイッチ法**の原理を**図3**に示す。

図3　IRMA（1ステップ―サンドイッチ法）の測定原理

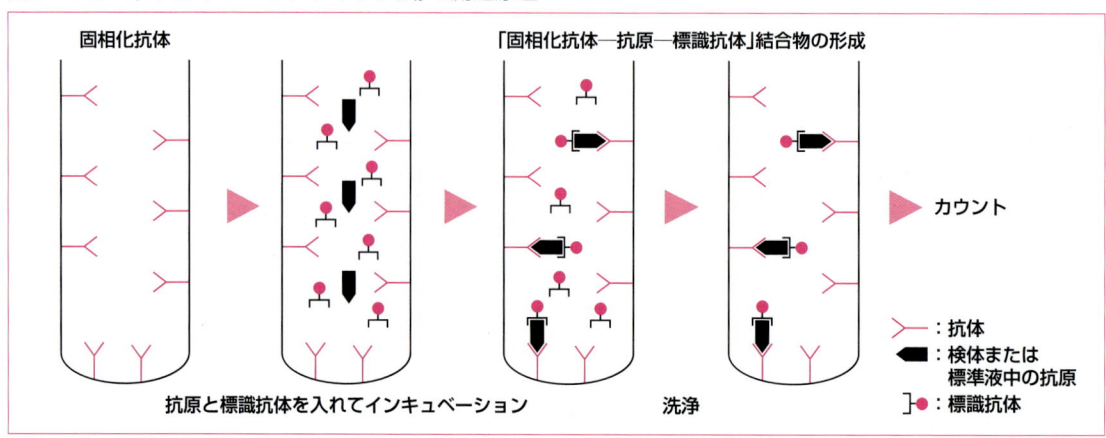

あらかじめ固相体に結合させた抗体に抗原を加えて反応させると，抗原は固相体上の抗体に結合（第1反応）する。これを洗浄して，さらに^{125}I標識抗体を加えて反応させると，標識抗体は固相体上の抗体に結合した抗原に結合（第2反応）し，固相化抗体—抗原—標識抗体というサンドイッチ型の結合物ができる。これを洗浄してカウントすることにより測定できる。これが「2ステップ法」で，「1ステップ法」では抗原と標識抗体を同時に入れて反応させる。RIAと同様に既知濃度の標準物質を用いて**標準曲線**をつくるが，図4のようにIRMAの標準曲線はRIAの場合とは逆に抗原濃度に比例してB/Tが大きくなる。

図4　IRMA（サンドイッチ法）の標準曲線

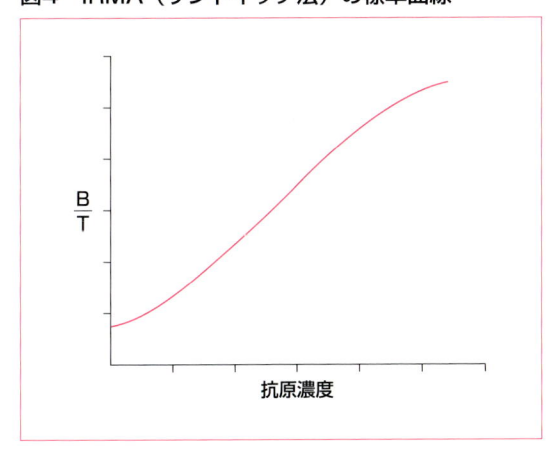

IRMAによって抗原への標識ができない微量物質の測定も可能となったが，その他の利点としては，測定範囲が広いこと，再現性がよいこと，標識抗体の作製が容易であること，高感度であること，操作が簡便であることなどがあげられる。図5のようにIRMAでは抗原濃度が高すぎると二相性の反応を示し，実際の値よりも低い測定値となることがあり，「**フック効果**」と呼ばれている。腫瘍マーカーの測定の際，腫瘍から正常の何倍もの腫瘍マーカーが分泌されている場合など，このフック効果に注意を要する。その他の欠点としては，抗原が少なくとも2価であること，多量の抗体を要することなどであるが，モノクローナル抗体の開発により，従来RIAにより測定されていたものの大部分はIRMAに代わっている。

図5　IRMAのフック効果

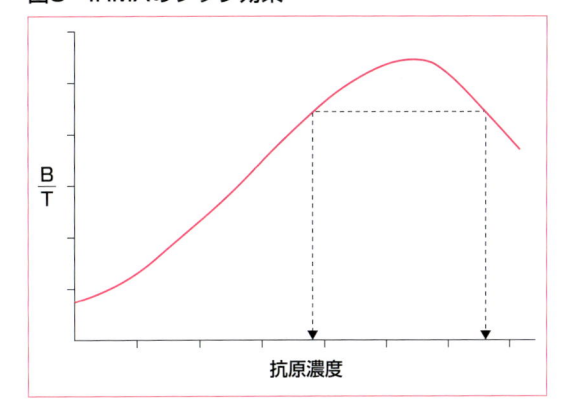

直接飽和分析法（direct saturation analysis：DSA）

血液中において甲状腺ホルモンや鉄は特異的な結合蛋白に結合した形で存在する。結合蛋白の未結合部位，すなわち不飽和結合部位を利用して行う測定法を「直接飽和分析法」と呼ぶ。これには甲状腺ホルモンに関するT_3摂取率（T_3RU）と鉄に関する不飽和鉄結合能（UIBC）および総鉄結合能（TIBC）の測定がある。しかし，甲状腺ホルモンに関しては，T_4，T_3，遊離型T_4（FT_4），遊離型T_3（FT_3）が直接測定できるようになったので，T_3RUの測定はほとんど行われなくなっている。また，UIBCおよびTIBCも非放射性検査が主流となっている。

サイロキシン（T_4）は血液中においてほとんどがサイロキシン結合蛋白（TBP）に結合している。TBPの主なものはサイロキシン結合グロブリン（TBG）で，TBGの不飽和結合部位の量を「thyroxine binding capacity（TBC）」という。TBGへの親和性の低いT_3を標識して用いれば，T_4の既結合部位に影響することなくTBCを測定できる。測定法は，一定量の被検血清に一定量の^{125}I-T_3を加えてインキュベートすると，^{125}I-T_3はTBGの不飽和結合部位に結合する。これにレジンなどの吸着剤を添加すると，TBGに結合しなかった^{125}I-T_3がすべて吸着される。この放射能を計測することによってTBCの大きさを知ることができ，これを「T_3摂取率」という。

血清鉄は結合蛋白であるトランスフェリンに結合して存在している。血清に^{59}Feクエン酸アンモニウム鉄を加えると，^{59}Feは速やかにトランスフェリンに結合する。これに吸着剤であるレジンを加えると，トランスフェリンに結合しなかった^{59}Feがすべて吸着される。この放射能を測定することにより，トランスフェリンに結合した^{59}Feの量，すなわちUIBCが測定できる。

DNAプローブ

DNAを同定する検査法である。細胞を破砕して抽出したDNAを温度やpHの変化により変性させて1本鎖DNAにする。これに^{125}Iや^{32}Pで標識した同定用のDNAプローブを加えインキュベートすると，1本鎖DNAは同様の塩基配列をもつ相補的なDNAプローブとは再結合（ハイブリダイゼーション）をするが，相補的でなければハイブリダイゼーションは起こらない。形成されたハイブリッドを分離してオートラジオグラフィにて検出すれば試料中のDNAが同定できる。オリゴヌクレオチドとDNAポリメラーゼを用いたPCR（polymerase chain reaction）法により増幅すれば少ない試料でもDNAの同定ができる。現在，癌および遺伝病のDNA診断や，分離培養が困難なヒトパピローマウイルスや，培養に時間のかかる結核菌などの検出に用いられている。

Radioallergosorbent test(RAST)

あるアレルゲンに対する特異的なIgEを検出するのに用いられる。測定対象となるアレルゲンを吸着させた濾紙ディスクに被検血清を反応させると，このアレルゲンに特異的なIgEが存在するとこれと反応して結合する。ここに^{125}I標識抗ヒトIgE抗体を加えると，アレルゲンと結合したIgEに結合して，アレルゲン—IgE—^{125}I標識抗ヒトIgE抗体という複合体ができる。この放射能を計測することによって特定のIgEが測定できる。

非放射性物質を用いる方法

酵素免疫測定法（enzyme immunoassay：EIA）は原理的にはRIAと同様であるが，抗原をRIではなく酵素で標識して抗体と反応させるものである。また，蛍光を用いる蛍光免疫測定法（fluoroimmunoassay：FIA）もある。

さらに，より高感度な測定法を目指して化学発光を用いる方法が種々開発されている。これには，電気化学発光免疫測定法（electro chemiluminescence immunoassay：ECLIA），化学発光免疫測定法（chemiluminescent immunoassay：CLIA），化学発光酵素免疫測定法（chemiluminescent enzyme immunoassay：CLEIA）などがあり，現在ではこれらが臨床検査の大部分を占めるようになっている。

インビトロ検査で測定できるもの

インビトロ検査で測定される主な物質を**表1**に示す。以下に主な腫瘍マーカーについて述べる。AFP（α-fetoprotein）は胎生期に主に肝と卵黄嚢で産生される胎児特異性蛋白で，肝細胞癌，肝芽腫，卵黄嚢腫瘍で高値となる。CEA（carcinoembryonic antigen）はヒト大腸癌組織からの抽出物を免疫原として得られた抗体と反応する抗原で，大腸癌のほか，膵癌，胆道癌，胃癌，肺腺癌，甲状腺髄様癌などで高値となる。CA19-9（carbohydrate antigen 19-9）は，ヒト大腸癌培養細胞株を免疫原として得られたモノクローナル抗体が認識する糖鎖抗原で，膵癌，胆嚢癌，胆管癌，胃癌，大腸癌で高値となる。CA125（carbohydrate antigen 125）は，ヒト卵巣漿液性嚢胞腺癌培養細胞株を免疫原として得られたモノクローナル抗体が認識する糖蛋白で，卵巣癌，特に漿液性嚢胞腺癌で高値となる。SCC（squamous cell carcinoma related antigen）は子宮頸部扁平上皮癌組織より抽出された糖蛋白で，子宮頸癌，食道癌，肺扁平上皮癌で高値となる。

表1　インビトロ検査で測定できるもの

ホルモン	下垂体	ACTH, GH, ソマトメジンC, PRL, FSH, LH, TSH, ADH
	甲状腺	T_3, FT_3, T_4, FT_4
	副甲状腺	PTH, カルシトニン
	膵	インスリン, グルカゴン
	消化管	ガストリン, セクレチン
	副腎皮質	アルドステロン, コルチゾール, DHEA, アンドロステンジオン
	副腎髄質	アドレナリン（エピネフリン）, ノルアドレナリン（ノルエピネフリン）
	腎・血圧	HANP, HBNP, レニン
	性腺	テストステロン, エストロゲン (E_1, E_2, E_3), プロゲステロン 17α-OHP, HCG, HCG-β, free HCG-β, HPL
蛋白質	下垂体	IGFBP-3
	甲状腺	サイログロブリン, TBG
	副甲状腺	PTHrP, C-PTHrP, オステオカルシン
	腎	α_1MG, β_2MG, 尿中アルブミン
	アレルギー	IgE, IgE-RAST, ヒスタミン
抗体	甲状腺	TRAb, TSAb, TgAb, TPOAb
	膵	抗インスリン抗体, 抗グルタミン酸デカルボキシラーゼ抗体
	免疫	抗DNA抗体
	レセプター	抗アセチルコリンレセプター抗体
腫瘍マーカー	胎児性蛋白	AFP, CEA
	糖蛋白	CA125, SCC, PSA
	糖鎖抗原	CA19-9, DUPAN2, SPan1, SLX
	酵素	PAP, NSE, エラスターゼ1
	その他	TPA, CYFRA
酵素	消化器	ペプシノーゲン
	膵	トリプシン
	腎	レニン
肝炎ウイルス関連	A型肝炎	HA抗体
	B型肝炎	HBs抗原, HBs抗体, HBe抗原, HBe抗体, HBc抗体
	C型肝炎	HCV抗体
その他	血液	フェリチン, UIBC, TIBC, 葉酸, VB_{12}
	薬物	ジゴキシン, ジギトキシン, シクロスポリン

3 インビボ(in vivo)検査

核医学検査

小田桐逸人

インビボ(in vivo)検査

インビボ検査では、**放射性同位元素**（RI：radioisotope）で標識した放射性医薬品を患者に静注、または、経口にて投与する。

検査で使用されるRIは、γ線を放出し比較的半減期も短く、患者さんの体内分布像をガンマカメラで測定することにより、臓器の形態や機能を画像化する。インビボ検査に用いられる放射性核種は、「シングルフォトン放出核種」と「ポジトロン放出核種」に分けられる。

ここでは、シングルフォトン放出核種を用いたインビボ検査について説明する。

検査の目的臓器の形態や機能により撮影方法、得られる画像も異なるため、適正薬剤の選択、撮影方法の把握が必要となる。

Dynamic撮影

RI投与と同時に撮影を開始し、体内の薬剤分布を経時的に追うことで、血流動態や代謝機能などの評価を行う撮影方法。収集時間は1frame当たり50msec〜1min程度に設定し、収集マトリックスは64×64, 128×128を用いる。DynamicのデータからTAC[*1]などの解析処理を行う。

Planar撮影

「静止画像」、「平面画像」とも呼ばれ、固定場所部位に時間をかけて撮影しカウントを得ることでSPECT画像に比べ分解能の高い画像を得る方法。収集マトリックスは512×512, 256×256が一般的である。

SPECT[*2]撮影

体内から放出される放射線の分布を、検出器を360°あるいは180°回転させデータ収集する方法。得られたデータを再構成処理することで体内の放射性薬剤の分布を任意の断面像として得ることができる。

用語ア ラ カルト

[*1] TAC
「時間放射能曲線（time activity curve）」の略。

[*2] SPECT
「single photon emission computed tomography」の略で「単光子放射断層撮影」ともいう。

Check & Check インビボ検査に用いられる放射性核種

表1

	核種	光子エネルギー(keV)	半減期	崩壊形式
シングルフォトン放出核種	^{81m}Kr	190	13s	IT
	^{99m}Tc	141	6h	IT
	^{123}I	159	13h	EC
	^{111}In	173, 247	2.8d	EC
	^{201}Tl	69〜83(Hg-X)	74h	EC
	^{67}Ga	93, 185, 296	78h	EC
	^{133}Xe	81	5d	β^-
	^{131}I	364	8d	β^-
ポジトロン放出核種	^{11}C	511	20.39m	β^+
	^{13}N	511	9.97m	β^+
	^{15}O	511	2.04m	β^+
	^{18}F	511	109.8m	β^+

脳血流シンチグラフィ

¹²³I-IMP

①使用薬剤：¹²³I-IMP

投与量：111MBq，静脈注射

使用コリメータ：LEHR, Fan beam

②集積機序

¹²³I標識N-isopropyl-P-[¹²³I]iodoamphetamine(¹²³I-IMP)は中性の脂溶性物質であり，静脈内に投与した直後は肺に取り込まれ，その後動脈血中に流れ，**血液脳関門**（BBB：blood brain barrier）を通過し，初回循環で約90％以上が脳組織内に取り込まれる。15～30分でプラトーに達し，その後1時間程度は安定した分布状態を保持する。脳組織への集積は全投与量の8％程度取り込まれる。投与後60分以降，脳内から徐々に洗い出しの影響がでる。

図1　¹²³I-IMPの脳内挙動：2-コンパートメントモデル

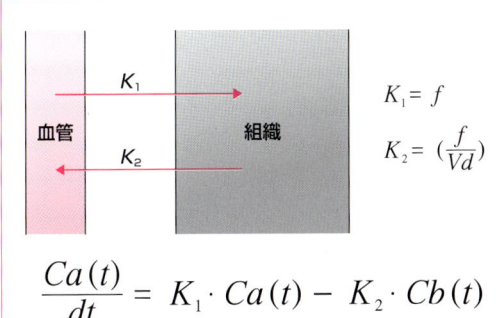

$$\frac{Ca(t)}{dt} = K_1 \cdot Ca(t) - K_2 \cdot Cb(t)$$

$K_1 = f$

$K_2 = \left(\dfrac{f}{Vd}\right)$

$Ca(t)$：動脈血中の放射能濃度〔Bq/g〕
$Cb(t)$：脳組織中の放射能濃度〔Bq/g〕
f：局所脳血流量〔ml/g/min〕
Vd：IMPの部分容積〔ml/g〕

③対象疾患

脳梗塞，もやもや病，精神疾患，脳内出血など。

④検査方法

¹²³I-IMP 111MBqを静注後，15分後(Early Image)および3時間後(Delayed Image)に30分のSPECTの収集を行う。Early Imageは脳血流の状態を反映し，Delayed Imageは脳組織の生存能を示すと考えられている。

前処置は，検査2日前より検査当日まで，ルゴール5～10滴/日，またはヨウ化カリウム錠2mg経口投与し甲状腺をブロックする。

Check & Check　　IMP脳血流定量方法

Micro Sphere(MS)法
- ¹²³I-IMPは初回循環で脳組織に取り込まれ，静注後早期には脳からの血液への洗い出しが無視できると仮定した方法。¹²³I-IMP静注と同時に5分間持続動脈採血と1分ごとに頭部のPlanar像を30分間撮影する。静注後30分よりSPECT撮影を行い，局所脳血流量を算出する。

Table Look Up(TLU)法
- ¹²³I-IMPの脳内挙動が2コンパートメントモデルに従うと仮定し，静注10分後に動脈採血を1回行い，撮影中心時間が投与から40分と180分になるように各SPECT収集する。得られたSPECT画像から血液分配定数(Vd値)を算出し，動脈採血から求めた入力関数を利用し局所脳血流量を算出する。

Auto Radio Graphy(ARG)法
- TLU法を簡便化した方法で，¹²³I-IMP静注10分後に動脈採血を行い，脳内の放射能濃度が比較的一定している時点(静注15～25分後)でSPECT収集する。Vd値を一定と仮定して動脈採血から求めた入力関数から局所脳血流量を算出する。

Check & Check　　定性・定量画像

- 定性画像は，脳内の薬剤分布を画像化したもので，局所の血流低下の把握はできるが脳全体の血流量変化は把握できない。
- 定量画像は，各方法で求めた入力関数を用いて脳血流量〔ml/100g/min〕に変換表示したもので，局所血流量の増減を数値として把握できる。

99mTc-ECD

①使用薬剤：99mTc-ECD
投与量：740MBq，静脈注射
使用コリメータ：LEHR，Fan beam

②集積機序
99mTc標識ethyl cysteinate dimer（ECD）はエステル基をもつ中性，脂溶性化合物で，容易に血液脳関門を通過し脳実質に摂取されると脳内のエステラーゼにより加水分解されて水溶性化合物に変わり，血液脳関門での透過性を失い脳組織中にとどまる。全投与量の約5％が脳実質に保持され，その脳内分布は投与2分後よりほぼ一定であるが，3時間以降少し分布に変化がみられる。

③対象疾患
脳血管障害，痴呆，てんかん，精神疾患など。

④検査方法
99mTc-ECD740MBqを投与後5分以降に約20分のSPECT収集を行う。

てんかんの痙攣発作時にECDを投与し，発作時の脳血流量の変化をみる試みもなされている。前処置は特に必要ない。

99mTc-HMPAO

①使用薬剤：99mTc-HMPAO
投与量：740MBq，静脈注射
使用コリメータ：LEHR，Fan beam

②集積機序
99mTc標識hexamethyl-propyleneamineoxime（HMPAO）は高い脂溶性によって高率に脳内に摂取され，1回循環での脳への摂取率はIMPよりはやや低く80％前後だと考えられる。脳組織内のグルタチオンによって脂溶性化合物が速やかに水溶性の非拡散性化合物に変換されるために血液脳関門を通過しにくくなり，組織内に蓄積すると考えられている。一部，未変化の脂溶性化合物が組織から血液中に逆拡散するが，数分後からはほぼ一定で定常状態となり，脳内に投与量の5％がとどまる。

注意する点として，24時間以内に1度溶出したジェネレータを使用し，調剤後30分以内に投与しなければならない。

③対象疾患
脳梗塞，脳内出血，精神疾患，てんかんなど。

④検査方法
99mTc-HMPAO 740MBqを投与後5分以降にSPECT収集を行う。前処置も特に必要ない。

Check & Check — Tc製剤脳血流定量方法 Patlak plot法

● 定量方法として，「Patlak plot法」がある。Patlak plot法は，注射時にDynamic収集を行いRIアンギオグラフィから脳血流値を算出する方法である。大動脈弓部と大脳半球に関心領域をとり，両方の関心領域の大きさを1：10と正規化して関心領域の大きさに依存しない指数「BPI（Brain Perfusion Index）」を求める。「大脳平均血流量（mCBF）」は，BPIから回帰式を用いて換算して求め，「局所脳血流量（rCBF）」は，高血流域の過小評価を改善するために「Lassenの補正式」を用いてmCBFとSPECTカウントから求める。

図2　Patlak plot法

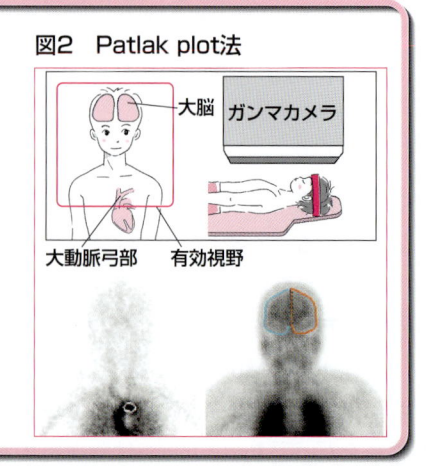

インビボ(in vivo)検査

臨床画像

図3　¹²³I-IMP脳血流シンチグラフィ（定性画像）

a　正常例

b　脳梗塞
脳梗塞による左前頭葉から側頭葉にかけて集積低下がみられる（→）。

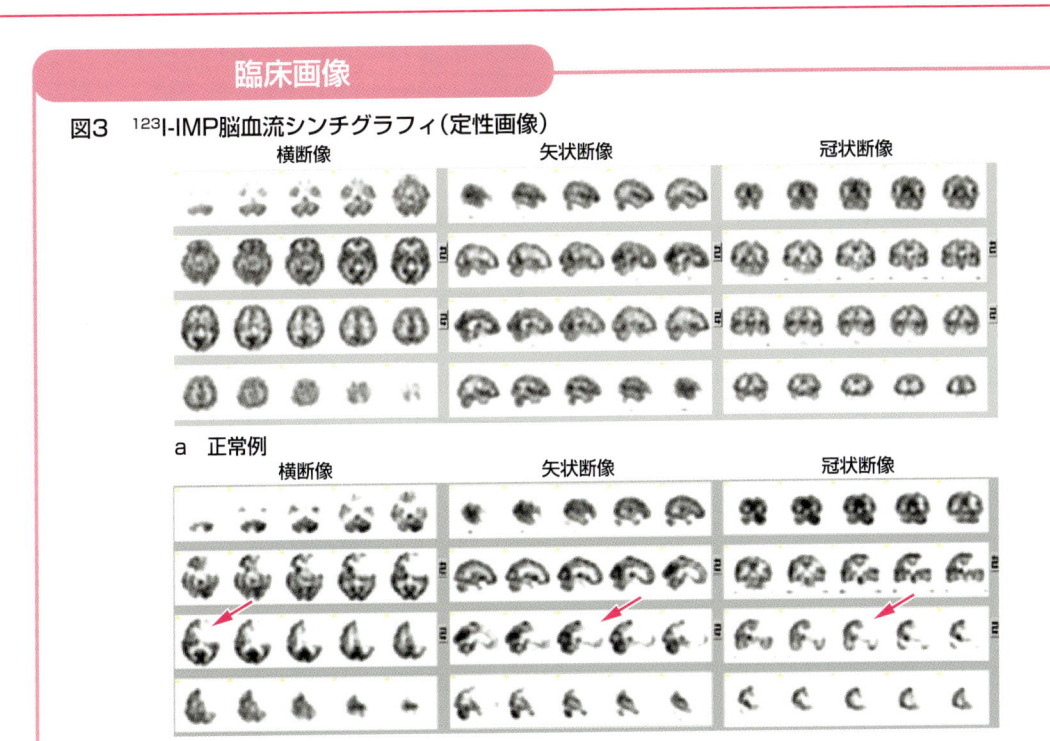

Check & Check

脳血流量解析ソフト

- 脳血流シンチグラフィから得られるSPECT画像に対して，血流や代謝などの機能情報を正確かつ簡便に解析表示を行うさまざまなソフトが薬品会社などから開発提供されている。

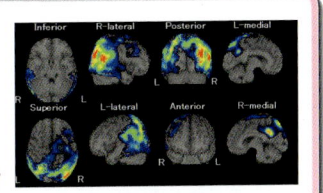

図4　統計解析

- 解析データを添付することで，診断，治療効果判定，検査説明などに役立てている。

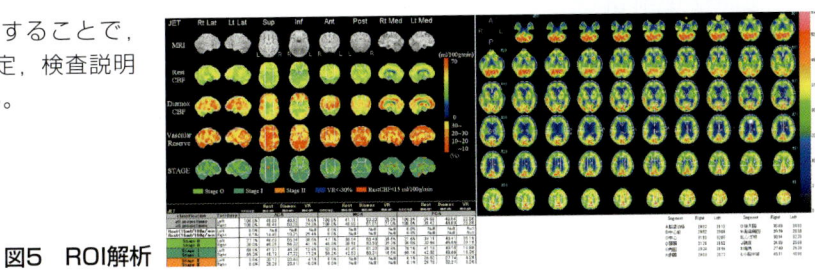

図5　ROI解析

●アセタゾラミド（ダイアモックス®）負荷

成人では，ダイアモックス®1,000mgを蒸留水10m*l*に溶かし静注し10分後にRIを静注する。ダイアモックス®を静注すると正常脳組織でのpHが低下して微小脳血管が拡張し，脳血流が約50％増加する。局所脳血流量が低下した領域では，生理的代償機序によってすでに脳血管が拡張しているために局所脳血流量の増加は生じない。脳血流量の循環予備能評価の目的で使用する。

ダイアモックス®負荷前後に放射性薬剤を分割投与し，安静時像と負荷時像を同日に連続撮影して循環予備能評価を行う方法もある。

脳腫瘍シンチグラフィ

①使用薬剤：^{201}TlCl
　投与量：111MBq，静脈注射
　使用コリメータ：LEHR，Fan beam

②集積機序
　^{201}TlClはKと生物学的に類似の生体内挙動を示し，腫瘍に多く含まれるKとNa-K-ATPase系により^{201}Tlが置換し，集積すると考えられている。^{201}TlClは脳浮腫や放射線壊死の部位には取り込まれずに腫瘍の生存細胞に取り込まれるため，その鑑別に利用される。

③対象疾患
　脳腫瘍，脳浮腫，放射線脳壊死の鑑別。

④検査方法
　^{201}TlCl 111MBqを静注後，15分後（Early Image）および3時間後（Delayed Image）よりSPECTの収集を行う。前処置は特に必要ない。

補足
- 半定量評価法として，横断像を用いて，病巣部（Lesion）および健常部（Normal）（原則として対側）に同じ大きさの面積のROI（関心領域）を設定し，カウント比（L/N）を求める。脳腫瘍再発または脳腫瘍残存と放射線脳壊死の鑑別指標としている。

臨床画像

図6　脳腫瘍（神経膠腫）：^{201}TlCl画像，右下MRI画像

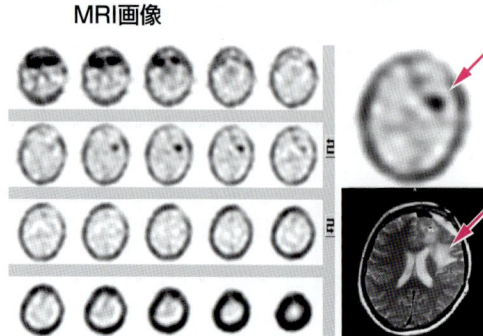

左側頭葉にMRI画像と同部位にTlCl高集積がみられる（→）。

脳槽シンチグラフィ

①使用薬剤：^{111}In-DTPA
　投与量：37MBq，腰椎穿刺
　使用コリメータ：MEHR

②集積機序
　脳脊髄液は，脳組織を頭蓋骨内に浮かべて外部衝撃から守る働きと，脳組織の細胞外液中の代謝産物を血液中に戻し運ぶ働きをしている。脳脊髄液は主に脈絡叢から分泌され側脳室，第3脳室，第4脳室を通って，橋槽，脳底槽へ分布し，くも膜絨毛を経て上矢状静脈洞の血中に吸収される。脳脊髄液循環を把握するため同比重で，副作用の少ないとされる^{111}In-DTPAを用いて体外計測を行う。

図7　腰椎穿刺図

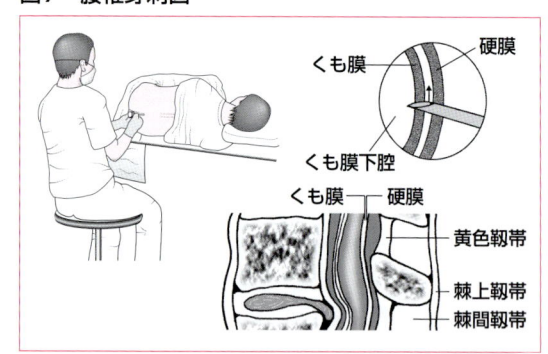

臨床画像

図8　^{111}In-DTPA　脳槽シンチグラフィ：正常圧水頭症のSPECT像

左から投与後5時間，24時間，48時間像

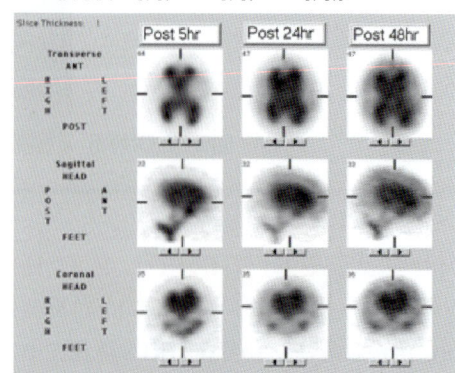

正常画像では，時間経過とともに大脳半球くも膜下腔が描画されるが，正常圧水頭症では持続した側脳室の描画がみられる。

③対象疾患

正常圧水頭症，脳髄液腔病変，髄液漏。

④検査方法

^{111}In-DTPA 37MBqを腰椎穿刺によってくも膜下腔に注入する。注入後，2時間後，5時間後，24時間後，48時間後に正背面，左右側面のPlanar像，必要に応じたSPECT撮影を行う。前処置は特にない。髄液漏検査の場合は鼻栓をし，坐位の撮影を行うこともある。

心筋・負荷心筋シンチグラフィ

^{201}TlCl

① 使用薬剤：^{201}TlCl
　投与量：74MBq，静脈注射
　使用コリメータ：LEHR

② 集積機序

^{201}TlClはKと類似の体内動態を示し，能動的に心筋細胞膜のNa-Kポンプによって正常心筋に取り込まれる。初回の冠動脈循環で約80％が心筋

Check & Check

図9　SPECT像の各断面図と冠状動脈支配領域

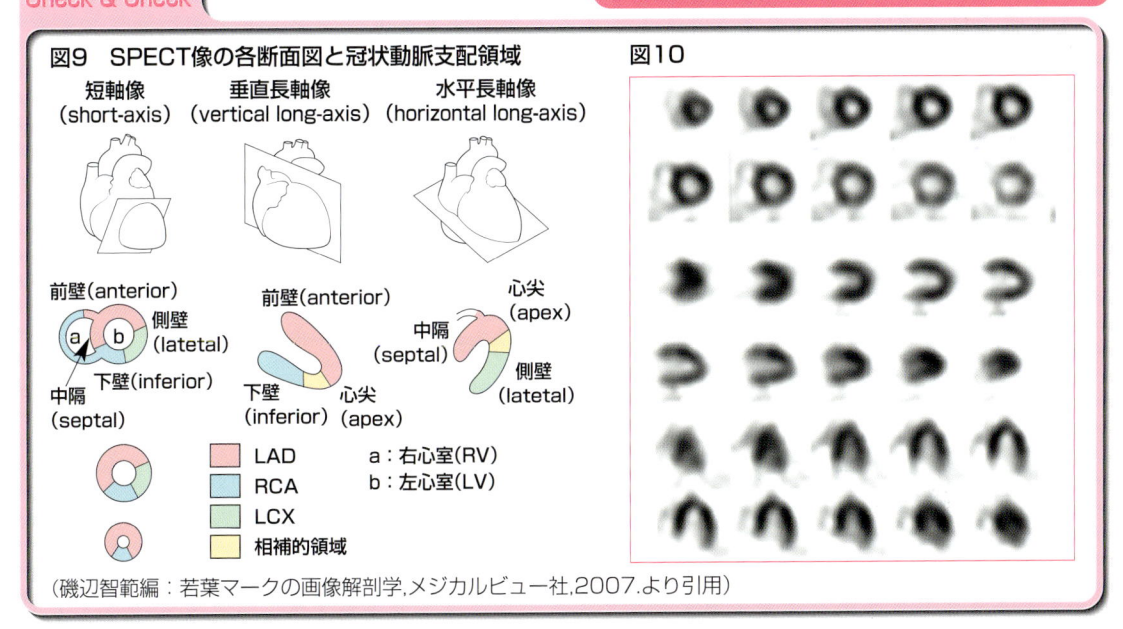

短軸像（short-axis）　垂直長軸像（vertical long-axis）　水平長軸像（horizontal long-axis）

前壁（anterior），側壁（lateral），下壁（inferior），中隔（septal），心尖（apex）

- LAD
- RCA
- LCX
- 相補的領域

a：右心室（RV）
b：左心室（LV）

図10　心筋スライスの定義

（磯辺智範編：若葉マークの画像解剖学，メジカルビュー社，2007.より引用）

Check & Check　　　　Polar Map

図11　Polar mapと冠状動脈支配領域

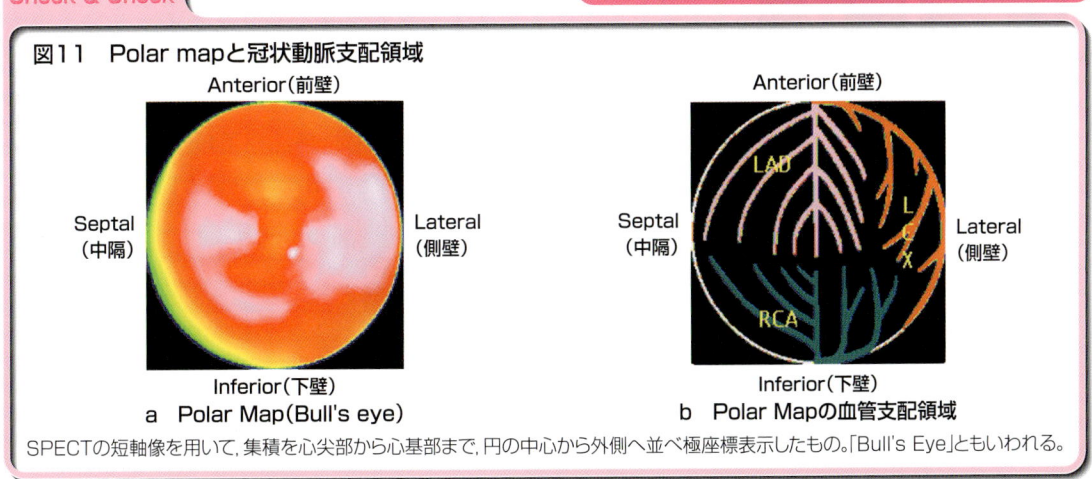

a　Polar Map（Bull's eye）
b　Polar Mapの血管支配領域

Anterior（前壁），Septal（中隔），Lateral（側壁），Inferior（下壁）

SPECTの短軸像を用いて，集積を心尖部から心基部まで，円の中心から外側へ並べ極座標表示したもの。「Bull's Eye」ともいわれる。

細胞に取り込まれ，その分布は局所の心筋血流を示す．安静時の心筋画像は梗塞部位やその広がりの診断に有用で，欠損像として表される．正常例における心筋への集積率は，約3～4％である．

しかし，冠動脈の狭窄による局所的な虚血の部位において正常の血流分布を示すことから，正常か虚血かの判断は難しい（90％以上の狭窄がなければ血流異常は描出されないとされている）．そこで，運動負荷や薬剤負荷をすることで，狭窄した部分は相対的な血流低下により欠損像として描出される．また，^{201}TlClには再分布現象が存在し，負荷後の時間経過とともに血流が回復して正常化し，正常，虚血あるいは梗塞との鑑別が可能となり，心筋viability（生存能）の評価を行う．

③対象疾患

虚血性心疾患（心筋梗塞，狭心症），心肥大の診断

④検査方法

前処置は肝，胃，腸への集積が心筋への散乱線として影響するために絶食とする．

・負荷なし（安静時）

臨床画像

図12　左前下行枝領域の心筋虚血（薬剤負荷）

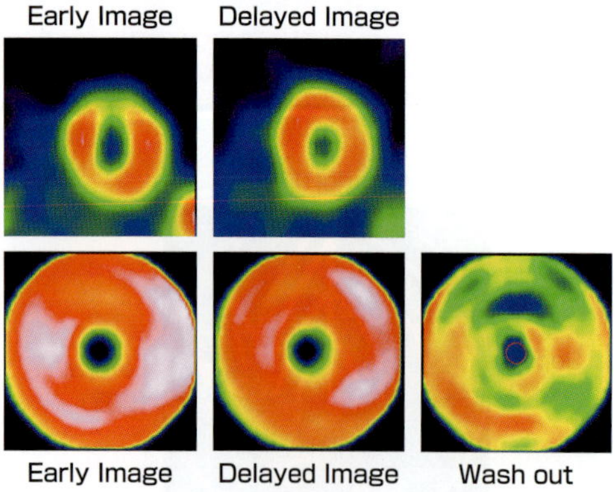

上段はshort Axis．下段がEarly Image，Delayed Image，Wash outのPolar Map表示である．
Delayed Imageにて前壁に再分布がみられる．また，Wash out（洗い出し）Polar Map表示においても再分布が確認できる．

---

^{201}TlCl 74MBqを静注し，15～20分後にSPECTの収集を開始する．SPECT収集後に正面像，斜位像（LAO），側面像（Left）のPlanar像の収集を行う．

●運動負荷

エルゴメータにより初期負荷量を5W1分とし，2分ごとに15～25Wずつ負荷量を増やし，通常の運動終了時1分前に^{201}TlClをあらかじめ血管確保していたラインから静注，生食でフラッシュし，可能な限り1分間運動負荷させる．その後すぐにSPECTの収集を開始し，次にPlanar（正面）像を収集する（Early Image）．3時間後にもう1度SPECTとPlanar像の収集を行う（Delayed Image）．

●薬剤負荷

下肢運動障害などで運動負荷が困難な患者に対して行う．

【注】低血圧，喘息，重症慢性呼吸器疾患の場合，薬剤負荷検査は禁忌．

・アデノシン

寝台に仰臥位で寝かせ，血圧，心電図をモニタしながら血管拡張剤のアデノシンをシリンジポンプにて静注する（投与量は患者の体重により，6分で全量投与できる投与速度とする）．アデノシン静注後3分で^{201}TlClを静注．アデノシン投与終了後，運動負荷と同様にEarly Image，Delayed Imageの収集を行う．

・ジピリダモール（ペルサンチン）

仰臥位で，血圧，心電図をモニタしながら血管拡張剤のジピリダモール0.56mg/kgを4分間かけて静注し，静注終了4分後に^{201}TlClを静注する．収集法は運動負荷時と同様に行う．

^{99m}Tc-MIBI

①使用薬剤：^{99m}Tc-MIBI，^{99m}Tc-Tetrofosmin
　投与量：600MBq，静脈注射
　使用コリメータ：LEHR

②集積機序

　^{99m}Tc-MIBIは一価の陽電荷をもつ脂溶性化合物であり，投与後受動拡散によって速やかに心筋に取り込まれ，集積には膜電位が関与しているといわれている。正常心筋への集積率は，投与後5分には約1.2～1.8％が集積し，3時間でも1.0～1.3％が保持され，高い心筋停留性を示す。

> **補足** ●Tc製剤はTlに比べて大量投与が可能であり，コントラストがよく，鮮明な画像が得られる。また，再分布現象が存在しない。

③対象疾患

　虚血性心疾患，心筋症など

④検査方法

　前処置はTl心筋シンチグラフィと同様，絶食とする。また，心臓に関連する薬剤は検査目的によって投与を中止する。

①First Pass（初回循環時）法

　右前斜位（RAO）30°にてDynamic撮影を行う。^{99m}Tc-MIBIをボーラスとして急速静注する。初回循環動態を連続的に撮影し，左心室の時間放射能曲線を計測することで駆出率（EF：ejection fraction）を求める（図13）。投与直後に肝臓および胆嚢に高集積するが，投与30～60分後には消化管へ流出する。胆嚢への高集積はアーチファクトの原因となるので，胆嚢を収縮させカウントの低下を図るために牛乳などの脂肪食を摂取させる。

②Planar像の収集

　^{99m}Tc-MIBI投与60分後，肝臓などの集積低下を待ってから，正面像，斜位像（LAO），側面像（Left）のPlanar像の収集を行う。

図13　First Pass法における時間放射能曲線

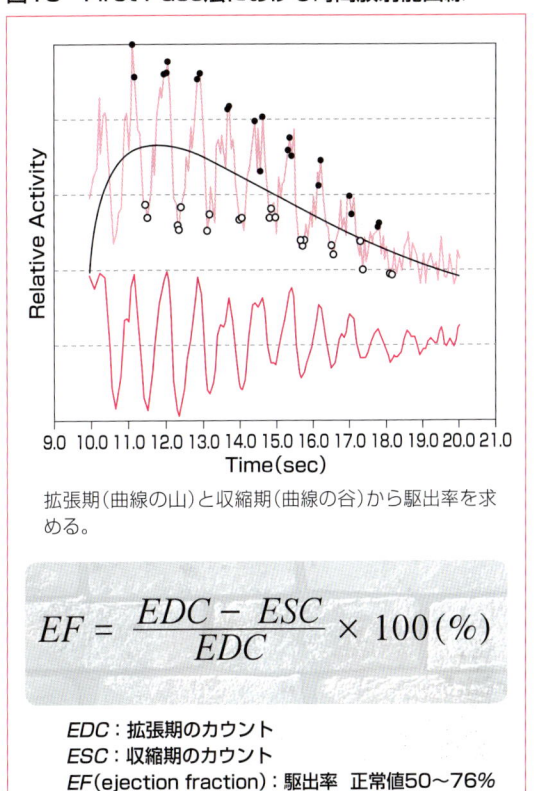

拡張期（曲線の山）と収縮期（曲線の谷）から駆出率を求める。

$$EF = \frac{EDC - ESC}{EDC} \times 100\,(\%)$$

EDC：拡張期のカウント
ESC：収縮期のカウント
EF(ejection fraction)：駆出率　正常値50～76％

③Gated SPECT（心電図同期SPECT）

　Planar像の収集後，心電図の周期的な動きに同期させデータ収集を行う。この場合，R波をトリガ信号とし，次のトリガ信号までの情報を単位時間に分割して収集する（R-R間隔8 or 16分割）。これによって心周期に一致する心臓の動態観察が可能となり，心機能や局所壁運動の評価を行う。

図14　R-R間隔の分割

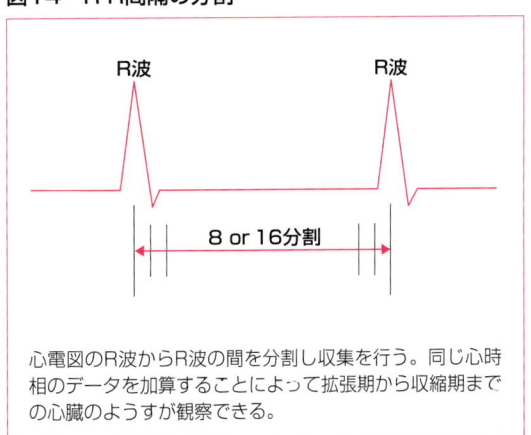

心電図のR波からR波の間を分割し収集を行う。同じ心時相のデータを加算することによって拡張期から収縮期までの心臓のようすが観察できる。

臨床画像

図15 QGS(quantitative gated SPECT：心機能解析ソフト)を用いての3D表示

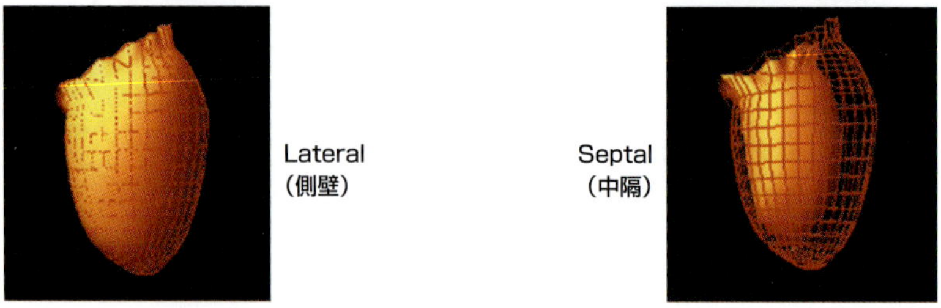

左が拡張期，右が収縮期を表す。中隔側でやや壁運動の低下がみられる。

図16 QGS(quantitative gated SPECT：心機能解析ソフト)を用いてのPolar Map表示

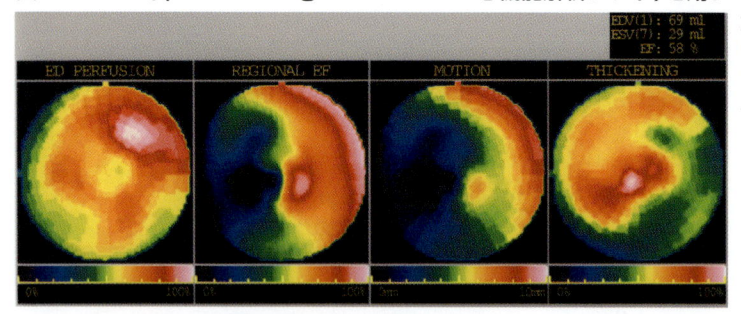

左からPerfusion(心筋血流分布)，Regional EF(局所駆出率)，Motion(心筋移動距離)，Thickening(心筋壁厚増加率)を表す。

心臓交感神経シンチグラフィ

①使用薬剤：^{123}I-MIBG

投与量：111MBq，静脈注射

使用コリメータ：LEHR

②集積機序

MIBGはノルエピネフリン(NE)と類似の構造を有し，心筋の交感神経末梢において摂取，貯蔵，放出をくり返す。そのMIBG像は交感神経機能を反映するといわれている。正常例における心筋への集積率は，約1〜3%である。

③対象疾患

虚血性心疾患，心筋症，心不全，パーキンソン病，糖尿病性心筋障害など。

④検査方法

前処置はTlと同様絶食とする。また，交感神経に直接作用するような薬剤の投薬を中止する。^{123}I-MIBGを静注し，20分後に正面のPlanar像の収集を行い，その後SPECT(Early Image)の収集を行う。3時間後にも同様にPlanar像とSPECT(Delayed Image)の収集を行う。

Check & Check 　　　心臓/縦隔比

図17 H/M比

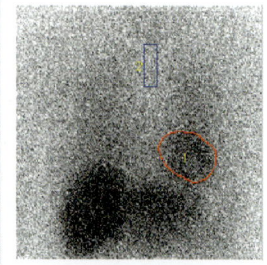

H/M比の正常値 (Heart/Mediastinum)
Early Image：1.8以上
Delayed Image：2.0以上

Early Image, Delayed Imageの正面Planar像に，心臓と縦隔にROIを設定し平均カウント(count/pixel)からH/M比を算出する。

臨床画像

図18　心筋MIBGのPlanar像

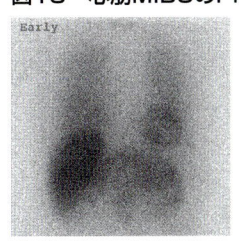

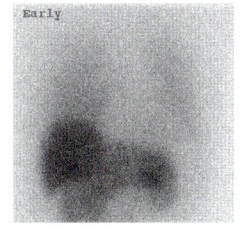

a　正常例　　b　パーキンソン病

正常例（a）では心筋が描出されているのに対し，パーキンソン病症例（b）では描出されていない。交感神経機能低下が画像から読み取れる。

心臓脂肪酸代謝シンチグラフィ

①使用薬剤：^{123}I-BMIPP

投与量：111MBq，静脈注射

使用コリメータ：LEHR

②集積機序

健常心筋のエネルギー源は主に脂肪酸のβ酸化に依存しているが，虚血や低酸素状態になるとブドウ糖を利用した解糖系へ移行する。この代謝異常を，^{123}I-BMIPPを使用して非侵襲的に評価することにより，心疾患を診断する。

^{123}I-BMIPPを静注すると，脂肪酸として細胞内へ取り込まれた後，長くとどまると考えられ，心筋からのクリアランスが比較的緩徐であるため，精度の高い情報と明瞭な画像を得ることができる。

③対象疾患

虚血性心疾患，心筋症，心不全などの脂肪酸代謝の評価。

④検査方法

前処置はTlと同様絶食とする。^{123}I-BMIPPを静注し，20分後に正面のPlanar像の収集を行い，その後SPECT（Early Image）の収集を行う。3時間後にも同様にPlanar像とSPECT（Delayed Image）の収集を行う。

Early Image，Delayed Imageの正面Planar像から求めるH/M比を算出する。

障害心筋シンチグラフィ

①使用薬剤：^{99m}Tc-PYP

投与量：740MBq（^{201}TlCl，74MBq）

使用コリメータ：LEHR

②集積機序

壊死心筋細胞にはミトコンドリア内にカルシウムが「ハイドロキシアパタイト」として蓄積する。^{99m}Tc-PYPはこのハイドロキシアパタイトとの結合によって，壊死心筋細胞を陽性像として描出するといわれている。

^{99m}Tc-PYPの集積像は，発症後12時間で出現，48〜72時間で鮮明となり，7日あたりから消失する。

③対象疾患

急性期心筋梗塞，心筋炎，アミロイドーシス

④検査方法

^{99m}Tc-PYPを静注し，その3時間後に^{201}TlCl静注する。^{201}TlCl静注10分後に2核種同時収集（Dual Window）にてSPECTの収集を行う。その後，2核種同時収集（Dual Window）で正面像のPlanar像の収集を行う。

肺血流シンチグラフィ

①使用薬剤：^{99m}Tc-MAA

投与量：120MBq，静脈注射

使用コリメータ：LEHR

②集積機序

粒子サイズ10〜60μmの^{99m}Tc-MAA（macro-aggregated albumin）は，右心内で血液と混和された後，血流にのって肺に運ばれる。肺の毛細血管の内径は5〜10μmで，毛細血管の内径より大きいMAAは毛細血管に一時的に**微小塞栓**される。このMAAの分布は肺血流量に比例することから，その分布状態を知ることで肺血流の局所異常を観察することができる。また，肺への塞栓の安全性については，成人の毛細血管の数は約2,800億で，

静注されたMAAはその数千〜数万分の1の毛細血管を遮断するに過ぎず，しかも時間とともに分解され肺から消失していくことから，ほとんど問題ないとされている。

③対象疾患

肺塞栓症，肺癌，肺高血圧症，肺線維症，慢性閉塞性肺疾患，びまん性肺疾患など。

④検査方法

^{99m}Tc-MAA 120MBq静注と同時に1分間のDynamic撮影（2sec/frame）を行いその後，全面，後面，左右側面，斜位の8方向のPlanar像とSPECT撮影を行う。

肺換気シンチグラフィ

①使用薬剤：^{81m}Krガス

投与量：185MBq，ガス吸引

使用コリメータ：MEHR

②集積機序

気管支は，より細い気管支へと枝分かれし，

Check & Check — 血流分布定量法率

肺血流分布左右比

● 前背面のPlanar像上に関心領域（ROI）を設定することで，左右，上中下肺野の血流分布を定量的に評価する。

図19　左右比

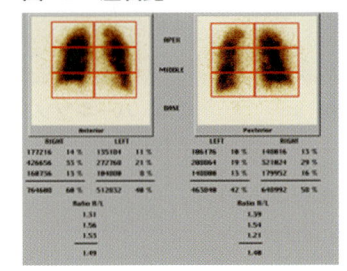

右左短絡（R→Lシャント）率測定

● ファロー四徴症，総肺静脈灌流異常などの先天性心疾患や肝肺症候群などで右左短絡が疑われる場合に，全身撮影を行い得られた画像から短絡率を求める。

$$右左短絡率(\%) = \frac{A - B}{A} \times 100$$

A：全身の計数値
B：肺の計数値
4〜6％以上で短絡ありと判定

臨床画像

図20　^{99m}Tc-MAA肺血流シンチグラフィ：Planar像

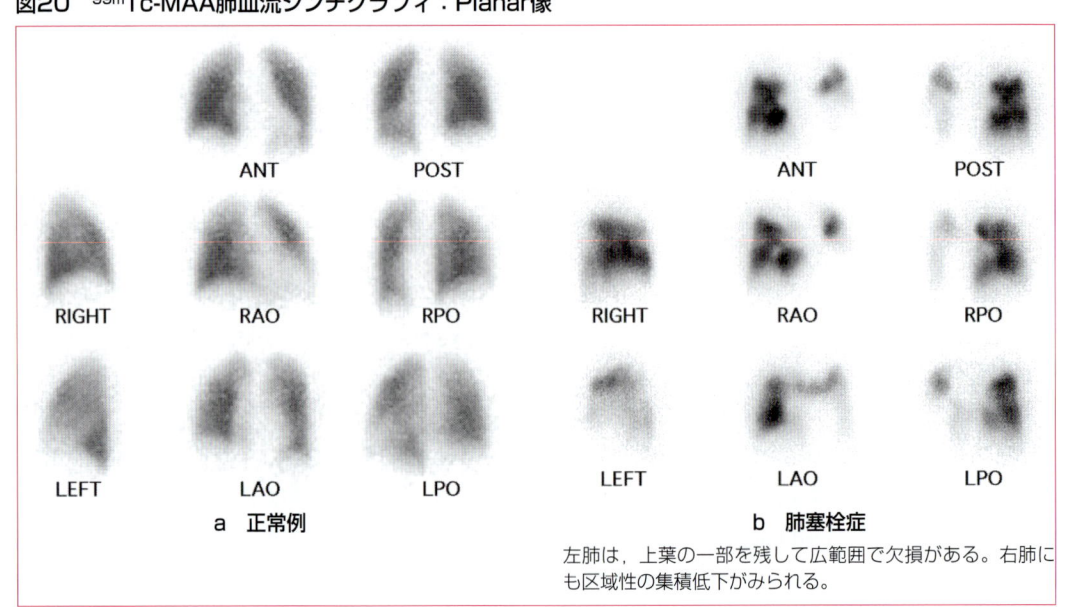

a　正常例　　　　　　　　　b　肺塞栓症

左肺は，上葉の一部を残して広範囲で欠損がある。右肺にも区域性の集積低下がみられる。

先端には，数千もの肺胞がある。肺を構成する数億という肺胞の総表面積は，100平方メートル以上になる。肺胞の壁の内部は，毛細血管が密集した網状の組織になっている。空気と毛細血管の間の壁が非常に薄いため，酸素は肺胞内から血液中へ，また二酸化炭素は血液中から肺胞内へと移動できる。

不活性放射性ガスである^{81m}Krは^{81}Rbジェネレータより溶出され半減期13秒の短半減期核種で，被ばく線量や汚染の問題が少なく，反復検査が可能である。また，不活性放射性ガスのため吸入しても血液中に移行することがなく，90%以上呼出される。持続吸入することで安静呼吸時の換気分布像が得られ，しかも多方向撮影が可能である。

図21　肺胞

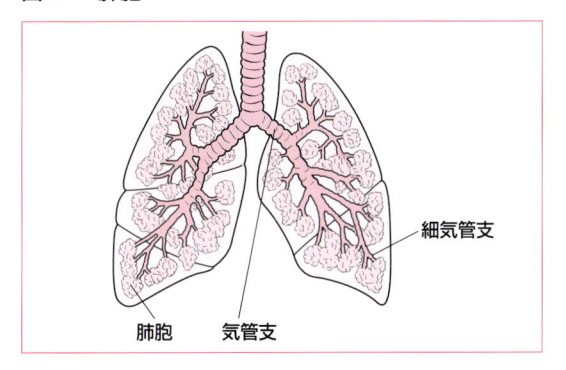

図22　^{81}Rb-^{81m}Krジェネレータ

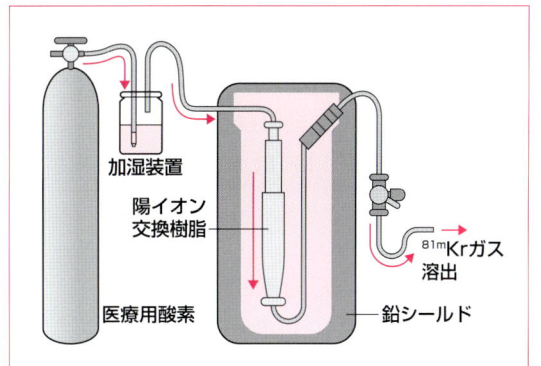

プラスチックカラム中の陽イオン交換樹脂に水酸化ルビジウム(^{81}Rb)を吸着させ，加湿した酸素を通すことで吸入用ガス^{81m}Krを溶出する。

③対象疾患

肺塞栓症，肺癌，肺線維症，慢性閉塞性肺疾患，びまん性肺疾患，肺高血圧症など。

④検査方法

ジェネレータに1〜2l/minの流量で酸素を流して^{81m}Krと酸素の混合ガスを持続吸入させながら，前面，背面，左右側面，斜位の8方向のPlanar像を収集する。特に前処置は必要ない。

このほかに，キセノンガスやテクネガスを用いた検査がある。

臨床画像

図23　肺血流シンチグラフィと肺換気シンチグラフィ

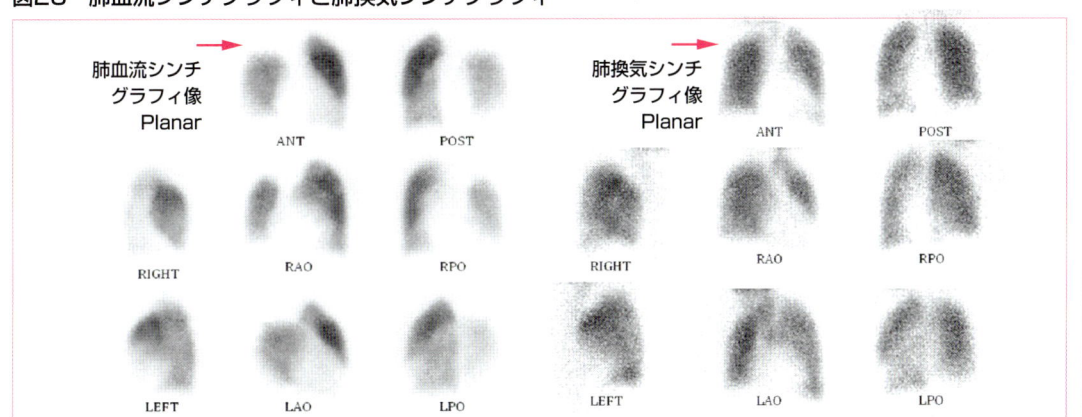

肺血流シンチグラフィと肺換気シンチグラフィを組み合わせて行うことで薬剤分布の違い(**ミスマッチ**)を観察することで，血管性病変と気管支病変の鑑別，広がりなど把握できる。
上図の肺血流シンチグラフィでは，右肺上葉に欠損(→)がみられるのに対し，肺換気シンチグラフィでは同部位に欠損(→)はみられず，ミスマッチ画像となっている。

甲状腺シンチグラフィ

①使用薬剤：Na^{123}Iカプセル
　投与量：3.7MBq，経口投与
　使用コリメータ：LEHR，ピンホール
　または
　使用薬剤：^{99m}TcO$_4^-$
　投与量：185MBq，静脈注射
　使用コリメータ：LEHR

②集積機序

甲状腺は血中の無機ヨード（I$^-$）を捕獲し，これを有機化して甲状腺ホルモン（T$_3$：トリヨードサイロニン，T$_4$：サイロキシン）を合成し血中に分泌する。この捕獲・有機化の性質を利用したのが，Na^{123}Iによる甲状腺シンチグラフィである。一方，^{99m}TcO$_4^-$については同様に甲状腺に捕獲されるがI$^-$イオンと異なり有機化されずに血中に放出されるため，単に捕獲能のみを反映する。

図24　甲状腺

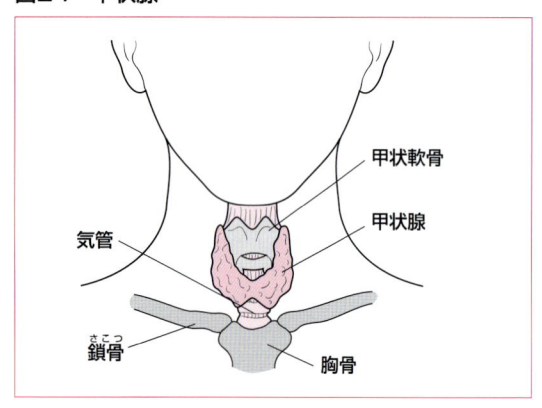

（図：甲状軟骨，甲状腺，気管，鎖骨，胸骨）

③対象疾患

甲状腺機能亢進症，甲状腺機能低下症，亜急性甲状腺炎，無痛性甲状腺炎，異所性甲状腺種など

④検査方法

ヨードカプセル3.7MBqを投与後3時間，24時間後にピンホールおよびLEHRコリメータを用いて甲状腺を撮影および摂取率の測定を行う。前処置として，放射性ヨードについては1〜2週間程度のヨード食制限が必要となる。

^{99m}TcO$_4^-$185MBqのシリンジを甲状腺ファントムに入れ，投与前後でPlanar像を約10秒測定する。静注と同時にDynamic撮影を行う。その後，正面，右前斜位，左前斜位のPlanar撮影を行う。シリンジと正面のPlanar像から^{99m}TcO$_4^-$の甲状腺摂取率を求める。

Na^{123}Iカプセルと異なり，ホルモンへの合成，分泌などの情報は得られないが，^{99m}TcO$_4^-$の摂取は甲状腺機能と比例し，ヨード制限も不要なため，抗甲状腺薬の治療効果判定などに有用とされる。

● 甲状腺ヨード摂取率測定に影響を及ぼす薬物とその期間

- 海藻類1週間以上
- ヨード含有薬剤（ルゴール，ヨードチンキ，総合ビタミン，など）2週間以上
- 抗甲状腺剤（メルカゾールなど）3週間以上
- 甲状腺ホルモン剤
　T$_3$製剤（チロナミンなど）1週間以上
　T$_4$製剤（チラーヂンSなど）4週間以上
- 他の薬剤（サリチル酸製剤，ステロイド，副腎皮質ホルモンなど）1週間以上
- ヨード造影剤4週間以上

● パークロレイト（過塩素酸カリ）放出試験

先天性甲状腺機能低下症（クレチン症）の病型診断目的で行う。甲状腺ヨード摂取率測定の際にパークロレイトを用いて有機化障害の有無を同時に診断するのに用いる。甲状腺に対し親和性の高い過塩素酸カリウム（成人1g，6歳前後で0.5g目安）を投与し，無機ヨードが放出されることで1時間後に再度摂取率を測定し比較する。放出試験後の摂取率の低下が10％以下は正常，10〜20％は判定保留，20％以上の場合に放出試験陽性と判定する。

⑤臨床画像

ヨード摂取率とは，3時間摂取率が捕獲能，24時間摂取率がホルモン合成能を表し，24時間値で正常値10〜35％，機能亢進症40％以上，機能低下症10％以下とされている。

正常の場合，摂取率測定では3〜6時間まで上昇し，以後下降する「下降型」と，24時間まで増加する「上昇型」がある。また，ヨード制限不十分なときには，24時間値は3時間値よりも低くなる。

臨床画像

図25　小児の甲状腺シンチグラム

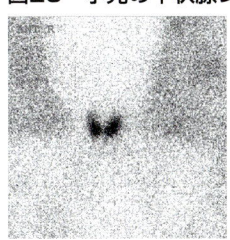

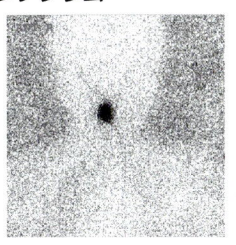

a　正常　　　　b　異所性甲状腺腫

Na^{123}Iカプセル投与後24時間画像を示す。aは正常な甲状腺位置に薬剤の取り込みがみられ，24時間摂取率12%である。bは下顎部の正中に薬剤の取り込みがみられ，異所性甲状腺であることがわかる。

甲状腺腫瘍シンチグラフィ

①使用薬剤：Na^{131}Iカプセル
　投与量：111MBq，経口投与
　使用コリメータ：HEHR

②集積機序
Na^{131}Iについては，分化型甲状腺癌の甲状腺全摘後の症例が適応となり，その80%に転移巣部へのヨード摂取が認められる。

③対象疾患
分化型甲状腺癌術後の全身への転移巣の検出。

④検査方法
^{131}Iの場合は72時間後に検査を行う。まず全身像を撮影し，その後，頸胸部，腹部前面，後面のPlanar像を撮影する。部位がわかるようにマーキングを行うこともある（鼻，顎，胸鎖部，剣状突起，臍に線源を置きPlanar像と同じ部位を10秒間収集する）。全摘後4週間以上，T$_3$薬剤休止1週間以上，T$_4$薬剤休止4週間以上，ヨード食制限1〜2週間以上の前処置が必要となる。

副甲状腺シンチグラフィ

①使用薬剤：^{99m}TcO$_4^-$，^{201}TlCl
　投与量：185MBq，74MBq，静脈注射
　使用コリメータ：LEHR
　または
　使用薬剤：^{99m}Tc-MIBI
　投与量：600MBq，静脈注射
　使用コリメータ：LEHR

②集積機序
^{201}TlClはKと類似の生体内挙動を示し，Na-Kポンプにより細胞内に取り込まれ，血流量に依存して細胞内分布を示す。よって，血管が豊富な副甲状腺腫瘍では異常な集積を示し，陽性画像を呈する。また，^{99m}TcO$_4^-$またはNa^{123}Iによる甲状腺像を差し引くサブトラクション法によって副甲状腺のみを描写することができる。また，心筋製剤の^{99m}Tc-MIBIを用いた検査も行われている。^{99m}Tc-MIBI投与後の早期では血流を反映し，血流の豊富な副甲状腺に集積するが，後期では洗い出しの早い甲状腺が消失して副甲状腺病変が描写される。その集積機序は明確ではないが，細胞内のミトコンドリアが関与するといわれている。

^{99m}Tc-MIBIは^{201}Tl-^{99m}Tcよりも簡便で，全身の検索も容易である。しかし，甲状腺腫瘍を合併している場合は診断に注意を要する。

図26　副甲状腺

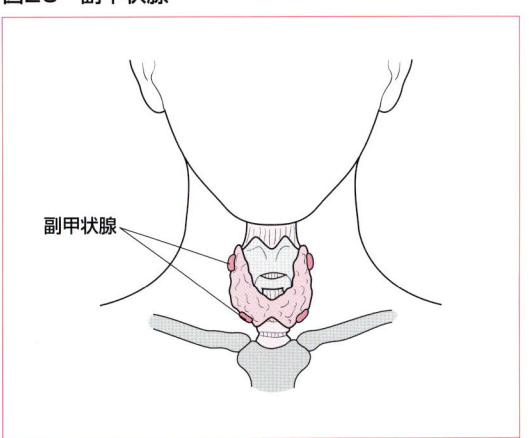

③対象疾患

原発性および続発性副甲状腺機能亢進症の診断。

④検査方法

^{201}TlCl 74MBq静注し，15分後より縦隔，甲状腺の順でPlanar像を撮影する。次に^{99m}TcO$_4^-$ 185MBqを静注し，15分後に^{201}TlClと^{99m}TcO$_4^-$の2核種同時収集を行う。

^{201}TlCl像から^{99m}TcO$_4^-$像を差し引くサブトラクション法により副甲状腺を描出する。

^{99m}Tc-MIBIを静注し，10分後に縦隔正面，頸部（副甲状腺）のPlanar像の収集を行い，その後，頸部（副甲状腺）のSPECT収集を行う。3時間後にも同様にPlanar像とSPECT（Delayed Image）の収集を行う。

異所性副甲状腺の場合もあるため，縦隔も撮影する。正常副甲状腺は描出されないが，過機能性副甲状腺の場合，2から4時間後に残存集積している場合もある。

唾液腺シンチグラフィ

①使用薬剤：^{99m}TcO$_4^-$

投与量：185MBq，静脈注射

使用コリメータ：LEHR

②集積機序

唾液腺は唾液を分泌する腺であり，導管は口腔に開口している。大唾液腺（耳下腺，顎下腺，舌下腺）と小唾液腺とに分かれる。大唾液腺は腺房細胞から唾液がつくられ，腺房細胞には周囲の毛細血管からI$^-$，Cl$^-$，^{99m}TcO$_4^-$などの陰イオンを

図27　唾液腺

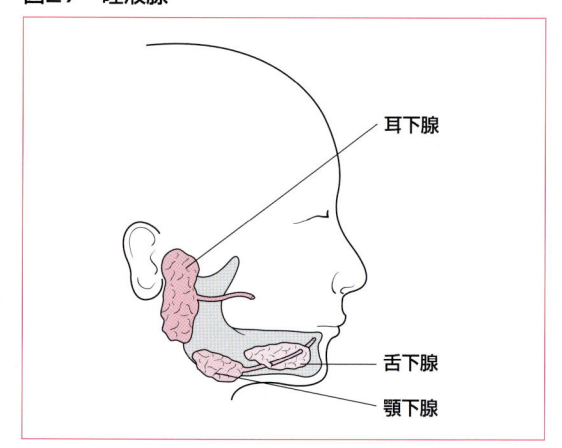

臨床画像

図28　唾液腺シンチグラフィ：Dynamic像とPlanar像

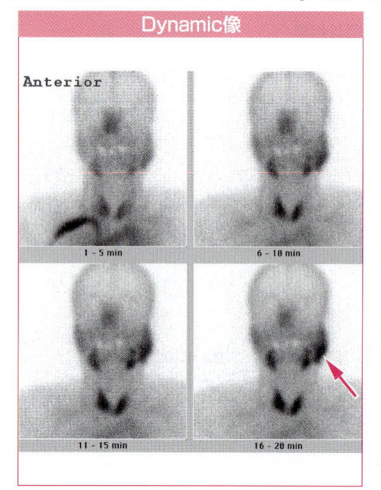

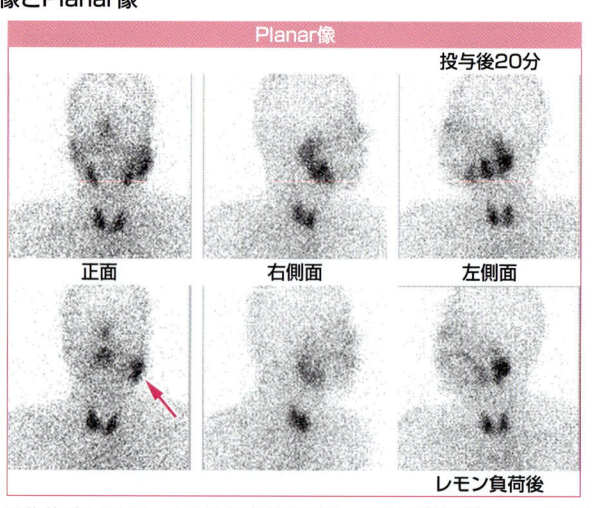

投与後20分の画像では顎下腺，耳下腺に^{99m}TcO$_4^-$の集積がみられる。レモン汁負荷後では，正常な唾液腺部位では唾液とともに^{99m}TcO$_4^-$が排泄されるが，左耳下腺腫瘍（→）に特異的な^{99m}TcO$_4^-$の集積を認め，Warthin腫瘍と診断できる。

摂取する作用がある。この作用を利用し、非侵襲的に唾液腺疾患の診断、機能評価などに用いる。

③対象疾患

シェーグレン症候群、唾石症、慢性唾液腺炎の唾液腺機能評価、唾液腺腫瘍（欠損像）、特にWarthin腫瘍（集積像）の鑑別などに有用。

④検査方法

機能評価

$^{99m}TcO_4^-$ 185MBqを静注と同時にMatrix256×256で60sec/frameで60分間のDynamic撮影を行う。投与から35分後に体動がないようにして、唾液を分泌させるためレモン果汁を飲んでもらう。評価法として左右の耳下腺、顎下腺に関心領域を設定し、時間放射能曲線を求める。

腫瘍鑑別

$^{99m}TcO_4^-$ 185MBqを静注と同時にMatrix256×256で300sec/frameで20分間Dynamic撮影を行う。その後、正面、左右側面の各3分間Planar撮影行い、レモン果汁負荷後、再度、正面、左右側面の各3分間Planar撮影を行う。

腎動態シンチグラフィ

腎動態シンチグラフィとは、放射性薬剤が腎臓へ取り込まれ排泄されるまでをDynamic画像でデータ収集し、腎機能評価を行う検査法である。この検査で使用される薬剤は、糸球体で濾過される^{99m}Tc-DTPAと尿細管で再吸収される^{99m}Tc-MAG$_3$がある。

①使用薬剤：^{99m}Tc-DTPA

投与量：200MBq、静脈注射
使用コリメータ：LEHR

使用薬剤：^{99m}Tc-MAG$_3$

投与量：300MBq、静脈注射
使用コリメータ：LEHR

②集積機序

^{99m}Tc-DTPAは静注後、尿細管分泌や再吸収さ

図29 腎臓

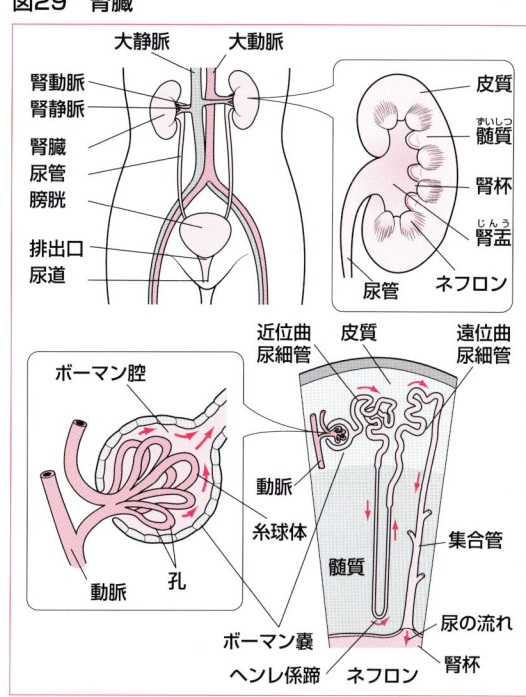

れることなく、糸球体により特異的に濾過され速やかに尿中に排泄される。尿中排泄率は1回の腎循環で約20％と低いため、腎血流量よりも糸球体濾過機能を反映していることから**糸球体濾過率（GFR：glomerular filtration rate）**を測定できる。

^{99m}Tc-MAG$_3$はほとんどが血中で血漿蛋白と結合するため、糸球体での濾過率は少なく、近位尿細管から分泌される。そのため、MAG$_3$の腎クリアランスを解析することで左右腎臓の**尿細管描出率（TER：tubular extraction rate）**を測定でき、**有効腎血漿流量（ERPF：effective renal plasma flow）**を算出できる。

図30 薬剤の挙動

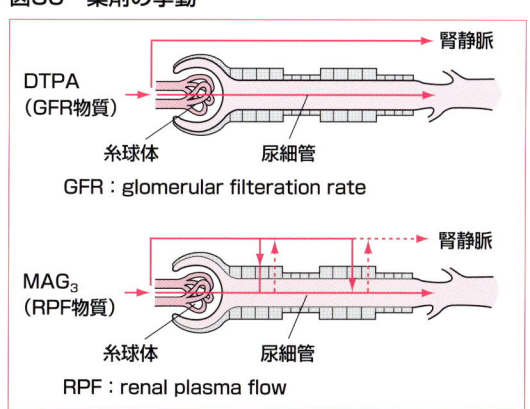

③対象疾患

閉塞性尿路疾患，腎血管性高血圧症，腎移植などの腎機能障害評価

④検査方法

● ^{99m}Tc-DTPA

投与前後のシリンジをカメラから30cm離してカウントを測定する。

静注と同時に腹部〜骨盤部のDynamic収集（後面像）を行い，血流相と機能相の収集を行う。前処置として検査開始30分前に排尿し，300mlほどの水を飲用させ（水負荷），直前に排尿させる。

図31 腎摂取率（ガンマカメラ法）

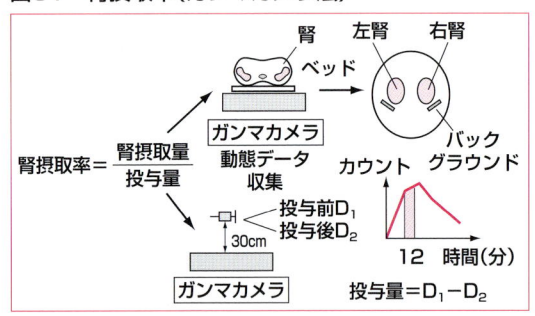

● ^{99m}Tc-MAG$_3$

投与前後のシリンジをウェルカウンタで測定し，投与量を求める。

静注と同時に腹部〜骨盤部のDynamic収集（後面像）を行い，血流相と機能相の収集を行う。投与から30分後，静脈採血を行い，血液中のトレーサー濃度を測定する。前処置は^{99m}Tc-DTPAと同様に，検査開始30分前に排尿し，300mlほどの水を飲用させ（水負荷），直前に排尿させる。

● 定量法

腎機能の定量法は採血を行う方法と行わない方法の2つに分けることができる。

採血を行う方法は，血漿のカウントを測定して定量値を求める。多採血法を簡略化し，1回の採血で行うのが一般的である。この方法は，投与前後のシリンジをウェルカウンタで測定することで投与量を求める。

Check & Check

図32 レノグラム解析

時間放射能曲線（レノグラム）

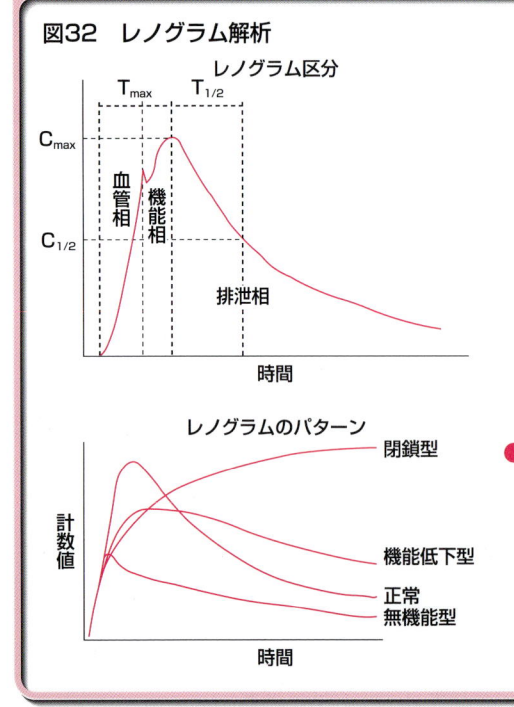

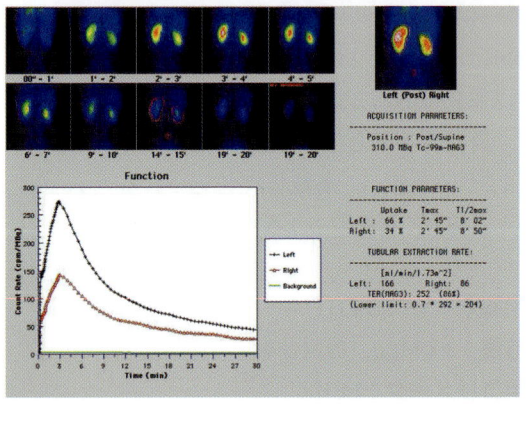

● 腎臓内の放射能カウントの経時的変化を表したグラフを「時間放射能曲線（レノグラム）」という。左右それぞれに設定したROI（関心領域）のカウントから腎周囲に設定したバックグラウンドROIのカウントを減算し，レノグラムを作成する。レノグラムの定量指標としてピークに達するまでの時間（T_{max}）や，ピーク後，放射能が半減するまでの時間（$T_{1/2}$）が用いられる。

採血を行わない方法は，腎摂取率から定量値を求める。^{99m}Tc-DTPAや^{99m}Tc-MAG$_3$の腎への集積の程度は腎機能に比例することを利用した方法である。この方法は，投与前後のシリンジを直接ガンマカメラで測定することで投与量を求める。

●負荷検査

・利尿剤フロセミド（ラシックス）負荷

ラシックス負荷検査は，腎盂尿管移行部狭窄症の診断に利用されており，尿の停滞の原因が尿路の狭窄によるものか，拡張によるものかを診断できる。利尿剤負荷によって反応がみられる場合には，経過観察ができるとされており，治療方針の確定にも利用される。

ラシックスは検査開始から15分後に静注投与する。

・カプトプリル負荷

カプトプリル負荷検査は腎動脈狭窄による腎血管性高血圧の診断に利用される。腎動脈の狭窄がある場合には輸出血管を収縮し糸球体血管内圧を保持しようとする働きがある。カプトリルはこの制御機構を抑制し，高血圧が腎動脈の狭窄によるものかを確定診断できる。

カプトプリルは検査の1時間前に経口投与し，30分前に水を300mlほど飲用する。

臨床画像

図33　^{99m}Tc-DTPA腎機能評価

腎静態シンチグラフィ

腎静態シンチグラフィとは，腎皮質に集積した放射性薬剤の形態から腎機能評価を行う検査法である。

臨床画像

図34　^{99m}Tc-DMSAのPlanar背面像

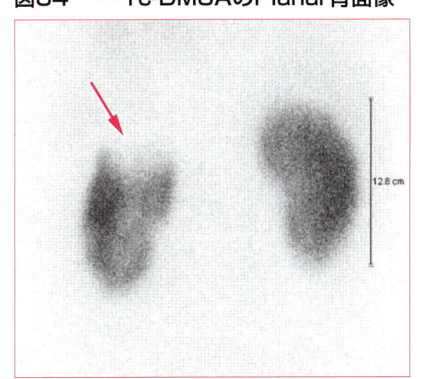

左腎上極に集積欠損がみられる（→）。

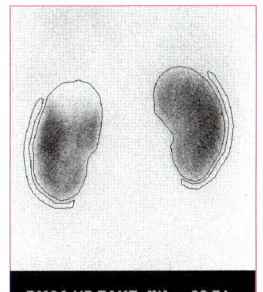

定量法

● 投与時間，投与量，Planar背面像の撮影時間，収集時間を記録しておき，腎摂取率法による定量を行い，分腎機能を算出する。

正常摂取率（投与後2時間）
片腎＞20％

①使用薬剤：^{99m}Tc-DMSA
　投与量：120MBq，静脈注射
　使用コリメータ：LHER

②集積機序

　^{99m}Tc-DMSAは，血中蛋白質との結合性が高いため糸球体からは濾過されず，血中から腎尿細管上皮細胞に取り込まれ，血中投与後は長時間かけて徐々に腎集積を続ける。投与後約2時間において最も集積し，集積率は左右腎それぞれ20〜25％（両腎で40〜50％）程度である。尿中排泄は少なく，2時間後で8〜17％である。

③対象疾患

　腎奇形，腎腫瘍，腎嚢胞，腎外傷，急性腎梗塞などの評価。

④検査方法

　投与量を求めるために，投与の前後でシリンジを測定する。投与2時間後にPlanar収集とSPECT収集を行う。Planar背面像（図34）より腎摂取率を求める。前処置は特になし。

肝アシアロシンチグラフィ

①使用薬剤：^{99m}Tc-GSA
　投与量：185MBq，静脈注射
　使用コリメータ：LEHR

②集積機序

　^{99m}Tc-GSAは血液中で生成するアシアロ糖蛋白質と等価の^{99m}Tc標識合成蛋白質であり，正常肝細胞表面に多く存在するアシアロ糖蛋白受容体（ASGP-R）を介して肝細胞内に取り込まれる。アシアロ糖蛋白受容体は肝疾患の病態により減少するため，その重症度や肝予備能の診断に利用する。

③対象疾患

　局所肝機能評価，肝予備能評価，肝腫瘍性病変，肝硬変など。

④検査方法

　心臓と肝臓が視野内に収まるようにポジショニングして，静注と同時に20分間のDynamic収集を行う。終了後，前，背面のPlanar像収集とSPECT収集を行う。前処置として，検査前は絶飲食である。

●定量法

　Dynamic収集で得られたデータから，心臓（H）および肝臓（L）に関心領域（ROI）を設定して時間放射能曲線（TAC：Time Activity Curve）を作成する。これを基本データとして定量解析を行う。

　^{99m}Tc-GSAの血中クリアランス指標として3分後に対する15分後の心臓計数比（$HH_{15}=H_{15}/H_3$）の血中停滞率指標と，肝臓摂取率指標として15分後の心臓と，肝臓の計数和に対する肝臓の計数比（$LHL_{15}=L_{15}/H_{15}+L_{15}$）の肝集積量指標を求める。

血中停滞率指標HH_{15}の正常値範囲：0.5〜0.6
肝集積量指標LHL_{15}の正常値範囲：0.91〜0.96

臨床画像

図35　TACから算出した^{99m}Tc-GSAの定量画像

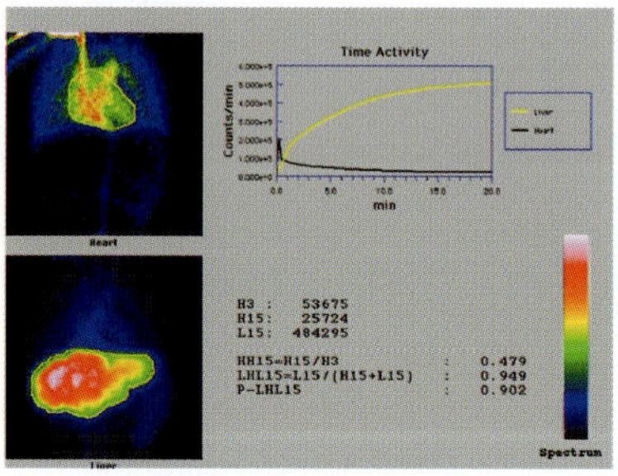

肝胆道シンチグラフィ

①使用薬剤：^{99m}Tc-PMT
　投与量：185MBq，静脈注射
　使用コリメータ：LEHR

②集積機序

　^{99m}Tc-PMTは静脈内に投与されると速やかに肝細胞に取り込まれ，細胆管，肝内胆管，胆嚢，総胆管を経由してファーター乳頭から十二指腸へ排泄される。この経路を動態検査によって追うことが検査の目的である。

図36　肝胆道

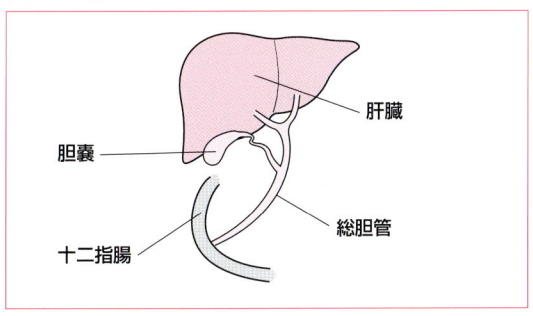

③対象疾患

　急性胆嚢炎，胆汁うっ滞，黄疸，胆汁漏出など。

④検査方法

　心臓と肝臓が視野内に収まるようにポジショニングをして，静注と同時に60分間のDynamic収集を行う。終了後，前，背面のPlanar像収集を行う。さらに，投与から2時間後もPlanar像収集を行う。胆嚢や腸管に排泄がみられない場合は5時間後，24時間後も追加していく（正常者の総胆管描出は5〜10分，胆嚢描出は9〜20分，腸管描出は10〜80分後である）。前処置として，検査前は絶飲食である。

● **定量法**

　Dynamic収集で得られたデータから，心臓（H）および肝臓（L）に胆道を外すように関心領域（ROI）を設定して時間放射能曲線（TAC）を作成する。これを基本データとして定量解析を行う。定量指標としてピークに達する時間（T_{max}）やピーク後，放射能が半減するまでの時間（$T_{1/2}$）が用いられる。

臨床画像

図37　Dynamic像

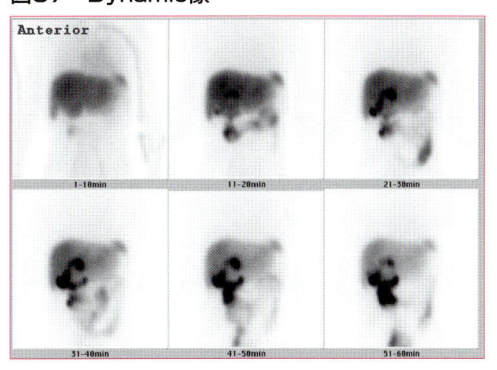

a　^{99m}Tc-PMT Dynamic像
1時間で胆嚢，消化管への良好な排泄がみられる。

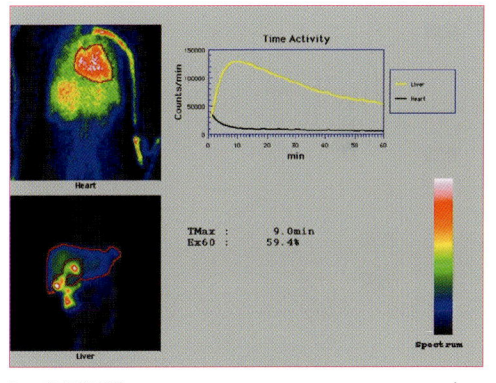

b　定量解析
心臓（H）および肝臓（L）の時間放射能曲線

副腎皮質シンチグラフィ

①使用薬剤：^{131}I-アドステロール
　投与量：18.5MBq，静脈注射
　使用コリメータ：HEGP

②集積機序

　コレステロールは副腎に取り込まれ，副腎皮質において種々ステロイドホルモンの合成の主たる前駆物質である。そこで，コレステロールあるいはその誘導体にRIを標識すると副腎皮質用の放射性薬品となり，現在では副腎への集積率の高い^{131}Iアドステロールが主に使用されてい

る。静注された^{131}Iアドステロールは副腎や肝などに集積するが，肝での代謝は副腎に比べ速く，しかも副腎での停滞が比較的長いことから，8～10日後で良好な副腎像が得られる。また，デキサメサンの投与により，ACTHの分泌が抑制され，正常や過形成での副腎の^{131}Iアドステロール取り込みがみられなくなって，腺腫との鑑別が容易となる。

図38　副腎

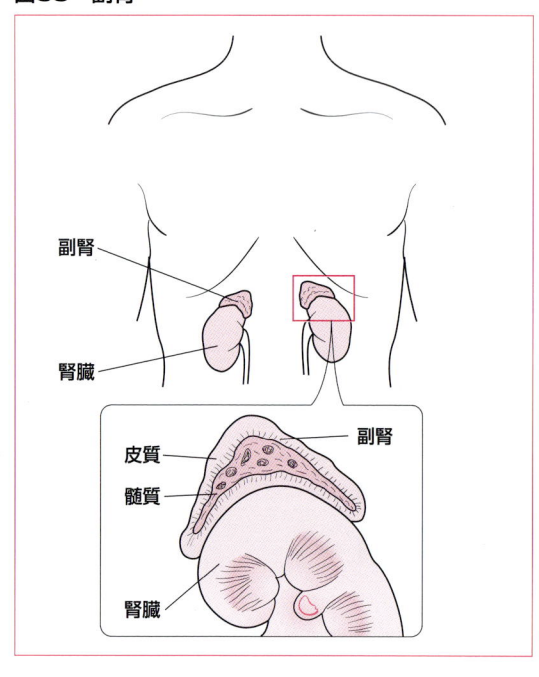

③対象疾患

- 原発性アルドステロン症の診断（腺腫に一致して陽性像）
- クッシング症候群の診断（腺腫の場合は陽性像，癌腫の場合は非描出，クッシング病の場合は両側陽性像）
- 褐色細胞腫の診断（変形または欠損像）

④検査方法

^{131}I-アドステロールには微量のエタノールが添付されているため，生理食塩水で2倍以上に希釈し30秒以上かけてゆっくり静脈注射する。静注後5日と8日に撮影をする。副腎を中心にして，正面（前面，後面の2方向）のPlanar像を収集する。収集時間は256マトリックスで20分間行う。前処置として遊離^{131}Iの甲状腺への集積をブロックす

臨床画像

図39　クッシング病

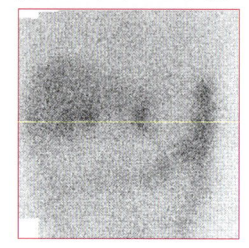

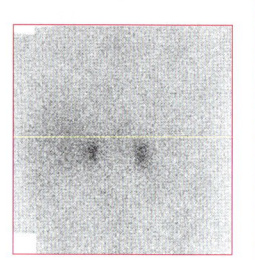

a　投与後5日　　b　投与後8日

るため，注射2日前より10日間ルゴール液10滴/日，またはヨウ化カリウム錠2mgを服用させる。

副腎髄質シンチグラフィ

①使用薬剤：^{131}I-MIBG

投与量：37MBq，静脈注射
使用コリメータ：HEGP

②集積機序

副腎は左右の腎臓上縁にまたがるように位置している。外層の皮質と内層の髄質からなる髄質は，エピネフリンなどのホルモンを分泌し，血圧，心拍数，発汗や交感神経系によっても調節される他の身体活動の制御に影響を与える。

^{131}I-MIBG（metaiodobenzyl guanidine）はノルアドレナリンと類似の構造を有し，同様の挙動を示すことから副腎髄質や交感神経末端に集積する。静注後3日間で約70%が尿中に，一部は便として排泄される。

③対象疾患

褐色細胞腫の診断（原発，異所性ともに陽性像），傍神経節腫，神経芽細胞腫，甲状腺髄様癌，カルチノイドにおいても陽性像。

④検査方法

静注2日後に全身像（前面，後面の2方向）および胸部，腹部（前面，後面の2方向）のPlanar像を撮影する。全身像を確認して，必要があればその他の部位のPlanar像を撮影する。収集条件はPlanar像を20分間収集する。前処置として注射2日前より7日

臨床画像

図40　右腎門部傍神経節腫（腹部Planar像）

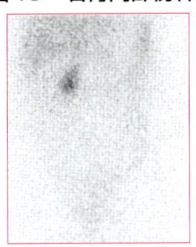

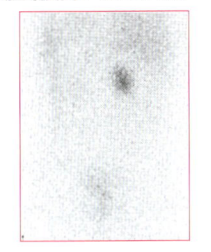

a　正面像　　　b　背面像

間（^{123}Iの場合は3〜4日間）ルゴール液10滴/日，またはヨウ化カリウム錠2mgを服用させ，検査1週間前よりレセルピンや三環系抗うつ剤の投与を中止させる。

消化管出血シンチグラフィ

①使用薬剤：^{99m}Tc-RBC（red blood cell）

投与量：740MBq，静脈注射

使用コリメータ：LEHR

または

使用薬剤：^{99m}Tc-Snコロイド

投与量：370MBq静脈注射

使用コリメータ：LEHR

②集積機序

消化管出血の検索には内視鏡，血管造影，消化管透視などが施行されるが，出血の部位や出血量の多少により難しい面もある。内視鏡では可能な部位（食道，胃，下行結腸など）も限られ，血管造影では持続的な出血で，しかも0.5ml/min以上なければ検出されず，また消化管透視ではさらに検出は難しいといわれる。

静注された放射性薬剤の一部が出血部位から血管外に漏出し，消化管内に流れ込む状態を観察する。持続的あるいは間欠的な出血を簡単に検出できる長所がある。一方では正確な部位の決定は難しいといった欠点もあげられるが，おおよその位置がわかれば，ほかの検査法にて確かめることも容易となる。

^{99m}Tc-RBCまたは^{99m}Tc-Snコロイドの2種類の検査方法があり，^{99m}Tc-RBCは長時間血中に停滞しバックグラウンドが高く，検出率は劣るが，肝に重なる出血の検出も可能で，消化管出血によくみられる，間欠的出血にも有用である。^{99m}Tc-コロイドは静注後1回の通過で肝の網内系細胞に摂取され，5〜10分後は循環血液中から消失するので出血部位が明瞭となる。ただし，検査時に出血が起こっていないと描出困難であり，肝や脾に重なる部分の描出も困難である。また，^{99m}Tc-RBCの代わりに蛋白漏出性胃腸症の診断などで^{99m}Tc-HSA（human serum albumin）も用いられる。

③対象疾患

消化管出血の検索，蛋白漏出性胃腸症の診断

図41　消化器

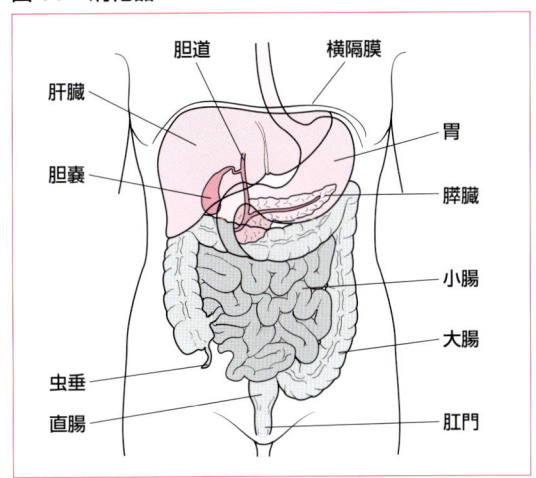

④検査方法

●^{99m}Tc赤血球（RBC）法

患者に対しピロリン酸を生理食塩水で溶かして静注し，30分後に5mlヘパリンを採血し，これに^{99m}TcO$_4^-$740MBqを混合して^{99m}Tc-RBCを作成し，再び患者に投与して検査を行う。1時間Dynamic収集し，必要に応じて2時間，5時間，24時間後のPlanar像を撮影する。

●^{99m}Tc-コロイド法

^{99m}Tc-コロイドを370MBq静注し，15分間のDynamic撮影を行う。異常を認めた場合は，消化管内RIの移動の有無を確認する。

メッケル憩室シンチグラフィ

①使用薬剤：$^{99m}TcO_4^-$
　投与量：370MBq，静脈注射
　使用コリメータ：LEHR

②集積機序
　メッケル憩室とは，小腸の壁が外側に袋状になってできたもので，子供の一部に生まれつきあるものである。胎児期において存在した卵黄管が完全に退縮せず遺残し憩室となったもので，回盲部より50～100cm上方の腸管膜付着側の反対側にみられ，全人口の約1～3％に存在するといわれる。メッケル憩室のある子供の多くは症状がなく，大部分は一生無症状で終わるが，25％程度に炎症や感染症を起こすことがあり，その状態は「憩室炎」と呼ばれる。憩室壁の粘膜は胃粘膜，膵組織など異所性のものからなっていることが多く，なかでも胃粘膜が存在する場合には酸を分泌し，消化性潰瘍を起こすことがある。胃粘膜を有する頻度は全体の30％程度であるが，そのうちの出血性憩室は70～90％といわれている。$^{99m}TcO_4^-$を静注することで，異所性の胃粘膜に集積を示し憩室の存在を知ることができる。

図42　メッケル憩室

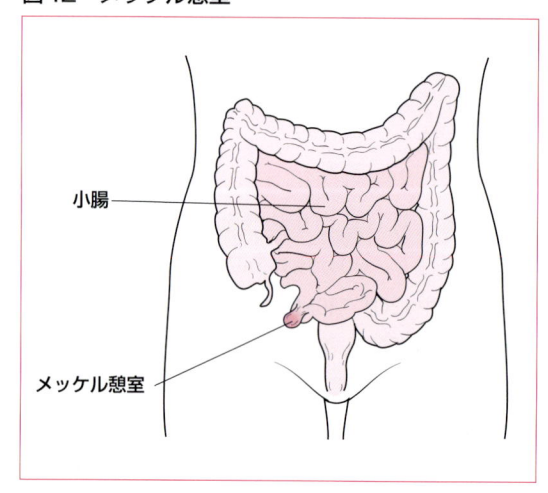

③対象疾患
　メッケル憩室，Barrett食道，胸腹内腸原性嚢腫，重複腸管などの検出。

④検査方法
　$^{99m}TcO_4^-$ 370MBqを静注し，1時間Dynamic収集する。前処置として，12時間絶食の早朝空腹時に行う。また，ペンタガストリン（64μg/kg）を検査直前に皮下注射して，胃粘膜の$^{99m}TcO_4^-$摂取を高める方法も行われる。

センチネルリンパ節シンチグラフィ

①使用薬剤：^{99m}Tc-フチン酸
　投与量：14.8～60MBq，静脈注射
　使用コリメータ：LEHR

②集積機序
　センチネルリンパ節（見張り番リンパ節）とは，癌細胞が原発巣からリンパ管流に乗り最初に到達するリンパ節のことをいう。一番初めに転移が生じる可能性が高いといわれる。つまり，センチネルリンパ節を同定し，これを生検し転移がないことを判定できれば，広範な所属リンパ節郭清を省略できる。センチネルリンパ節の同定にコロイド系の製剤が用いられるが，各薬剤の粒子径が異なるためリンパ流からリンパ節までの到達時間が異なり，検査に応じた薬剤の選択が必要である。

③対象疾患
　乳癌，悪性黒色腫をはじめ食道癌，胃癌，膵癌，胆嚢・胆管癌，大腸癌，泌尿生殖器癌などのリンパ節転移の検索。

④検査方法
　^{99m}Tc-フチン酸14.8～60MBqを腫瘍直上あるいは腫瘍周囲の皮膚面より3～5mm深部の皮内の2～4個所に投与する。投与後30分間のDynamic収集を行い，その後，Planar像を撮影する。必要に応じて24時間後も撮影する。投与部位とリンパ節の位置を把握するために，面線源を用いて透過画像を得ている。前処置は特にない。
　施設によっては，^{99m}Tc-Snコロイド，^{99m}Tc-HSAなどを用いている。

インビボ(in vivo)検査

臨床画像

図43　センチネルリンパ節シンチグラフィ

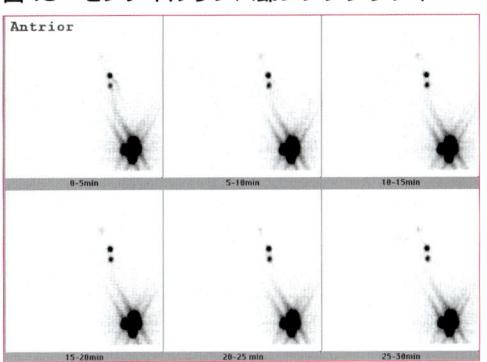

a　Dynamic像

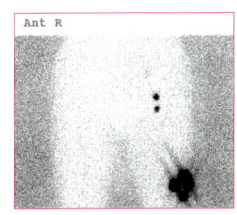

左大腿悪性黒色腫の鼠径部リンパ節の検出

b　Planar像

補足

● 手術場にて放射性薬剤の取り込まれたセンチネルリンパ節を特定するため、γプローブ(図44)が使用される。プローブ先端はCdTeの半導体検出器が用いられ、タングステン製のコリメータが装着してある。

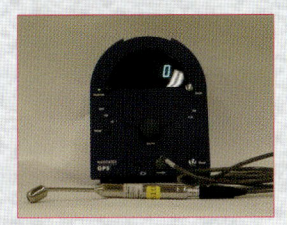

図44　γプローブ

表示部には10秒ごとの積算カウントが表示。

Check & Check　各薬品の粒子径

表2

薬品	粒子径
^{99m}Tc-Snコロイド	400〜5,000nm
^{99m}Tc-HSA	50nm以下
^{99m}Tc-硫黄コロイド	100〜400nm
^{99m}Tc-レニウム硫黄コロイド	50〜150nm
^{99m}Tc-フチン酸	200〜1,000nm

【注】フチン酸は血中のカルシウムと結合してコロイドを形成する。

骨シンチグラフィ

①使用薬剤：^{99m}Tc-MDP、^{99m}Tc-HMDP
投与量：740MBq、静脈注射
使用コリメータ：LEHR

②集積機序

骨組織を構成する成分は主に有機質、無機質、水分よりなる。そのうちの無機質の主成分は、リン酸カルシウムの一種である"ハイドロキシアパタイト：Hydroxyapatite"化学式「$Ca_{10}(PO_4)_6(OH)_2$」の結晶である。ハイドロキシアパタイトのCa^{2+}、PO_4^{3-}、OH^-イオンは結晶表面で血中のイオンと交換が容易である。

静脈内に投与された薬品の、骨に取り込まれる集積機序は明らかではないが、骨親和性物質の集積増加がみられる病変部には血流の増加があることが知られている。また、陰イオンとしての性質を有することから、骨のハイドロキシアパタイト結晶にイオン結合することにより、骨、ことに骨新生の盛んな部分に多く集まるものと考えられている。

③対象疾患

- 悪性腫瘍骨転移の高リスク患者の評価
- 関節炎、関節症の評価
- 原発性骨腫瘍の評価(単発性・多発性の鑑別、転移) など。

④検査方法

^{99m}Tc-MDP 740MBqを静注し、3〜4時間後よりPlanar像および全身像の収集をする(図45)。前処置として検査直前に排尿させる。

また、局所の炎症疾患などの鑑別にThree phase法[*3]を施行する場合がある。

用語アラカルト

***3　Three phase法**
血流相(1〜5sec/frame)、血液プール像(1〜5分後に撮影)、3時間後に通常の骨シンチグラフィとして撮影する方法。

臨床画像

図45 骨シンチグラフィ全身像

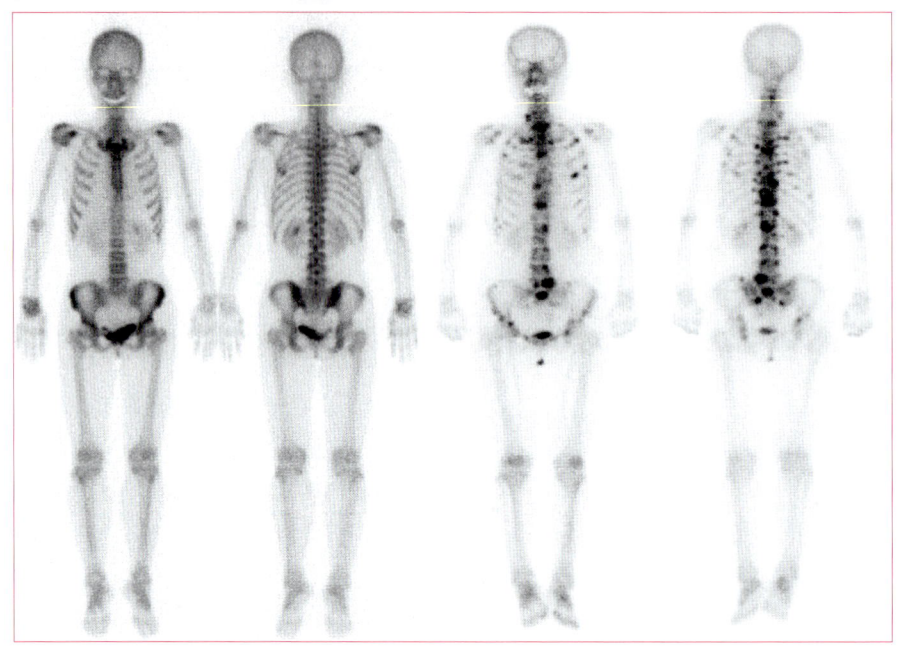

a　正常例　　　　　　　　　　b　多発性骨転移

臨床画像

図46 Gaシンチグラフィ全身像

正面　背面　　正面　背面

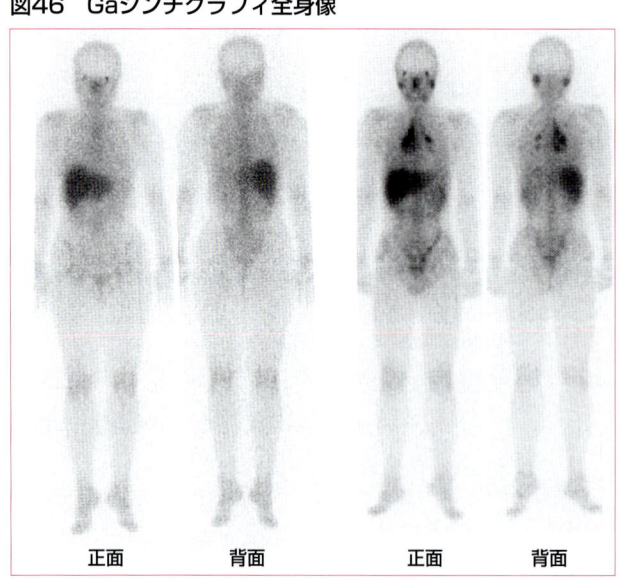

a　正常例

正常集積として涙腺，鼻咽腔，唾液腺，縦隔，肺門，肝臓，腸管，骨髄への生理的集積がみられる。

b　サルコイドーシス症例

涙腺，唾液腺，縦隔にGaの特異的集積がみられる。

図47 SPECT像，Planar像

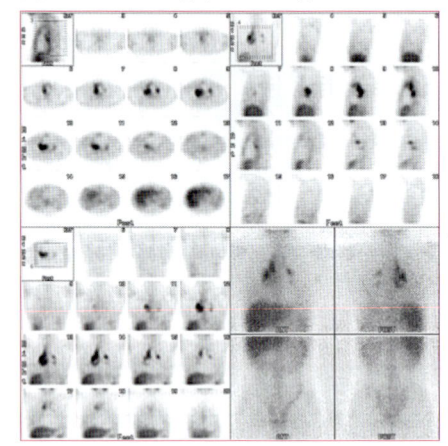

炎症腫瘍シンチグラフィ

①**使用薬剤**：^{67}Ga-citrate（クエン酸ガリウム）
　投与量：74MBq，静脈注射
　使用コリメータ：MEHR

②**集積機序**

　^{67}Ga-citrateの悪性腫瘍への集積機序については明確な解明はされていないが，静注された^{67}Ga-citrateは血中のトランスフェリンと結合して，腫瘍細胞まで運ばれ取り込まれる。また，^{67}Ga-citrateは悪性腫瘍に限らず炎症部位にも集積することから，炎症シンチグラフィとして使用されることもある。

③**対象疾患**

- **悪性腫瘍の診断**：悪性リンパ腫，肺腫瘍，甲状腺未分化癌など。
- **炎症の診断**：不明熱，サイコイドーシス，炎症巣の活動性の評価，急性骨髄炎，慢性骨髄炎再燃期の診断，術後感染巣の検索，腎移植後の急性拒絶反応のスクリーニング，クローン病など。

④**検査方法**

　^{67}Ga-citrateを74MBq静脈注射し，48〜72時間後に全身像およびPlanar像を収集する（図46，図47）。必要に応じて，SPECT撮影を行う。
　前処置として検査前絶食，高圧浣腸がある。

> **補足**
> ● ^{67}Gaは，93，184，296keVのエネルギーの3種類のγ線を放出しているので，通常3ピークのエネルギーを使用して，それぞれ±15%程度のウインドウ幅で収集・撮影を行うが，施設によっては，2ピークのエネルギーを使用している場合もある。

骨髄シンチグラフィ

①**使用薬剤**：^{111}InCl$_3$
　投与量：74〜111MBq，静脈注射
　使用コリメータ：MEHR

②**集積機序**

　塩化インジウム（^{111}InCl$_3$）注射液は，骨髄の造血機能診断に使用する。^{111}Inは幼若赤芽球細胞に集積し，造血骨髄の分布や活性度の把握，全身性・限局性の造血骨髄疾患の診断，骨髄機能障害の診断に有用とされる。血液疾患の診断は主に末梢血液所見，骨髄穿刺，骨髄生検で行われるが，骨髄シンチグラフィは骨髄全体を把握するために用いる。

③**対象疾患**

　シンチグラム上，造血骨髄の拡大像を呈する疾患と縮小・消失を呈する疾患とがある。

- **造血骨髄の拡大像を呈する疾患**：溶血性貧血，真性赤血球増加症，慢性骨髄性白血病など。
- **縮小・消失を呈する疾患**：再生不良性貧血の重症度の判定。癌の骨髄転移，ホジキン病の骨髄浸潤の検索。放射線療法，化学療法による骨髄造血能の評価に用いる。

④**検査方法**

　塩化インジウム（^{111}InCl$_3$）を74〜111MBq静脈注射し，48〜72時間後に撮影する。肝臓から骨盤までのPlanar像を収集し，その後，全身像を収集する。検査終了後，投与した量の1/20線源を肝臓の場所に置き，全身像と同じ収集条件で収集し，全身および腰部骨髄の摂取率を求める。

【参考文献】
1) 日本放射線技術学会監修, 大西英雄・松本正典・増田一孝共編:核医学検査技術学, オーム社, 2005.
2) 久田欣一ほか編:最新臨床核医学第3版, 金原出版, 1999.
3) 金森勇雄ほか著:核医学検査の実践, 医療科学社, 1997.
4) 小西淳二編著:核医学ハンドブック, 金芳堂, 1996.
5) 久保敦司ほか著:核医学ノート第4版増補, 金原出版, 2004.
6) 大西英雄（代表）:核医学における臨床技術, 日本放射線技術学会, 2003.

III 4 臨床画像と検査のポイント

核医学検査

丸岡　伸

中枢神経系

脳血流シンチグラフィ

脳血流（cerebral blood flow：CBF）は灰白質で多く、白質で少ない。そのため、正常の脳血流SPECT像は、大脳皮質、視床、基底核（被殻、尾状核）などの中心灰白質および小脳半球で集積が多く、白質はほとんど描出されない。

脳血流は脳組織100g当たりの毎分血流量（ml/100g/min）で表される。脳には血圧の変動に対して血管径を制御することにより脳血流を一定に保つ自動調節能（autoregulation）があり、そのため平均動脈血圧が50〜150mmHgの範囲では脳血流はほぼ一定に保たれ、全脳平均で50ml/100g/minくらいである。自動調節域を超えると血圧と脳血流は比例するようになる。二酸化炭素は最も強力に脳血管を拡張させる物質で、動脈血の二酸化炭素分圧が20〜60mmHgくらいの範囲では、二酸化炭素分圧が1mmHg増えると脳血流は4〜5％増加する。

アセタゾラミド（ダイアモックス®）は炭酸脱水酵素の阻害剤であり、主に赤血球中で二酸化炭素が水と反応して水素イオンと重炭酸イオンに変化するのを阻害することによって、脳組織中の二酸化炭素濃度を上昇させる。前述のように、二酸化炭素には強力な脳血管拡張作用があるため、結果として正常な脳血管は拡張し脳血流が増加する。一方、虚血部では灌流圧の低下により自動調節能が働いてすでに脳血管が拡張しており、血流増加が少ない。したがって、アセタゾラミド負荷によって、虚血性脳血管障害における脳血管拡張反応性、すなわち脳循環予備能の評価ができる。

脳血流シンチグラフィの適応は、脳梗塞、一過性脳虚血発作、もやもや病、認知症、てんかん、低酸素脳症、脳炎、脳死などである。脳血流シンチグラフィには^{123}I-IMP、^{99m}Tc-ECD、^{99m}Tc-HMPAOが用いられるが、それぞれの特徴を理解して疾患に適したものを使う必要がある。

脳梗塞の急性期において、器質的障害がCTやMRIで検出可能となるまでには発症後ある程度の時間経過が必要であるが、脳血流SPECTでは発症直後の脳梗塞病巣の描出が可能である（図1）。また、虚血症状があってもCTやMRIなどの形態

図1　脳梗塞急性期

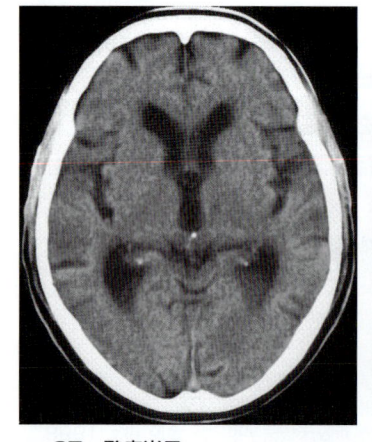

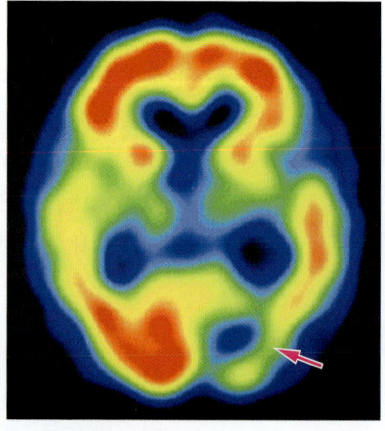

a　CT：発症当日
発症当日のCTでは左後頭葉に淡い低吸収域を認める。

b　^{123}I-IMP：発症当日
脳血流シンチグラフィでは明瞭な集積低下（→）として認められる。

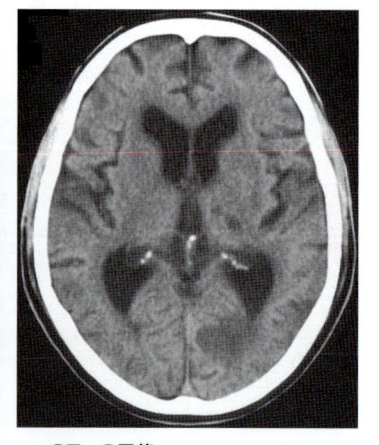

c　CT：2日後
2日後のCTでは左後頭葉および左視床の低吸収域が明瞭になっている。発症直後の脳梗塞巣はCTでは不明瞭であることが多いが、脳血流シンチグラフィでは発症直後から脳梗塞巣が明瞭に描出される。

学的検査法では捉えられない脳虚血病巣も描出できる。虚血症状の発現（機能的障害）は脳血流量が正常の2/5から1/5の間になるとみられるのに対し、不可逆性の組織変化（器質的障害）は1/5以下にならないとみられない。形態学的検査法と違い脳血流SPECTはこの機能的障害領域（ischemic penumbra）を検出できるわけである。さらに、虚血症状を発現しない潜在的な脳血流低下の検出も可能である。

脳血管障害における脳血流低下は、病巣と神経線維により連絡のある遠隔部位にもみられることがある。これには、遠隔部位の一過性の機能低下（diaschisis, remote effect）と、遠隔部位で時間経過とともに起こる神経退行変性（transneuronal degeneration）がある。前者のうち一側大脳半球と対側小脳半球の間でみられるものを「**crossed cerebellar diaschisis（CCD）**」といい、臨床的に最もよく経験する。後者は一側大脳半球皮質と同側視床の間で最もよくみられる。diaschisisは変性を伴わない可逆的な現象で、線維連絡のある遠隔部位において、代謝の低下に伴い脳血管が機能的に収縮し、脳血流が低下したものと考えられている。

急性期に低下した梗塞巣の血流は、亜急性期になると閉塞血管の再開通や側副血行により次第に増加するが、亜急性期には脳血管の自動調節能が消失しているため代謝に比べ必要以上の血液が流れる。これを「**ぜいたく灌流（luxury perfusion）**」という。この時期に脳血流SPECTを行うと、^{123}I-IMPおよび^{99m}Tc-HMPAOでは病変部は高集積となりぜいたく灌流を検出できる。しかし、^{99m}Tc-ECDでは逆に病変部は低集積となりぜいたく灌流を検出できない。これは、この部分において^{99m}Tc-ECDを水溶性化合物に分解するエラスターゼ活性が欠如しているためと考えられている。

慢性期脳梗塞では、梗塞巣の周辺に虚血領域が存在するため、しばしば脳血流SPECTでの血流低下部位がCTでの低吸収域より広範に認められる（図2）。アセタゾラミド負荷をするとこの虚血領域がより明瞭となり脳循環予備能の評価に役立つ。

一過性脳虚血発作（transient ischemic attack：TIA）は一過性に脳虚血発作を発症し24時間以内に回復するもので、内頸動脈や椎骨動脈に動脈硬化性壁在血栓がある場合にみられる。TIAでは脳循環予備能の評価が必要でアセタゾラミド負荷のよい適応である。

もやもや病は原因不明のWillis動脈輪の閉塞をきたす疾患で、脳血管撮影では脳底部にもやもやと発達した側副血行路を認める。小児では脳梗塞、成人では脳出血で発症することが多い。脳循環予備能をみるためにアセタゾラミド負荷のよい適応である。

認知症にはアルツハイマー病や脳血管性認知症、レヴィー小体病、前頭側頭型認知症などがあるが、アルツハイマー病では後方優位（側頭葉、頭頂葉）の血流低下（図3）が特徴的である。

図2 脳梗塞慢性期

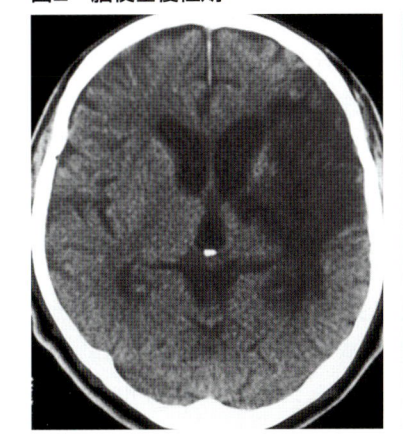

a CT
CTで左中大脳動脈領域に明瞭な低吸収域が認められる。

b ^{123}I-IMP
脳血流シンチグラフィでは脳血流の低下がより広範であることがわかる。

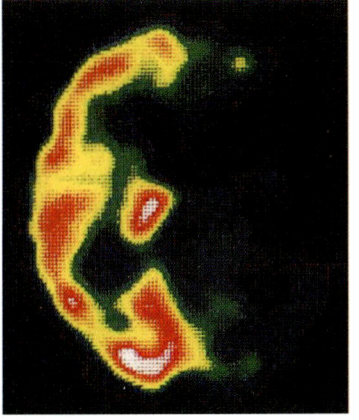

図3 アルツハイマー病

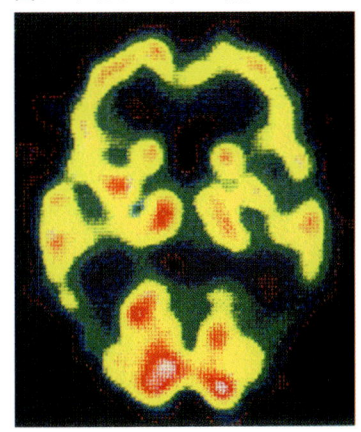

^{123}I-IMP脳血流シンチグラフィ
後方優位（側頭葉、頭頂葉）の血流低下を認める。

てんかんの焦点の同定に脳血流SPECTが用いられる。非発作時には異常集積のないことが多いが，発作時には広範な高集積を認め，発作直後には周辺が低集積となり焦点が高集積として検出される。^{99m}Tc-HMPAOは調製後30分以内に使用しなければならないので，てんかん発作時の検査には調製後長時間安定な^{99m}Tc-ECDが適している。

低酸素脳症の重症例では，全体的に広範な血流低下が認められるが，1次運動・感覚野，後頭葉視覚野，基底核の血流は保たれる。

脳炎の急性期は，^{123}I-IMPおよび^{99m}Tc-HMPAOでは病変部は高集積となるが，^{99m}Tc-ECDでは集積しない。

脳死では脳内の血流がまったく認められないため，頭蓋骨や軟部組織などのバックグラウンドのみが描出され，「empty skull」や「hollow skull」と呼ばれる。

脳受容体シンチグラフィ

中枢性ベンゾジアゼピン受容体に結合する^{123}I-イオマゼニール(IMZ)を用いたベンゾジアゼピン受容体シンチグラフィが行われている。ベンゾジアゼピン受容体には中枢性と末梢性があり，中枢性ベンゾジアゼピン受容体は神経細胞のみに存在する。てんかんの焦点では集積が低下するためその検索に用いられる。

図4 髄液鼻漏

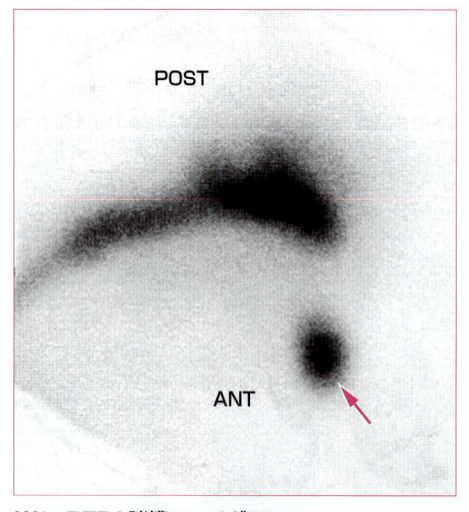

^{111}In-DTPA脳槽シンチグラフィ
前屈位で顔を下にしての撮像で，鼻腔に詰めた綿栓(→)に集積を認め髄液鼻漏が描出されている。

脳槽シンチグラフィ

脳槽シンチグラフィには^{111}In-DTPAが用いられ，水頭症の鑑別や髄液漏の検索に行われる。正常では脳底槽，シルビウス裂，大脳半球から傍矢状部のくも膜下腔が順次描出され，脳室は描出されないが，**正常圧水頭症(normal pressure hydrocephalus：NPH)** などの交通性水頭症では脳室描画がみられる。**髄液漏**としては，頭部外傷のほか下垂体腫瘍術後などにみられる髄液鼻漏(図4)の検索のために行われるが，最近では交通事故後などに起こる**脳脊髄液減少症**の診断における有用性が高いとされている。

^{18}F-FDG-PET

脳疾患における^{18}F-FDG-PETの保険適用は，現在のところ難治性部分てんかんで外科手術が必要な場合の焦点検索のみであるが，欧米ではアルツハイマー病と前頭側頭型認知症の鑑別に広く用いられている。アルツハイマー病は早期診断が重要であり，^{18}F-FDG-PETの有用性は高い。わが国でも近い将来，保険適用となるものと思われる。

循環器系

心筋血流シンチグラフィ

心筋血流シンチグラフィは虚血性心疾患，心筋症，うっ血性心不全などに適応があるが，特に心筋梗塞や狭心症などの虚血性心疾患での重要性が高い。虚血性心疾患の診断，心筋生存率の判定，再灌流療法やバイパス術などの治療効果判定などのために行われる。

冠動脈には左冠動脈の前下行枝(LAD)と回旋枝(LCX)，右冠動脈(RCA)の3枝がある。冠動脈の血流は心臓の収縮期ではなく拡張期に流れる。冠動脈は予備力があり，80％以下の狭窄では冠血流は保たれる。そのため，虚血心筋の検出のために**負荷心筋血流シンチグラフィ**が行われるが，負荷法には運動負荷と薬剤負荷がある。運動負荷にはエルゴメータやトレッドミルが使用される。薬剤負荷は，高齢者や下肢麻痺，下肢の血行障害などで運動が困難なとき，大動脈瘤などで血

圧上昇を防ぐ必要があるときなどに行われる。

安静時の心筋血流シンチグラフィでは，心筋梗塞部は集積欠損，また高度の虚血部は低集積となり正常心筋と区別できるが，通常の虚血部は正常心筋と同程度の集積となり区別できない。そのため，負荷心筋血流シンチグラフィを行って両者の鑑別が行われる。図5に負荷時の心筋における201Tl集積の経時的変化を示す。負荷をかけると正常冠動脈は拡張し血流が増加するのに対し，動脈硬化をきたした冠動脈は拡張が不十分で血流増加が少ない。そのため負荷時に201Tlを投与すれば，虚血心筋は正常心筋よりも低集積となる。負荷時の早期像と安静時像を比較し，前者での低集積部位が後者で回復していれば虚血部と判定できる。201Tlは経時的に心筋からの洗い出し（washout）があり，負荷4時間後の後期像では早期像に比べ正常部，虚血部ともに集積が低下するが，正常部の方が虚血部よりwashoutの量が多いため，虚血部の集積は正常部に対して相対的に増加する。これを「**再分布（redistribution）**」と呼んでいる。そして後期像では正常部，虚血部ともに安静時とほぼ同様の集積となり安静時の代用になる。よって，早期像と後期像を比較することにより虚血心筋と壊死心筋および正常心筋を区別することができる（図6，7）。99mTc

図5　負荷心筋シンチグラフィ時の心筋内201TlClの経時的変化

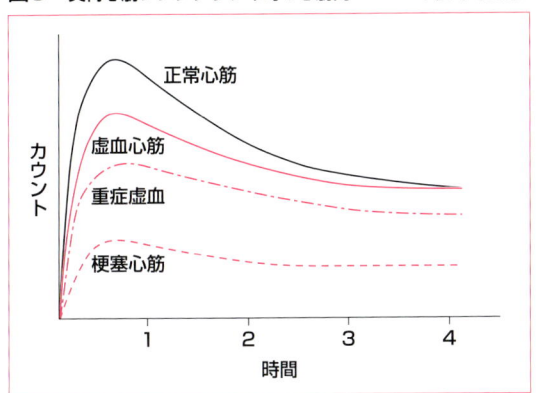

図6　心筋虚血（201TlCl負荷心筋シンチグラフィ短軸断層像）

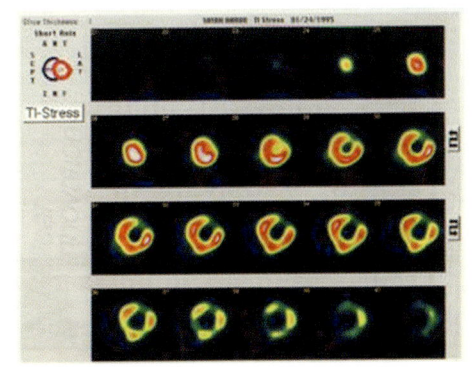

a　早期像
早期像で前壁の集積が低下している。

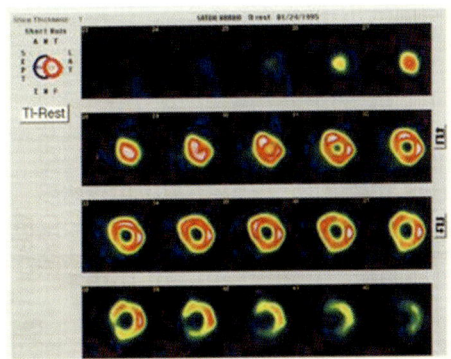

b　後期像
後期像で同部に再分布を認める。

図7　心筋梗塞（201TlCl負荷心筋シンチグラフィ短軸断層像）

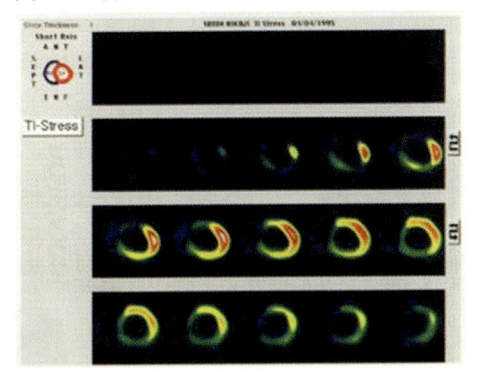

a　早期像
早期像で心尖部を中心に前壁中隔にかけて大きく集積欠損を示している。

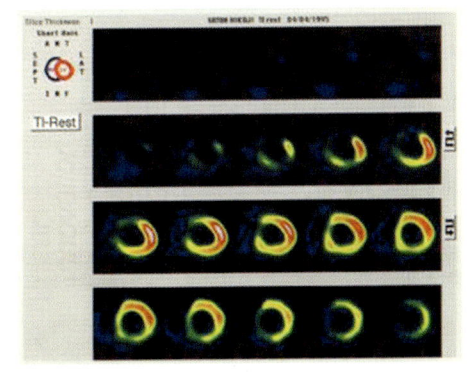

b　後期像
後期像で明らかな再分布は認めない。

標識心筋血流製剤では再分布がないため，安静時と負荷時の2回検査を行って評価する。^{99m}Tc標識心筋血流製剤の場合，負荷時の低集積部に安静時で集積増加がみられることを「fill-in」と呼んでいる。表1に負荷心筋血流シンチグラフィの所見とその判定を示す。「逆再分布（reverse redistribution）」または「逆fill-in」というのは，早期像で認めない集積低下が後期像で現れるもので，再灌流療法後にみられることが多く，血流は回復したが，残存する心筋障害のためwashoutが亢進した状態と考えられている。

虚血性心疾患における心筋の状態には，「虚血（ischemia）」と「壊死（infarction）」のほかに，心筋血流と心筋収縮に乖離を示す「**気絶心筋（stunned myocardium）**」，「**冬眠心筋（hibernating myocardium）**」と呼ばれる状態がある。気絶心筋は，短時間の閉塞後に冠血流が再開通した場合に，心筋壊死に陥っていないにもかかわらず心筋の壁運動異常がすぐに回復しない状態で，早期の再灌流療法後にみられる。冬眠心筋は，慢性的な血流低下により心筋の壁運動が低下した状態で，血行再建術により壁運動の改善をみることがある。**心筋生存性viability**の判定とは，梗塞巣の周辺に梗塞に陥らず虚血状態で生き残っているこのような心筋があるかを判定するもので，これがあれば再灌流療法[*1]や冠動脈バイパス術[*2]など治療の適応となるため，その判定は重要である。また，治療効果の判定にも心筋血流シンチグラフィが利用される。再灌流療法やバイパス術などの治療効果判定では，急性期の欠損は急性虚血に曝された領域（area at risk）を，慢性期の欠損は梗塞に陥った領域（infarct）を，再灌流療法により改善した領域は救済心筋（salvaged myocardium）を表している。

^{201}Tlと異なり^{99m}Tc標識心筋血流製剤で可能なこととして次の2つがあげられる。1つは，freeze imageにより急性心筋梗塞に対して行われた急性期再灌流療法の評価ができるということである。すなわち，急性心筋梗塞で搬送された患者に対し^{99m}Tc標識心筋血流製剤を投与後すぐに再灌流療法を施行し，その後，撮像しても再灌流療法前のイメージが得られる。そこで少量の^{99m}Tc標識心筋血流製剤を追加投与して撮像すれば再灌流療法後のイメージが得られ，再灌流療法前のイメージと比較することにより治療効果の評価ができる。もう1つは，^{99m}Tc標識心筋血流製剤では心筋血流だけでなく左心機能も評価できるということである。これには^{99m}Tc標識心筋血流製

表1　負荷心筋血流シンチグラフィの所見とその判定

負荷時	安静時	所見	判定
正常	正常	正常	正常
低下	正常	完全再分布またはfill-in	虚血
低下	一部改善	不完全再分布	重症虚血
欠損	欠損	固定性欠損	心筋梗塞
低下	悪化	逆再分布または逆fill-in	再灌流後など

用語アラカルト

＊1　再灌流療法
経皮経管冠動脈形成術（PTCA：percutaneous transluminal coronary angioplasty）
経皮経管冠動脈血栓溶解術（PTCR：percutaneous transluminal coronary recanalization）

＊2　冠動脈バイパス術
冠動脈バイパス術（CABG：coronary artery bypass grafting）

剤を投与するときの「ファーストパス法」と心筋血流画像の撮像に際しての「心電図同期心筋SPECT（gated SPECT）」とがある。^{99m}Tc製剤はシンチカメラに適したγ線エネルギーでかつ大量投与ができるため、良好な左室の時間放射能曲線が得られるので、ファーストパス法での左心機能評価が可能となった。また、同様の理由でgated SPECTも良好な画像が得られ、さらに左室辺縁を自動的に抽出するソフトの開発によるgated SPECTの分析（quantitative gated SPECT：QGS）も短時間にできるようになった。QGSによる左室壁運動3次元表示も行われている。

心筋脂肪酸代謝シンチグラフィ

一般に長鎖遊離脂肪酸のエネルギー産生能は、グルコースの約6倍と高率なため心仕事量を維持するうえでは極めて有利である。そのため、脂肪酸は心筋の主たるエネルギー源となっており、安静空腹時ではエネルギー産生の2/3以上を脂肪酸のβ酸化に依存している。摂取された長鎖の遊離脂肪酸は細胞内で特異蛋白と結合し、ミトコンドリアでacyl-CoAとなり、以後は順次β酸化を受けてacetyl-CoAとなり、TCAサイクルを経て酸化的リン酸化によるATP産生に利用される。虚血などの変化によりエネルギー産生は解糖系へと移行するので、脂肪酸代謝イメージングは虚血の鋭敏な評価や病態把握において有用と考えられている。ある種の心筋症のようにミトコンドリアが障害された場合も脂肪酸代謝は低下する。

^{123}I-BMIPP〔15-(p-iodophenyl)-3R, S-methylpentadecanoic acid〕は側鎖型の長鎖遊離脂肪酸製剤で心筋のエネルギー源類似体であるβ位にメチル基をもちβ酸化を受けにくいため心筋内に長時間とどまる。

心筋血流イメージの欠損像と脂肪酸代謝イメージの欠損像にはしばしば乖離が認められ、後者のほうが大きいことがある。^{201}Tlで集積し^{123}I-BMIPPで欠損像となる領域は、陳旧性心筋梗塞の場合にはhibernating myocardiumを、急性心筋梗塞の再灌流症例などではstunned myocardiumを表していると考えられる。狭心症でも^{201}Tlと^{123}I-BMIPPに乖離を認めることがあり、脂肪酸代謝イメージは虚血性心筋障害の鋭敏な検出法と考えられている。

肥大型心筋症においても^{201}Tlで集積増加がみられる心筋肥厚部に^{123}I-BMIPPでは集積低下を認めることが多く、心筋症の早期診断や重症度判定に利用されている。

心筋交感神経分布シンチグラフィ

交感神経終末では神経伝達物質であるノルエピネフリンが生合成され貯蔵顆粒に蓄えられており、交感神経刺激によって神経末端から放出され受容体に結合して生理作用を示す。そして、放出されたノルエピネフリンの大部分が「uptake 1」と呼ばれる機構で神経に再摂取され、貯蔵顆粒に入り再利用される。

^{123}I-MIBG（meta-iodo-benzylguanidine）はグアネチジン誘導体でノルエピネフリンの類似物質であり、交感神経節前ニューロンの終末でノルエピネフリンの再吸収機構であるuptake 1により取り込まれる。ノルエピネフリン貯蔵顆粒に蓄積され、交感神経刺激によりシナプス間隙に放出される。しかし、^{123}I-MIBGは節後ニューロンの交感神経受容体とは結合せず、交感神経作用を示すことはない。

^{123}I-MIBGによる虚血の評価の利点としては次の2つがあげられる。1つは、虚血に曝された心筋が壊死をきたすよりも早く交感神経機能異常を生じるために、血流画像との間にしばしば乖離を認め、虚血を鋭敏に検出できることである。もう1つは、冠動脈攣縮などにより心筋が一時的に著明な虚血に曝された後では、血流回復後もなお交感神経機能障害の回復は遷延するため、この時期に検査を行えば過去の虚血イベントの検出が可能であることである。

その他の^{123}I-MIBGの臨床応用としては、心筋症の重症度判定、心不全の予後や治療効果の判定、糖尿病の自律神経障害の重症度判定、心毒性のある抗癌剤であるアドリアマイシンなどの薬剤性心筋障害の重症度判定、などがあげられる。

心筋梗塞シンチグラフィ

^{99m}Tc-ピロリン酸（pyrophosphonate：PYP）は壊死心筋に沈着したカルシウムのハイドロキシアパタイトに結合し，集積は48〜72時間で最高となり，1〜2週間で次第に低下する．急性心筋梗塞巣が描出できるが，陳旧性心筋梗塞には集積しないので，^{201}TlClとの2核種同時収集で新旧の梗塞部位を区別できる．すなわち，心筋梗塞の既往のある場合に再発したときに，心筋梗塞巣は急性，陳旧性ともに^{201}TlClでは欠損像を示すが，そのうち^{99m}Tc-PYPが集積するのが急性心筋梗塞巣と判定できる．

心プールシンチグラフィ

従来，心機能の評価には^{99m}Tc-赤血球（RBC）や^{99m}Tc-ヒト血清アルブミン（HSA）を用いての心プールシンチグラフィが行われてきた．しかし最近は，^{99m}Tc標識心筋血流製剤による心筋血流の評価と心機能の評価が1度に行われることが多い．心プールシンチグラフィには「ファーストパス法」と「平衡時法」があるが，ファーストパス法ではRIを一塊として，すなわちボーラス（bolus）で静注する必要がある．平衡時法では心電図同期心プールシンチグラフィが行われる．左右心室の時間放射能曲線からの駆出分画（ejection fraction：EF）の算出や壁運動異常の検出などに臨床応用されている．

^{18}F-FDG-PET

^{18}F-FDGによる心筋糖代謝イメージは，心不全を合併する虚血性心疾患で通常の心筋シンチグラフィで判定困難な場合のviabilityの評価に保険適用されている．虚血心筋では脂肪酸代謝に代わって糖代謝が亢進しているため，^{18}F-FDGが強く集積する．壊死心筋には^{18}F-FDG集積はみられない．よって，^{18}F-FDG集積がある心筋はviableであることを示している．

呼吸器系

呼吸器系では肺血流シンチグラフィ，肺換気シンチグラフィ，エアロゾル吸入シンチグラフィがあるが，通常は肺血流シンチグラフィと肺換気シンチグラフィが行われている．

肺血流シンチグラフィには^{99m}Tc-MAAが用いられ，毛細管に微小塞栓をきたすことにより血流のある部が描出されるが，塞栓を起こすのは毛細管1,000〜2,000個に1個くらいとされており，やがて溶解して腎から排泄される．

肺換気シンチグラフィには呼吸に伴い吸入・呼出される不活性ガスである^{81m}Krガスおよび^{133}Xeガスが使用される．^{81m}Krガスは^{81}Rb-^{81m}Krジェネレータに酸素を通して製造され，肺血流シンチグラフィと同様に種々のポジショニングで撮像できる．^{133}Xeガスは酸素とともに閉鎖回路で吸入するため坐位後面のみの撮像となるが，半減期が長いので3 phase study（1回吸入相，平衡相，洗い出し相）ができるのが特徴である．なお，^{99m}Tcガスは微細粒子であり，吸入されて末梢の気道内に沈着する．

肺血流シンチグラフィの主な適応は，肺血栓塞栓症の診断と治療効果の判定，気管支喘息や慢性閉塞性肺疾患（慢性肺気腫，慢性気管支炎）の換気部位の検査，肺高血圧症の鑑別，原因不明の低酸素血症における右左シャント（R→L shunt）の確認，などである．

肺血栓塞栓症では肺血流シンチグラフィで欠損，換気シンチグラフィで正常という**換気・血流ミスマッチ（V・Q mismatch）**が起こる（図8）．換気・血流ミスマッチは大動脈炎症候群などの肺動脈疾患でもみられる．一方，気管支喘息や慢性閉塞性肺疾患などの気道疾患では換気と血流がともに低下する（図9）．

肺高血圧症では，肺血管内圧の上昇により下肺を中心として血管周囲に浮腫を生じる．その結果，上肺の血流が下肺に比べ相対的に増加し，RIを坐位で静注しても上肺での集積が多くなる．すなわち重力効果が減少する．

右左シャントでは左心系に流入したRIにより腎や脳が描出される．肺とその他とのカウント比からシャント率が計算できる．右左シャントは心疾患のほかに，肝硬変の際にも肝肺症候群として起こる．

図8　肺塞栓症

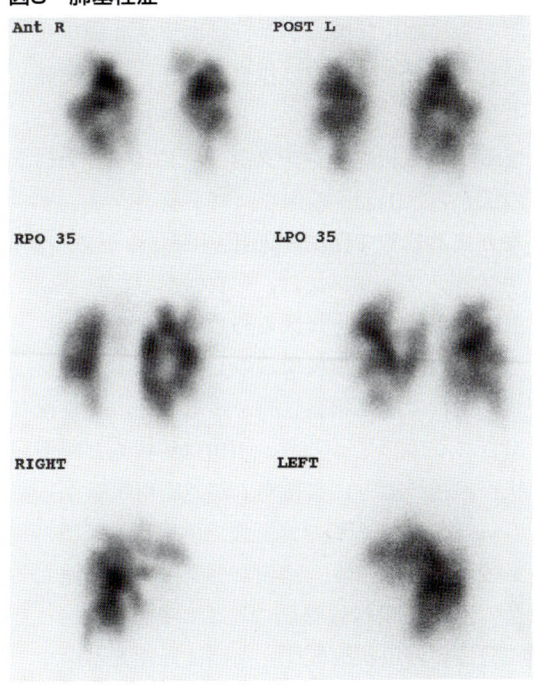

a　^{99m}Tc-MAA 肺血流シンチグラフィ
血流シンチグラフィで両肺に集積低下が散在している。

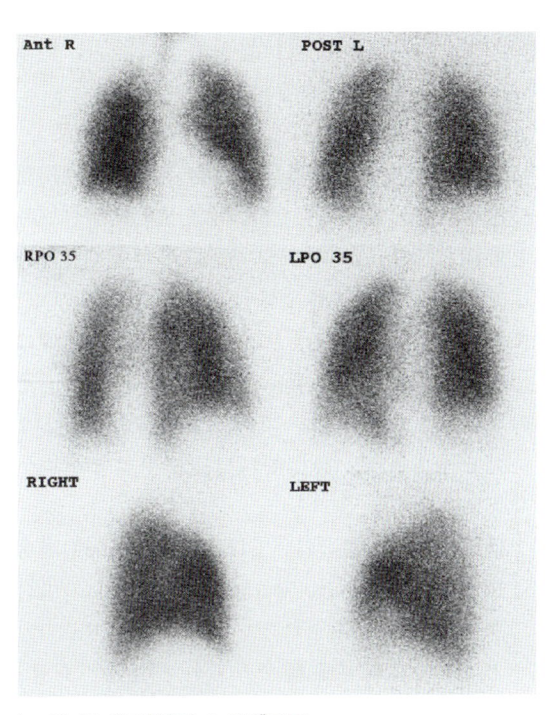

b　^{81m}Krガス換気シンチグラフィ
換気シンチグラフィは正常で，換気血流ミスマッチを認める。

図9　気管支喘息発作時

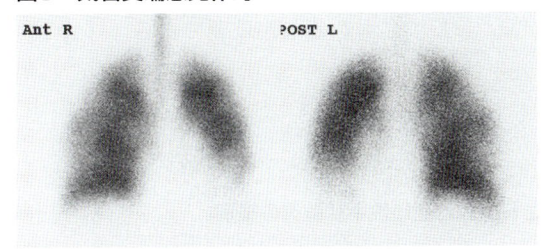

a　^{81m}Krガス換気シンチグラフィ
換気シンチグラフィで集積低下が散在している。

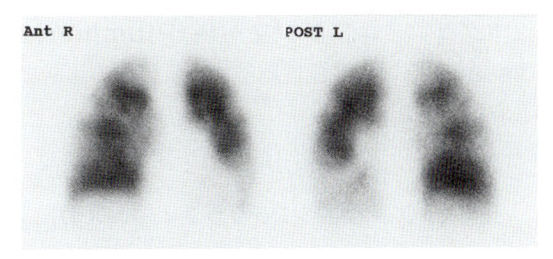

b　^{99m}Tc-MAA 肺血流シンチグラフィ
それに一致して血流シンチグラフィでも集積が低下しており，換気血流ミスマッチは認めない。

内分泌系

甲状腺シンチグラフィ

　甲状腺シンチグラフィには，通常Na^{123}Iおよび^{99m}TcO$_4^-$が用いられるが，分化型甲状腺癌の転移巣検索の際にはエネルギーの大きいNa^{131}Iが用いられる。Na^{123}Iの場合には検査の1～2週間前から**ヨード制限**が必要である。また，抗甲状腺剤や甲状腺ホルモン剤の服用をしている場合には，検査前にこれらの薬剤の服用を一時中止することがある。

　甲状腺の疾患は，形状からみるとびまん性甲状腺腫や結節性甲状腺腫，ホルモン分泌機能からみると甲状腺機能亢進症や甲状腺機能低下症などに分類される。

　甲状腺シンチグラフィはこれらいずれの場合にも適応はあるが，最も臨床的に役立っているのは，**甲状腺機能亢進症におけるバセドウ病（Basedow's disease）と破壊性甲状腺中毒（亜急性甲状腺炎や無痛性甲状腺炎など）の鑑別**である。甲状腺ホルモン分泌亢進のために同様の症

状を呈するが，前者では甲状腺は高集積であるのに対し，後者では甲状腺の集積は著明に低下し，ほとんど描出されない(図10)。

正常像および主な疾患のシンチグラムを図11に示す。**慢性甲状腺炎**(**橋本病**)は自己免疫疾患で，甲状腺に対する自己抗体(抗サイログロブリン抗体，抗マイクロゾーム抗体)ができて慢性炎症を起こして甲状腺を徐々に破壊するもので，機能の低下や亢進をくり返しながら最終的には甲状腺機能低下症になっていく。そのため，その時期により甲状腺シンチグラムはさまざまな所見を呈するが，典型的には辺縁不整で不均一な集積となる。

結節性甲状腺腫においては，cold noduleの場合は20％が悪性であり，warm or hot noduleの場合の悪性は2〜3％とされている。ただ，$Na^{123}I$と$^{99m}TcO_4^-$では像に乖離がみられることがあり，$Na^{123}I$の像は取り込みと有機化の像であるが，$^{99m}TcO_4^-$の像は取り込みだけをみていることによる。すなわち，$^{99m}TcO_4^-$でhotでも$Na^{123}I$ではcoldとなることがあるので注意を要する。甲状腺シンチグラフィは**プランマー病**(**Plummer's disease**)などの機能性結節性甲状腺腫の診断にも有用である。

副甲状腺シンチグラフィ

正常の副甲状腺は小さい臓器であり副甲状腺シンチグラフィでは描出されないが，腺腫や過形成により腫大すると描出されるようになる。副甲状腺シンチグラフィには，$^{201}TlCl$の像から$^{99m}TcO_4^-$の像をサブトラクションする方法と，^{99m}Tc-MIBIを用いる方法がある。サブトラクション法は，$^{201}TlCl$が甲状腺と副甲状腺腺腫の両方に入るのに対し，$^{99m}TcO_4^-$が甲状腺のみに集積するので，サブトラクションすれば副甲状腺腺腫が残ることにより検出される(図12)。^{99m}Tc-MIBIは甲状腺と副甲状腺腺腫の両方に集積するが，副甲状腺からのwashoutが遅いので遅延像で副甲状腺腺腫の集積が残る。血清Ca高値など副甲状腺機能亢進の際に副甲状腺腺腫の検索に行われるが，続発性の副甲状腺機能亢進症は慢性腎不全や透析をしている場合にみられ，複数の病巣を認めることが多い。副甲状腺腺腫は一般に小さいので，特にサブトラクション法では$^{201}TlCl$と$^{99m}TcO_4^-$でポジショニングにずれが生じないようにすることが重要である。また，副甲状腺が縦隔内など異所性に存在することもあり注意を要する。

図10 甲状腺シンチグラフィ($Na^{123}I$)によるバセドウ病と亜急性甲状腺炎の鑑別

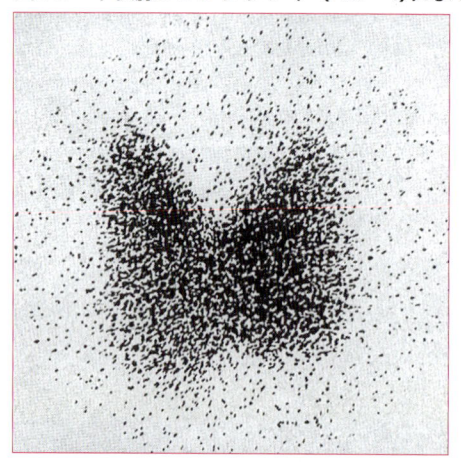

a バセドウ病
甲状腺は全体的に腫大し，集積が著明に亢進している。

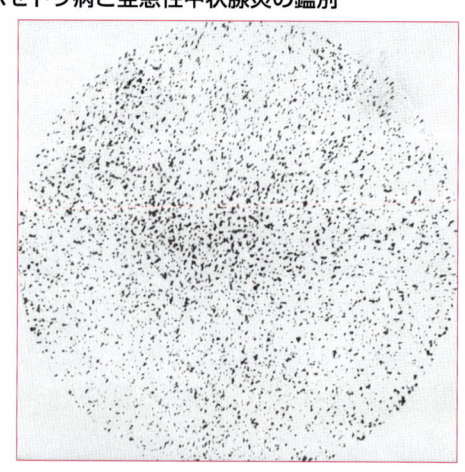

b 亜急性甲状腺炎
全体的に集積が著明に低下している。

図11 正常と主な疾患の甲状腺シンチグラフィ（Na^{123}I）

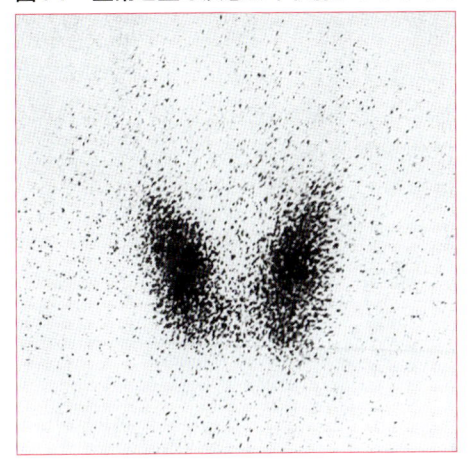

a 正常

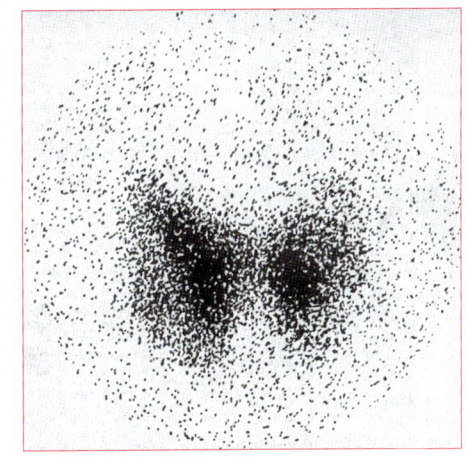

b 慢性甲状腺炎（橋本病）
甲状腺は辺縁不整で集積は不均一である。

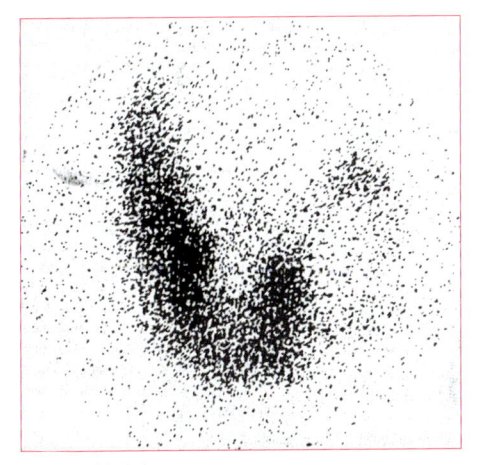

c 左甲状腺癌
結節性甲状腺腫。左葉にcold noduleを認め、甲状腺癌であった。

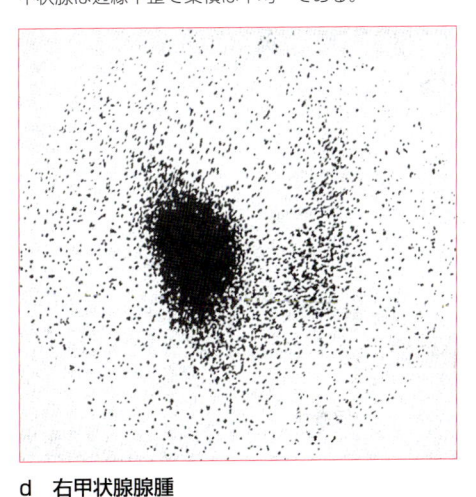

d 右甲状腺腺腫
結節性甲状腺腫。右葉にhot noduleを認め、甲状腺腺腫であった。

図12 副甲状腺機能亢進症（^{201}TlCl - ^{99m}TcO$_4^-$サブトラクション法）

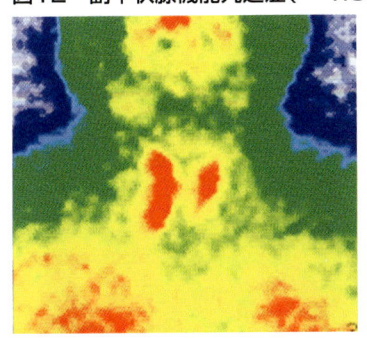

a ^{201}TlCl
^{201}TlClで甲状腺と副甲状腺腺腫に集積が認められる。

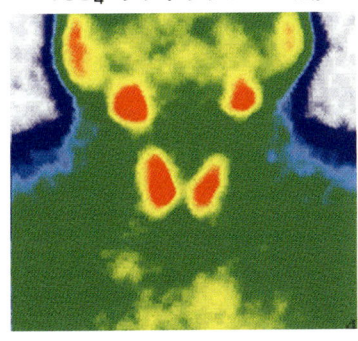

b ^{99m}TcO$_4^-$
^{99m}TcO$_4^-$で甲状腺に集積が認められる。

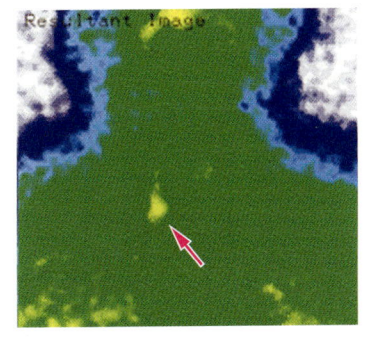

c subtraction image
サブトラクションイメージで甲状腺右葉の尾側に副甲状腺腺腫（→）が描出されている。

副腎皮質シンチグラフィ

副腎皮質シンチグラフィには^{131}I-アドステロールが使用される。アドステロールはステロイドホルモンの前駆物質であるコレステロール類似体である。主な適応疾患は，クッシング症候群，原発性アルドステロン症などである。

クッシング症候群（Cushing's syndrome）はコルチゾールを産生する機能性副腎腫瘍であり，コルチゾールの過剰分泌により高血圧，中心性肥満，満月様顔貌などの症状を呈する。コルチゾールの増加によりフィードバックがかかり脳下垂体からのACTH分泌が抑制されるため，健常側は描出されないが患側は自律性があるためACTHの低下にもかかわらず強く描出される（図13）。通常は良性の腺腫であるが悪性の癌腫のこともあり，特に腫瘍が大きい場合には悪性であることが多い。ACTH産生の脳下垂体腫瘍などにより両側副腎が過形成をきたし，コルチゾール産生の亢進によりクッシング症候群と同様の症状を呈するものを「**クッシング病**」というが，この場合は副腎が両側ともに腫大し集積を増す。

原発性アルドステロン症（primary aldosteronism）はアルドステロンの過剰分泌により高血圧や低K血症を呈する疾患であり，多くは腺腫であるが両側の過形成のこともあり，またまれに癌腫のこともある。アルドステロンは脳下垂体からのACTH分泌を抑制しないので，患側のみならず健常側も描出される。このとき**デキサメサゾン負荷**をしてフィードバックをかけ脳下垂体のACTH分泌を低下させれば，患側は自律性があるため変化しないが健常側の集積は低下して診断が容易になる。一般に原発性アルドステロン症の腺腫はクッシング症候群の腺腫と異なり小さいことが多い（図14）。

図13 クッシング症候群（左副腎腺腫）

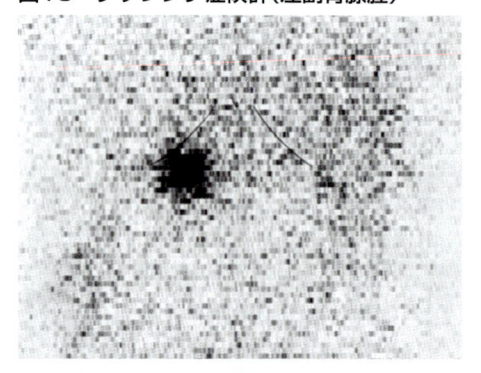

^{131}Iアドステロール：後面像
腺腫側の左副腎に強い集積を認め，健常側の右副腎はほとんど描出されない。

図14 原発性アルドステロン症（右副腎腺腫）

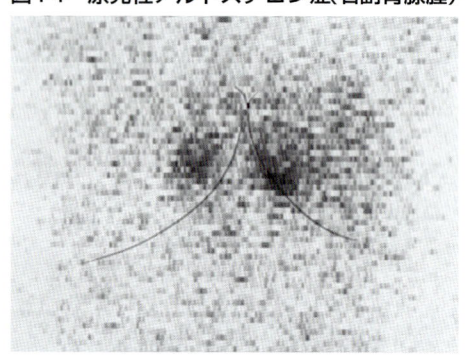

a　^{131}Iアドステロール：後面像（baseline study）
baseline studyでは副腎は両側とも描出されており左右差があまり明瞭ではない。

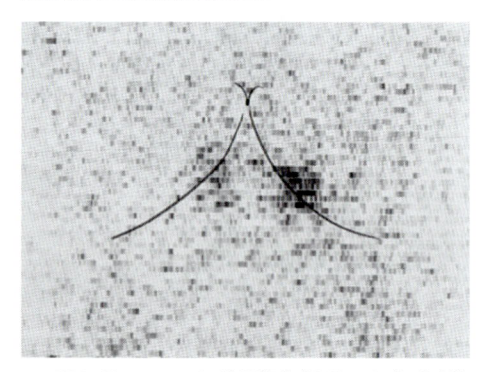

b　^{131}Iアドステロール：後面像（デキサメサゾン負荷）
デキサメサゾン負荷により健常側の左副腎は抑制されているが，腺腫側の右副腎は抑制されず左右差がより明瞭となっている。

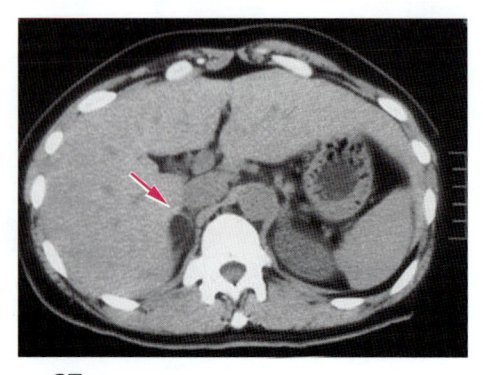

c　CT
CTで右副腎に低濃度の小腫瘍（→）を認める。

副腎髄質シンチグラフィ

副腎髄質はエピネフリンやノルエピネフリンなどのカテコールアミンを産生・放出する内分泌臓器である。副腎髄質シンチグラフィには^{131}I-MIBGが使用されるが，MIBGはノルエピネフリンの類似物質でありuptake 1機構で交感神経系に取り込まれる。

副腎髄質腫瘍は「**褐色細胞腫（pheochromocytoma）**」といい，カテコールアミンを産生する交感神経系の腫瘍であるためMIBGが集積する。そのほか，発生的に神経堤（neural crest）由来の神経芽細胞腫や甲状腺髄様癌，カルチノイドや小細胞癌などの神経内分泌腫瘍（neuroendcrine tumor：NET）にも集積することがある。褐色細胞腫は副腎外にも発生することがあり，その部位診断にもMIBGシンチグラフィは有用である。また，多発性内分泌腫瘍（multiple endocrine neoplasm：MEN）のType2Aは「Sipple症候群」と呼ばれ，副腎褐色細胞腫のほかに甲状腺髄様癌と副甲状腺腫瘍が合併するが，Sipple症候群の褐色細胞腫は両側の副腎に発生することが多く，両側副腎にMIBG集積を認める。褐色細胞腫の約10％は悪性で，肝，骨，肺，リンパ節などに転移するため，転移巣の検索にMIBGシンチグラフィは有用である。また，^{131}I-MIBGを用いたRI内用療法も行われている。

神経芽細胞腫は神経堤由来の副腎髄質細胞や交感神経細胞から発生する腫瘍で，副腎のほか後腹膜腔や骨盤部，頸部や縦隔などにもみられる。骨転移をきたしやすく，その検出にもMIBGシンチグラフィは有用である。神経芽細胞腫は肝芽細胞腫，ウィルムス腫瘍とともに小児の3大腹部固形腫瘍としても重要である。

肝胆・消化器系

肝シンチグラフィ

● 肝網内系シンチグラフィ

肝の網内系細胞であるKupffer細胞の異物貪食能を利用するもので，薬剤は^{99m}Tc-スズコロイドや^{99m}Tc-フィチン酸が使われる。コロイドとは広義には直径1mμ～5μの大きさの浮遊性粒子で，血管内に投与されると，毛細血管の類洞に配列する網内系細胞に貪食される。網内系細胞は肝，脾，骨髄に多く存在し，一般に投与されたコロイドの80～85％が肝に，5～10％が脾に，残りが骨髄に集積する。^{99m}Tc-フィチン酸自体はコロイドではないが，血管内に投与されるとカルシウムを取り込み，コロイド状となって網内系細胞に取り込まれる。^{99m}Tc-スズコロイドは^{99m}Tc-フィチン酸と比較して脾への集積が多いため，肝のみならず脾の評価も可能で肝脾シンチグラフィとして利用される。

主な適応は**慢性肝炎や肝硬変などのびまん性肝疾患**における形状把握と進行度評価である。慢性肝炎から肝硬変に進むにつれ，肝は相対的に左葉が大きく右葉が小さくなり脾は腫大する。その全体的な形状は「flying bat sign」や「umbrella sign」と呼ばれる変形を示す（図15）。

図15　肝硬変の^{99m}Tc-スズコロイド肝網内系シンチグラフィ

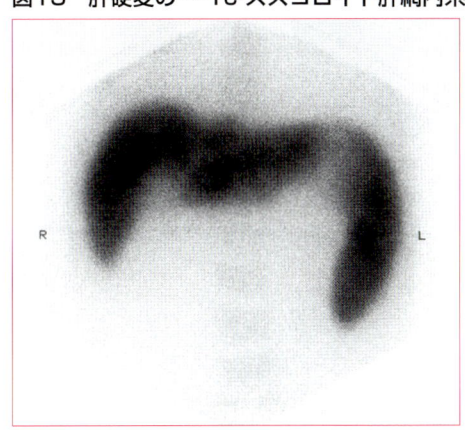

a　前面像

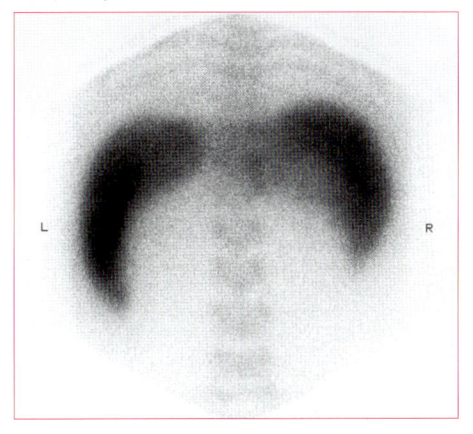

b　後面像

肝は右葉に比べ相対的に左葉が大きくなり辺縁は不整となる。脾は腫大する。前面像（a）で「flying bat sign」，後面像（b）で「umbrella sign」を呈している。

また、**限局性結節性過形成**（focal nodular hyperplasia：FNH）はKupffer細胞をもっているため肝網内系シンチグラフィで集積するので、ほかの腫瘍との鑑別に利用される。

● 肝アシアロ糖蛋白受容体シンチグラフィ

肝細胞の細胞膜表面にあるアシアロ糖蛋白受容体に^{99m}Tc-GSAが結合することを利用する。よって、肝網内系シンチグラフィがKupffer細胞の機能をみているのに対し、GSAシンチグラフィではより重要な肝細胞の機能をみることができる。そのため、**肝炎や肝硬変の重症度判定、肝移植の適応の決定やドナーの肝予備能の判定**などに利用されている。

血清糖蛋白にはガラクトースにシアル酸が結合した構造が存在するが、シアル酸が除去されガラクトースを露呈したアシアロ糖蛋白は肝細胞表面に存在する受容体を介して肝細胞内に特異的に摂取される。GSAは合成糖蛋白でヒト血清アルブミンにガラクトースを結合させたものであり、アルブミン1分子当たりの結合ガラクトース数は受容体との結合親和性に影響し、一般に結合ガラクトース数が多くなるほど結合親和性は増大する。^{99m}Tc-GSA（^{99m}Tc-DTPA-galactosyl HSA）は1分子当たり約30〜40個のガラクトースを結合したヒト血清アルブミンにジエチレントリアミン五酢酸（DTPA）を介して^{99m}Tcを標識したものである。

GSAによる肝機能の評価のために、血中クリアランスの指標として**HH$_{15}$**、および肝集積の指標として**LHL$_{15}$**が算出される。肝炎や肝硬変で重症になるにつれてHH$_{15}$は上昇し、LHL$_{15}$は低下する（図16）。

$$HH_{15} = \frac{H_{15}}{H_3}$$

（3分後の心に対する15分後の心の計数比、正常値0.5〜0.6）

$$LHL_{15} = \frac{L_{15}}{H_{15} + L_{15}}$$

（15分後の心+肝の計数に対する肝の計数比、正常値0.91〜0.96）

胆道シンチグラフィ

胆道シンチグラフィは肝細胞の胆汁中への色素排泄能を利用しており、肝胆道シンチグラフィ用RIの備えるべき条件としては、血中から肝

図16　劇症肝炎のアシアロ糖蛋白受容体シンチグラフィ

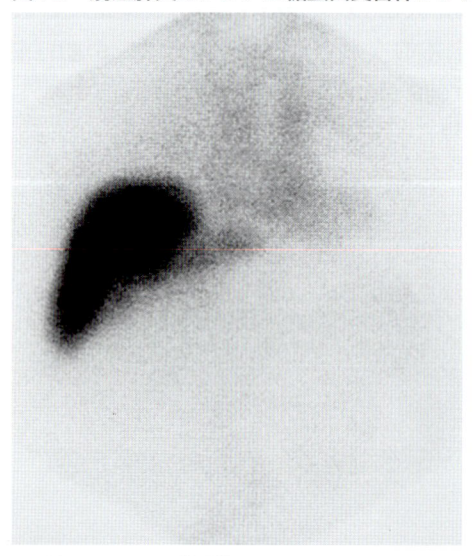

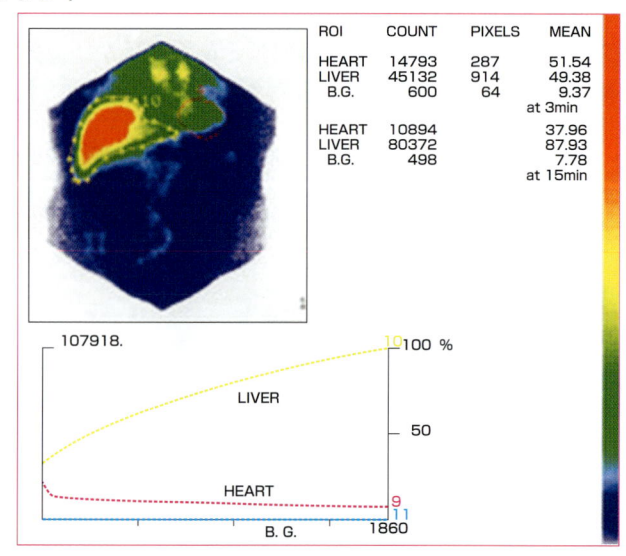

a　^{99m}Tc-GSA：前面像
b　HH$_{15}$，LHL$_{15}$算出のための肝と心のTAC

肝集積が不良なため、心や大血管などの血液プールのactivityが多く残存している。HH$_{15}$（0.736）は上昇し、LHL$_{15}$（0.881）は低下している。

への移行が速やかなこと，肝摂取率が高いこと，肝から胆汁中への移行が速やかなこと，尿中排泄率が低いこと，胆汁中への排泄に関してビリルビンと拮抗しにくい，すなわち血中ビリルビン値が高い場合でも比較的良好に胆汁中に排泄されることがあげられる。これらの条件を満たす薬剤として^{99m}Tc-PMTが使われている。

PMTの正常像は，静注5分後像で心プールを認めることなく肝に摂取され，5～20分後像で肝内胆管を含む総胆管像を，30分以内に腸管排泄像を，また胆嚢は通常60分以内に認められる。60分後像で胆嚢描出がない場合や腸管排泄がない場合には，90分，120分，180分および必要に応じて24時間後像を撮像する。なお，60分後像で胆嚢の描出がみられるのに腸管への排泄がない場合，および胆嚢内にRI残存が多くみられる場合には胆嚢収縮剤を投与し，静注や筋注投与の場合は15分後に撮像する。胆嚢収縮剤としてはセルレイン(セオスニン®)などが使用される。

主な適応は，新生児黄疸における乳児肝炎と胆道閉鎖症の鑑別，急性腹症における急性胆嚢炎の診断，閉塞性黄疸と肝細胞性黄疸の鑑別，総胆管嚢腫の診断および術後評価などである。ここでは，乳児肝炎と胆道閉鎖症の鑑別，および急性胆嚢炎の診断について述べる。

新生児黄疸の際の乳児肝炎(neonatal hepatitis)と胆道閉鎖症(biliary atresia)の鑑別は，後者の場合には早急に手術が必要であることから重要であり，その鑑別に肝胆道シンチグラフィが有用である。乳児肝炎では腸管排泄像を認めるが，胆道閉鎖では腸管排泄像は認められない。この場合のポイントは，乳児肝炎での腸管排泄はかなり遅れることが多いため，腸管排泄がみられないときには24時間後まで経時的に撮像をすることである。

急性胆嚢炎(acute cholecystitis)では胆嚢が描出されない。なお，胆嚢描出の有無の判定は，静注60分後ではなく3～4時間後までの像で行うことが肝要である。

異所性胃粘膜シンチグラフィ

異所性胃粘膜シンチグラフィは^{99m}TcO$_4^-$を静注して行う。^{99m}TcO$_4^-$は胃粘膜の粘液産生上皮細胞に取り込まれた後，胃内腔に分泌される。適応はメッケル憩室，バレット食道，重複腸管，腸原性嚢胞など異所性胃粘膜を有する疾患であり，なかでも重要なのはメッケル憩室である。

メッケル憩室(Meckel's diverticulum)は胎児期における卵黄腸管の遺物であり，90%以上が回盲弁より100cm以内の口側の回腸に認められるが，小腸は長いので通常シンチグラム上は右下腹部に認められる。発生頻度は1～3%である。小児期では大量下血の原因となるが成人ではまれである。メッケル憩室の20～50%(ただし，下血を認める小児の場合は50～90%)に異所性胃粘膜が認められる。メッケル憩室の場合のポイントは，典型的には回盲部付近に^{99m}TcO$_4^-$の集積を認め，時間経過とともに胃と同様に集積を増してくることで，胃から腸管に移動した^{99m}TcO$_4^-$，尿路系に排泄された^{99m}TcO$_4^-$，血液プール像などを異所性胃粘膜と間違わないように注意を要する。

バレット食道(Barrett's esophagus)では下部食道粘膜が胃粘膜に似た円柱上皮で占められており，^{99m}TcO$_4^-$を取り込み分泌する性質がある。

消化管出血シンチグラフィ

消化管出血は下血(melena)として認められる。下血は上部消化管からの出血の場合には黒色便，下部消化管からの出血の場合には鮮血便となるが，手術にあたっては正確な部位診断が求められ，それには少量の出血でも鋭敏に画像化できる消化管出血シンチグラフィが有用である。

^{99m}Tc-スズコロイドを用いる方法と，^{99m}Tc-RBCまたは^{99m}Tc-DTPA-HSAを用いる方法がある。^{99m}Tc-スズコロイドを用いた場合は，静注時に出血があれば出血点をピンポイントで診断できる。しかし，消化管出血は通常，間欠的であり，^{99m}Tc-スズコロイドでは検出できないことも多い。

^{99m}Tc-RBCを用いると静注時に出血していなくても，その後経過を追って画像を撮像できるので出血を捉えられる可能性が高い。その場合，腹部骨盤部臓器や血管内の血液プール像のほかに，消化管と思われるactivityが認められ，それ

が時間経過とともに腸管の走行に一致して移動していることがポイントとなる。

蛋白漏出シンチグラフィ

蛋白漏出性胃腸症（protein losing gastroenteropathy）は血漿蛋白，特にアルブミンが消化管内に異常に漏出することによって起こる低蛋白血症を主徴とする症候群である。症状は浮腫のほか，下痢，悪心・嘔吐，腹部膨満感，腹痛などの消化器症状や，脂肪便，発育障害などである。原因はリンパ系の異常，消化管の毛細血管透過性亢進，消化管粘膜上皮の異常などである。蛋白漏出性胃腸症をきたす代表的な疾患としては，胃のメネトリエ病と腸リンパ管拡張症があげられるが，その他種々の器質的疾患に合併してみられる。

トランスフェリンもアルブミンと同様に漏出するため，^{99m}Tc-DTPA-HSAや^{111}In-トランスフェリンが使用される。検出限界はα1-antitrypsin血中クリアランスで20m*l*/日とされている。シンチグラムでの診断のポイントは消化管出血シンチグラフィと同様で，消化管と思われるactivityが時間経過とともに腸管の走行に一致して移動することである。

唾液腺シンチグラフィ

唾液腺シンチグラフィで描出できるのは，唾液腺のうち大きな耳下腺と顎下腺である。主な適応は**唾液腺腫瘍の場合のワルチン（Warthin）腫瘍の鑑別，シェーグレン（Sjögren）症候群における唾液分泌能の評価**である。唾液腺腫瘍は通常coldになるが，ワルチン腫瘍の場合はhotになる。唾液分泌能の評価は，レモン投与による唾液分泌刺激を行い時間放射能曲線からwashout rateを計測して行う。

泌尿・生殖器系

腎シンチグラフィ

●腎動態シンチグラフィ

腎動態シンチグラフィでは糸球体濾過率（glomerular filtration rate：GFR）や有効腎血漿流量（effective renal plasma flow：ERPF）が指標として用いられる。糸球体濾過率の測定には，糸球体で濾過された後は再吸収も尿細管からの分泌もない物質が適しているが，^{99m}Tc-DTPAは糸球体濾過率が20％で尿細管分泌がなくこの目的で用いられる。また，腎血漿流量は1回腎循環で100％除去される物質の血液クリアランスがそれに当たるが，実際にはそのような物質は存在しないため，それに近い性質をもつ物質で有効腎血漿流量が測定される。現在この目的では^{99m}Tc-MAG$_3$が使用されており，糸球体濾過率が5％で尿細管分泌が60％である。ヨウ化馬尿酸ナトリウム（^{131}I，^{123}I-OIH）の血液クリアランスがERPFの標準値とされているが，^{99m}Tc-MAG$_3$の血液クリアランスはOIHの約65％と低いため，^{99m}Tc-MAG$_3$で得られた指標は有効腎血漿流量ではなく近位尿細管分泌能（tubular excretion rate：TER）と呼ばれる。

心拍出量，腎血流量，腎血漿流量，糸球体濾過率の関係は，およそ心拍出量の20％が腎血流量，腎血流量の50％が腎血漿流量，腎血漿流量の20％が糸球体濾過率である。心拍出量を6,000m*l*/分/体重60kgとすると，腎血流量は1,200m*l*/分，腎血漿流量は600m*l*/分，糸球体濾過率は120m*l*/分となる。

腎動態シンチグラフィの適応は，高血圧性腎症や糖尿病性腎症における腎機能の評価，急性腎不全および慢性腎不全の評価，移植腎の評価（尿細管壊死と拒絶反応の鑑別），閉塞性尿路疾患の評価（機能的閉塞と機械的閉塞の鑑別），腎血管性高血圧の診断と治療効果の判定（図17），膀胱尿管逆流の診断などである。

閉塞性尿路障害にはフロセミド負荷利尿腎シンチグラフィが行われる。フロセミド負荷腎シンチグラフィは，レノグラムパターンが閉塞型を示しそれが腎実質障害によるのではなく尿路狭窄によるときに行う。閉塞・狭窄が機械的なものか機能的なものかを診断する。機械的閉塞の場合は放っておくと，水腎症からやがては機能低下に陥るので手術が必要となる。^{99m}Tc-DTPAまたは^{99m}Tc-MAG$_3$静注投与の15分後に利尿剤であるフロセミド（ラシックス®）を静注し，フロセミド投与後のレノグラムカーブの変化で機械的閉塞か機能的閉塞かを診断する。

腎血管性高血圧（renovascular hypertension：RVH）には**カプトプリル負荷腎シンチグラフィ**が行われる。腎動脈狭窄により腎血流が低下するとレニンが分泌される。レニンによって生成されたアンギオテンシンⅠはアンギオテンシン転換酵素（angiotensin converting enzyme：ACE）によってアンギオテンシンⅡに転換される。アンギオテンシンⅡにより血管収縮とアルドステロン分泌を介しての血圧上昇が起こる。以上の自己調節機構により腎血流は保たれ、糸球体濾過機能が保持される。カプトプリルはアンギオテンシン転換酵素阻害剤（ACE inhibitor）である。ACEが阻害されると血圧が下が

るので、カプトプリルは降圧剤として使用されている。カプトプリルを投与すると、アンギオテンシンⅡの生成が阻害されて自己調節機構が働かなくなり腎血流低下をきたし、糸球体濾過機能低下による腎機能障害が前面にでることになる。検査の基本は、検査2～3日前にACE阻害剤の服用を中止し、カプトプリル負荷なし（baseline study）と負荷時との両方の検査をすることである。^{99m}Tc-DTPAまたは^{99m}Tc-MAG$_3$静注投与の1時間前に、空腹時でカプトプリル（カプトリル®）を25～50mg経口投与する。カプトプリル投与によって生じる腎の病態生理学的変化を^{99m}Tc-DTPAと^{99m}Tc-MAG$_3$で観察した場合、両薬剤の腎での処

図17　腎血管性高血圧

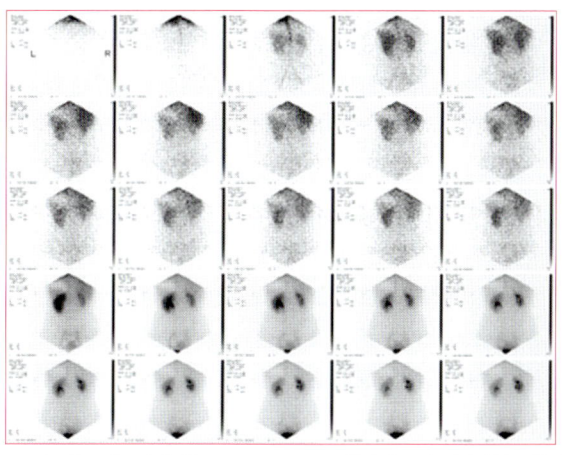

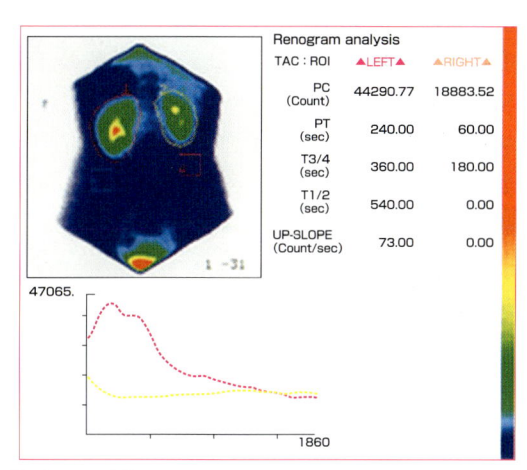

a　カプトプリル負荷^{99m}Tc-DTPA：後面像：経皮経管腎動脈形成術（PTRA）前
右腎には血流相で血流低下、機能相で萎縮と集積低下、排泄相で排泄遅延を認める。

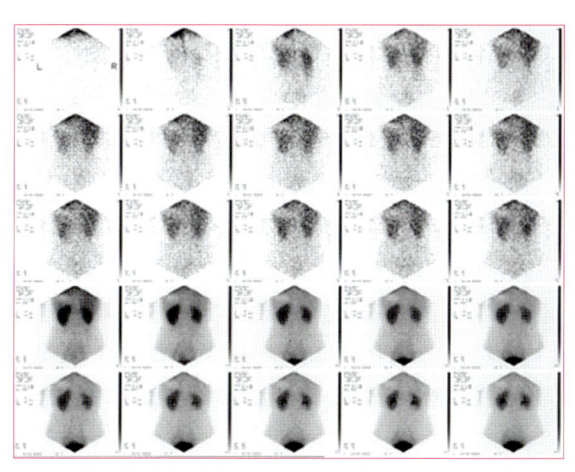

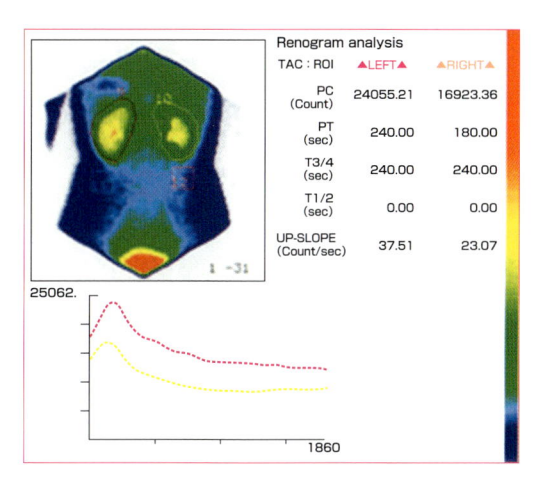

b　カプトプリル負荷^{99m}Tc-DTPA：後面像：PTRA後
右腎の血流、集積および排泄は改善している。

理動態は基本的に異なるため，必ずしも同一の所見が得られるわけではない．GFRの変化といったRVHの病態生理学的機序の観点からは，^{99m}Tc-DTPAのほうが適しているように思われるが，これまでのところ診断率に大きな差は示されていない．カプトプリル投与後のレノシンチグラムやレノグラムカーブの変化で腎動脈狭窄の有無を診断するが，片側性に比べ両側性の場合には診断が困難なことが多い．

● 腎静態シンチグラフィ

腎静態シンチグラフィは^{99m}Tc-DMSAを静注投与して行う．腎の形態をみることができるが，超音波検査やX線CT検査の発達により，腎形態の把握より摂取率測定による分腎機能の評価が検査目的であることが多い．適応は馬蹄腎，胸部腎や骨盤腎などの腎の形態および位置の評価，腎腫瘍の診断，腹部大動脈瘤や閉塞性動脈硬化症におけるY-graft術後などの腎梗塞の診断，腎外傷の評価，腎盂腎炎後の腎瘢痕の診断，摂取率測定による分腎機能の評価などである．

精巣シンチグラフィ

精巣シンチグラフィの適応は，**急性精巣上体炎と精巣捻転症の鑑別，精索静脈瘤の診断**である．急性精巣上体炎と精巣捻転症は局部痛など類似の症状を呈するが，治療法が異なるので鑑別が重要である．急性精巣上体炎では保存療法が行われ，精巣捻転では生殖機能の保持のため早期に整復手術が行われる．精巣シンチグラフィの所見は，急性精巣上体炎では患側が高集積，精巣捻転では血流の途絶に一致して欠損が認められる．欠損は精巣捻転のほか，陰嚢水腫や血腫，ヘルニアなどでもみられる．

精索静脈瘤は蔓状静脈叢の静脈瘤であり男性不妊の原因となる．80％以上は左側に発生する．その理由は，左精巣静脈が右側に比べて長く左腎静脈へ下方から直角に入ること，左腎静脈が大動脈や上腸間膜動脈により圧迫されて左腎静脈内圧が高いことなどの解剖学的構造による．RIアンギオグラフィの静脈相や血液プール像で芋虫状の集積が認められる．治療には高位結紮術や塞栓療法，硬化療法などが行われるが，精巣シンチグラフィは治療効果の評価にも役立つ．

骨・関節系

骨シンチグラフィ

骨組織は有機質，無機質，水分よりなる．無機質の基本組成はハイドロキシアパタイト$Ca_{10}(PO_4)_6(OH)_2$結晶である．ハイドロキシアパタイトのCa^{2+}，PO_4^{3-}，OH^-イオンは結晶表面で体液と接し容易にイオン交換が可能である．したがって，イオン化した放射性核種はハイドロキシアパタイトに選択的に集積する．この集積機序は「化学吸着（chemisorption）」と呼ばれる．主な集積要因は，骨への血流と骨の再構築で，血流増加部や再構築亢進部は集積が増加する．

^{99m}Tc-MDPは腎から尿路系に排泄されるため，腎および膀胱が描出される．血中クリアランスを速めるために，静注後十分に水分を摂取させ排尿させるとよい．膀胱内の放射性の尿を少なくし，骨盤の診断をしやすくするために，**撮像直前に排尿させることが重要**である．

骨シンチグラフィの適応は，骨転移をきたしやすい悪性腫瘍における骨転移検索，疲労骨折や潜在性の骨外傷の検出，原発性骨腫瘍や腫瘍類似疾患の評価，代謝性骨疾患の評価，骨髄炎の診断，骨頭の無菌性壊死の早期診断，人工関節置換術後の感染やゆるみの検索など多岐にわたるが，ここでは骨転移検索，ストレス骨折の検出，骨頭の無菌性壊死の診断についてそのポイントを述べる．

骨転移の頻度の高い悪性腫瘍としては乳癌，肺癌，前立腺癌，腎癌などがあげられる．骨転移には造骨性骨転移，溶骨性骨転移，混合性骨転移があり，造骨性骨転移には前立腺癌，消化器癌などがあり，溶骨性骨転移には腎癌，肝癌，甲状腺癌などがあり，混合性骨転移には乳癌，肺癌などがある．一般に骨転移はhot lesionを呈するが，溶骨性転移の場合はcold lesionを呈することがあるので注意を要する（図18，19）．ま

臨床画像と検査のポイント

図18　前立腺癌の骨転移

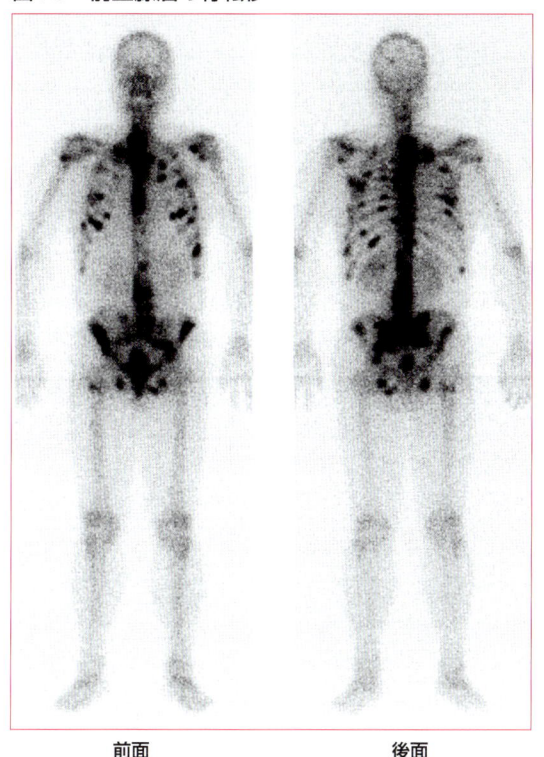

前面　　　後面

骨シンチグラフィ：全身像
前立腺癌の骨転移は造骨性であり，多発する骨転移部は高集積となっている。

た，hot lesionであっても癌年齢においては，加齢に伴う脊椎の退行性変化や，骨粗鬆症による脊椎圧迫骨折や肋骨骨折などが認められることが多く，骨転移との鑑別に注意を要する。

　「beautiful bone scan」または「super bone scan」とは，全体的な骨集積の増加と腎描出の著明な低下（absent kidney sign）を特徴とし，左右対称性に集積が上昇するため一見したところ正常または正常以上に綺麗に見えるものである。びまん性骨転移や代謝性骨疾患で認められるが，後者では頭部や四肢にも集積が強いが，前者では中心骨に強く頭部や四肢の集積が少ない。両者の鑑別は骨髄シンチグラフィでも可能で，びまん性骨転移の場合には罹患部の集積が低下している。びまん性骨転移によるbeautiful bone scanは，赤色骨髄の分布するいわゆる中心骨に転移がびまん性に存在する場合にみられるもので，肺循環および大循環を経由しての転移ではなく，脊椎静脈叢（vertebral vein system）を介しての転移と考えられる。vertebral vein system（Batsonの脊椎静脈叢）では静脈弁を欠き，流れが遅く，腫瘍細胞が容易に捉えられて増殖しやすい環境にあ

図19　腎癌の骨転移

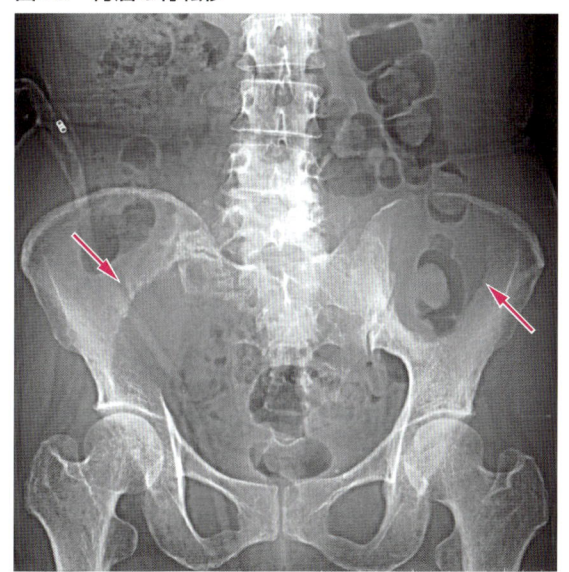

a　単純X線撮影：骨盤前面
腎癌の骨転移は溶骨性であり，単純X線撮影で両側の腸骨に大きな溶骨像（→）を認める。

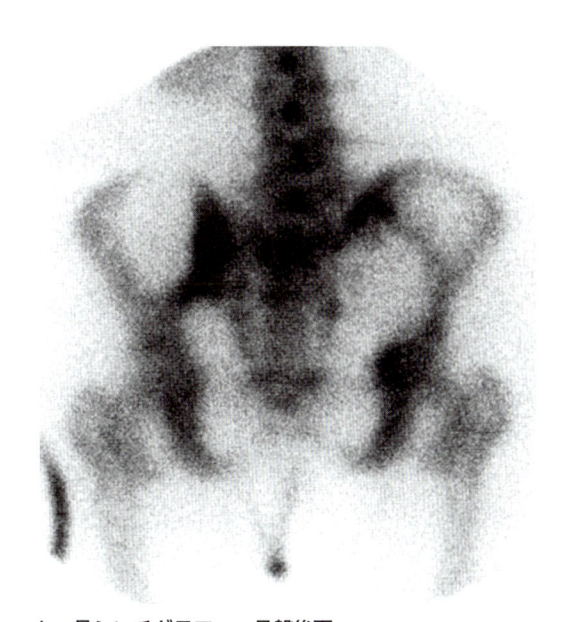

b　骨シンチグラフィ：骨盤後面
骨シンチグラフィでは周辺部に軽度の集積を認めるが，骨転移の内部は大きく集積欠損となっている。

ると考えられている。前立腺癌に多いが、そのほか乳癌、肺癌、胃癌（図20）などでみられる。

骨折には外傷性骨折、ストレス骨折、病的骨折がある。このうち、**ストレス骨折（stress fracture）**には、疲労骨折（fatigue fracture）とinsufficiency fractureがある。疲労骨折は正常な強度を有する骨に反復する非生理的外力が加わって発症し、insufficiency fractureは強度の低下した骨に反復する生理的外力が加わって発症する。疲労骨折はスポーツ選手に、insufficiency fractureは加齢やステロイド治療に伴う骨粗鬆症に多く、その早期診断は重要である。insufficiency fractureは肋骨、脊椎、仙骨に認められることが多く、肋骨骨折が複数あるときは骨転移と異なり隣り合う肋骨に並んだ集積像となることが多い。脊椎圧迫骨折では帯状の集積像となり、仙骨のinsufficiency fractureの典型像はH型の集積像となり「**Honda sign**」と呼ばれる（図21）。

骨頭壊死は大腿骨頭の荷重部位に発生することが多いが、膝や上腕骨頭にも併発することもある。大腿骨頭壊死は軟骨直下の骨が血行障害により栄養障害をきたして脆弱化し、collapseに陥ると考えられている。大腿骨頸部骨折や股関節脱臼後などの外傷性のほか、副腎皮質ステロイド剤の副作用として起こる「ステロイド性」、アルコールを10年以上ほぼ毎日飲んでいる中年の男性に多い「アルコール性」などがある。骨頭壊死のポイントは血流の途絶により骨頭がcoldとなることである（図22）。

関節シンチグラフィ

関節シンチグラフィには$^{99m}TcO_4^-$による滑膜シンチグラフィと骨シンチグラフィで関節を評価するものがあり、通常は後者が行われている。$^{99m}TcO_4^-$は滑膜シンチグラフィであり、滑膜炎を起こしている関節に集積するが、滑膜炎の原因疾患の鑑別は困難である。関節シンチグラフィの適応は慢性関節リウマチその他の関節炎であり、罹患関節に集積亢進が認められ活動性の病巣の把握に役立つ。

図20　胃癌の骨転移によるbeautiful bone scan

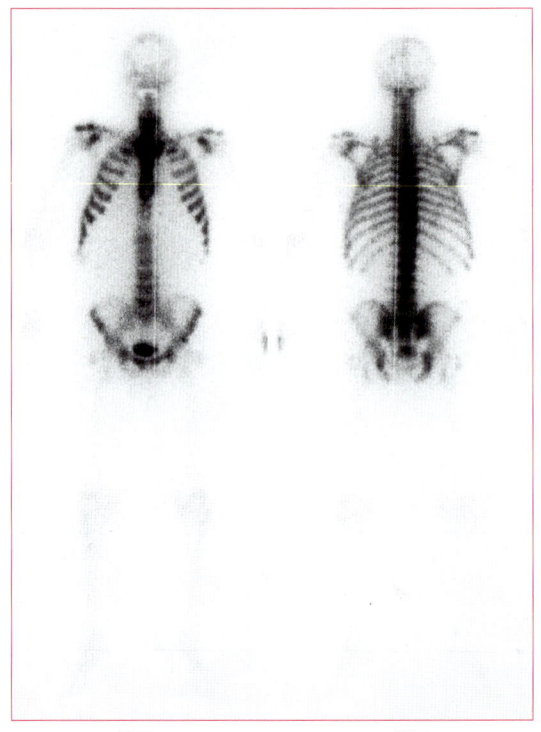

　　　前面　　　　後面
骨シンチグラフィ：全身像
中心骨の強い集積増加と、腎描出の著明な低下（absent kidney sign）を認める。

図21　仙骨のinsufficiency fracture

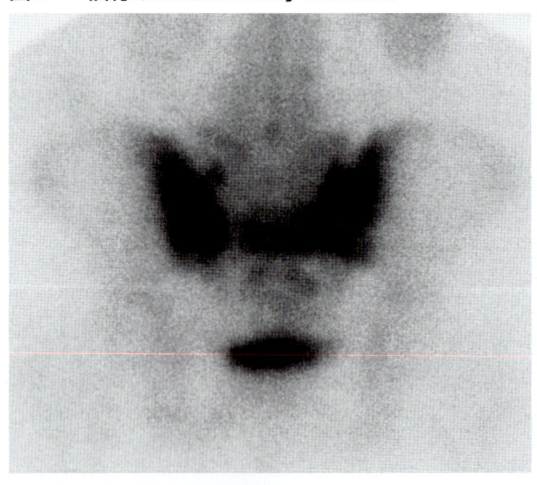

骨シンチグラフィ：骨盤後面
両側仙腸関節部の縦走する集積と仙骨体部の横走する集積とでH型の集積（Honda sign）となっている。

臨床画像と検査のポイント

図22 ステロイド性大腿骨頭壊死

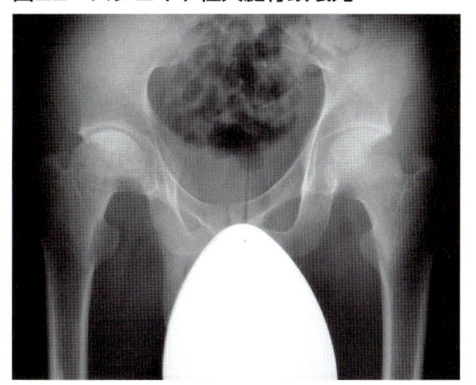

a 単純X線撮影
単純X線撮影で右大腿骨頭に軽度のcollapseを認める。

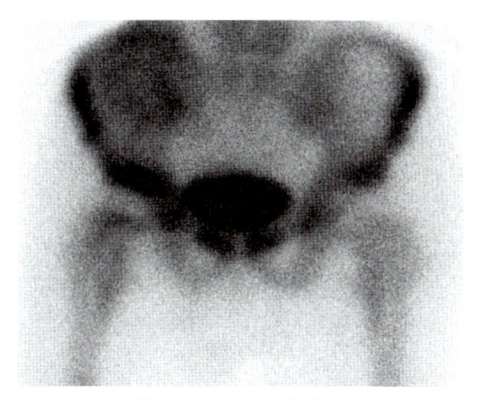

b 骨シンチグラフィ：大腿骨頭前面
右大腿骨は骨頭がcoldとなり、その周囲の集積は軽度増加している。腎移植後の免疫抑制のためにステロイドホルモン剤（プレドニン®）が投与されており、右腸骨窩に移植腎が描出されている。

腫瘍・炎症系

腫瘍の核医学検査には、腫瘍一般の検査と腫瘍特異性のある検査とがある。前者としては、^{67}Ga-クエン酸（腫瘍一般に保険適用がある）、^{201}TlCl（保険適用は6種類）、^{18}F-FDG（保険適用は13種類）がある。後者としては、Na^{131}I（分化型甲状腺癌の転移検索）、^{131}I-アドステロール（副腎皮質腫瘍）、^{131}I-MIBG（褐色細胞腫、神経芽細胞腫など）、^{99m}Tc-PMT（肝細胞癌の転移検索）、^{111}In-オクトレオチド（インスリノーマ、ガストリノーマ、VIPオーマ、カルチノイドなどの消化管ホルモン分泌腫瘍）、^{99m}Tc-MIBIおよび^{99m}Tc-Tf（副甲状腺腫瘍など）などがある。本項では^{67}Ga-クエン酸、^{201}TlCl、^{18}F-FDGについて述べる。

炎症シンチグラフィとしては、^{67}Ga-クエン酸のほか^{111}In標識白血球や^{99m}Tc-HMPAO標識白血球を用いる方法があるが、本項では^{67}Ga-クエン酸について述べる。また、^{18}F-FDGも炎症巣への集積が認められる。

ガリウムシンチグラフィ

^{67}Ga-クエン酸の悪性腫瘍への集積機序については不明な点が多いが、トランスフェリンと結合し腫瘍細胞のトランスフェリンレセプターに取り込まれるとされている。その後の細胞内への移動機序と細胞内での結合物質については、諸説あり意見の一致をみていない。

^{67}Ga-クエン酸は生理的集積が、涙腺、唾液腺、肺門部、肝、腸管、骨などに認められる。特に、腸管排泄は腹部や骨盤部の読影の妨げとなるため**下剤投与や浣腸**が必要となる。そのほか、若年者では胸腺集積もみられる。また、女性では乳房集積もみられ、出産後や授乳中は特に高集積となる。癌化学療法や放射線治療、輸血などの影響もみられ、読影にあたってはこれらの情報も重要である。すなわち、化学療法中や直後には肝集積が低下し、腎や骨への集積が増加する。放射線治療の照射野内の肝や脊椎の集積は低下し、唾液腺の集積は亢進する。輸血後は肝集積が低下し骨集積が増加する。

^{67}Ga-クエン酸は一般に増殖の速い未分化癌にはよく集積するが、増殖の遅い分化癌には集積が少ない。例えば、甲状腺癌では未分化癌には集積するが、分化癌である乳頭癌や濾胞癌には集積しない。また、肺癌では扁平上皮癌、小細胞癌、低分化腺癌にはよく集積するが、高分化腺癌にはほとんど集積しない。ガリウムシンチグラフィが特に有用とされている腫瘍は、悪性リンパ腫、肺癌、頭頸部腫瘍、甲状腺未分化癌、悪性黒色腫、肝細胞癌などである。これらの腫瘍の診断や転移の検出、治療後の経過観察に利用されるが、特に悪性リンパ腫においては、stage診断、治療効果の判定、治療後の経過観察、再発の診断などガリウムシンチグラフィの有用性が高い。

悪性リンパ腫(malignant lymphoma)はリンパ組織に発生する悪性腫瘍の総称で、悪性リンパ腫という単一の疾患があるわけではない。ホジキンリンパ腫(Hodgkin's lymphoma：HL)と非ホジキンリンパ腫(non Hodgkin's lymphoma：NHL)に分けられ、HLはおそらく単一な疾患であるが、NHLはHL以外の種々の疾患の寄せ集めである。NHLはB細胞が腫瘍化したB細胞性腫瘍と、T細胞あるいはNK細胞が腫瘍化したT/NK細胞性腫瘍の2つに大きく分類され、さらに組織像により細かく分類される。欧米ではHLが多数を占めるが、わが国では多くはNHLでありHLは約10％と少ない。HLは隣接したリンパ節に連続して進展することが多く、リンパ節外病変がまれである。一方、NHLは非連続的に進展することが多く、節外病変もまれではなく遠隔転移や再発することが多い。悪性リンパ腫は、組織型のほかリンパ腫の広がりを示す病期によっても治療法や予後が大きく異なるため病期診断は重要である(図23)。なお最近は、悪性リンパ腫の診断にはFDG-PETの有用性が高いことが多く報告されている。

炎症性疾患のうちGaシンチグラフィが有用とされているのは、サルコイドーシスの鑑別と病巣範囲の検索、結核や肺線維症の活動性の評価、膿瘍の部位診断、不明熱における炎症巣の検索、骨髄炎の活動性の評価、大腿骨頭置換術後の感染と緩みの鑑別などである。

サルコイドーシス(sarcoidosis)はリンパ節、肺、眼、皮膚、心、唾液腺など多くの臓器に類上皮細胞肉芽腫(サルコイド結節)を形成する全身性疾患であり、その原因は不明であるが、なんらかの免疫異常が関与していると考えられている。サルコイドーシスに侵される部位は、肺門リンパ節、縦隔リンパ節、肺が圧倒的に多く、次いで眼、表在リンパ節、皮膚の順である。胸部X線撮影では両側肺門リンパ節腫脹(bilateral hilar lymphadenopathy：BHL)が特徴的である。一般に予後は良好であるが、心病変のあるものはときに予後不良である。BHLおよび右気管傍リンパ節の腫脹があるとガリウムシンチグラフィでλ型の特徴的な集積像を呈し、**ラムダサイン**(lambda sign)という。また、涙腺や唾液腺への集積が増加したものを

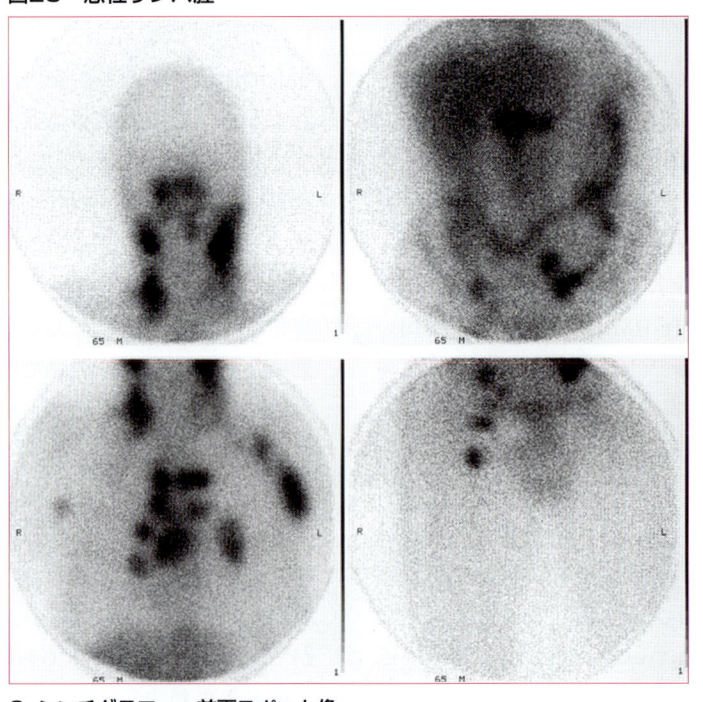

図23 悪性リンパ腫

Gaシンチグラフィ：前面スポット像
頸部・腋窩・縦隔・肺門・腹部・骨盤部・鼠径部など全身に広範な腫大リンパ節への強い集積を認める。

「パンダサイン(panda sign)」といい，いずれもサルコイドーシスに特徴的である(図24)。

結核(tuberculosis：tbc)は結核菌による慢性の再発性感染症で，肺に好発する。1次感染結核の90〜95％は無自覚のまま経過し，ツ反が陽性になるだけで潜伏性または不顕性感染となる。活動化して臨床的結核になる場合のほとんどが肺尖部であるが，リンパ節，腎，脊椎などの部位に起こることもある。初感染から何年または何十年も経ってから，糖尿病発症時，ステロイド治療時，70歳以上の高齢者など免疫力が低下したときに活動化することがある。初感染は肺尖部に結節状の瘢痕を残すが，結核菌はここに残存しており，ほとんどの場合これが後の活動性結核の原因となる。また，肺線維症(pulmonary fibrosis)は種々の原因により間質に線維素が沈着する炎症性疾患で，X線撮影で病巣は網状や蜂巣状の変化をきたす。結核や肺線維症の病巣における炎症の活動性の評価にガリウムシンチグラフィが利用される。

膿瘍(abscess)は化膿性炎症により組織，器官その他の限局した場所に膿を満たした空洞を形成するもので，原因となる微生物は種々あるが通常は細菌感染によって起こる。好発部位は皮下，肝，脳，肺，腎などであるが，横隔膜下膿瘍(subphrenic abscess)などでは診断に苦慮することがあり，膿瘍の部位診断にガリウムシンチグラフィが利用される。

不明熱(fever of unknown origin：FUO)は原因不明の38℃以上の高熱が断続的にでも続いている状態をいい，FUOの炎症巣検索にガリウムシンチグラフィが利用される。

タリウムシンチグラフィ

タリウムシンチグラフィの保険適用は，脳腫瘍，甲状腺癌，副甲状腺腫瘍，縦隔腫瘍，肺癌，骨軟部腫瘍の6種類の腫瘍である。脳腫瘍では存在診断，悪性度の評価，再発と放射線壊死の鑑別などに利用されている。甲状腺癌では^{67}Ga-クエン酸と異なり，甲状腺癌の多くを占める乳頭癌や濾胞癌に集積するが，良性の充実性腫瘍にも集積する。甲状腺癌ではdelayed imageでの^{201}TlClのwashoutが遅いことを利用して良悪性の鑑別がなされるが，現在では超音波ガイド下針生検が容易に行われることから，この目的で^{201}TlClが用いられることは少ない。^{201}TlClの最もよい適応は甲状腺癌の転移巣の検索にあり，特に甲状腺癌術後の再発や転移の検索に有用である。

^{18}F-FDG-PET

悪性腫瘍におけるFDG-PETの保険適用は，当初は脳腫瘍，頭頸部癌，肺癌，乳癌，大腸癌，膵癌，悪性リンパ腫，悪性黒色腫，転移性肝癌，原発不明癌の10種類の腫瘍であったが，その後，食道癌，子宮癌，卵巣癌が追加適用され，現在13種類の腫瘍となっている。これらの腫瘍の検出，良悪性の鑑別，局所の進展範囲，転移の検索，治療効果の判定，再発の検出に用いられるほか，保険外診療で癌検診にも用いられている。

グルコースの取り込みは「癌細胞数×増殖能」に依存するため，大きさ1cm以下の腫瘍はほとん

図24　サルコイドーシス

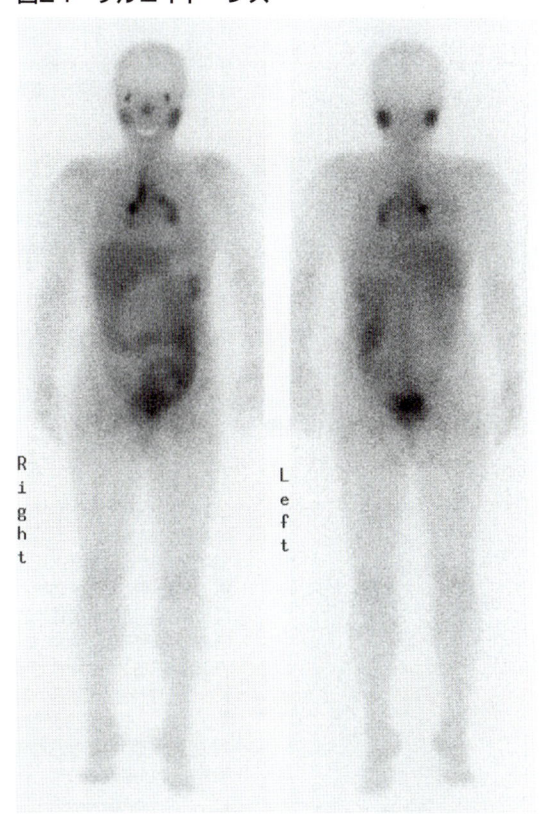

Gaシンチグラフィ：全身像
肺門・縦隔の集積亢進と涙腺・耳下腺の集積亢進を認め，いわゆる「lambda & panda sign」を呈している。

ど陰性になり，細胞成分の少ない嚢胞癌，粘液性癌，スキルス胃癌や，進行の遅い癌である前立腺癌，甲状腺癌・肺癌の一部などで検出困難なことが多い。甲状腺癌では未分化癌や低分化癌にはよく集積するが，高分化癌への集積は少ない。肺癌では扁平上皮癌，小細胞癌，低分化腺癌にはよく集積するが，高分化腺癌や肺胞上皮癌への集積は乏しい。また，細胞内から細胞外へFDGを排出する脱リン酸化酵素(G-6-Pase)活性を有する高分化型肝細胞癌や，FDGの尿路排泄と重なる腎癌，膀胱癌，前立腺癌などの検出は困難である。また，FDGは褐色脂肪細胞(brown fat)にも集積するため，寒い時期の検査ではときに描出されることがあり，リンパ節集積と間違わないように注意を要する。褐色脂肪細胞は通常の白色脂肪細胞と異なり，摂取したカロリーを熱として放出させる働きのある細胞で，頸部から腋窩および傍胸椎部にかけて左右対称性に分布するほか，心周囲や腎周囲などにも存在する。

FDG-PETの有用性は，全身検索の必要な悪性リンパ腫において特に顕著で，ほかのモダリティでは不明であった病巣がしばしば発見され，病期の決定，治療効果の判定，再発の検出に役立っている(図25)。また，肺癌をはじめその他の腫瘍においても術前に行われたFDG-PETによって，リンパ節転移や遠隔転移が発見されしばしば病期が変更され，治療法の選択に役立っている(図26)。

^{18}F-FDGは，炎症巣にも集積し悪性腫瘍に特異的とはいえないが，半定量的指標として**SUV** (**standardized uptake value**)が用いられ，一般にSUVが2.5〜3以上は悪性として良悪性の鑑別に利用されている。また，delayed imageを撮像して，SUV値がdelayed imageで上昇するときは悪性の可能性が高いといわれている。delayed imageは集積の時間的移動をみることにより，大腸の集積が生理

図25　悪性リンパ腫のFDG-PET

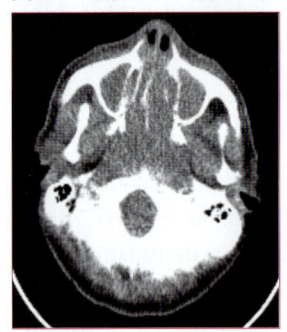

a　CT 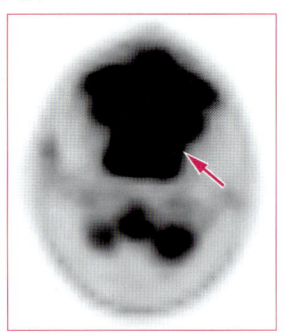　　　b　FDG-PET

（厚生仙台クリニック中村　護先生のご厚意による）

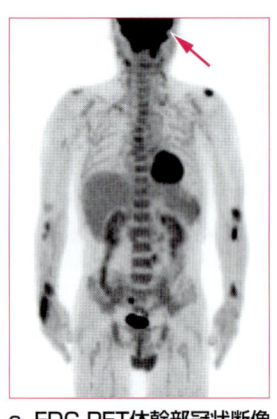

c　FDG-PET体幹部冠状断像

57歳，男性。鼻閉，顔面痛にて発症。鼻腔，副鼻腔，上咽頭に腫瘍を認め，生検の結果，malignant lymphoma(NK/T cell lymphoma)と診断され，病期診断のためPET-CTが行われた。鼻腔を中心に塊状の高集積像(→)を認めるほか，両側前腕などにも集積像を認め，骨髄浸潤と診断された。

図26　肺癌のFDG-PET

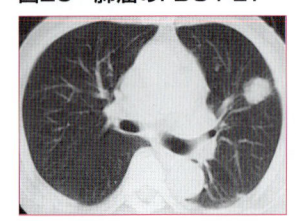

a　CT 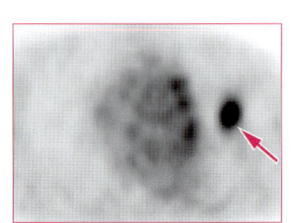　　　b　FDG-PET

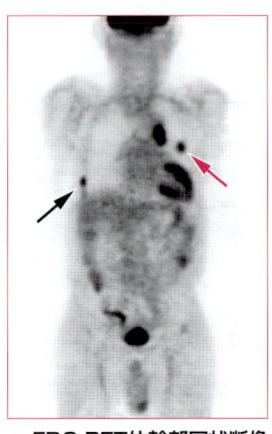

（厚生仙台クリニック中村　護先生のご厚意による）

c　FDG-PET体幹部冠状断像

85歳，男性。慢性閉塞性肺疾患にて加療中に右側胸部痛が出現し，胸部X線撮影にて左肺に腫瘤状陰影が認められ，良悪性の鑑別診断のためPETが行われた。左肺腫瘍(→)への集積が多く認められ肺癌と診断された。また，左肺門および縦隔のリンパ節転移と右肋骨転移(→)が描出された。

的なものか腫瘍によるものかの判定にも役立つ。

炎症巣は血流の増加，毛細血管の拡張，破綻，新生があり，白血球，リンパ球，マクロファージなどが集積する。これらの顆粒球，活性化免疫細胞，マクロファージは嫌気性解糖をエネルギー源にしている。すなわち，炎症巣の糖代謝は亢進しておりFDGが集積する。頭頸部や肺門および縦隔の反応性リンパ節集積，関節周囲炎，慢性甲状腺炎への集積はよくみられる。そのほか，膿瘍，活動性結核，サルコイドーシスなどの炎症巣のほか，動脈硬化性プラークへの集積もみられ，FDG-PETによる動脈硬化の評価の研究がなされている。

血液・造血器系

リンパ節シンチグラフィ

^{99m}Tc-スズコロイドや^{99m}Tc-HSAを皮内または皮下に注入するとリンパ管に入り，リンパ節の網内系に摂取されるので，その領域のリンパ管やリンパ節が描出される。下肢，鼠径部，腸骨動脈領域および傍腹部大動脈領域のリンパ節には両側の第1～2趾間に注入する。上肢，腋窩のリンパ節には第1～2指間手背に注入する。注入後にマッサージをしたり，歩行や腕の運動をさせると流れがよくなる。^{99m}Tc-HSAは^{99m}Tc-スズコロイドより通過が速いので，^{99m}Tc-スズコロイドは1～4時間後に撮像するが，^{99m}Tc-HSAは30～60分後に撮像する。リンパ管造影と比べると分解能は劣るが，より簡便にリンパ節の分布やリンパ節病変の範囲の診断ができる。また，リンパ浮腫でのリンパ流の途絶部位の診断，リンパ浮腫と静脈閉塞による浮腫の鑑別，乳糜胸水の診断などにも行われる。

センチネルリンパ節シンチグラフィ

悪性腫瘍から流出したリンパ液が最初に流入するリンパ節を「**センチネルリンパ節（sentinel lymph node：歩哨のリンパ節）**」と呼び，ここに転移がなければそれより下流のリンパ節には転移がないとされる。悪性腫瘍の手術にあたって広範なリンパ節郭清は術後のQOLを悪くし，例えば乳癌ではリンパ浮腫による上肢の腫脹が起きたり，また直腸癌では尿意がわからなくなる神経因性膀胱やインポテンツなどが起こる。センチネルリンパ節に転移がなければそれ以下のリンパ節郭清を行わなくてすみ，これらの合併症を防ぐことができるので，その同定は手術に際してリンパ節郭清の範囲の決定に重要である。

^{99m}Tc-スズコロイドや^{99m}Tc-HSAが用いられる。乳癌などでは腫瘍組織内やその周辺の皮内や皮下の数カ所に注入するが，消化器癌では内視鏡的に腫瘍近傍の粘膜下に注入する。そのほか，悪性黒色腫，頭頸部癌，陰茎癌，前立腺癌などにも施行されている。撮像はRI投与の1～6時間後にシンチカメラで行うが，術中にRIの集積したセンチネルリンパ節を同定するのには小型ガンマ線検出器（ガンマプローブ）が使用される。

骨髄シンチグラフィ

骨髄には造血能のある赤色髄と脂肪に置換されて造血能のなくなった黄色髄に分けられる。小児では大部分が赤色髄であるが，成長に伴い四肢末梢から徐々に黄色髄に変化していき，成人になると赤色髄は体幹部の扁平骨，頭蓋骨および長管骨近位部に限局してくる。骨髄シンチグラフィには^{111}InCl$_3$や^{99m}Tc-スズコロイドが使われている。いずれも赤色髄に相当する骨髄のほか肝，脾が描出されるが，^{111}InCl$_3$では腎も描出される。

骨髄シンチグラフィの主な適応疾患は骨髄増殖症候群（骨髄性白血病，骨髄線維症など），再生不良性貧血，骨髄異形成症候群などの血液・リンパ系疾患である。慢性骨髄増殖症候群では病態が進行すると軀幹部中心骨の赤色髄の集積減少（central marrow failure）と，末梢の黄色髄に造血能が拡大するため集積の末梢伸展（peripheral expansion）がみられるようになる。また，肝・脾への集積増加も認められる。再生不良性貧血では骨髄機能低下によりびまん性の骨髄集積低下を示すが，慢性骨髄増殖症候群と異なり髄外造血がないため末梢伸展はみられない。骨髄異形成症候群では不均一な骨髄分布やびまん性の集積低下を示す。

5 PET検査

核医学検査

細貝良行

サイクロトロン（粒子加速器）の原理

運動中の荷電粒子が磁場中に進入すると軌道が曲げられる。質量m，電荷eの荷電粒子が，速度vで磁束密度Bの一様な磁場中を磁場に直角に運動するとき，粒子に働く**ローレンツ力Fと遠心力**の釣り合いから次式が成立する。

$$F = \frac{mv^2}{r} = evB \quad \cdots\cdots (1)$$

m：質量　　v：速度　　r：円軌道の半径
e：電荷　　B：磁束密度

ここで，粒子が円軌道を一周するのに要する時間Tは，以下の式で表される。

$$T = \frac{2\pi r}{v} = \frac{2\pi m}{eB} \quad \cdots\cdots (2)$$

サイクロトロン周波数fは，以下の式で表される。

$$f = \frac{eB}{2\pi m} \quad \cdots\cdots (3)$$

粒子の質量mは，その速度vが光速より十分低いときには一定であるので，「r」と「v」は比例する。この性質を利用し，粒子の加速を行っているのが「**サイクロトロン**（図1）」である。

Check & Check

図1　サイクロトロンの概念図

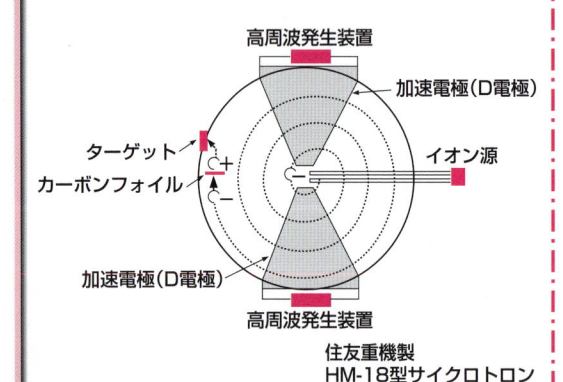

住友重機製
HM-18型サイクロトロン

- サイクロトロンは，図1のように，一様な磁場を発生させる電磁石とその磁場中の加速電極によって成り立ち，加速電極は「**ディー（D）電極**」と呼ばれている。これらの加速電極全体は，真空箱に納められ，陽子などの加速粒子はサイクロトロン中心部に置かれたイオン源から放出される。

サイクロトロン

- 加速電極には，「(1)式」で与えられる周波数の高周波電圧が加えられ，粒子は加速電極間を通過すると電圧Vに相当するエネルギーを得て加速される。粒子が半周回って再び加速電極に達したとき，高周波の位相は反転しており，粒子は再び電圧Vだけ加速される。このようにして粒子のエネルギーは増大し，それに伴って軌道半径が遠心力により大きくなり，粒子の軌道半径は螺旋状となる。最外角の軌道に達し，エネルギーが最大になったところで静電的に粒子を軌道から外し，加速部から外部へと導き，ターゲットに照射する。
- ビームは高周波の周期に見合ったパルス状のビームであり，加速粒子はそのパルスごとにかたまりとなって放出される。通常のサイクロトロンは，陽子を10〜20MeV程度まで加速するのに対し，さらにエネルギーの高い加速器として「**セクター収束サイクロトロン（Sector Focusing Cyclotron）**」が開発され，100MeV程度まで加速することが可能である。

合成可能薬品

^{11}C，^{13}N，^{15}O，^{18}F などが合成可能であり，サイクロトロンで生成されたポジトロン核種は診断目的に応じた有機化合物に標識される（表1）。

表1　核種の生成反応および半減期

^{11}C	^{14}N(p, α)^{11}C	20分
^{13}N	^{12}C(d, n)^{13}N	10分
^{15}O	^{14}N(d, n)^{15}O	2分
^{18}F	^{18}O(p, n)^{18}F	110分

補足
● 近年，放射性薬剤メーカーからのデリバリーも選択肢のなかに含まれるようになり，PET装置のさらなる普及が期待できる。

PETの原理

まず消滅ガンマ線を理解しよう!!

陽電子（e$^+$）は電子（e$^-$）の反応物で，自然界には存在しないが，加速器や原子炉を使い放射性同位元素（RI：radio isotopes）を生成することによって，手軽に実験や治療に使うことができる。陽電子は，物質中に入射すると物質中の原子・分子と相互作用をくり返した後，エネルギーを失い，最終的には周囲の電子と結合して，**2本の消滅ガンマ線**[*1]を放出する（図2）。

用語ア ラ カルト

*1　消滅ガンマ線
陽電子（ポジトロン）は放出された後，直ぐ近くの電子と結合して消滅する。その時，反対方向に放出された1対のガンマ線を「消滅ガンマ線」という。

この消滅ガンマ線は，陽電子と電子の質量が光に変わったもので，**電子・陽電子の質量に相当する511keVのエネルギー**をもっており，**正反対方向に放出**される。両側にガンマ線測定装置を配置し，消滅ガンマ線の同時測定を行うことによって消滅した時間や位置を測定することができ，PETはこの原理を利用している。

医学利用におけるPET装置の概念図を図3に示す。理論上，対向する2つの検出器によって陽電子の消滅した時間と位置を特定できるが，このためには**TOF-PET（Time of Flight-PET）**という一段階進んだ装置が必要である。

Check & Check　　　　　　　　　　　　　　　　　消滅ガンマ線の発生原理

図2　消滅ガンマ線の発生原理

陽電子と電子の質量 → 光

光子（消滅ガンマ線） ← 電子／ポジトロン（陽電子） → 光子（消滅ガンマ線）

^{11}C：陽子 6個／中性子 5個
^{11}B：陽子 5個／中性子 6個

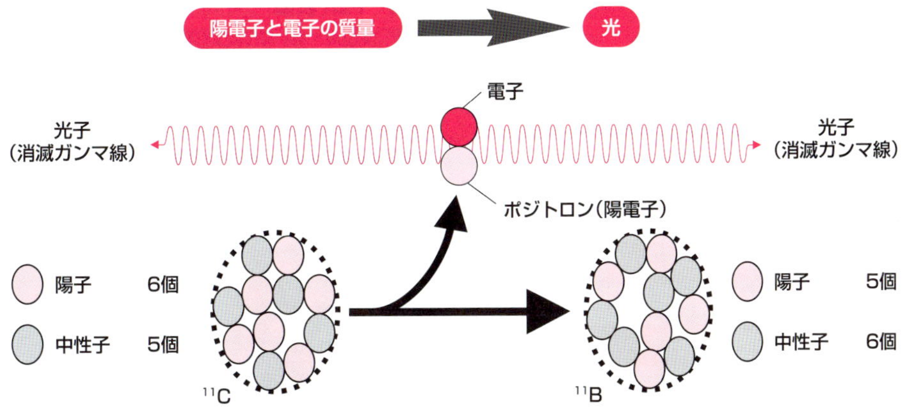

Check & Check — PET装置

図3　PET装置の概念図

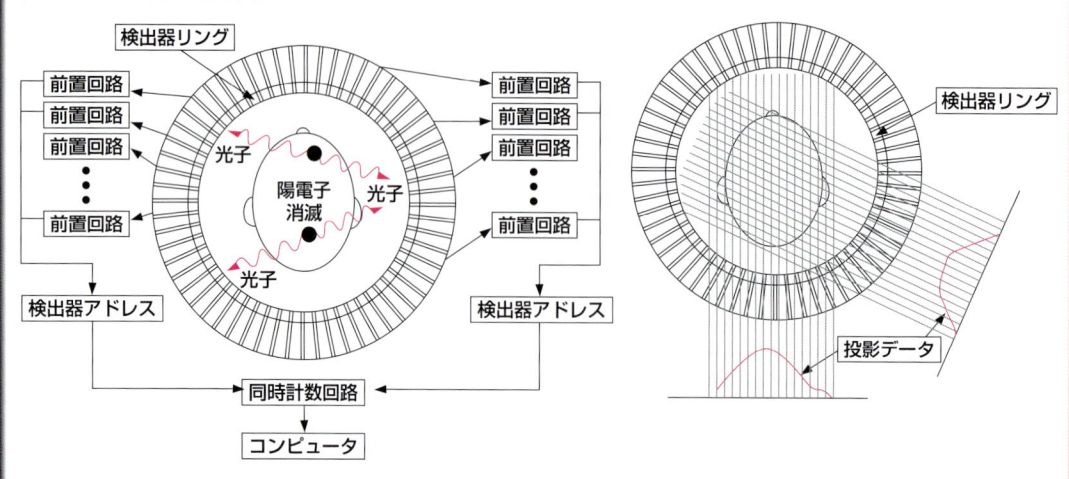

- 図3のように，被検者の周囲に検出器リングを配置する．リングを構成する測定器は，ガンマ線を測定するシンチレーションカウンタとその光を増幅する光電子増倍管(PMT：photomultiplier tube)の組合せからできている．PMTからの信号は，信号処理回路で使用できるように整形された後，どの測定器から信号が出たかを判別する同時計数回路に送られ，180°方向にある測定器の組合せを判別することで，位置情報と強度が把握できる．
- 各検出器から得られた投影データは，コンピュータに取り込まれ，**FBP(Filtered Back Projection)法やOS-EM(Ordered Subset Expectation Maximization)法**などによって横断像が構成された後，必要に応じて冠状断像や矢状断像などに再構成される．

PET検査の流れ（図4）

　ポジトロン核種は，半減期が短いため院内のサイクロトロン(粒子加速器)で生成し，合成装置で目的に応じた検査用薬剤に結合させる．合成した薬剤を患者に投与し，PET(Positron Emission Tomography)装置で撮像する（図5）．

図4　検査の流れ

サイクロトロンで生成
↓
検査用薬剤に結合し合成
↓
合成した薬剤を患者に投与
↓
PET装置で撮像

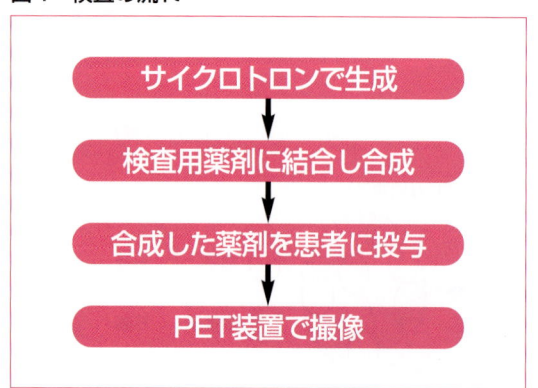

図5　PET装置

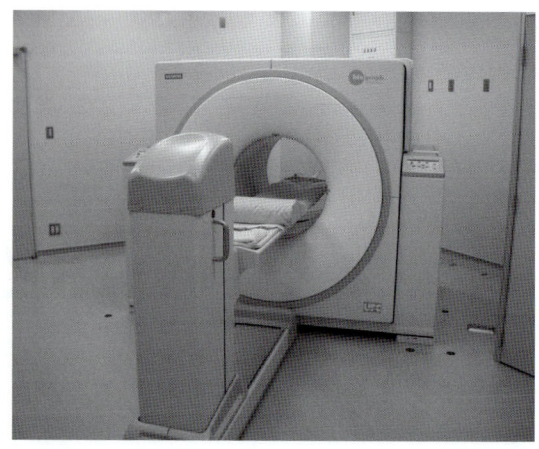

収集方法

PETにおける収集方式には，「**2D収集**」と「**3D収集**」がある(図6)。

図6 PET装置

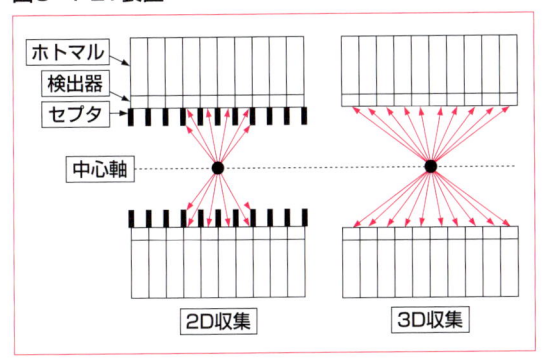

| ホトマル |
| 検出器 |
| セプタ |
| 中心軸 |
| 2D収集　3D収集 |

2D収集と3D収集

2D収集は，「**セプタ**」と呼ばれる隔壁によって検出器に指向性をもたせることで，同時係数の精度を上げてデータの収集を行う。偶発同時係数，散乱同時係数の減少が計られるが，データの収集範囲が狭められることで，結果としてトータルカウントが減少する。

3D収集は，上述の「セプタ」は使用しない。したがって，放射能分布のあらゆる部位からデータの収集が可能である。トータルカウントは，2Dと比較して飛躍的に増大するが，偶発同時係数，散乱同時係数の影響も多大となる。3D収集のメリットとして，トータルカウントが増加することで投与量が少なくてすむ。つまり，被ばくの低減につながる。

一般的に，定量などの評価が必要なときには2D収集を行い，全身検索などの広範囲で短時間測定が望まれる収集では3D収集を行い，効率化を図る。

①偶発同時係数

別々の場所から放出された2組の消滅ガンマ線の一方が，たまたま同時に1対の検出器によって検出されカウントされてしまう場合。

②散乱同時係数

1対の消滅ガンマ線が被検体内で散乱し，ほんらい検出されるべき検出器以外で同時に検出されてしまう場合。

吸収補正

ガンマ線の一部は，検出器に到達する前に体内で吸収されてしまい，正確な診断のためにはこれを補正する必要がある。

吸収補正を行うためには，ガンマ線のエネルギー(511keV)分布を知る必要があり，通常は放射能を投与する前に校正用外部線源によってトランスミッションスキャンを行う。当然，トランスミッションスキャンと放射能分布の撮影(エミッションスキャン)は全く同じ位置にて撮影しなければならない。

最近は，効率面や患者負担の面からも，「**PIT (Post-Injection Transmission)**」というトランスミッションスキャンをエミッションスキャンの直前か直後，あるいは同時に行う方法が考案され，主流になりつつある。この場合，トランスミッションの収集データには，体内から放出された放射線の成分が混入する。このとき，単にエミッションスキャンの成分を引き算するとノイズ成分が増加してしまう。そこで，トランスミッション画像の解析を行い，成分を「骨」「軟部組織」「空気」に分割し(**Segmented Attenuation Correction：SAC**)，それぞれを平均値などに置き換えるか，もしくは既知のガンマ線の吸収係数を代入する方法が用いられる。

トランスミッション用の線源は，通常，「$^{68}Ge/^{68}Ge$」の線状の線源を使用するが，放射能が高すぎるなどの理由から，線源として「^{137}Cs」を使用したものもある。

従来の外部線源「$^{68}Ge/^{68}Ge$」を用いてトランスミッションスキャンを施行した場合と比較して，検査時間が約半分(20分)になる。

核医学検査

PET検査

補足 ●最近では，CTを搭載した最新型「PET-CT装置*2」も普及している。

用語アラカルト

＊2 PET-CT装置
X線CTとPETを連結させた装置。PET画像だけでは癌などの正確な位置を特定するのが難しい場合もある。そこで，CTの画像で吸収補正を行い，骨や臓器，血管など，体内の詳細な形態がわかるCT画像と重ね合わせ（フュージョン）を行うことによって，癌などの位置や拡がりが正確に診断できるようになった（図7）。

図7 CT scanとwhole-body PET scan

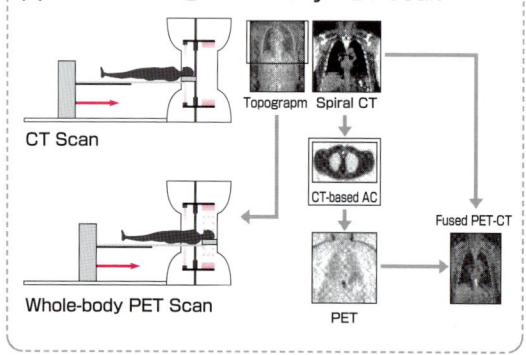

放射性薬剤によってはアミロイドや遺伝子情報などの特異性をもった機能情報の画像化が可能（Molecular Imaging）であり，他のモダリティと一線を画す（図8）。

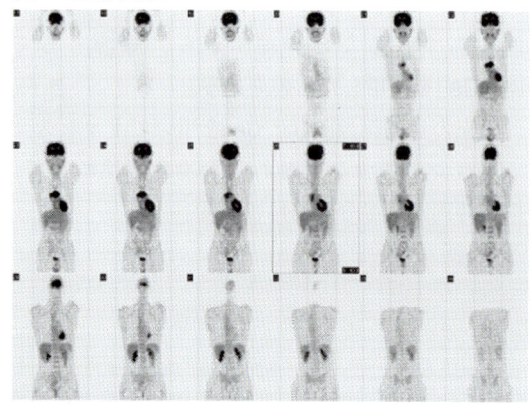

CTやMRIの診断は，主に形態や大きさで病変を評価する。それに対し，PETでは細胞の代謝状態を画像化し評価する（図9）。そのため，同じ大きさの病変でも良性と悪性の相違をほぼ鑑別することが可能である。さらに，CTやMRIなどとPET検査を組み合わせることで診断能を高めることが可能である。

図9 脳機能画像

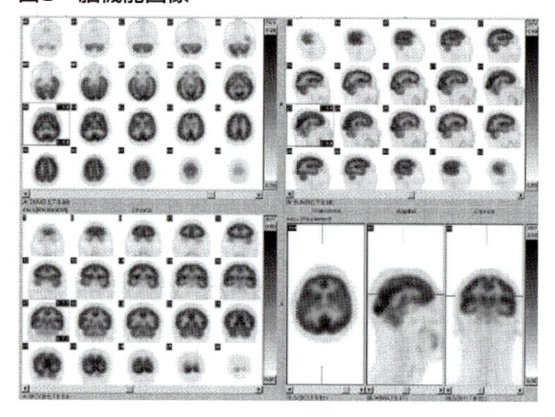

特徴

CTやMRIとの違い

MRIにおいてはコイルの撮像範囲の問題，CTにおいては撮影範囲が広がることによる被ばくの問題などがあり，一度に全身の撮影を行うのは困難である。しかしながら，PET検査はそれらと比較すると容易に被ばく線量の増加なしにほぼ全身の検査が可能である。さらに，投与する

図8 全身画像

PET検査の欠点

癌検診などに使用されている^{18}F-FDG（フルオロデオキシグルコース）を使用したPET検査だけでどのような癌でも検出できる訳ではない。FDGは腎臓を経て尿中に排泄されるため，腎臓，膀胱，前立腺などに病変があっても鑑別できない場合がある。また，疾患によってはPETよりも有用な検査が多々存在する。お互いのメリットを生かして，必要に応じて的確に他の検査を組み合わせて診断していくことが大切である。ものごとには必ず良い面と悪い面が存在するものである。

補足 ●PETで検出しにくい「癌」
①原発性肝癌
②胃癌
③前立腺癌
④膀胱癌　ほか

患者負担の軽減

通常のPET検査では，薬剤を静注し装置上に仰向けになった状態で撮影するだけなので，SPECT撮影と同様に患者に対する苦痛はほとんどない。投与する薬剤は放射性ではあるが，被ばく量はFDG-PET検査で約3mSvといわれている（胃のX線透視検査の被ばく量は約4mSv）。ただし，PET-CTではさらにCTによる被ばくが加わることになる。

^{18}F-FDGの放射能は2時間後には半分以下に減少し，さらに尿中からも排泄されるため翌日にはほとんど体内には残らない。^{18}F-FDGは，CTやMRIなどで使用される造影剤とは異なり，体内に多量に存在するブドウ糖に類似した薬剤であるため，副作用の心配はほとんどない。

SUV

SUV（Standardized Uptake Value）は次式で与えられ，目的部位の放射能濃度を一定の基準を元に表したものである。

$$SUV = \frac{局所放射能濃度(C)}{\dfrac{投与量(D)}{体重(W)}}$$

*SUV*の値を知ることで，目的部位の良性，悪性の診断や悪性腫瘍のステージングの判断などが可能となり，各施設ごとの若干の相違は存在するが簡易的に定量評価が行える。

【参考文献】
1) 福田 寛・伊藤正敏ほか編:臨床医のためのクリニカルPET, 先端医療技術研究所, 2001.
2) 画像診断Vol.23 No.10, クリニカルPET-FDGの臨床応用, 2003.
3) 金森勇雄ほか著:核医学の新しい潮流「PET」. 核医学検査の実践. 映像情報Vol.34 No.13, 2002.
4) 小西淳二編著:核医学ハンドブック, 金芳堂, 1996.
5) 久保敦司, 木下文雄著: 核医学ノート, 金原出版, 2004.

6 核医学関連装置

核医学検査

細貝良行

はじめに

　核医学診断装置は，体内に取り込まれた放射性医薬品から放出されるガンマ（γ）線を，体外より観察し診断する装置である。初期には^{131}IをNaIとして人体に投与し，甲状腺への集積状態をプローブ状のγ線検出器で測定した。その後プローブ状の検出器を使用して平面状にスキャンし，γ線の2次元分布を得ることを可能とした「シンチレーションスキャナ」が1950年にCassenらによって開発され，体内のさまざまな部位の機能診断が可能となった。1956年に現在のガンマカメラの原型でもある「アンガー型カメラ」が開発され，1度で2次元分布を得ることができ大幅な測定時間の短縮が可能となった。

　現在では，X線CTの発展ならびにコンピュータの進歩により，ガンマカメラを体の周囲で回転させ，断層像が得られるSPECT（single photon emission computed tomography）が開発され，それまでの平面情報だけではなく，目的部位の3次元の情報を取得できるようになり，さらなる診断能の向上に寄与することとなった。

　今後はMolecular Imagingに代表されるような，アミロイドや遺伝子情報などをもとにした放射性医薬品が開発され，生体内の諸機能に応じた情報をリアルタイムに，より詳細に得ることが可能となりつつあり，核医学診断における臨床での重要性が増すものと期待される。

γ線の発生

　γ線はX線と同じく電磁波の一種ではあるが，その発生要因は異なっている。すなわち，γ線は原子核が壊変するときに付随して，励起した原子核が低いエネルギー準位へ遷移する際に放出される電磁波であり，発生原因は原子核にある。一方でX線は制動放射により発生し，発生原因は核外電子にある。

　通常，使用される主要な核種を**表1**に，また同様にポジトロン核種を**表2**に示す

表1　核医学診断装置に用いられる主要なシングルフォトン核種

核種	半減期	主なエネルギーと放出確立
^{67}Ga	78時間	93keV（38％）
		185keV（24％）
		300keV（19％）
		394keV（5％）
^{99m}Tc	6時間	141keV（89％）
		143keV（6.4％）
^{201}Tl	73時間	75keV（65％）
		135keV（2％）
		167keV（9％）
^{123}I	13時間	159keV（83％）
		440keV（0.3％）
		529keV（1％）
^{133}Xe	5.3日	81keV（37％）

表2　核医学診断装置に用いられる主要なポジトロン核種

核種	半減期
^{11}C	20分
^{13}N	10分
^{15}O	2分
^{18}F	110分

γ線の検出

　γ線を電気信号に変換するためには，γ線をシンチレータを使用して可視光に変換し，光電子増倍管（photo multiplier：PMT）あるいはフォトダイオードを使用し変換するか，もしくは半導体検出器を使用し，γ線を直接電気信号へ変換する。いずれにしても，γ線検出器は基本的に1個1個のフォトンをその発生ごとにエネルギー分析し，目的としたエネルギーに応じたフォトンをカウントするカウンタである。アンガー型ガンマカメラではコリメータを使用することで指向性をもたせ，個々のγ線ごとにおおまかな発生位置とエネルギーを検出する。

シンチレータ

医療用γ線のエネルギー範囲では光電吸収が大きいため，検出器としては原子番号の大きい元素を含む物質が選択される。光電吸収の断面積は原子番号の4.5乗に依存し，シンチレータの発光量はγ線のエネルギーに比例する。

シンチレータには「有機シンチレータ」と「無機シンチレータ」がある。

●有機シンチレータ

純粋な有機結晶シンチレータは「アントラセン(anthracene)」と「スチルベン(stilbene)」であり，形態として「有機液体シンチレータ」と「プラスチックシンチレータ」がある。

有機シンチレータは原子番号が低い成分からなるためγ線の検出には鉛やスズを添加して光電効果を増加させる必要がある。

●無機シンチレータ

①タリウム活性化ヨウ化ナトリウム：NaI(Tl)

標準的なシンチレータとして使用され，安価で発光効率が高く分光特性に優れている。発光における自己吸収が少ない。

②タリウム活性化ヨウ化セシウム：CsI(Tl)，ナトリウム活性化ヨウ化セシウム：CsI(Na)

ヨウ化セシウム結晶は無色透明な立方体の結晶である。添加する材料によりCsI(Tl)，CsI(Na)などに分類され，発光スペクトルやピーク波長が異なる。

③ビスマスオルソジャーマネイト：$Bi_4Ge_3O_{12}$（BGO）

単位体積当たりの光電吸収率が大きく，高い蛍光能力，非吸収性，エネルギー分解能をもつ。さまざまな分野に用いられ，核医学においてはPET用検出器として使用されている。

④ルテチウムオキシオルト珪酸塩：Lutetium Oxyortho-Silicate（Lu_2SiO_5（LSO））

BGOと同様にPET用の検出器として使用され，発光減衰時間が短時間である特徴をもつ。

⑤ケイ酸ガドリニウム：Ce-doped Gd_2SiO_5（GSO）

BGOと同様にPET用の検出器として使用される。

ガンマカメラ

構成

ガンマカメラの外観を図1に示し，図2に構成を示した。

図1　ガンマカメラの外観

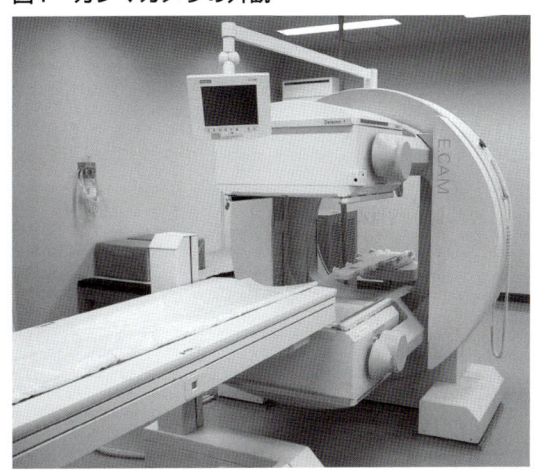

図2　シンチレータ回路

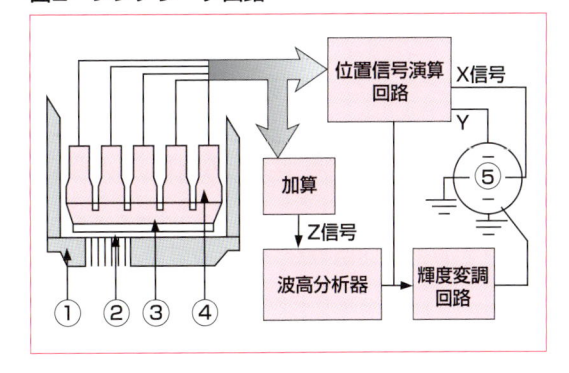

ガンマカメラは図2のように，コリメータ（①），シンチレータ（②），ライトガイド（③），光電子増倍管（④），位置およびエネルギー分別のための電子回路からなる。シンチレータに入射したγ線により生じた蛍光は結晶内に等方的に伝達され，この光を複数の光電子増倍管が受けて，受ける光量の違いから入射γ線の位置を電子回

路で計算し位置情報を得る。一方，全発光量に比例するエネルギー信号を取り出し，波高分析器を介してRIの出すγ線のエネルギーのみを選別し，その出力パルスにより位置信号を輝度変調してデータとして保持し，モニタなど（⑤）に輝点を表示する。

基本性能

●空間分解能

シンチレーションカメラの空間分解能は，測定しようとするRIから放出されるγ線のエネルギー，シンチレータの前に取り付けられるコリメータの幾何学的分解能（geometrical resolution）と位置検出器としてのシンチカメラそのもののもつ固有分解能（intrinisic resolution）によって決まる。

①システム総合分解能

コリメータを含むシンチレーションカメラ全体の分解能は，コリメータの幾何学的分解能とコリメータの表面から被写体までの距離に応じて変化する。

②固有分解能

シンチレータから表示系までの測定系において生じるシンチグラムのボケを「固有分解能」という。このボケの要因は，
- シンチレータによる光変換の統計的揺らぎ。
- シンチレータなど光学系のひずみ，誤差。
- 光電変換から電子増幅の過程の統計的揺らぎ。
- 位置計算回路のもつ精度の限界。
- 表示系にいたるまでの電子回路の誤差。

などが考えられる。

これらの原因によって，入射γ線のエネルギーが低くなるに従って，固有分解能は悪くなる。一方，γ線エネルギーが高くなると透過力が強くなってくるので，コリメータの隔壁を厚くする必要があり，感度を維持するうえからも孔径は大きくなってくるため，コリメータの幾何学的分解能は低エネルギー用のものに比べかなり悪くなる。

このような関係からシステム総合分解能を考慮した場合，シンチレーションカメラは比較的低いエネルギー領域のγ線測定のほうが有利である。

●感度

シンチレーションカメラの感度は主としてコリメータの効率と，シンチレータの検出効率で決まる。シンチレータは厚いほど検出効率がよい。シンチレータの効率が70〜80%であるのに対し，コリメータの効率は0.005〜0.01%程度と極めて低く，シンチレーションカメラのシステム感度は，ほとんどコリメータの効率で決定される。コリメータの効率は，コリメータの分解能と相反する関係があり，分解能をよくすると効率が低下するので，用途に応じて複数のコリメータが用意されている。

●直線性と均一性

直線性はRI分布の形状が歪みなく記録されるかどうかを示すものである。また，感度の均一性は，検出器面に一様な強さのγ線を照射したとき，検出面全体の平均的計数に対し，場所による計数の差を割合で示したものである。この感度の均一性に影響を与える主な要因は，

①エネルギー信号の位置変動（図2におけるZ信号値の変動）
②局所的な直線性の変動

である。

①のZ信号の揺らぎは，主として光電子増倍管の直下と光電子増倍管の間などにみられ，場所によってフォトピーク（photopeak）の高さが異なるので，同一のウィンドウでは，計数される確率が異なってくるため，均一性を損なう。

また，②の直線性の局所的変動も，光電子増倍管の配列との関係がみられ，一般にX軸よりY軸の方向が目立っている。隣り合う直線が寄って見える所では単位面積当たりの計数が多く再現され，離れて見える所では少なく再現される。

近年，これらの感度の不均一性を電子回路によって補正する方法が開発され，装置に組み込

まれて使用されるようになった。

● コリメータの種類

主要なコリメータを図3に示した。

図3　各種コリメータの形状

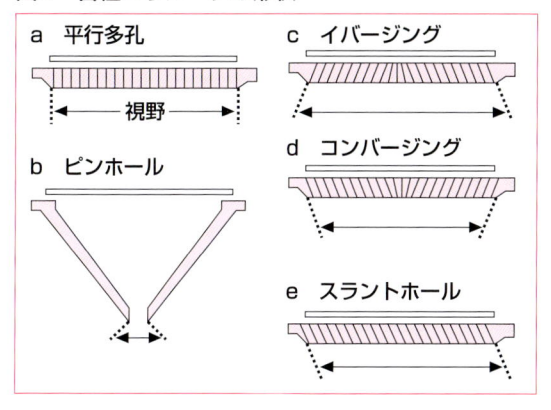

a 平行多孔
b ピンホール
c ダイバージング
d コンバージング
e スラントホール

①平行多孔コリメータ（図3a）

最も多用されるコリメータで、鉛などの重金属板に円形または正六角形などの孔が平行（垂直）に多数あけてある。像の大きさが距離に無関係で、歪みがない長所をもつ。高エネルギー用、中エネルギー用、低エネルギー用などがあり、それぞれに高分解能形、汎用形、高感度形が用意されている。γ線エネルギーが高いほど透過力が強いので、解像力を犠牲にして隔壁を厚くし、高感度形ほど孔の径を大きくしてある。

②ピンホールコリメータ（図3b）

鉛製の円錐形コリメータで、頂点に1個の孔がある。ピンホールカメラの原理で、コリメータからの距離により拡大、縮小ができ、近距離では拡大され解像力がよい。像の歪み、低感度、周辺部での感度低下が欠点である。甲状腺シンチグラフィなどで使用される。また、倒立画像が得られる。

③ダイバージングコリメータ（図3c）

検出器の有効視野より大きい臓器を縮小して撮像するコリメータで、下方へ広がった形で孔のあけられた多孔コリメータである。小視野カメラにおいて大きな臓器を検出する場合（肺、肝など）の撮像に用いる。解像力の低下、像の歪みが欠点である。

④コンバージングコリメータ（図3d）

少し小さい臓器（脳、心臓など）を拡大して撮像するコリメータで、ダイバージングコリメータとは逆に下方へ集束した形で孔のあけられた多孔コリメータである。像に歪みができるのが欠点であるが、検出効率が増すため解像力がよくなる。

⑤スラントホールコリメータ（1.図3e）

一定の角度（通常は30°）で斜方向に孔があけられた平行多孔コリメータで、心筋などの斜位撮像において被検者に密着して撮像できるために分解能がよい利点をもつ。また、コリメータを回転してコンピュータにデータを収集することにより、断層像の作成もできる。

各種補正

核医学画像を用いて定量（脳血流量の測定）を行う場合など、障害となるのがエネルギーウインド内に混入するコンプトン散乱線と人体自身による吸収である。

散乱線補正

散乱線の補正法として代表的なものに、「TEW (triple energy window)法」がある。原理はフォトピークの両側に、サブウインドを設定しサブウインドの計数より直線近似でフォトピークに含まれている散乱線の量を推定し、計数値より差し引く方法である。

吸収補正

吸収補正の方法には、吸収係数が均一な部分（頭部など）については線吸収係数を用いた「Chang法」、「Sorenson法」などが用いられている。しかし胸部など、吸収係数の異なった部分（空気、骨、軟部組織が存在する）では吸収係数を用いた方法は使えない。現在、X線CTや外部線源を使用したトランスミッション画像（CT像）を撮影し、吸収マップを作成し吸収補正を行う方法が行われている。しかし、装置自体が対応していない場合が多いのが現状である。

IV 超音波検査

1 超音波診断法の基礎
2 超音波診断装置の基礎
3 臨床画像と撮影の
　ポイント

IV 1 超音波検査
超音波診断法の基礎

浅井 仁

超音波診断とその特徴

超音波診断は，体内に超音波を照射し，反射または透過した超音波を解析して行われる。その主な原理は次の3つである。

①**パルスエコー法（エコーロケーション）**
　　往復伝搬時間 → 深さ（距離）
②**ドプラ法**
　　ドプラ効果 → 血流・運動
③**音響的性質の測定**
　　音速・減衰 → 骨の状態，組織性状

超音波診断には次のような特徴がある。
①X線被ばくがなく，弱いパワーでは無侵襲である。
②リアルタイムで断層像を表示できる。
③ドプラ法により造影剤なしで血流を表示できる。また，造影剤を用いるとさらに詳細な観察ができる。
④アーチファクトに注意する必要がある。

超音波

超音波とは？

超音波とは，周波数[*1]が可聴周波数範囲[*2]の上限である20kHzよりも高い音波である。実際の超音波診断で使用されている周波数は可聴周波数よりも遥かに高く，1MHz～数十MHz程度である。このような周波数の超音波はまっすぐ進む性質が強く，超音波ビームを形成する。

超音波が伝搬するには媒質[*3]が必要であり，その伝わり方は媒質の性質によって変化する。

超音波の分類

超音波は，さまざまな観点から分類される
①**縦波と横波**…………振動の方向
②**連続波とパルス波**…継続時間
③**平面波と球面波**……波面の形状

Check & Check

- パルスエコー法（エコーロケーション）は，音速と伝搬時間から対象物までの深さを求めるもので超音波断層像の基本原理である（図1）。
- ドプラ法は，血液中の赤血球のように移動している対象物からの反射波を利用してその移動速度，例えば血流速度を求めるものである（図2）。

超音波診断の原理

- 音響的性質とは超音波に対する媒質の特性である。音速は超音波が伝搬する速度，減衰は伝搬に伴って超音波の強度が弱まる現象である。伝搬経路上の性質によって音速や減衰の値が異なるから，例えば骨を伝搬させた場合の音速値・減衰値を測定してその状態を推定することができる（図3）。

図1　パルスエコー法の概念図

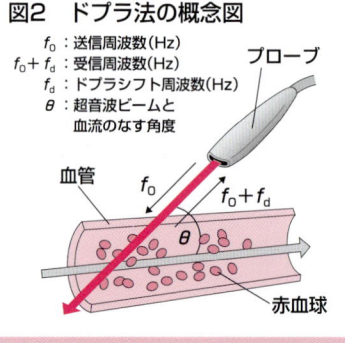

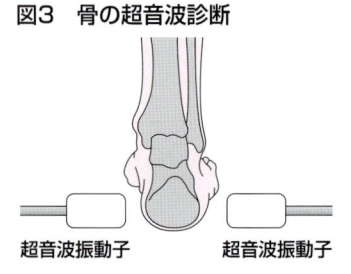

図2　ドプラ法の概念図
f_0：送信周波数(Hz)
f_0+f_d：受信周波数(Hz)
f_d：ドプラシフト周波数(Hz)
θ：超音波ビームと血流のなす角度

図3　骨の超音波診断

（図2：森　秀明：腹部超音波フルコース，メジカルビュー社，2002，より改変引用）

超音波診断法の基礎

縦波と横波（図4）

波は，伝搬方向（波の進む方向）と振動方向（揺れの方向）の関係から縦波（粗密波）と横波とに分けられる。

① **縦波**…伝搬方向と振動方向が同じ
② **横波**…伝搬方向と振動方向が垂直

体内では縦波がよく伝搬し，横波はほとんど伝搬しないので**超音波診断装置では縦波が使用されている**。縦波は，疎の状態（膨張した状態）と密の状態（圧縮した状態）が伝搬していく波で，「粗密波」とも呼ばれる。粗密を音圧[*4]に置き換えて，図5のような波形で表す。

図4　固体中の縦波と横波

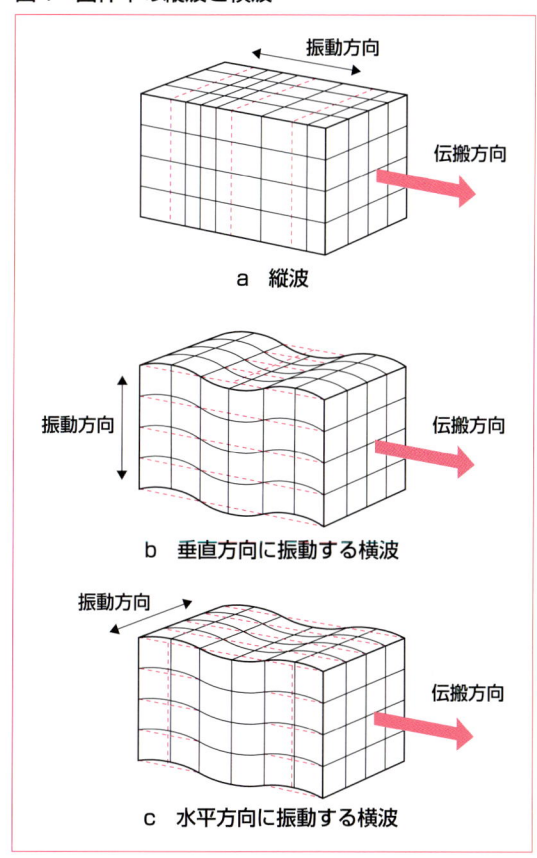

a　縦波
b　垂直方向に振動する横波
c　水平方向に振動する横波

図5　縦波（粗密波）

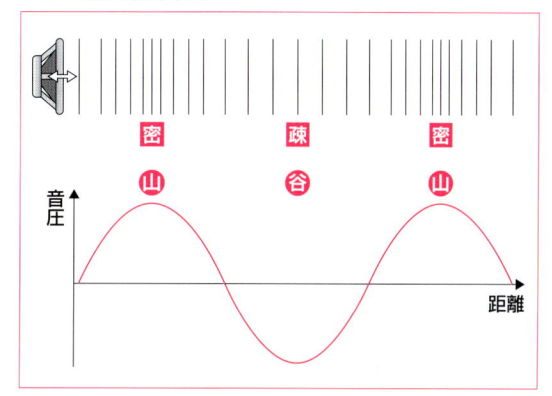

用語ア ラ カルト

*1　周波数
1秒当たりの振動の回数のことで，「Hz（ヘルツ）」という単位を使う。

*2　可聴周波数範囲
ヒトが聞くことのできる周波数の範囲。およそ「20Hz～20kHz」といわれている。

*3　媒質
音を伝える空気のように音波を伝搬させる働きをするもの。スポーツ観戦のスタンドでつくるウェーブがそうであるように，媒質は振動を伝えるだけで，媒質自体が移動する訳ではない。しかし，媒質がなければ伝わらず，例えば，音速は媒質の密度と弾性率だけで決まる。また，違う媒質との境界での反射・屈折の仕方も2つの媒質の性質によって決まる。

*4　音圧
音波による正味の圧力変化を「音圧」という。例えば，空気中の音では，実際の圧力から音がないときの圧力（1気圧）を差し引いたものである。

補足

縦波（粗密波）と横波
● 普段耳にしている音は縦波（粗密波）である。スピーカーのネットをはずしてコーン紙を観察すると，コーン紙がとび出たり引っ込んだりして，振動しているのがわかる。コーン紙のすぐ前の空気が押しつぶされたり引きのばされたりして疎密の状態ができ，これが空気中を伝わって耳に届いているのである。一方，波といったときによく思い浮かぶものはほとんどが横波である。例えばひもを左右に振ったときに起きる波が横波である。地震でいえば，「P波」が縦波であり「S波」が横波である。

音波
● 超音波は音波の一種である。音波は音の波で，波というのはある点での振動が時間とともにほかの点に伝わっていく現象である。振動が続くのは復元力と慣性による。音の場合，弾性力（ものを歪ませたとき元の形に戻ろうとする力：ばね）が復元力になり，質量（おもり）が慣性を与える。このような振動は，「弾性振動」と呼ばれる。

連続波とパルス波（図6）

　いつまでもずっと続く波を「**連続波**」という。これに対してある時間間隔である継続時間の間だけ起きる波を「**パルス波**」という。このとき波の起きる時間間隔を「**パルス（くり返し）周期**」といい、その逆数を「**パルス（くり返し）周波数（pulse repetition frequency：PRF）**」という。また、波の継続時間を「**パルス幅**」と呼ぶ。パルス波を使うと時間的に遅れた波は別々に分かれているので、「これらの時間差を計る」、「ある時間遅れた波だけを選んで取り出す」、というようなことができる。

平面波と球面波（図7）

　波が空間を伝わっていくようすを観察したとき、山と山あるいは谷と谷（正確には同位相の点）を結んでできる面を「**波面**」という。**波は波面に対して垂直な方向に進む**。まっすぐに進む波では波面が平面になり、このような波を「**平面波**」と呼ぶ。1点から一様に広がっていく波や1点に一様に集束していく波では波面が球面になり、このような波を「**球面波（集束波）**」と呼ぶ。超音波診断装置では、空間分解能を高めるために集束させた超音波を送信している。また、「超音波結石破砕装置」や「HIFU（High Intensity Focused Ultrasound）」では強力な集束超音波を利用して治療を行っている。

図6　連続波とパルス波

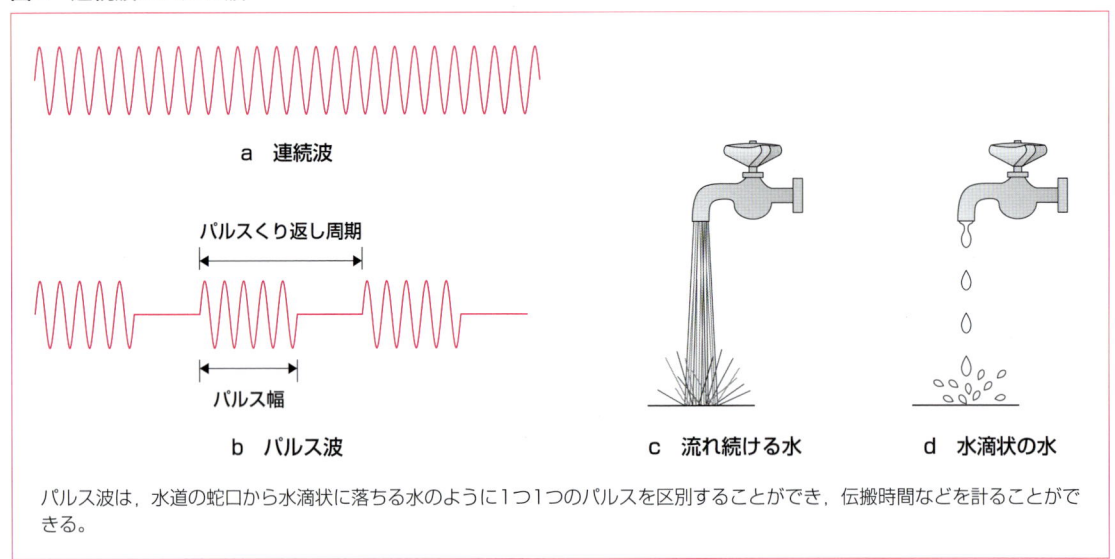

　a　連続波
　　パルスくり返し周期
　　パルス幅
　b　パルス波
　c　流れ続ける水
　d　水滴状の水

パルス波は、水道の蛇口から水滴状に落ちる水のように1つ1つのパルスを区別することができ、伝搬時間などを計ることができる。

図7　平面波と球面波

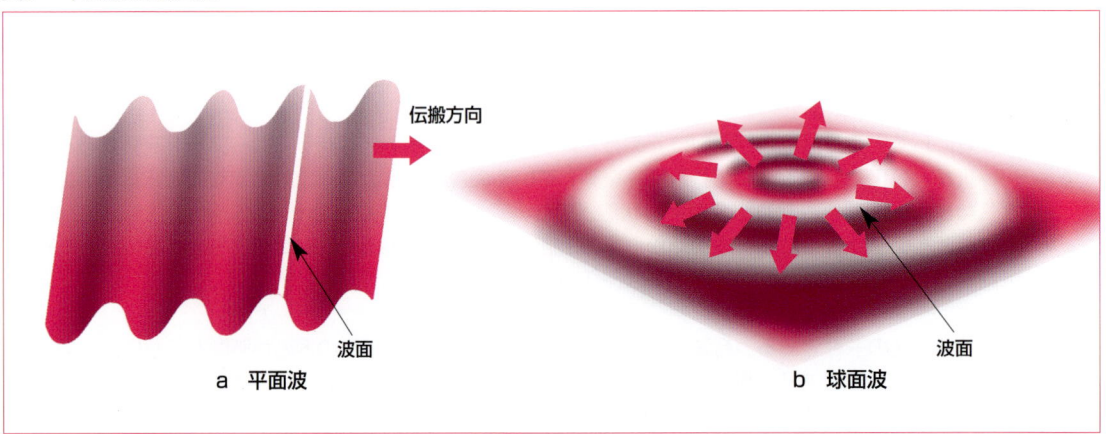

　伝搬方向
　波面
　a　平面波
　波面
　b　球面波

（佐久間浩・桑島　章編：よくわかる超音波検査入門講座，永井書店，2006，より改変引用）

超音波の発生と検出

超音波の発生（送信）と検出（受信）には**圧電素子**（**圧電振動子・超音波振動子**）を利用する。圧電素子では，次に示すような圧電効果により電気信号と超音波信号の変換が行われる。

①**圧電正効果**：ひずみ（変形）→電圧
　　　　　　　（超音波信号→電気信号）
②**圧電逆効果**：電圧→ひずみ（変形）
　　　　　　　（電気信号→超音波信号）

なお，圧電正効果は「圧電効果」，「圧電直接効果」，「正圧電効果」と呼ばれることもある。また，圧電逆効果は「逆圧電効果」とも呼ばれる。

超音波診断装置に用いられている代表的な圧電素子の材料は次の3種類である。

①**圧電セラミックス**
②**高分子圧電材料**
③**複合圧電材料**

圧電セラミックス

圧電性を有する物質を粉末状にした後，焼成・分極処理したものである。代表的なものに「ジルコン酸チタン酸鉛系（PZT系）」と「チタン酸鉛系（PT系）」がある。これらは性能が高い反面，原料に鉛を含むため，非鉛系圧電材料の研究・開発が進められている。

高分子圧電材料

代表的なものに「ポリフッ化ビニリデン（PVDF）」と「ポリフッ化ビニリデン-トリフルオルエチレン（PVDF-TrFE）」がある。薄膜にすることが容易で，複雑な形状にすることもできる。主に高周波用や広帯域用で使用される。

複合圧電材料

圧電セラミックスと高分子圧電材料の複合材料で，十分な圧電性能を保ちつつ，音響インピーダンスを人体に近づけることのできる材料である。

Check & Check　　　圧電効果

図8　圧電効果

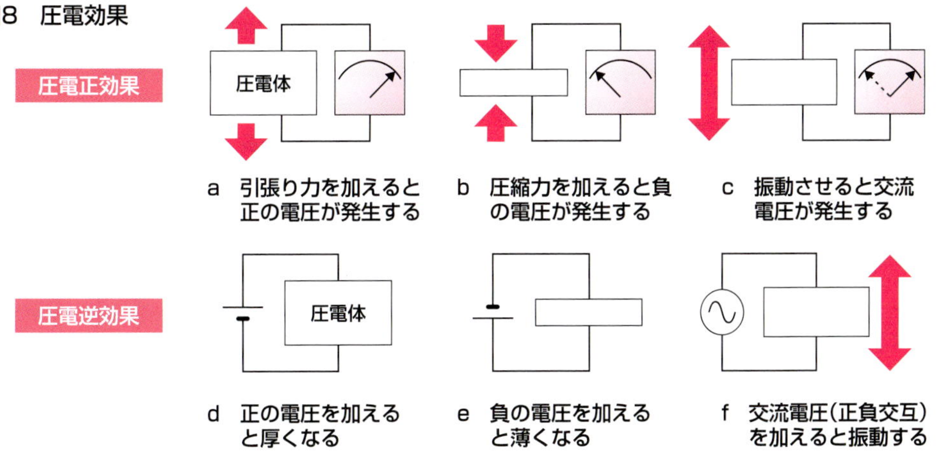

圧電正効果
a　引張り力を加えると正の電圧が発生する
b　圧縮力を加えると負の電圧が発生する
c　振動させると交流電圧が発生する

圧電逆効果
d　正の電圧を加えると厚くなる
e　負の電圧を加えると薄くなる
f　交流電圧（正負交互）を加えると振動する

- 圧電効果とは，物体に圧力や引張り力を加えて変形させると電圧を生じ，逆に電圧を加えると変形を起こすような力が発生する現象である。前者（圧力→電圧）を「圧電正効果」，後者（電圧→圧力）を「圧電逆効果」と呼ぶ。また，このような性質を示す材質のことを「圧電材料（圧電体）」と呼ぶ。
- 圧電材料に圧縮力と引張り力を交互に加えて振動させると，発生する電圧も正（＋）と負（−）の電圧が交互に発生する。つまり，圧電材料に超音波が当たって振動が起こると交流電圧として検出される。逆に，圧電材料に交流電圧を加えると，伸びと縮みが交互に起こり，この振動が周りに伝わると超音波が発生する。このような振動が生じやすいような形状に圧電材料を加工したものを「圧電振動子」または「超音波振動子」と呼んでいる。

超音波の性質と用語

音速

　超音波が伝わる速さを「**音速**」という。縦波の音速c，媒質の体積弾性率K*5，密度ρの間には，次式の関係がある。

$$c = \sqrt{\frac{K}{\rho}} \quad \cdots \cdots \cdots (1)$$

　音速は，物質ごとに決まった値をとるが，温度により変化する。また，周波数によって音速が変化する物質もある。生体内の音速は組織により異なるが，**軟組織ではほぼ水の音速に近く，およそ1,500m/s**である。例えば3cmを往復する際の伝搬時間は40μsecである。

周波数，周期，波長

　超音波はある点の振動が周りの空間に伝搬していくものである。図9に示すように，

①ある点での振動が時刻によりどう変化するかを表した波形

②ある時刻における振動が空間内の各点(距離)でどのようになっているかを表した波形

の2つの波形表現がある。**①の波形**で山から谷になってまた山に戻るまでの時間が「**周期**」である。同様に**②の波形**で山から谷になってまた山に戻るまでの長さが「**波長**」である。時間的なひと区切りが周期で，空間的なひと区切りが波長である。

　周波数fは1秒当たりの振動回数であるから，1回の振動にかかる時間はその逆数になる。これが周期Tであり，次式で表される。

$$T = \frac{1}{f} \quad \cdots \cdots \cdots (2)$$

　この1周期分の時間の間に波が伝わる距離は音速cに周期Tをかければ求まる。この長さが波長であり次式で表される。

> **用語ア ラ カルト**
>
> *5 **体積弾性率**
> 物質に加えた力に対してどの程度の抵抗力を生じるかを表す量を「弾性率」という。弾性率が小さい物質ほど変形が大きい。粗密波の媒質では圧力変化による体積変化が生じており，この変形に関連した弾性率が体積弾性率である。

$$\lambda = cT = \frac{c}{f} \quad \cdots \cdots \cdots (3)$$

　時間を止めてある位置から周りのようすを見ると，波の伝搬する方向に沿って波長の長さごとに波の山が並んでいることになる(図7)。同じ周波数で比較すると，**音速が速い媒質では波長が長く，音速が遅い媒質では波長が短くなる**。また，**周期も波長も周波数が高いほど短くなる**ことがわかる。

図9　周期と波長

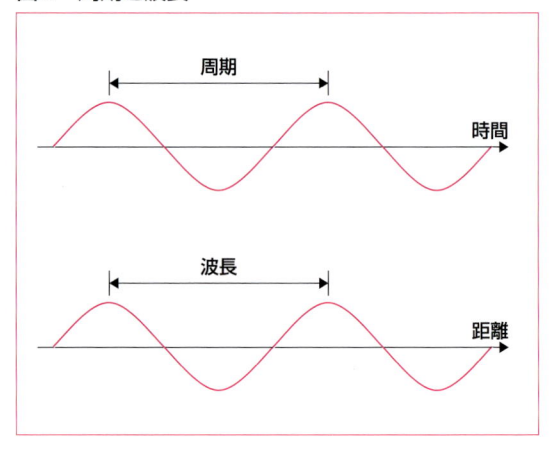

スペクトル図とスペクトル帯域

　図10は，波形とその波形に含まれている周波数成分の関係を表したものである。連続波と異なり，**パルス波は周波数が単一ではなくある範囲に分布**する。この周波数の分布を表示したものを「**スペクトル図**」といい，分布範囲を「**スペクトル帯域**」という。帯域が広いことを「**広帯域**」といい，帯域が狭いことを「**狭帯域**」という。**帯域が広いほうがパルス幅を短くすることができる**。

図10 周波数スペクトル

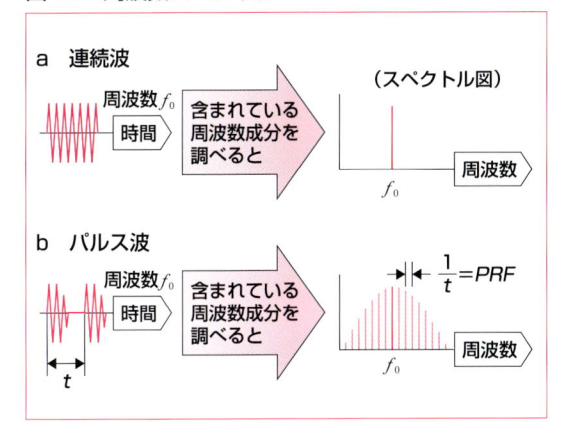

a 連続波
b パルス波

(甲子乃人：超音波の基礎と装置【三訂版】, ベクトル・コア, 2006. より改変引用)

超音波の伝搬

近距離音場限界距離

超音波振動子から放射された超音波は，振動子の近傍では垂直な方向にまっすぐに進み，平面波としてあつかうことができる。一方，振動子から遠方になると，振動子は点音源とみなされるようになり，球面波としてあつかわれる。平面波としてあつかうことができる距離の目安として，**近距離音場限界距離**（**フレネル長**）があり，円形振動子の場合は次式で計算される。

$$\frac{D^2}{4\lambda} = \frac{fD^2}{4c} \quad \cdots \cdots (4)$$

ここで D は振動子の直径である。また，λ, f, c はそれぞれ超音波の波長，周波数，音速である。**振動子の直径が大きいほど，周波数が高いほど遠方まで広がらずに進む**ことを示している。

指向性とビームの広がり

振動子から十分遠方において円形振動子の中心軸上の音圧（振動子に垂直な方向の音圧）に対し，ある角度方向の音圧の比率を「指向性係数」という。指向性係数は中心軸方向（0°方向）で最大になる。斜めの方向では，角度が大きくなるに従って小さくなり，ある角度で0になる。この角度が**指向角**（**零放射角**）である。**指向角が小さいほど指向性がよい**といい，超音波ビームの広がり方の目安になる。また，指向性がよいほど特定方向の超音波だけを選択的に受信することができる。

直径が D である円形振動子の場合，指向角 θ は次式で表される。

$$\sin\theta = \frac{1.22\lambda}{D} = \frac{1.22c}{fD} \quad \cdots \cdots (5)$$

すなわち，

$$\theta = \sin^{-1}\frac{1.22\lambda}{D} = \sin^{-1}\frac{1.22c}{fD} \quad \cdots (6)$$

振動子の直径が大きいほど，周波数が高いほど指向角が小さく，狭い角度範囲に伝搬することがわかる。

振動子の直径と周波数によっては，指向角よりも大きな角度で指向性係数が極大値をとることがある。これは振動子の正面以外の方向にも強く放射される方向があることを示している。この場合，正面方向のビームを「**メインローブ**」，その他の方向のビームを「**サイドローブ**」という。サイドローブがあると，目的外の方向についても超音波が送受信されてしまうのでアーチファクトの原因になる。

超音波ビームの形状

図11は，以上に述べたような超音波伝搬特性を表現したモデルである。実際のビームは滑らかな形状をしているが，概略の形状を把握するには十分である。

図11 超音波ビームの形状

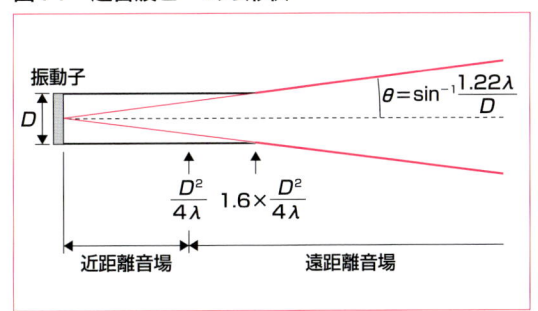

超音波の反射と透過

図12に示すように，固有音響インピーダンス[*6]が異なる媒質の境界に超音波が到達すると，反射する超音波と透過する超音波に分かれる。**反射と透過の比率は，2つの媒質の固有音響インピーダンスで決まる**。垂直入射の場合の音圧に関する反射率，透過率は次のようになる。

音圧の反射率
$$R_P = \frac{Z_2 - Z_1}{Z_2 + Z_1} \quad \cdots (7)$$

音圧の透過率
$$T_P = \frac{2Z_2}{Z_2 + Z_1} \quad \cdots (8)$$

ただし，

$$Z_1 = \rho_1 c_1 \quad \cdots (9)$$
$$Z_2 = \rho_2 c_2 \quad \cdots (10)$$

は2つの媒質の固有音響インピーダンスである。音圧の反射率は負になることがある。この場合には，反射波形の正負が反転する。

また，強さの反射率，透過率は次のようになる。

強さの反射率
$$R_I = R_P{}^2 = \left(\frac{Z_1 - Z_2}{Z_1 + Z_2}\right)^2 \quad \cdots (11)$$

強さの透過率
$$T_I = \frac{4Z_1 Z_2}{(Z_1 + Z_2)^2} = 1 - R_I \quad \cdots (12)$$

強さの反射率と透過率の和は「1」になるが，音圧の反射率と透過率の和は「1」とはならないので注意が必要である。

用語ア ラ カルト

*6 固有音響インピーダンス
媒質の音速 c と密度 ρ の積

$$Z = \rho c \quad \cdots (13)$$

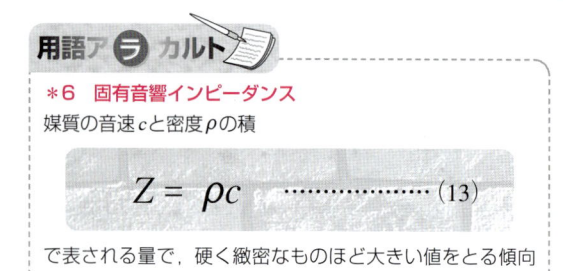

で表される量で，硬く緻密なものほど大きい値をとる傾向がある。

図12 超音波の反射と透過（垂直入射）

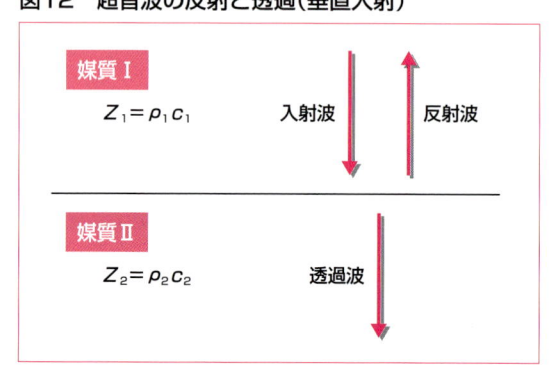

空気と人体の固有音響インピーダンスは大きく異なるので，超音波診断装置のプローブと体の間に空気があると体の表面で超音波が反射してしまい，体の中に超音波が伝わらなくなる。超音波検査の際に塗るゼリー（エコーゼリー，超音波ゲル）は，プローブと体の間に空気が入らないようにするためのものである。また，骨と軟組織の固有音響インピーダンスも大きく異なるので骨の表面で超音波の強い反射が起こる。したがって，心臓超音波検査は骨をよけて肋間から行われる。

超音波プローブ内には，電気信号と超音波信号の相互変換をする圧電振動子がある。圧電振動子の固有音響インピーダンスは人体の固有音響インピーダンスと大きく異なるので，**音響整合層**を設けて効率よく照射できるようにしている。

超音波の屈折

境界に超音波が斜めに入射した場合には，屈折が生じる。このとき，入射角と屈折角の関係は音速の値によって定まり，次の「スネルの法則」に従う。

超音波診断法の基礎

スネルの法則

$$\frac{\sin\theta_1}{c_1} = \frac{\sin\theta_2}{c_2} \quad \cdots\cdots (14)$$

ここで，θ_1，θ_2は図13に示した入射角，透過角である。また，c_1，c_2は媒質の音速である。

なお，斜め入射の場合の反射率，透過率は次のようになる。

音圧の反射率　$R_P = \dfrac{Z_2\cos\theta_1 - Z_1\cos\theta_2}{Z_2\cos\theta_1 + Z_1\cos\theta_2} \cdots (15)$

音圧の透過率　$T_P = \dfrac{2Z_2\cos\theta_1}{Z_2\cos\theta_1 + Z_1\cos\theta_2} \cdots (16)$

強さの反射率　$R_I = R_P{}^2 \quad \cdots\cdots\cdots (17)$

強さの透過率　$T_I = 1 - R_I \quad \cdots\cdots (18)$

図13　超音波の反射と透過（斜め入射）

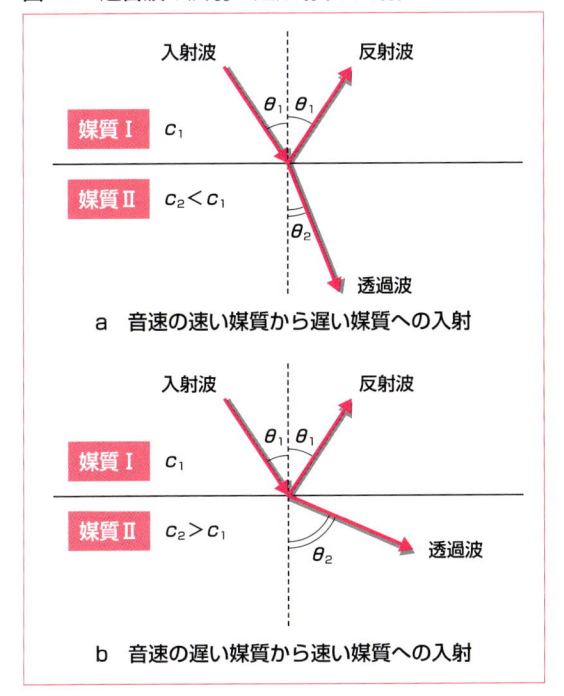

a　音速の速い媒質から遅い媒質への入射

b　音速の遅い媒質から速い媒質への入射

臨界角

図13bに示したように音速の遅い媒質から速い媒質への入射では，透過角θ_2が入射角θ_1よりも大きくなる。このため，入射角を大きくしていくと図14に示すように，ある入射角で透過角が90°に達する。このときの入射角を「臨界角」という。臨界角をこえた入射角では，透過波がなくなり全反射となる。臨界角θ_Cと媒質の音速c_1，c_2の間には次式の関係がある。

$$\sin\theta_C = \frac{c_1}{c_2} \quad \cdots\cdots\cdots (19)$$

図14　臨界角

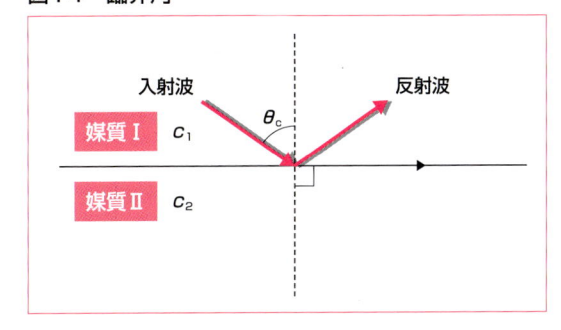

補足　超音波の屈折

●超音波の屈折する角度は，次のように考えると理解しやすい。超音波の波長は，音速に比例して変化し，同じ周波数であれば音速が速いほど波長が長くなる。これは同じ周波数であっても，山と山の間隔が媒質によって異なることを意味する。しかし，媒質の境界上においては両媒質の山，谷が一致する必要があることは明らかである。波の進む方向を変えるとこの条件をクリアすることができる。

図15　屈折における波面のようす

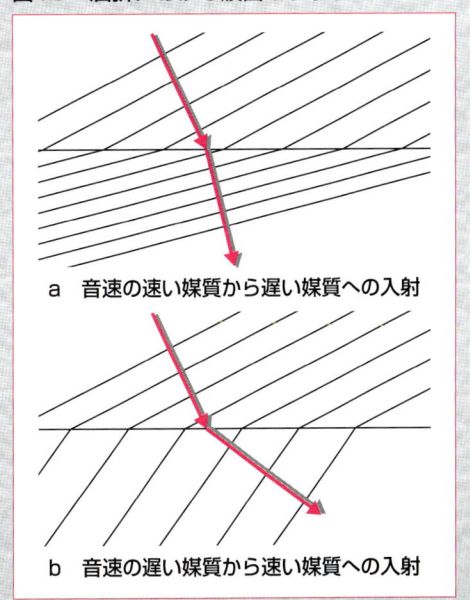

a　音速の速い媒質から遅い媒質への入射

b　音速の遅い媒質から速い媒質への入射

減衰

超音波は伝搬するに従って強度が弱まっていく。これを「減衰」といい、次の3つに分類される。

① 拡散減衰

球面波として伝搬することによる拡散

② 吸収減衰

媒質の粘性などによる吸収

③ 散乱減衰

波長より小さい反射体(構造)による散乱

減衰の程度は一般に単位長さ当たりの減衰量で表され、「減衰定数(係数)[dB/cm]」と呼ぶ。減衰定数は周波数によって変化し、高周波ほど減衰が大きい。**水の場合には周波数の2乗にほぼ比例**する。**生体軟組織では周波数の1乗にほぼ比例するものが多い**。この比例係数は**約1dB・cm^{-1}・MHz^{-1}**である。

超音波に対する人体の性質

以上のように、超音波の伝搬には媒質の音速、特性音響インピーダンス、減衰定数などが大きく関係する。表1に各組織におけるこれらの値の概略値を示す。

超音波に対する人体の性質は、軟組織と硬組織で大きく異なる。軟組織の音速はほぼ水に近い。概して水分や脂肪分が多いほど遅く、蛋白質が多いほど速くなる傾向がある。一方、硬組織は固体のように速い音速を示す。減衰は、組成と構造が関与する。

ドプラ効果(ドップラ効果)

波源や観測点が移動していると、波源での周波数とは異なる周波数の波が観測される。これを「ドプラ効果」という。身近な例では、救急車のサイレンの音が近づいてくるときは高い音に聞こえ(周波数が高くなる)、遠ざかるときは低い音に聞こえる(周波数が低くなる)現象がある。これは音源が移動していて観測点が止まっている場合に起こるドプラ効果の例である。これに対し、音源が止まっていて観測点が移動する場合に起こるドプラ効果もある。この例としては列車から踏切の警報機の音を聞くとき、踏切に近づくときは高い音に聞こえ、遠ざかるときは低い音に聞こえるという現象をあげることができる。

音速をc、波源での周波数をf_0、観測される周波数をfとすると、これらの関係は次のようになる。

表1 生体組織の音響特性

物質	音速 (ms^{-1})	音響インピーダンス (10^{6}kgs^{-1}m^{-2})	水に対する反射率 (%)	吸収係数／周波数 (dB・cm^{-1}・MHz^{-1})
水	1,540	1.53	0	0.0022
空気	330	4×10^{-3}	99.9	12
血液	1,570	1.61	0.06	0.18
脂肪	1,450	1.38	0.27	0.63
筋肉	1,585	1.70	0.28	1.2
腎臓	1,561	1.62	0.08	1.0
肝臓	1,549	1.65	0.14	0.94
頭蓋骨	4,080	7.80	46.0	20
黄銅	4,490	38.0	86.0	―

(佐藤 茂:診療画像学Ⅱ.日本放射線技師会雑誌増刊号, 36:112, 1989.より引用)

超音波診断法の基礎

①音源が速度 v_s で観測点に近づく場合

$$f = \frac{c}{c - v_s} f_0 \quad \cdots \cdots (20)$$

②観測点が速度 v_o で音源に近づく場合

$$f = \frac{c + v_o}{c} f_0 \quad \cdots \cdots (21)$$

③両方が近づいている場合

$$f = \frac{c + v_o}{c - v_s} f_0 \quad \cdots \cdots (22)$$

　超音波ドプラ法では，反射体からの信号を受信して解析を行う。この場合の送信周波数 f_0 と受信周波数 f の関係は，反射体が超音波の送受信点に近づく速度を v とすると，次のように表される。

$$f = \frac{c + v}{c - v} f_0 \quad \cdots \cdots (23)$$

　これは，上記③〔式(22)〕と同様の式になっている。送受信点から反射体への伝搬では観測点が動く場合のドプラ効果になり，反射体から送受信点への伝搬では反射体が音源になるので，音源が動く場合のドプラ効果になるためである（**図16**）。

　受信周波数 f の送信周波数 f_0 からの偏移は，**ドプラシフト周波数（ドプラ偏移周波数）** f_d と呼ばれ，次式により表される。

$$f_d = f - f_0 = \frac{2v}{c - v} f_0 \quad \cdots (24)$$

　ここで，反射体の運動速度が音速に比較して十分に小さく，

$$v \ll c \quad \cdots \cdots \cdots \cdots (25)$$

とみなせる場合には，次の近似が成り立つ。

$$f_d \fallingdotseq \frac{2v}{c} f_0 \quad \cdots \cdots \cdots (26)$$

　したがって，反射体の運動速度 v を次式により求めることができる。

$$v \fallingdotseq \frac{c}{2} \cdot \frac{f_d}{f_0} \quad \cdots \cdots \cdots (27)$$

図16　動いている反射体からの反射波を受信する場合のドプラ効果

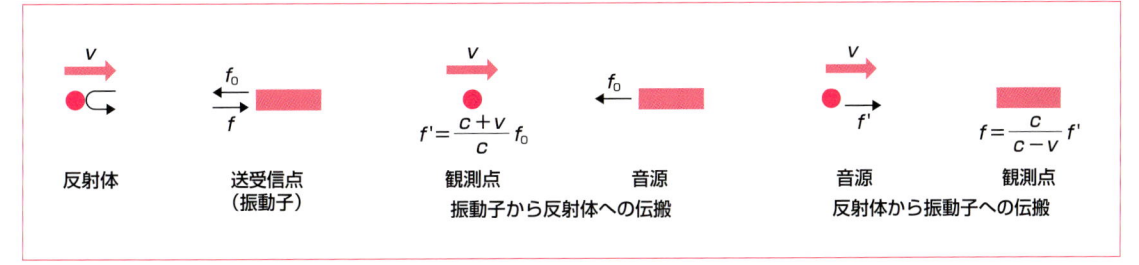

【参考文献】
1) 甲子乃人：超音波の基礎と装置【三訂版】, ベクトル・コア, 2006.
2) 佐久間浩・桑島　章編：よくわかる超音波検査入門講座, 永井書店, 2006.
3) 日本電子機械工業会　編：改訂 医用超音波機器ハンドブック, コロナ社, 1997.
4) 岡部哲夫・瓜谷富三編：放射線診断機器工学 第2版, 医歯薬出版, 2003.
5) 中島真人・渡辺決編：新しい超音波診断技術, 南江堂, 1984.
6) 伊藤健一：超音波のはなし, 日刊工業新聞社, 1982.

超音波診断法の基礎

補足

ドプラ効果

● ドプラ効果を理解するために，観測点での周波数をここでは1秒間に何波長分の波が観測点に到達したかと考える。1秒間に1波長であれば1Hz，10波長であれば1周期が0.1秒になるから10Hzである。波が1秒間に進む距離は音速cにほかならないから，このような考えに立つと，観測点での周波数fは，音速cと波長λを用いて次のように表すことができる。

$$f = \frac{c}{\lambda} \quad \cdots \cdots \cdots \cdots (28)$$

● 波源や観測点が移動すると，上式の音速cや波長λが変化し，その結果，観測周波数fが変化する。

① 音源が移動すると音源の進む方向では波長が縮み，反対側では波長が伸びる。このため，観測周波数が変化する。

$$f = \frac{c}{\lambda'} = \frac{c}{c - v_s} f_0 \qquad f = \frac{c}{\lambda'} = \frac{c}{c + v_s} f_0$$

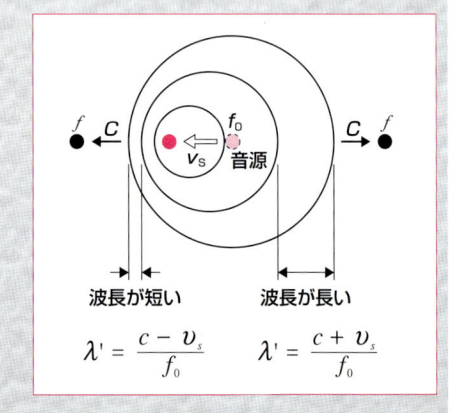

$$\lambda' = \frac{c - v_s}{f_0} \qquad \lambda' = \frac{c + v_s}{f_0}$$

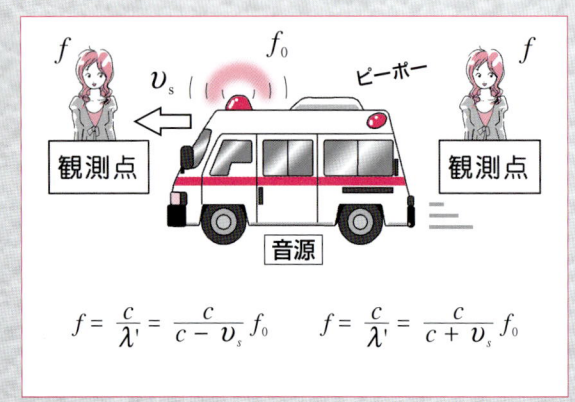

② 観測点が移動すると，音速が見かけ上変化する。

音源に近づく場合は，ほんらいよりも速く観測点に音波が到着するようになる。一方，遠ざかる場合は音波の到着が遅れる。この結果観測点では，波の山が到達して次の山が到達するまでの時間，つまり周期が変化するのでその逆数である観測周波数も変化する。

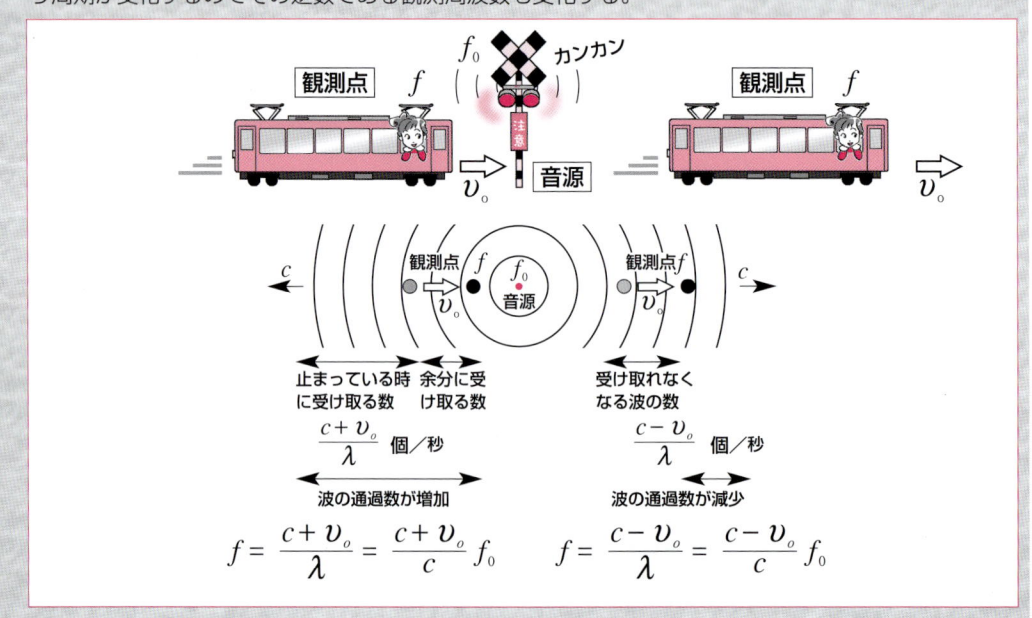

止まっている時に受け取る数 余分に受け取る数
$\dfrac{c + v_o}{\lambda}$ 個／秒
波の通過数が増加

受け取れなくなる波の数
$\dfrac{c - v_o}{\lambda}$ 個／秒
波の通過数が減少

$$f = \frac{c + v_o}{\lambda} = \frac{c + v_o}{c} f_0 \qquad f = \frac{c - v_o}{\lambda} = \frac{c - v_o}{c} f_0$$

このように，波源が近づく場合と音源が近づく場合とでは，観測周波数が変化する原理が異なる。

IV-2 超音波診断装置の基礎

超音波検査

浅井 仁

超音波診断装置

超音波診断装置

超音波診断装置は，体内に超音波を当てて反射または透過した超音波を受信・解析することにより，体内のようすを調べる装置である。具体的な診断装置と代表的な検査法には次のようなものがある。

① 超音波パルスエコー診断装置
　超音波断層法
　　・Aモード
　　・Bモード
　　・Mモード
② 超音波ドプラ診断装置
　超音波ドプラ法
　　・ドプラモード
　　・カラードプラモード
③ 超音波骨粗鬆症診断装置
　　・音速測定
　　・減衰測定

超音波パルスエコー診断装置と超音波ドプラ診断装置はどちらも反射型の構成で，体内からのエコーを解析するシステムである。実際，これらは一体化しており，超音波を送受信するプローブとその制御回路の基本部分は共通である。各診断モードに合わせて送受信が制御され，解析方法を切り換えるようになっている。

一方，超音波骨粗鬆症診断装置は透過型の構成で音速・減衰を測定するもので，独立した装置となっている。

図1　超音波診断装置

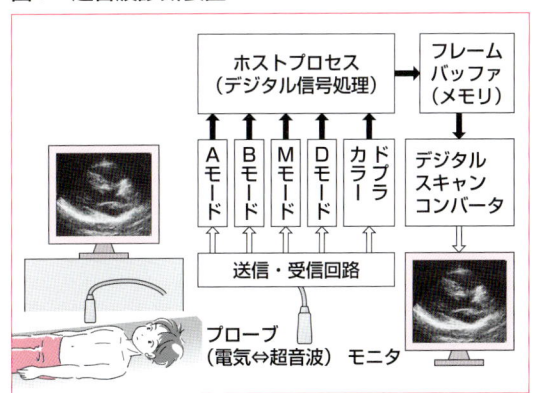

図2　超音波診断画像の例

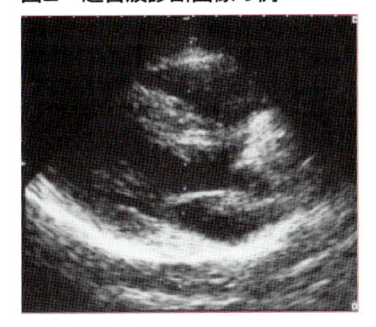

a　Bモード
b　Mモード 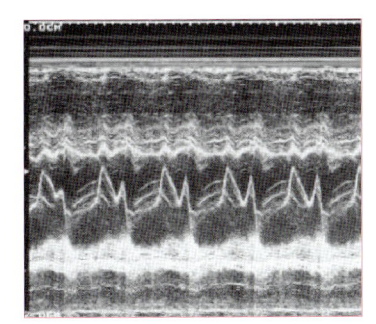
c　ドプラモード 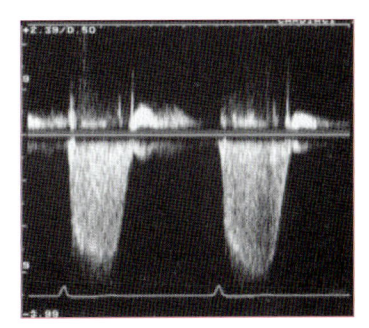
d　カラードプラモード

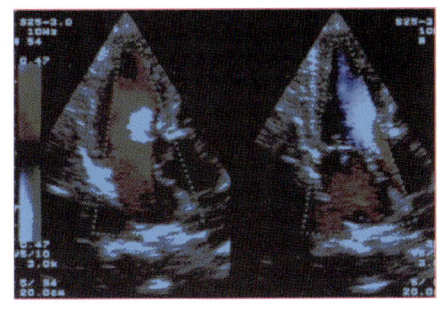

超音波断層法の基礎

エコーロケーション*1（図3）を人体に応用すると体表から体内の各組織や臓器までの距離がわかる。体内にパルス波*2を送信するといろいろな距離から反射してきた波は，それぞれの距離に応じた時間だけ遅れて別々に戻ってくる。したがって，体内の構造を非侵襲的に把握することができる。超音波ビーム*3を送信した方向と反射体までの距離がわかるから反射体の位置を決めることができる。このようにして，体内のようすを画面上に表示するのが超音波断層法である。

図3　エコーロケーション

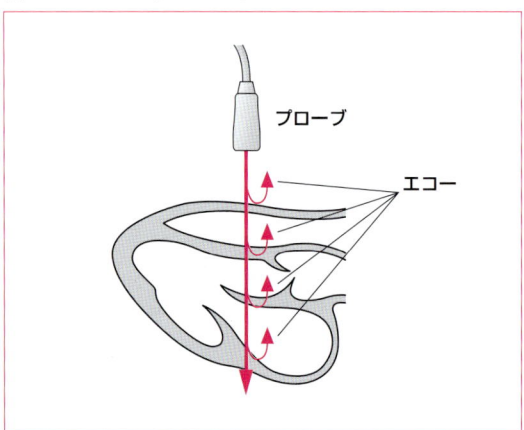

用語ア ラ カルト

＊1　エコーロケーション
超音波が反射体に当たって戻ってくるまでの時間から距離（位置）を知ること。

＊2　パルス波（IV-1の図6参照）
ある時間間隔である継続時間の間だけ起きる波。

＊3　超音波ビーム
ある方向にだけ伝搬する超音波のことを「超音波ビーム」と呼ぶ。可聴周波数領域の音波は，伝搬に伴って広がりやすい性質があるが，超音波はまっすぐ進む性質をもつ。

超音波ドプラ法の基礎

ドプラ効果により，移動している反射体からの反射波の周波数は反射体の速度に応じて変化する。これを利用すると反射体の速度を測定できる。超音波を血管に当てて赤血球からの反射波を調べれば血流速度を診断することができる。これを「ドプラ法」という。

また，一方向に何度か超音波を照射してそれらの反射信号を比較すると，動いている反射体の検出ができる。止まっているものから反射してくる時刻はいつも変わらないが，動いているものから反射してくる時刻は，動きに応じて変化するからである。このようにして，動いているものの位置や移動方向を検出し，それを色分け表示するものがカラードプラ法である。

補足　往復伝搬時間から深さへの換算

●往復伝搬時間 T から深さ d への換算は次のように計算できる。

$$d = c \times \frac{T}{2} \quad \cdots\cdots (1)$$

ここで c は音速である。各組織の音速は厳密には組織ごとに異なり，水分や脂肪分が多いと遅く蛋白質が多いほど速い傾向がある。しかし，各組織の音速がわからなければ深さを決めることができない。そこで，体内の音速は一定であると仮定して計算している。JIS規格では計算に用いる音速を**1,530m/s（37℃）**と定めている（**規格速度**）。このとき，超音波が**体内を1cm往復する時間は約13μsec**になる。13μsec後に戻ってきたのなら1cm，130μsec後なら10cmの深さに超音波を反射させる境界があることになる。

超音波断層法

Aモード

AモードのAは，**Amplitude**（振幅）を表している。
超音波を照射する位置と方向を固定して，受信信号の強度の時間変化を表示させたもの（図4）がAモードである。**縦軸が反射の程度を表し，横軸が体表からの距離（位置）に相当**する。

反射率により反射信号の強度が変化する。また，超音波は伝搬に伴って減衰するから深い部位からの反射信号は弱くなる。体表に近い部位で強い反射があると深い部位からの信号は検出できなくなる場合がある。

Aモード法はパルスエコー法の最も基本的なものではあるが，超音波が進んでいく一直線上の

情報しかわからないので得られる情報は少ないといえる。

図4　Aモード

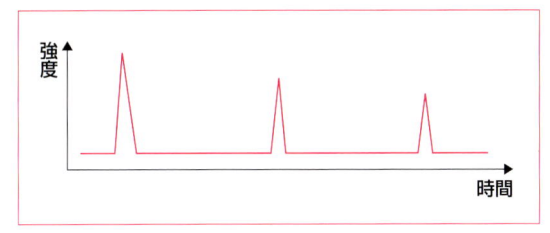

Bモード

BモードのBは，Brightness（輝度，明るさ）を表している。

Aモード法に超音波ビームのスキャン[*4]を取り入れることによって断層像を得るのがBモード法である。Aモードでは超音波が伝搬する一直線上の情報しか得ることができないが，スキャンを行えば2次元の情報を得ることができる。この情報を整理してモニタ上に画像表示したものがBモード像である。臓器の位置や形などを直接に観察することができる。また，画像上の2点間の距離の計測，面積の積算，体積の推定などを行うこともできる。

Bモードの原理（図5）

超音波を送受信した位置，方向，往復伝搬時間から反射点の位置を割り出し，モニタ上の対応する位置に反射点を表示すれば画像が描かれる。表示する明るさはAモードの信号強度に応じて調節する（**輝度変調**[*5]）。

画像の形は，スキャンをどのように行ったかで決まる。例えばセクタスキャンでは，送信する方向を変えることによってスキャンを行うので扇形の画像になる。モニタの上側が体表に近い（浅い）位置，下側が体表から遠い（深い）位置である。送受信の方向とエコーの時刻（距離）から反射点の位置を求め，モニタ上の対応する位置に輝点を表示することにより画像が構成される。

> **用語アラカルト**
>
> ***4　スキャン**
> 「走査」ともいう。超音波ビームを送受信する位置や方向を動かすことによって，体内のいろいろな場所に超音波を伝搬させること。
>
> ***5　輝度変調**
> 信号強度により輝度（明るさ）を調節すること。Aモード信号に反射があれば明るくし，強度に応じて明るさを調節する。反射がなければ暗くする。

図5　Bモードの原理

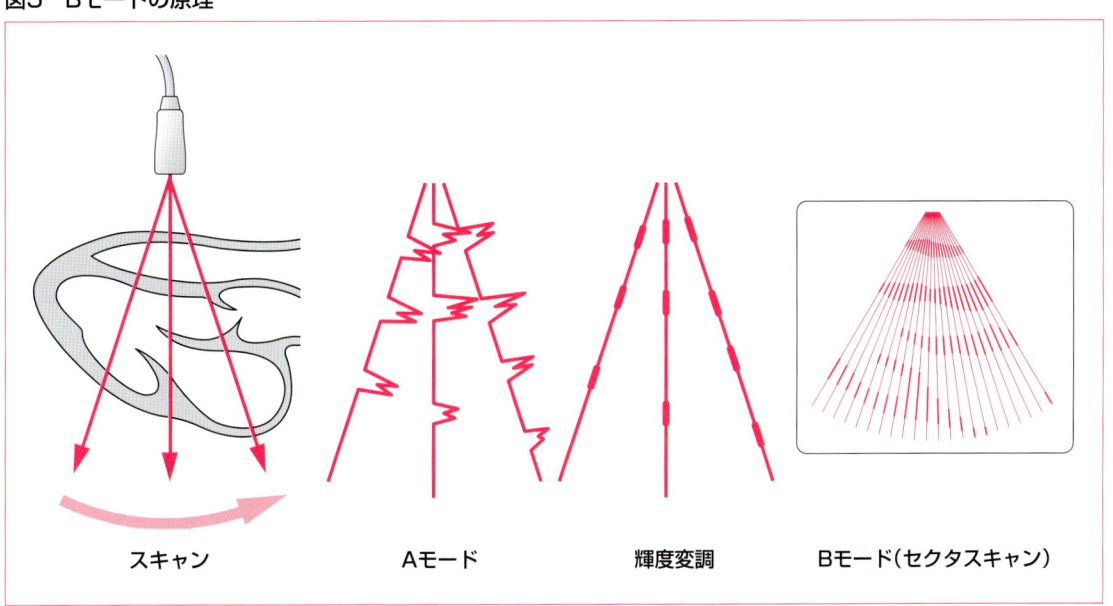

スキャン　　Aモード　　輝度変調　　Bモード（セクタスキャン）

リアルタイム表示

1枚のBモード画像を得るのにかかる時間は，ほぼ超音波の伝搬時間で決まる。例えば20cmまでの深さの画像を描くときにかかる時間を計算すると，次のようになる。

超音波が1cmを往復するのにかかる時間が約13μsecであるから，20cmの深さを往復してくる時間は，約260μsecになる。画像にするためには超音波ビームをスキャンする必要があるが，走査線数[*6]を128本にして計算すると1枚の画像を得るのにかかる時間は約33.3msecになる。この33.3msecおきの画像を連続的に表示すればアニメーションのように動画像が得られる。フレームレート[*8]では30F/sとなり，アナログテレビ放送相当である。超音波断層像がリアルタイム（実時間）で得られるといわれるのはこのためで，断層像で臓器を観察しながら穿刺を行うこともできる。

超音波断層像の原理上，超音波の往復伝搬時間よりも短い時間でデータを取得することはできない。このため，フレームレートR，視野深度D，走査線数Nの積は次式に示すように音速cの制約を受ける。

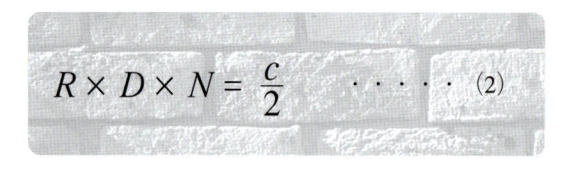

$$R \times D \times N = \frac{c}{2} \quad \cdots \cdots (2)$$

これを図示したものが図6である。例えば視野深度と走査線数を大きく確保するならばフレームレートを下げなければならない。

図6 視野深度

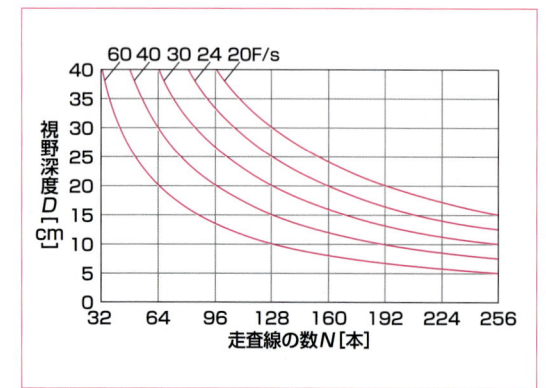

用語アラカルト

*6 走査線数
1枚の画像を構成する走査線[*7]の数。走査線数が多いほど細かな像となる。

*7 走査線
例えばセクタスキャンの場合，角度を変えた複数方向に送受信を行って画像データを得ている。1回の送受信では超音波が往復したある直線上の情報が得られる。このような直線を「走査線」という。

*8 フレームレート
動画像において1秒当たりに何回，画像が書き換えられるかということを「フレームレート(frame rate)」といい，F/s, fps, フレーム／秒という単位を使う。フレームレートが高いほど動きが滑らかな像が得られる。

Mモード（図7）

MモードのMは，Motion（運動，動き）を表している。

図7 Mモードの原理

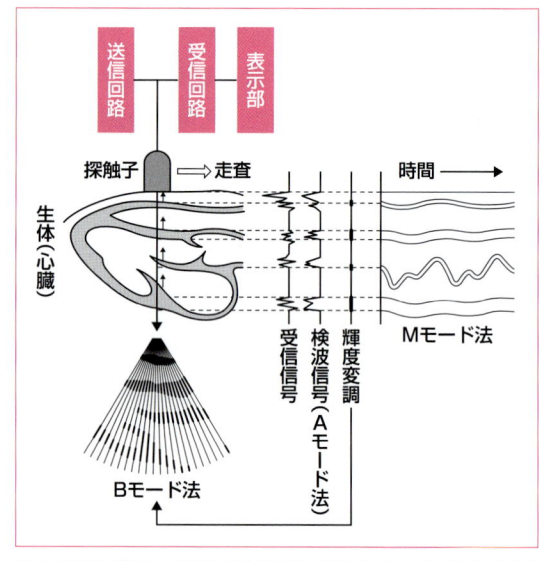

（日本超音波医学会編：超音波診断 第2版，医学書院，1994．より改変引用）

Mモードの**縦軸は体表からの深さ，横軸は時間**である。Mモードでは，超音波ビームはスキャンせず，測定部位に合わせて固定する。これはBモード画像上で簡単に指定することができる。心臓の弁など運動している反射体からの反射波の時刻は，運動に伴って変化するのでモニタ上では対応する輝点が上下に動くことになる。そこで，心電図のように輝点を時間とともに水

平方向に動かして，軌跡を描いたものがMモード像である。

Mモードだけを表示した場合，1方向にのみ送受信するので測定の時間間隔が短く，したがって時間分解能が高くなる。Bモードと同時に表示した場合（B＋Mモード）には，スキャンを行うため時間分解能が悪くなる。

スキャン方式とプローブの構造

スキャン方式

Bモード像には，図8に示すようなさまざまなスキャン方式がある。各スキャン方式により得られる画像の形状が異なり，それぞれ専用のプローブで実現される。

スキャンを行う機構としては，**メカニカルスキャン**（**機械式**）と電子スキャン（**電子式**）がある。フォーカシングなどの機能を付加し，多彩なビームフォーミングが可能な電子スキャンが主に使用されている。

①リニアプローブ

リニアスキャンは，超音波ビームを水平方向に平行移動して，長方形の画面を得るスキャン方式である。そのためリニアプローブでは，超音波振動子を電子的に水平方向に移動するような仕組みになっている。

リニアプローブの中には，図9に示すように64～256本程度の短冊形の圧電振動子が1列に並んでおり，「**配列型振動子**」と呼ばれている。送受信に用いる振動子を電子スイッチにより順番に切り替えることによって，スキャンを実現している。振動子1個だけで超音波を送信すると，光の場合の点光源からの放射と同様に広がってしまい，超音波をまっすぐに伝搬させることができない。そこで，振動子を数本ずつまとめて実効的に大きくし，さらに「電子フォーカス（電子集束）」と呼ばれる方法によってビームを絞っている。ひとまとめにした振動子グループの端1本の送信を止めて，反対端の1本を送信に加えると超音波ビームを送信する部分が振動子1本分の幅だけ移動する。こうすることにより，ビームの移動を細かくして画像を鮮明に表示することができるようにしている。

②電子式セクタプローブ

セクタスキャンは扇型の画面を得るスキャン方式で，ちょうど扇子の要から1本1本の骨の方向に超音波ビームを送信するように，送信角度を順番に変えていくスキャン方式である。

図8　Bモードの各種スキャン方式

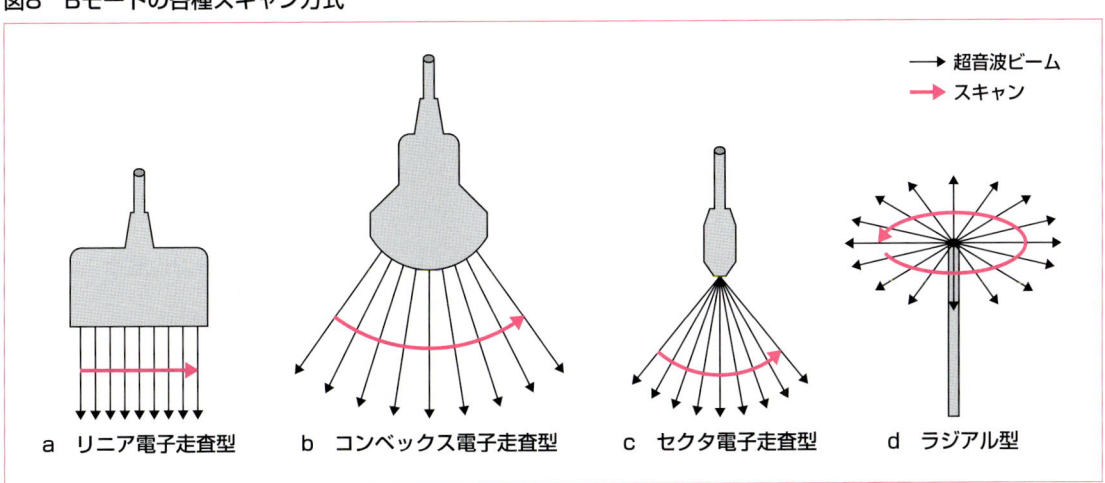

a　リニア電子走査型　　b　コンベックス電子走査型　　c　セクタ電子走査型　　d　ラジアル型

（芝　紀代子 編：臨床検査技師　イエロー・ノート，メジカルビュー社，2007.より改変引用）

図9 電子式リニアスキャンの原理

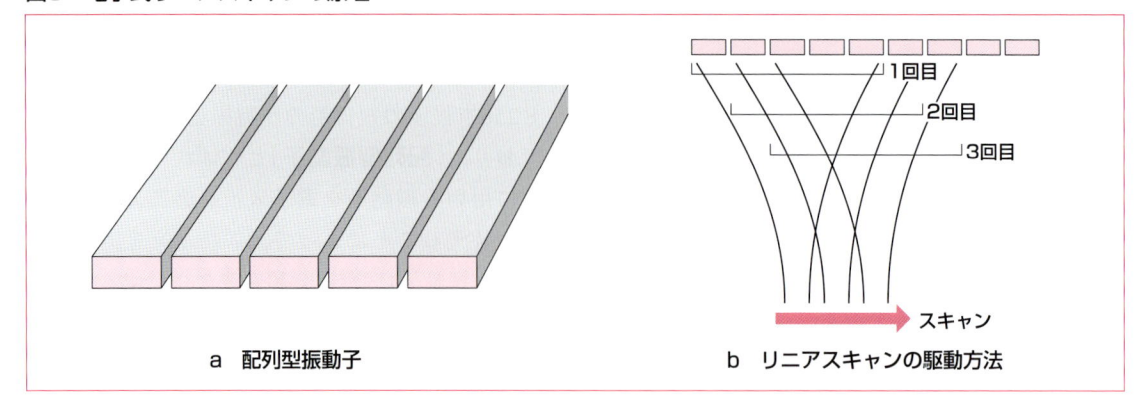

a 配列型振動子

b リニアスキャンの駆動方法

　電子式セクタプローブのなかにも短冊形の圧電振動子が1列に並んでいる。ただし，リニアプローブに比較して狭い範囲に並んでいる。本数は48～128本程度である。リニアプローブでは，並んだ振動子の1部を選んで超音波ビームを送信するが，セクタプローブでは全部の振動子を使って超音波ビームを送信する。その送信方向はビーム偏向の原理によってコントロールされ，送信角度が順に送られてスキャンが行われる。

図10 機械式セクタプローブの構造

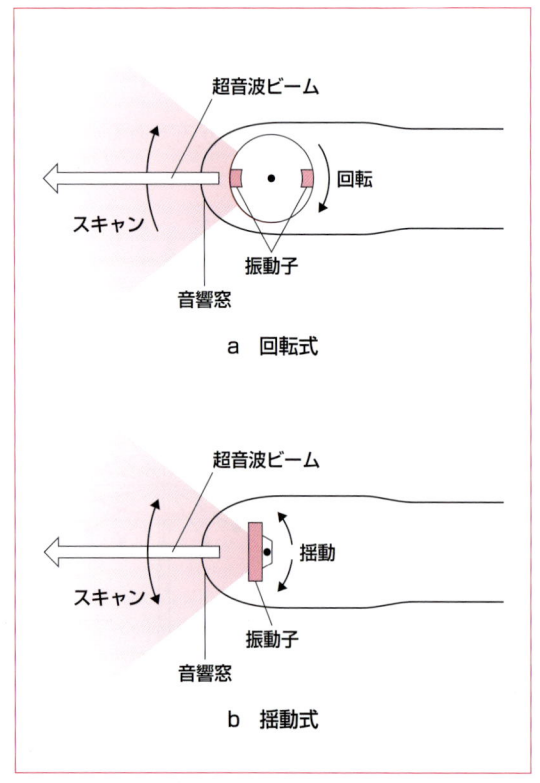

a 回転式

b 揺動式

（甲子乃人：超音波の基礎と装置【三訂版】，ベクトル・コア，2006．より改変引用）

③機械式（メカニカル）セクタプローブ

　機械式プローブは，プローブ先端に振動子を動かす機構を組み込んだものである。機械式セクタスキャンでは図10に示すように振動子部分の回転や揺動により送信角度を変えている。

> **補足　ビーム偏向の原理**
> ●配列型振動子において，振動子1本1本の送信タイミングを少しずつ端から順番にずらして時間差をつけると，先に送信された超音波は後から送信された超音波よりも先まで進むことになる。このため，波の先頭を結んだ線（波面）が振動子列（プローブの表面）に対して斜め方向になる。つまり，それぞれの振動子から送信された超音波を合成したものは斜め方向に伝搬していくことになる。このときの角度は，時間差が大きいほど急で，時間差がないときには正面に伝搬していく。このようなビームの偏向のための時間差は，遅延回路により実現されている。電子制御によって遅延時間の長さが自動的に調整されて送信角度が順に変わっていく。遅延時間の加え方を変えることにより集束する波面を形成しビームを絞ることもできる（電子フォーカス）。

図11 電子式セクタスキャンの原理

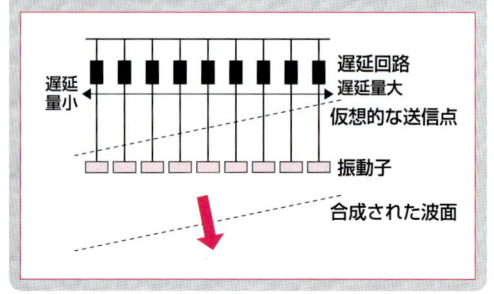

超音波断層法の分解能

距離分解能と方位分解能(図12)

超音波断層像では,原理的に画像の方向によって分解能[*9]を決める要因が異なる。リニアスキャンの場合,深さ方向の分解能は超音波ビームに沿った方向であるので反射波を時間的にどれだけ細かく区別できるかで決まる。一方,水平方向はビームに垂直な方向であるのでビームが反射体に当たっているかいないかをどれだけ細かく区別できるかで決まる。それぞれ「**距離分解能**」,「**方位分解能**」と呼ぶ。どちらの分解能も**周波数が高いほど向上**するが,減衰も大きくなるために限界がある。

超音波のビームの幅は深さにより異なるから,方位分解能も深さで変化する。なお,リニアプローブなど配列型の振動子を利用したプローブの場合,スライス方向とスキャン方向では方位分解能が異なる。これは,振動子の形状が矩形であることと超音波を集束させる仕組みが方向により異なることによる。

用語ア ラ カルト

[*9] **分解能**
分解能とは,どれだけ細かい部分まで表すことができるかということで,超音波画像では2つの点を近づけていったときにどれだけ近接した2点まで区別することができるかということで評価する。分解能が悪いということはクレヨンのような太いもので絵を描くことに相当し,分解能がよいということは色鉛筆のような細いもので絵を描くことに相当するから,分解能がよいほうが細かい描写ができる。

距離分解能

距離分解能は,超音波伝搬路上(超音波像の走査線上)に並んだ2つの点をどこまで近づけても区別できるかという分解能である。つまり,反射信号上に並んだ2つの受信パルスを時間的に区別できるかということに相当する。距離分解能は,反射波のパルス幅で決まり,短いパルスほど分解能がよくなる。一般にパルス幅の1/2,

$$\frac{n\lambda}{2} \quad \cdots\cdots\cdots\cdots\cdots\cdots (3)$$

で評価されている。ここで n は波のくり返し数である。また,λ は波長であり,周波数が高いほど短い。したがって,**周波数が高いほど距離分解能が向上**する。

方位分解能

方位分解能は,超音波ビームに対して垂直な方向に並んだ2つの点をどこまで近づけても区別できるかという分解能である。2点間の距離が近づくと2点とも超音波ビームの中に入ってしまうため区別しにくくなる。方位分解能は,一般にビーム幅 d の1/2,

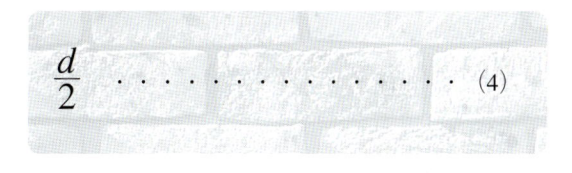

$$\frac{d}{2} \quad \cdots\cdots\cdots\cdots\cdots\cdots (4)$$

で評価されている。平面振動子から送信された超音波は,遠方では次第に広がっていくが,波長が短いほど遠くまで細いビームの状態が保たれる。また,超音波を集束させる場合には波長が短いほど細く絞ることができる。したがって,**方位分解能は周波数が高いほどよい。**

図12 距離分解能と方位分解能

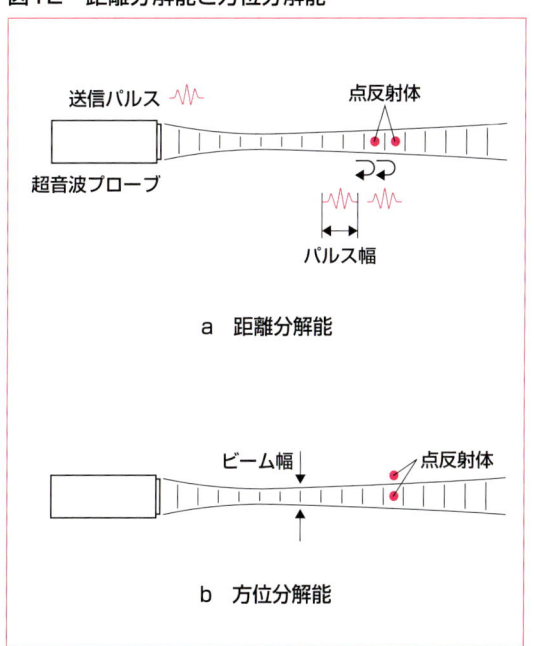

a 距離分解能

b 方位分解能

フォーカシング

方位分解能を向上させるために，超音波の送受信において**フォーカシング**（**集束**）が行われている。フォーカシングには，凹面振動子による方法，音響レンズによる方法，電子フォーカス（電子集束）による方法がある。

①**凹面振動子**（図13）は，圧電振動子の放射面を凹面に加工したものである。メカニカルスキャン方式のプローブで使用されている。

②**音響レンズ**（図14）は，音速が生体よりも遅い材質の凸レンズを使用して集束させるものである。焦点距離はレンズの曲率によって決まるため固定焦点である。

③**電子フォーカス**（図15）は，配列型振動子で利用できるフォーカシング方法である。振動子を駆動するタイミングを調整することにより集束する波面を形成させる。このタイミング調整は遅延回路により電子的に行われるため，焦点距離は可変である。

受信の際には，反射の深さによって往復伝搬時間が異なるから，時間とともに電子フォーカスの焦点距離を追従させることができる。これを「**ダイナミックフォーカス法**（図16）」という。

受信時と同様に送信時にも焦点を変えることができる。しかし，焦点を設定するごとに送信する必要があるため，フレームレートが下がってしまう。そこで，図17に示すように焦点を数カ所に設定する方法がとられる。これを「**多段フォーカス法**」と呼ぶ。

可変口径法

方位分解能を向上させる方法としては，フォーカシングのほか**可変口径法**（図18）がある。これは開口径[*10]を深さに応じて可変にすることである。近距離では開口径を小さくし，遠距離では開口径を大きくする。配列型の振動子においては，使用する振動子の本数を調整することによって開口径を可変にする。また，**アニュラアレイ振動子**（図19）ではリング状に配列した凹面振動子により開口径を可変にしている。

図13　凹面振動子

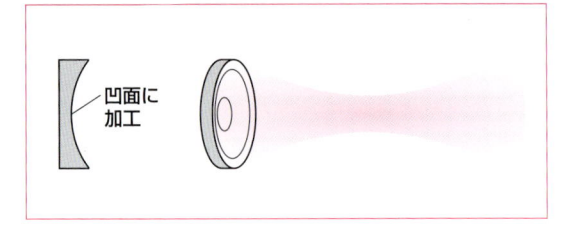

図14　音響レンズ

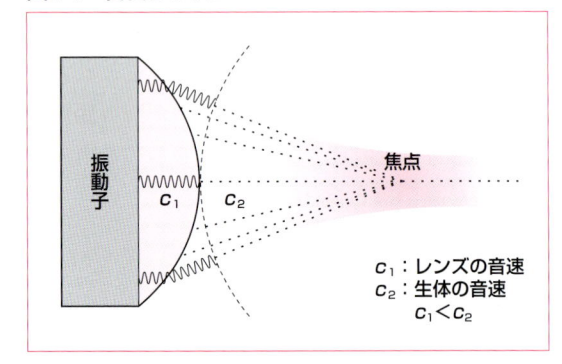

c_1：レンズの音速
c_2：生体の音速
$c_1 < c_2$

図15　電子フォーカス

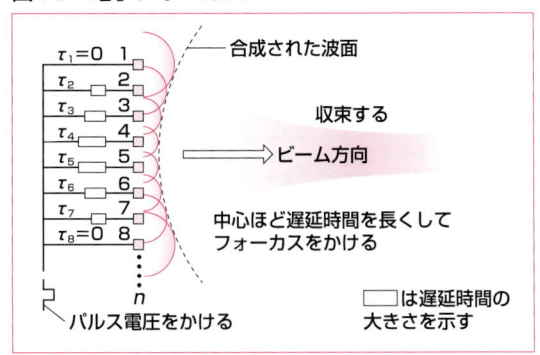

$\tau_1 = 0$　1
τ_2　2
τ_3　3
τ_4　4
τ_5　5
τ_6　6
τ_7　7
$\tau_8 = 0$　8
n
パルス電圧をかける

合成された波面
収束する
ビーム方向
中心ほど遅延時間を長くしてフォーカスをかける
□は遅延時間の大きさを示す

図16　ダイナミックフォーカス

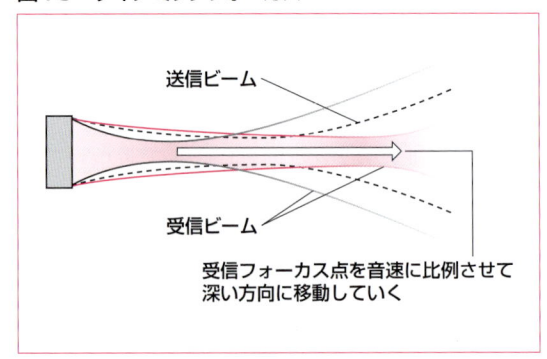

送信ビーム
受信ビーム
受信フォーカス点を音速に比例させて深い方向に移動していく

用語ア ラ カルト

[*10]　**開口径**
超音波振動子の大きさを表す。円形振動子では直径である。

図17　多段フォーカス

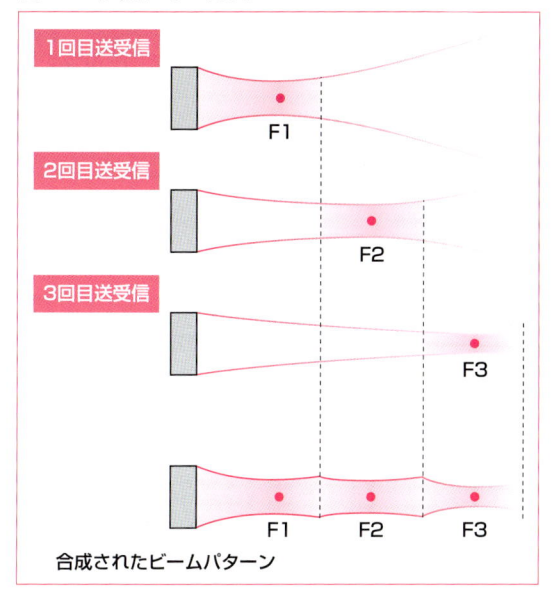

1回目送受信　F1
2回目送受信　F2
3回目送受信　F3

合成されたビームパターン　F1　F2　F3

図18　可変口径法

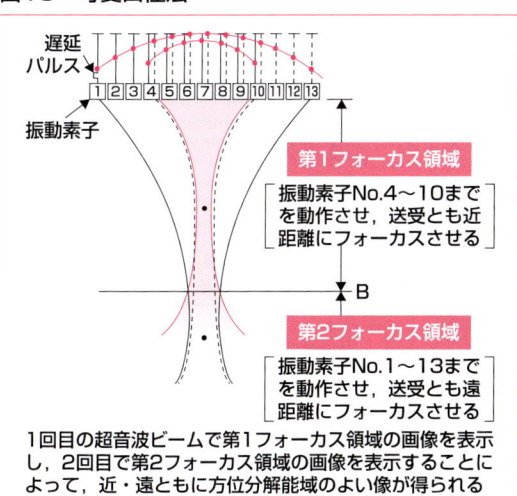

遅延パルス
振動素子

第1フォーカス領域
振動素子No.4〜10までを動作させ，送受とも近距離にフォーカスさせる

B

第2フォーカス領域
振動素子No.1〜13までを動作させ，送受とも遠距離にフォーカスさせる

1回目の超音波ビームで第1フォーカス領域の画像を表示し，2回目で第2フォーカス領域の画像を表示することによって，近・遠ともに方位分解能のよい像が得られる

（日本電子機械工業会 編：改訂 医用超音波機器ハンドブック，コロナ社，1997．より改変引用）

図19　アニュラアレイ振動子の断面図

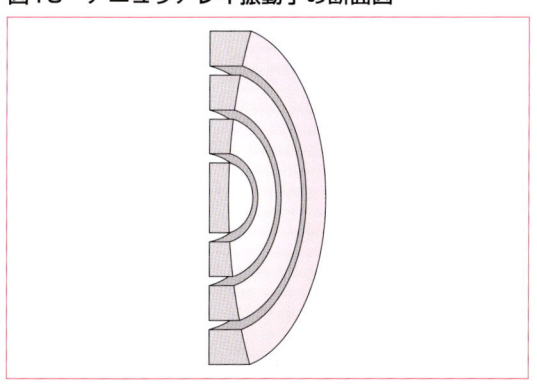

（図13〜17，図19：甲子乃人：超音波の基礎と装置，【三訂版】，ベクトル・コア，2006．より改変引用）

超音波ドプラ法による血流計測

超音波を赤血球に当て，そこから戻ってきた反射波を受信する。受信した信号の周波数を送信周波数と比較するとドプラ効果により差を生じる。この差は血流速度v_Bに応じて変化し，「**ドプラシフト周波数**」または「**ドプラ偏移周波数**」と呼ばれる。受信周波数と送信周波数の関係は，超音波ビームと血流の角度をθとすると次のように表される。

図20　ドプラ法による血流速度計測

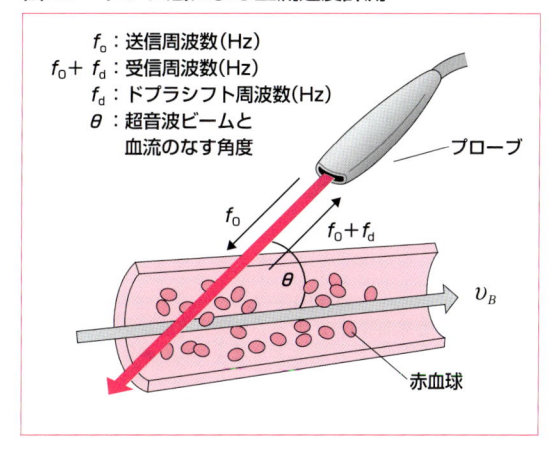

f_0：送信周波数(Hz)
f_0+f_d：受信周波数(Hz)
f_d：ドプラシフト周波数(Hz)
θ：超音波ビームと血流のなす角度

$$f_d = f - f_0 = \frac{2v_B \cos\theta}{c - v_B \cos\theta} f_0 \cdots (5)$$

ここで，$v_B\cos\theta$は血流速度の超音波ビームに沿った成分を表している。これはドプラ効果に関係するのは，**音源と観測点を結んだ直線に沿った方向の速度**だということである。

$\cos\theta$は1以下であり，また音速に比較して血流速度は十分に小さいから，次のように近似することができる。

$$f_d \fallingdotseq \frac{2v_B \cos\theta}{c} f_0 \cdots\cdots (6)$$

したがって，血流速度v_Bを次式により求めることができる。

$$v_B \fallingdotseq \frac{c}{2\cos\theta} \cdot \frac{f_d}{f_0} \cdots (7)$$

超音波ビームと血管が直角に交わる場合には$\cos\theta$が0になり，血流速度の計測ができないので注意が必要である。なお，ドプラ法のためにビームを偏向し，斜め方向に送受信する機能（**ビームステアリング**）を備えたリニアプローブもある。

図21　ビームステアリング

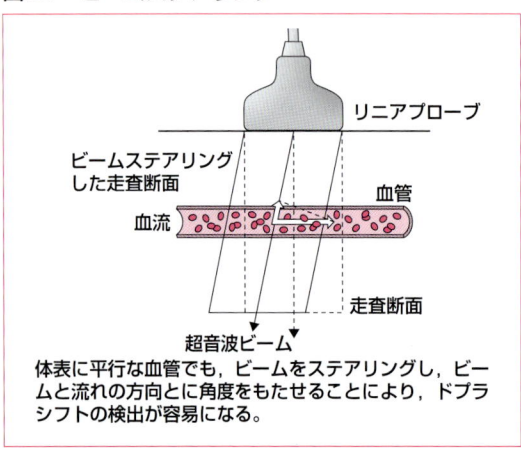

（日本電子機械工業会　編：超音波の基礎と装置【三訂版】，コロナ社，1997. より改変引用）

パルスドプラ法による血流計測

パルス波を用いたドプラ法を「**パルスドプラ法（PWドプラ，PWD）**」という。パルス波を用いると体内のいろいろな深さから戻ってきた超音波を区別することができるので，ある深さを指定して血流を解析できる。例えば，10cmの深さから戻ってくる超音波は送信してから130μsec後に戻ってくるから，130μsec後の波形だけを取り出せばこの部分の流速を知ることができる。このような操作を「ゲート」という。ゲートを利用すれば，超音波ビーム上に血管が何本もあるような場合でも1本の血管についてだけ測定することができる。測定する特定の部位のことを「**サンプルボリューム（sample volume：SV）**」という。サンプルボリュームの設定はBモード画像上で測定部位を選びカーソルを動かして容易に指定できる。Bモード上で指定したゲートの長さと超音波ビームの太さでサンプルボリュームの大きさが定まる。

図22　サンプルボリューム

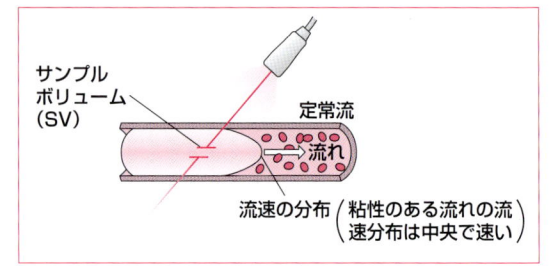

（日本電子機械工業会　編：超音波の基礎と装置【三訂版】，コロナ社，1997. より改変引用）

パルスドプラ法は，サンプルボリュームだけについて測定できるという特徴があるが，欠点として「**エイリアシング**」または「**折返し現象**」と呼ばれる現象のために正しく測定できる流速の大きさが限られてしまうという欠点がある。最大検出可能流速は次式で表され，これよりも速い流れは実際とは逆向きの流れとして表示されてしまうので注意が必要である。

$$v_{max} = \frac{c \cdot PRF}{4f_0 \cos\theta} = \frac{c^2}{8f_0 D_{max} \cos\theta} \cdots (8)$$

ただし，cは音速，PRFはパルスくり返し周波数[*11]，f_0は送信周波数，D_{max}は最大視野深度である。またθは超音波ビームと血流の角度である。

図23は最大検出可能流速，視野深度，パルスくり返し周波数の関係を図に表したものである。最大検出可能流速v_{max}を大きくするには，①パルスくり返し周波数を高くするか，②超音波周波数を低くするか，③超音波ビームと血流の角度を大きくしなければならない。パルスくり返し周波数を高くすると，パルスくり返し周期[*11]よりも遅く戻ってくる深部からの波を受信できないので最大視野深度が浅くなる。一方，超音波周波数を低くすると波長が長くなってパルス幅が長くなる。このためサンプルボリュームが大きくなってしまい，どこの流速を測っているのかが曖昧になる欠点がある。

HPRF法

　最大検出流速を大きくするために，PRFを視野深度によって制限される値をこえて高く設定するドプラ法がある。例えばPRFをほんらいの2倍に設定すると最大検出可能流速も2倍となる。この場合，Bモード画面上にはサンプルボリュームを示すマーカーが2カ所に表示されるが，どちらに対応したドプラ信号を検出しているのかを判断できる場合には問題とならない。このような検査法を「HPRF法」という。

補足 最大視野深度は次式により表される。

$$D_{max} = \frac{c}{2PRF} \quad \cdots \cdots (9)$$

補足　パルスドプラ法におけるエイリアシング

●パルスドプラ法におけるエイリアシングはとびとびの時間で測定しているために生じる現象である。時計の秒針を10秒間隔で見ることを想像してみよう。普通の時計ならば6分の1回転ごとに右回りに移動するから，正しく認識される。しかし，1周20秒の速い時計があったとすると，2分の1回転ごとに見ることになるから回転方向がわからなくなる。1周12秒のさらに速い時計では1周60秒で左回り（逆回り）しているように見えてしまうことだろう。パルスドプラ法ではパルスくり返し周期ごとのとびとびの測定になるため，速い流速に対してはエイリアシングが生じて正しい測定ができなくなるのである。

図23　最大検出可能流速と視野深度

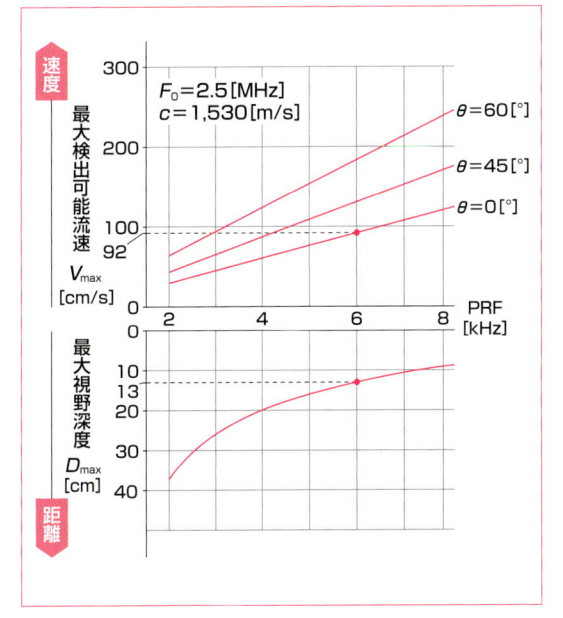

（甲子乃人：超音波の基礎と装置【三訂版】，ベクトル・コア，2006. より改変引用）

用語アラカルト

＊11　パルスくり返し周期，パルスくり返し周波数（PRF）
超音波診断装置ではパルス波をくり返し送信している。送信と次の送信の間隔をパルスくり返し周期といい，その逆数を「パルスくり返し周波数（PRF）」という。

連続波ドプラ法による血流計測

　連続波を用いたドプラ法を「**連続波ドプラ法（CWドプラ法，CWD）**」という。連続波では，いろいろな深さから戻ってきた超音波を区別することはできないので，ドプラ効果を生じる部位が複数あったとしても区別して測定することはできない。しかし，**連続波ドプラ法ではエイリアシングが生じない**ため，測定できる流速に制限がない。したがって，高速血流の測定に欠かせない計測法である。

ドプラスペクトル

　ドプラ法で得られた血流情報は，「FFT（first Fourier transform：高速フーリエ変換）」という方法で周波数解析される。周波数解析ではドプラシフト周波数がいくつであるか，つまり流速がいくつであるかということが解析される。**縦軸に流速（ドプラシフト周波数）の大きさを取り，横軸を時間**にして流速の時間変化を表示したものがスペクトラム表示である。縦軸は，0を中心にして上側（正）はプローブに近づく流れの速さ，下側（負）はプローブから遠ざかる流れの速さを示している。

　実際の血流測定では血管内の流速は一様では

ない。また，連続波ドプラの場合はいろいろな場所からの反射信号を受信する。これらのため受信信号は，いろいろな速さの反射体からはね返ってきた反射波の重ね合わせになる。このため，解析結果に表示されるドプラシフト周波数も1つではなくばらつき（分散）をもつ値になる。そこで，輝線の明るさでその流速成分の強さ（その流速成分をもつ赤血球の割合）を表すようにする。流速成分に分布があると最も明るい線の上下に広がった太い表示になり（図24b），流速がそろっていると細い線で表示されるようになる（図24c）。なお，パルスドプラ法ではエイリアシングのために測定できる流速が制限され，それよりも速度が大きいと表示の上端や下端で折り返しが起こり，不連続な表示になる。

図24 ドプラ波形の意味

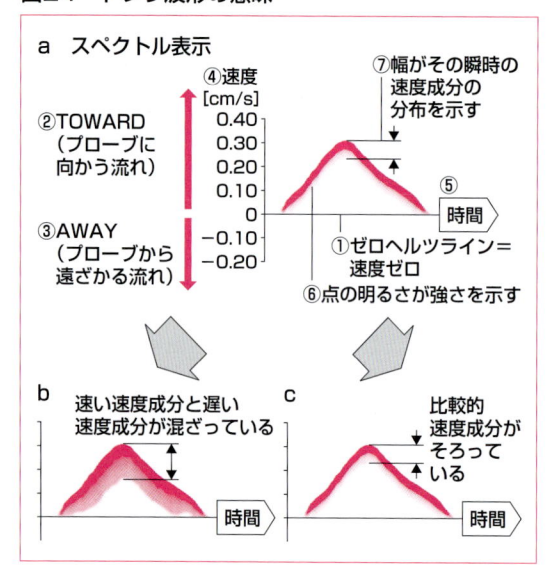

① 速度表示
② 速度 ― 分散表示
③ パワー表示（パワードプラ）

　カラードプラ法は，パルス波によって計測しているためパルスドプラ法と同様に測定できる流速に限界があり，この限界をこえると色の反転が起こる。また，同じ方向に何度も送受信して画像を描くため，フレームレートはかなり低くなる。そこで，広い視野のBモード上に狭い視野のカラー情報を重ねて表示するなどの工夫が行われている。カラードプラ法は，全体の流れのようすを把握することには向いているが，流速の値そのものを正しく測定することには向いていない。したがって，通常のドプラ法と使い分ける必要がある。

速度表示

　流れの方向を「赤」と「青」で表し，速度の大きさを色相の変化で表現する。プローブに向かってくる流れの場合は，低速では「赤」，高速では「黄」になる。プローブから遠ざかる流れの場合は，低速では「青」，高速では「青緑」になる。速度によらず明るさが一定であるので低速流でも検出しやすい。

速度 ― 分散表示

　流れの方向を「赤」と「青」で表し，分散に応じて「緑」を加えた色で表示する。また，速い流れほど明るく表示するため高速流の観察に向いている。

パワー表示

　ドプラ信号の強度に応じて表示を変える方式で，特に「パワードプラ」，「カラーアンギオ」などと呼ぶこともある。ドプラ信号の有無，つまり**血流の有無を表示**することになり，微細な血管や低速流も描出されやすい。特にさまざまな方向を向いた血管が入り混じった組織で効果を発揮する。具体的な表示方法にはさまざまなものがある。

カラードプラ法

　カラードプラ法は，「CDI（color Doppler imaging）」，「CFM（clolor flow mapping）」などとも呼ばれ，Bモード画像上に血流情報を色によって表示するものである。例えばプローブに向かう流れを「赤」，プローブから遠ざかる流れを「青」というように色分け表示する。色分けの仕方にはいろいろあり，目的に応じて使い分けられている。

アーチファクト

超音波診断装置には，実際にはないものが断層像に表示されるアーチファクト（虚像）の問題がある。また，ドプラ法やカラードプラ法ではほんらいの運動とは異なる速度や方向で表示されることもあり，これもアーチファクトと呼ばれる。超音波診断では，これらのアーチファクトが存在することを知ったうえで注意深く観察する必要がある。

断層像に現れるアーチファクトには，次のようなものがある。

①サイドローブによる虚像
②グレーティングローブによる虚像
③多重反射による虚像
④ミラー効果による虚像
⑤屈折による虚像

サイドローブによる虚像（図25）

超音波プローブからは目的の方向からはずれた斜め方向にも超音波が照射されてしまう場合がある。目的の方向へのビームを「メインローブ」，斜め方向へのビームを「サイドローブ」という。この斜め方向に照射された超音波が反射してきた場合でも，装置はメインローブの方向から反射してきたものとして画像化するため虚像が現れる。

図25　サイドローブによる虚像
a　メインローブとサイドローブ
b　サイドローブによる虚像

グレーティングローブによる虚像（図26）

配列型振動子には目的外の方向にもビームを形成する性質がある。このビームはサイドローブの一種で「グレーティングローブ」と呼ばれる。グレーティングローブが発生する方向は振動子の構造と波長で決まる。

図26　グレーティングローブ

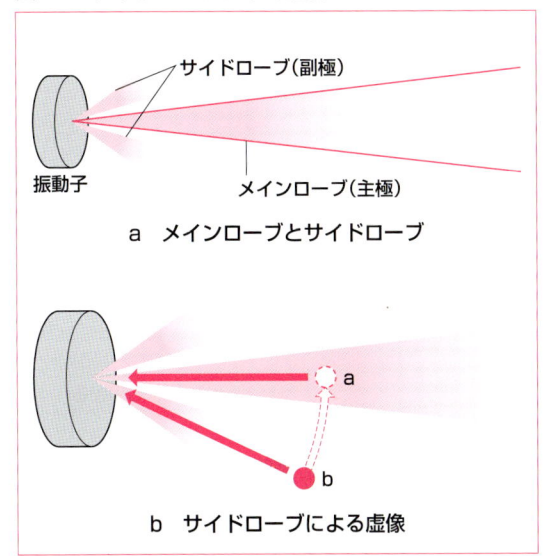

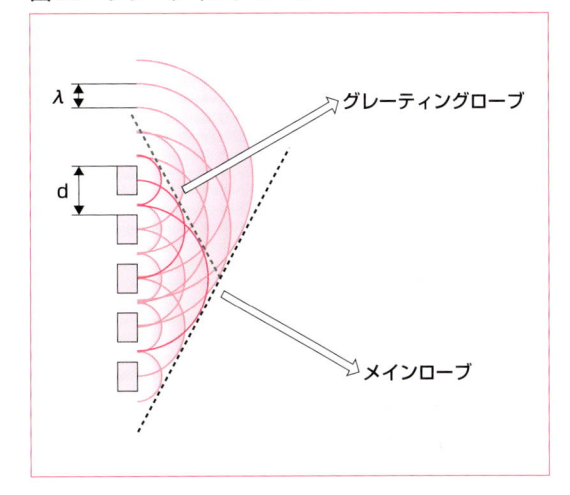

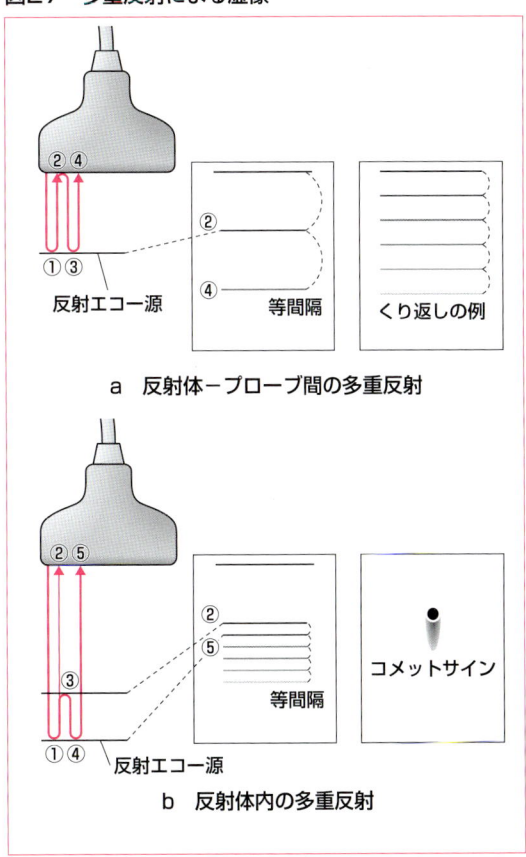

図27　多重反射による虚像
a　反射体－プローブ間の多重反射
b　反射体内の多重反射

（図24～27：甲子乃人：超音波の基礎と装置【三訂版】．ベクトル・コア，2006．より改変引用）

多重反射による虚像（図27）

　強い反射体があると，この反射体とプローブの間でくり返し反射が起こる場合がある。反射波がプローブに達するごとに画像が表示されることになるため等間隔の虚像が現れる。また，微小な結石などの内部で反射をくり返す場合にも同様の虚像が現れる。これは「コメットサイン」と呼ばれる。

ミラー効果による虚像（図28）

　強い反射体が鏡のように作用して生じるアーチファクトである。

屈折による虚像（図29）

　生体内に音速が大きく異なる領域があると屈折を生じてビームの伝搬方向が曲げられる。診断装置はまっすぐに伝搬することを仮定しているから虚像が現れる。

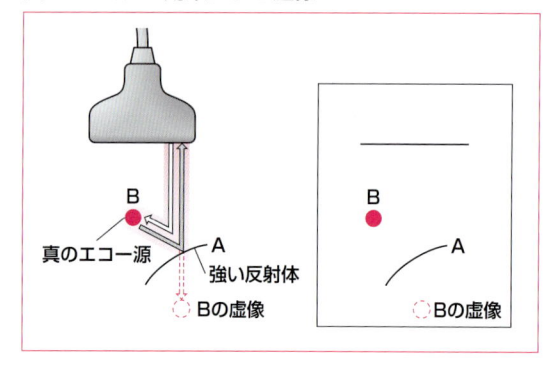

新手法

　超音波診断装置はこれまで，非侵襲的に体外から断面像などを観察できる装置とされてきた。すなわち，造影剤などを使用しないこと，体表から観察することなどが特徴とされてきた。しかし最近では，より詳細な情報を得ることを目的として新しい検査手法が生まれている。例えば超音波診断用に開発された造影剤（コントラスト剤）の使用，特殊プローブを体内に挿入して行う検査方法などがある。また，世の中のあらゆる分野で進められているデジタル化は超音波診断装置の分野においても顕著で，現在ではフルデジタル化された診断装置も開発されている。ここでは，比較的最近開発された新しい超音波診断について，いくつかの例を紹介する。

超音波造影剤（コントラスト剤）

　超音波画像診断は通常，造影剤を使用することなく行うが，最近，超音波診断専用の「マイクロバブル」と呼ばれる造影剤が開発され，使用されるようになった。マイクロバブルは糖や蛋白質でできたシェルの中にガスを閉じ込めたもので，安定な微小気泡となる。

図28　ミラー効果による虚像

図29　屈折による虚像

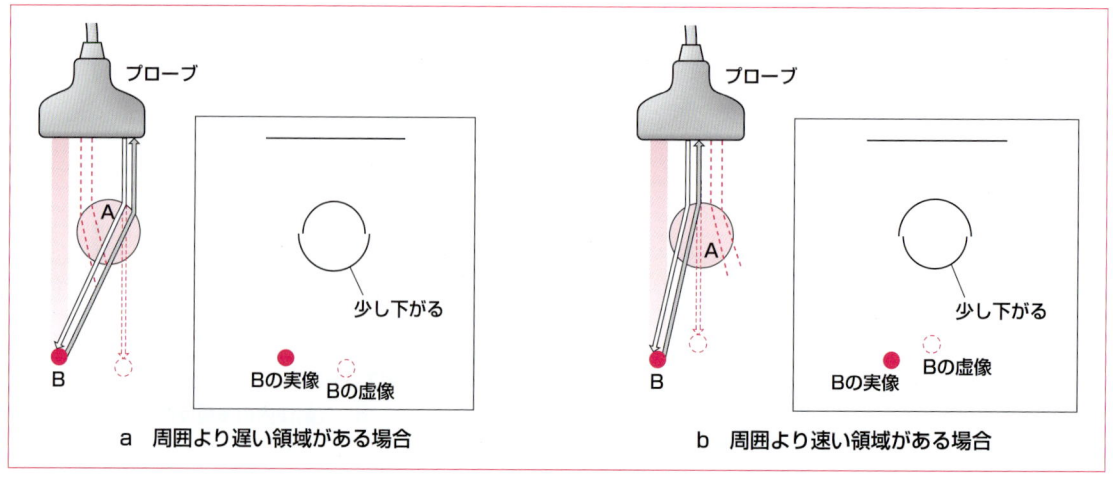

a　周囲より遅い領域がある場合　　b　周囲より速い領域がある場合

（図28〜29：甲子乃人：超音波の基礎と装置【三訂版】，ベクトル・コア，2006．より改変引用）

コントラストエコー法

　超音波造影剤は内部が気泡であるため超音波をよく反射し，造影効果がある。この特定の組織のエコーを増強する効果を目的とした造影剤の利用法を「コントラストエコー法」と呼んでいる。例えば通常の断層像では判別が不可能なガン組織を高輝度に描出することができる。また心筋血流を可視化することができ，特に「**心筋コントラストエコー法**」と呼んでいる。

コントラストハーモニックイメージング

　マイクロバブルに超音波が当たると，元の超音波の周波数の2倍，3倍・・・の周波数の超音波を放射する。このような周波数の超音波は「**高調波（ハーモニックウェーブ）**」と呼ばれる。高調波はマイクロバブルが存在する部分からのみ放射される。そこで，高調波成分だけを検出して画像を構成すれば，マイクロバブルが流れていった部分だけの画像を描出することができる。さらに，超音波診断装置はリアルタイムに画像を観察することができるので，マイクロバブルがどのように流れていくのか，すなわち血流の状態を観察することもできる。このように高調波が放射される効果を利用した造影剤の利用法を「コントラストハーモニックイメージング」と呼んでいる。

ティッシュハーモニックイメージング

　超音波コントラスト剤を使用しなくても，組織自体からの反射波にも弱いながら高調波が含まれている。この高調波を積極的に利用して断層像を構成する手法を「ティッシュハーモニックイメージング（組織ハーモニックイメージング）」という。方位分解能が向上し，サイドローブに起因するアーチファクトの少ない画像が得られる利点がある。

超音波内視鏡

　胃内視鏡などのように体内に特殊なプローブを挿入して行う診断法を「超音波内視鏡検査」と呼ぶ。観察したい部位の近傍から超音波を送受信するため，体表からのアプローチに比べ超音波の減衰やビームの拡散の影響が小さくなる。高周波数の細いビームによって分解能のよい鮮明な画像が得られる。また，骨，脂肪層，ガスなどのために体外からでは観察しにくい部位の画像も観察できるようになる。さらに，従来の内視鏡と併用できるタイプでは，光学像による表面の観察と超音波像による内部の観察により病変部の広がりと深達度の評価を同時に行うことができる。対象部位は，胃，十二指腸，食道，大腸などである。

図30　ハーモニックイメージングの概念

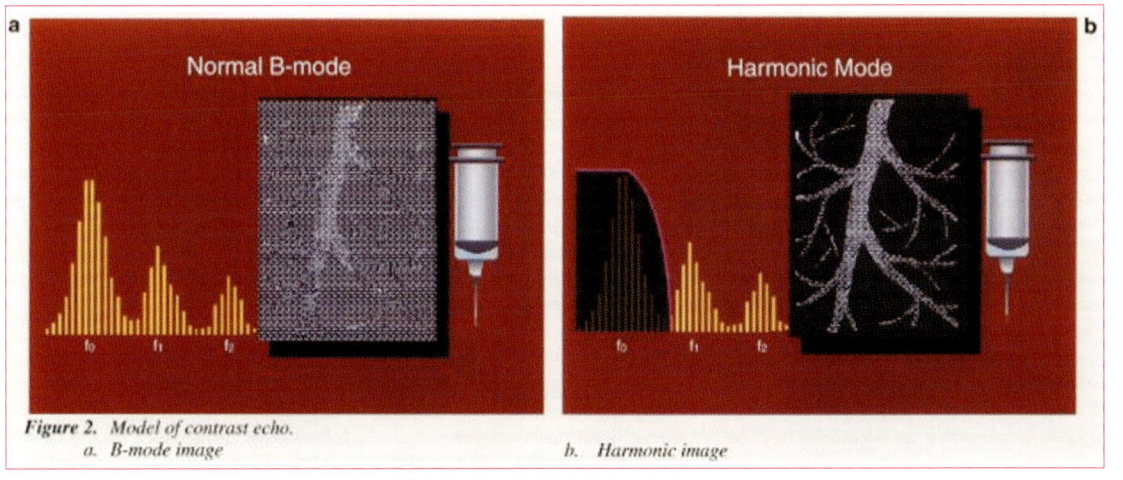

Figure 2. Model of contrast echo.
　a. B-mode image
　b. Harmonic image

（Y. Mine and N. Kamiyama：Medical Review No.61, Toshiba. より引用）

経食道プローブによる心臓の診断

食道内から心臓を描出するアプローチを「**経食道心エコー法（TEE）**」という。胸壁からのアプローチでは肺や骨が障害となって見えにくい場合に効果がある。また，経胸的アプローチよりも高い周波数を使用することができ分解能がよい画像を得ることができる。経食道心エコー法のためのプローブを「**経食道プローブ**」という。2断面を観察できる**バイプレーンタイプ**，観察する断層面を360°回転できる**マルチプレーンタイプ**のプローブがある。

血管内超音波診断（IVUS）

先端に微小な振動子を設けたカテーテル（図31）を血管内に挿入し，ラジアルスキャンによって血管の断面像を観察するものである。高周波で高分解能な振動子により内膜，中膜，外膜を区別して描出することが可能である。プラークの沈着状況や壁厚，石灰化の状況などを評価し動脈硬化などの病状を診断することができる。

血管内超音波用カテーテルの構造には，①振動子回転方式，②ミラー回転方式，③フェーズドアレイ方式がある。振動子回転方式は，先端に取り付けた振動子と外部モーターをワイヤーで接続して回転させるものである。ミラー回転方式は，振動子を固定し，振動子から放射された超音波を90°方向に反射させるミラーを設置したものである。このミラーを回転させることによりラジアルスキャンを実現する。これらの機械式に対しフェーズドアレイ方式は回転機構をもたず，体表用のプローブと同様に配列型振動子を利用してスキャンを行う。

3次元エコー

超音波断層像は2次元の情報であるが，例えばスライス方向に移動しながら複数の断面像を収集すれば3次元空間についてのデータを得ることができる。このようなデータは「マルチスライスデータ」と呼ばれ，デジタル信号処理によって3次元像を構築することができる。3次元データを得るためのスキャナーは各社から多様な方式が製品化され，その性能向上が期待されている。

図31　血管内超音波診断用カテーテルの構造

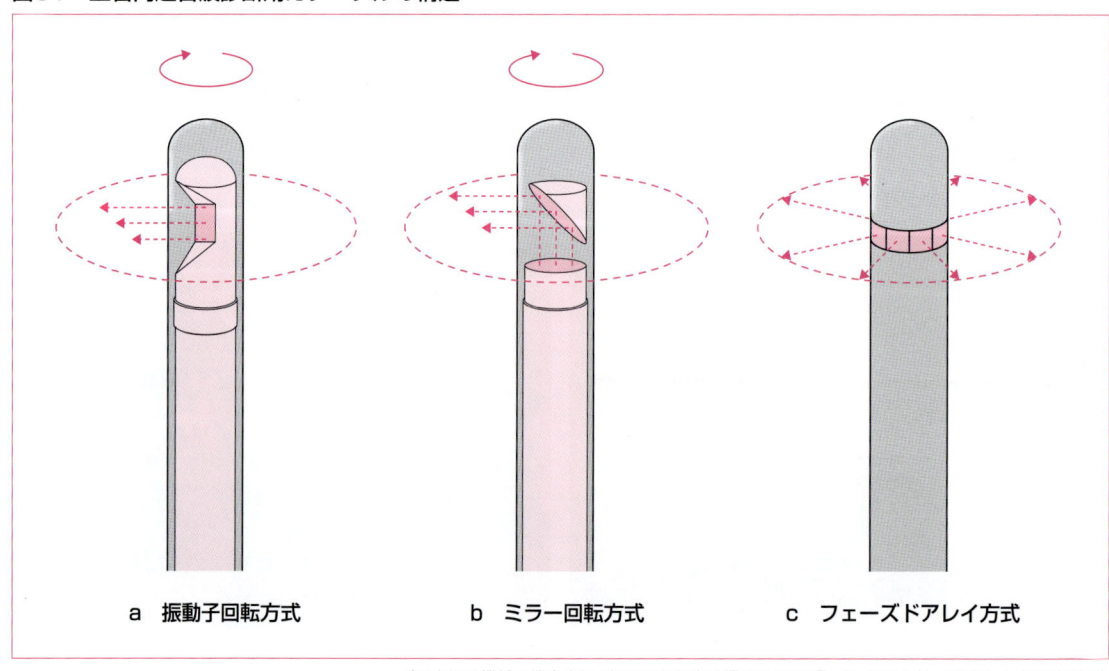

a　振動子回転方式　　b　ミラー回転方式　　c　フェーズドアレイ方式

（日本電子機械工業会 編：改訂 医用超音波機器ハンドブック，コロナ社，1997．より改変引用）

ティシューキャラクタリゼーション（組織性状診断）

超音波による医用診断は，断層像による形態観察が主であり，臓器の状態はエコーの性状・パターンから推測している。これに対し，組織の機械的特性・組織性状を超音波によって非侵襲的に計測する研究が進められている。例えば東北大学大学院の金井らは，「位相差トラッキング法」によって心臓・血管壁の微小振動を捉え，局所的な弾性率を計測する方法を開発している。位相差トラッキング法では，厚さ数百ミクロンごとの領域について数～数十ミクロンの瞬間瞬間の厚み変化を計測することができる。このようにして測定した厚みから弾性率を推定して画像化する「弾性イメージング」，さらにその弾性イメージングに基づいて組織推定を行って組織ごとに色分け表示する「電子的染色法」などの新しい手法を提案し研究を進めている（図32）。従来の診断法では得られない有用な情報を得る手段として，その臨床応用が期待されている。

図32　弾性イメージングと電子的染色の例

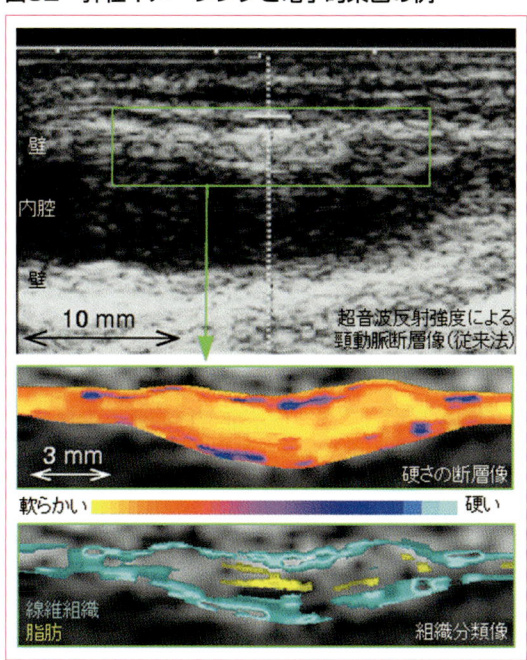

(Hiroshi Kanai, Hideyuki Hasegawa, Masataka Ichiki, Fumiaki Tezuka, and Yoshiro Koiwa:Elasticity Imaging of Atheroma with Transcutaneous Ultrasound -Preliminary Study-, Circulation, Vol.107, No.24, 3018-3021, 2003.より引用)

骨粗鬆症診断装置

これまで紹介してきた超音波診断装置は，いずれも体内に超音波を送信し，反射してきた超音波を解析して体の断層像を構成するものである。骨粗鬆症診断装置は，画像ではなく超音波が骨を伝搬するときの音速や減衰などの性質が，病変によって変化することを利用して診断する。海面骨の部位が骨量の減少を検出しやすいと考えられており，踵骨や膝蓋骨などが測定部位として選ばれている。図33は，代表的な超音波骨粗鬆症診断装置であるルナー社のアキレスのダイアグラムである。超音波を踵に照射し，踵骨を透過してきた超音波を受信して音速(SOS)と減衰(BUA)を測定する。また，これらの値より次式によってStiffness値を算出する。

骨粗鬆症では音速や減衰が減少するので，標準値と測定値とを比較することにより診断を行っている。

図33　骨粗鬆症診断装置のダイアグラム

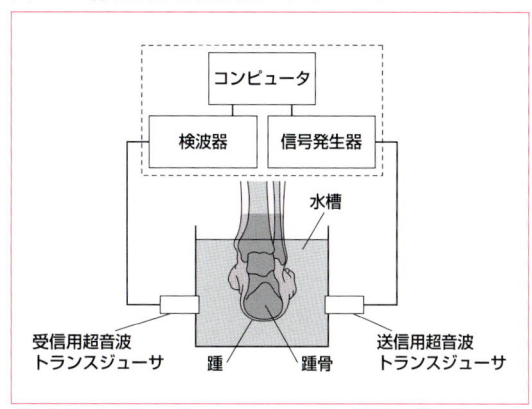

(D.T.Baran, A.M.Kelly, A.Karellas, M.Gionet, M.Price, D.Leahey, S.Steuterman, B.McSherry, and J.Roche: Ultrasound attenuation of the oscalcis in women with osteoporosis and hip fractures, Calcif.Tissue int. vol.43, 138-142, 1988.より改変引用)

【参考文献】
1) 甲子乃人:超音波の基礎と装置【三訂版】, ベクトル・コア, 2006.
2) 佐久間浩・桑島章編:よくわかる超音波検査入門講座, 永井書店, 2006.
3) 日本電子機械工業会 編:改訂 医用超音波機器ハンドブック, コロナ社, 1997.
4) 岡部哲夫・瓜谷富三編:放射線診断機器工学 第2版, 医歯薬出版, 2003.
5) 中島真人・渡辺決編:新しい超音波診断技術, 南江堂, 1984.

IV-3 超音波検査
臨床画像と撮影のポイント

高瀬 圭・大平未佳

はじめに

　被ばくがなく，比較的安価な超音波検査はくり返し施行できる利点があり，機器の進歩にも伴い全身のさまざまな検索が可能である。その反面，検査は術者の技量に影響されやすい。CT・MRI・血管造影など日頃から臨床画像と断層解剖に親しんでいる診療放射線技師は超音波の術者としての基盤をもっていると考えられ，積極的に関わることが望ましい。まずは，超音波特有の描出法と基本断面の解剖，典型的疾患を知り，その後は専門書により研鑽を積んでもらいたい。

腹部超音波

正常解剖（図1）

　CT・MRIと異なり臓器の描出が術者の技量に大きく左右される。臓器の3次元的な解剖学的構造を頭に入れたうえで代表的断面の解剖を理解することが超音波検査への第1歩である。肺や腸管の空気の介在は音響インピーダンスの違いから臓器描出の妨げとなるため，避ける必要がある。
　代表的な断面を解説する。

心窩部横走査（図1）　　：**肝左葉の外側区域**を，門脈臍部を目印に観察する。
　　　　　　　　　　　　　プローブを下に振ると左葉外側区域の尾側に脾静脈腹側に横たわる**膵臓**が観察できる。
心窩部縦走査（図2）　　：肝左葉の縦断像，腹部大動脈，下大静脈，上腸間膜動脈の縦断像がみられる。
右肋骨弓下横走査（図3）：**肝右葉，胆嚢**を観察する。
右肋骨弓下斜走査（図4）：**門脈，総胆管の縦断像**が得られる。
右肋間走査（図5）　　　：消化管ガスの影響を受けにくく，**肝右葉前区域**が観察しやすい。前区域門脈を目印にする。
右側腹部走査（図6）　　：肝右葉後区域を通して右腎を観察する。
左側背部走査（図7）　　：左側は肝臓がないため**腸管ガスを避けて側背部から左腎を観察する**。
　　　　　　　　　　　　　ここからプローブを頭側に移動させると脾臓が描出できる。脾臓を介して膵尾部も観察する。
恥骨上走査（図8, 9）　　：膀胱および前立腺または子宮を観察する。プローブを下方に向けると尿管口を観察できる。

図1 心窩部横走査

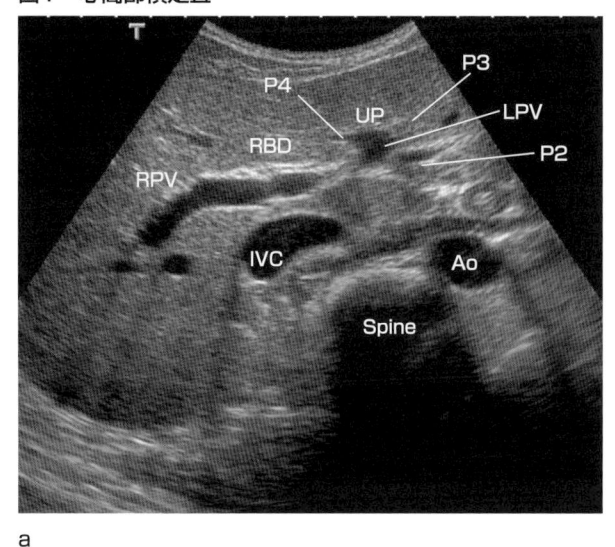

a
CTに類似した横断像が得られ，右門脈(RPV)の腹側に細い右肝内胆管(RBD)を認める。左門脈(LPV)は腹側に走行して臍部(UP)にて行き止まりとなり，左門脈枝(P3, P4)を分岐する。
脊椎(Spine)は骨表面でエコーを反射してしまうため音響陰影となる。その右腹側に下大静脈(IVC)，左腹側に大動脈(Ao)を認める。

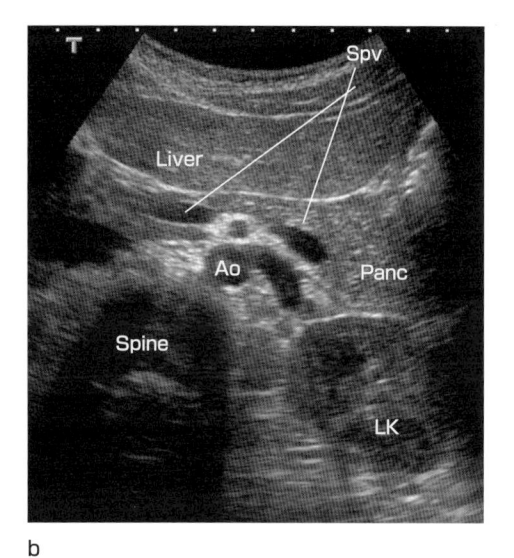

b
左葉外側区の背側には肝よりもややエコーパターンの粗い膵臓(Panc)が脾静脈(SpV)の腹側にみられる。
膵尾部の背側に左腎(LK)の横断像が観察される。

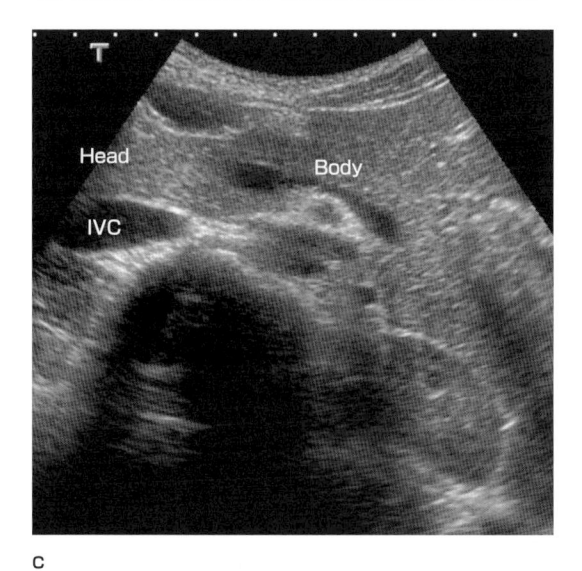

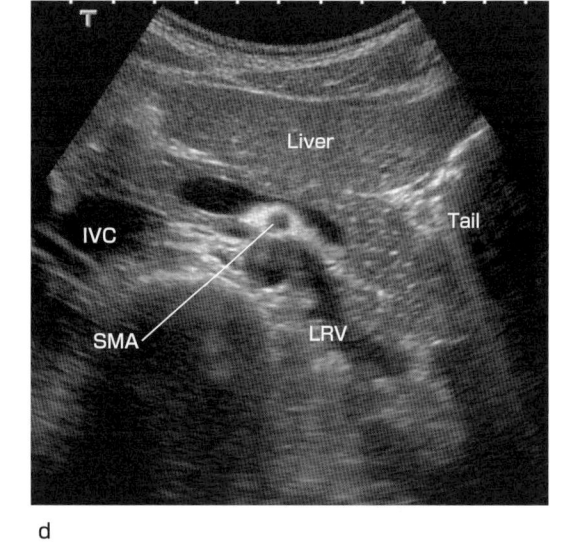

c, d
膵臓は膵頭部(Head)，膵体部(Body)，膵尾部(Tail)に分類される。
膵体尾部背側に左腎静脈(LRV)を認め，大動脈と上腸間膜動脈(SMA)の間を走行する。

図2　心窩部縦走査

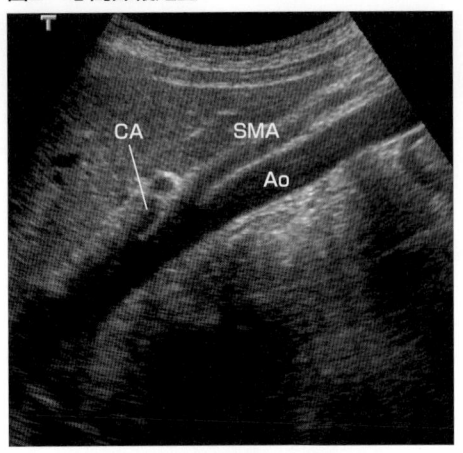

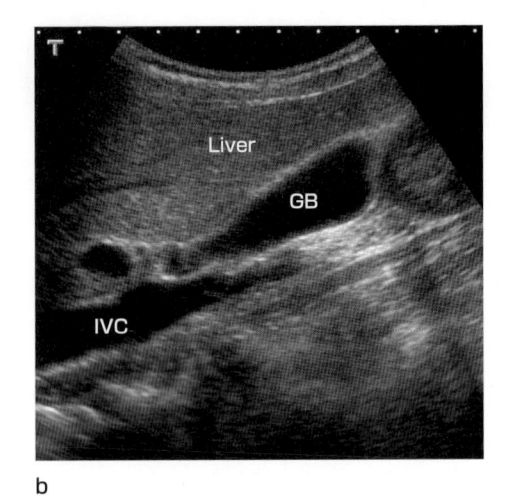

a
正中やや左寄りでは大動脈から腹腔動脈(CA)，上腸間膜動脈(SMA)が起始するようすとその腹側の肝左葉の縦断像が観察できる。
やや右よりでは下大静脈(IVC)，胆囊(GB)を観察できる。

b

図3　右肋骨弓下横走査

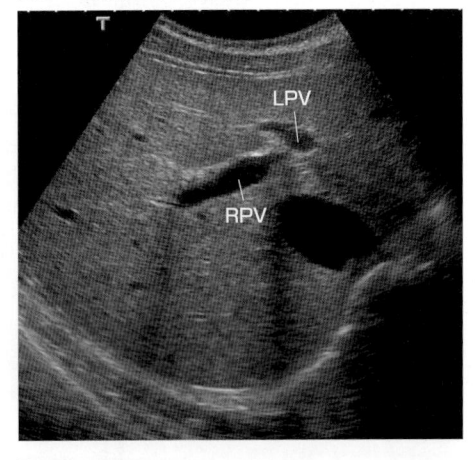

a
肝右葉実質，門脈が観察できる。

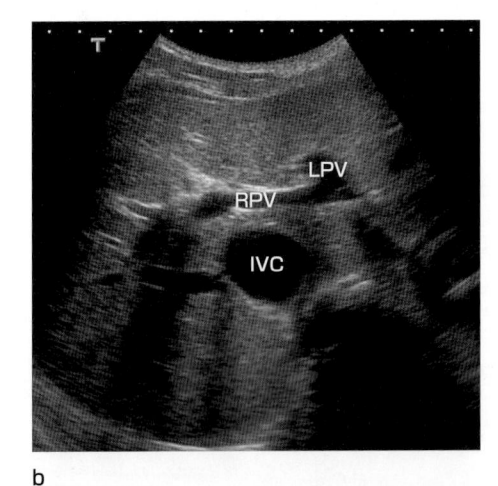

b
左右門脈分岐部が描出されている

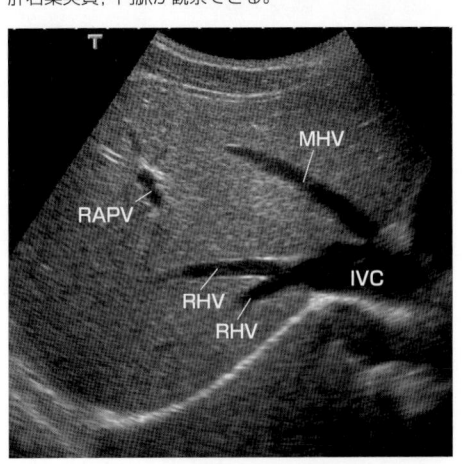

c
プローブを寝かせて頭側を見ると下大静脈(IVC)に流入する右肝静脈(RHV)，中肝静脈(MHV)を認める。その間には右門脈の前区域枝(RAPV)が走行する。

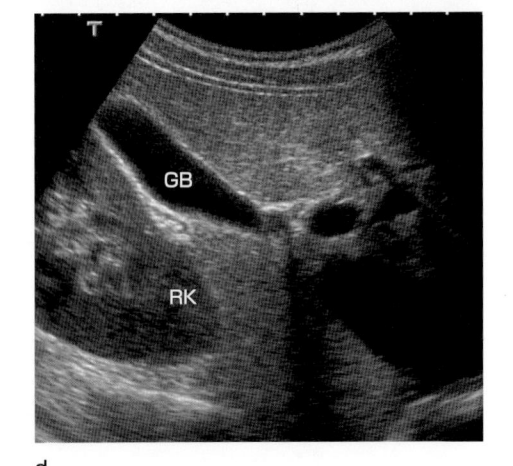

d
プローブを立てて尾側を見ると胆囊(GB)の横断像，右腎(RK)上部の横断像をみる。

図4　右肋骨弓下斜走査

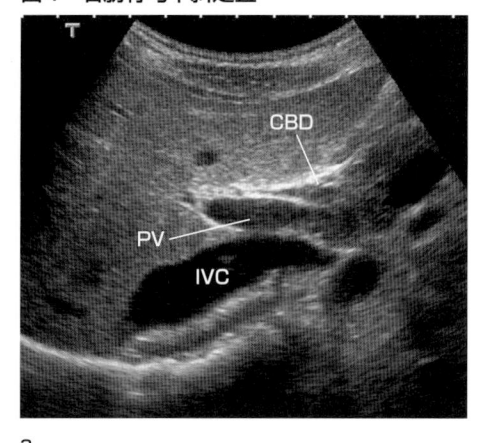

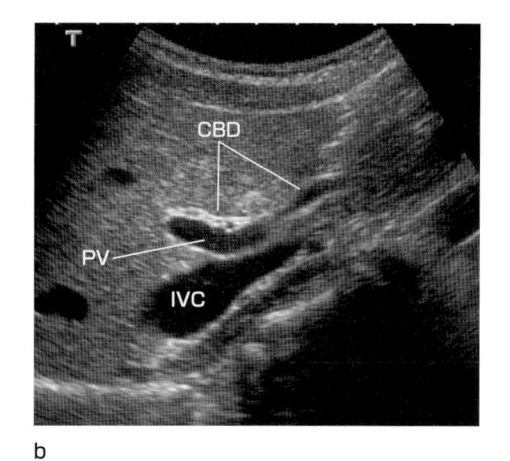

a　　　　　　　　　　　　　　　　b

門脈本幹(PV)に平行な断面を観察すると，その腹側に沿って総胆管(CBD)が観察される。

図5　右肋間走査

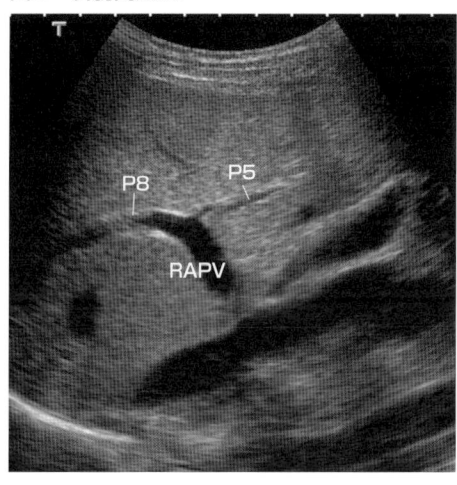

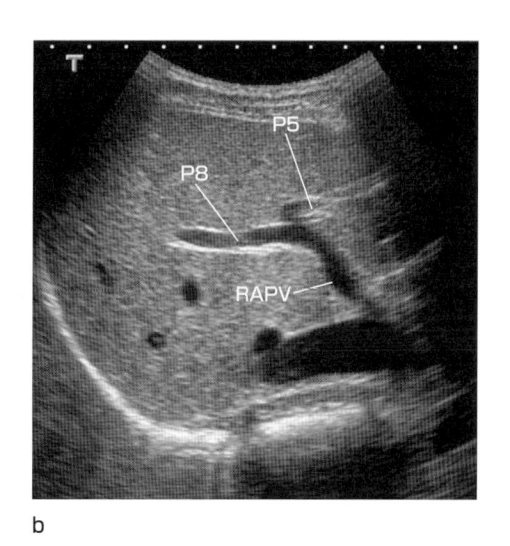

a　　　　　　　　　　　　　　　　b

右門脈前区域枝が右斜め上前方に走行した後に頭側に向かう前上亜区域枝(P8)と前下亜区域枝(P5)に分かれる。
肝右葉実質が観察しやすい。

図6　右側腹部走査

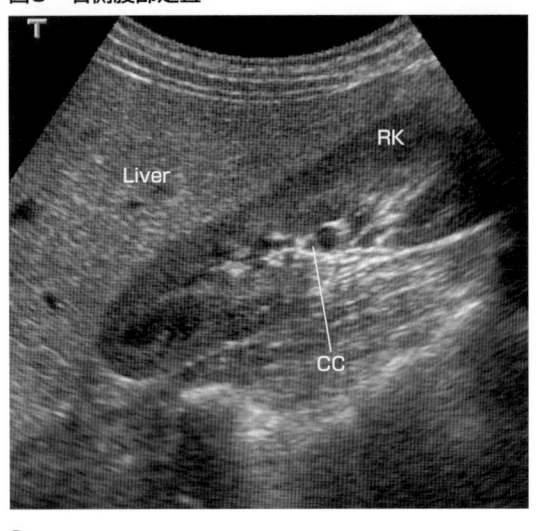

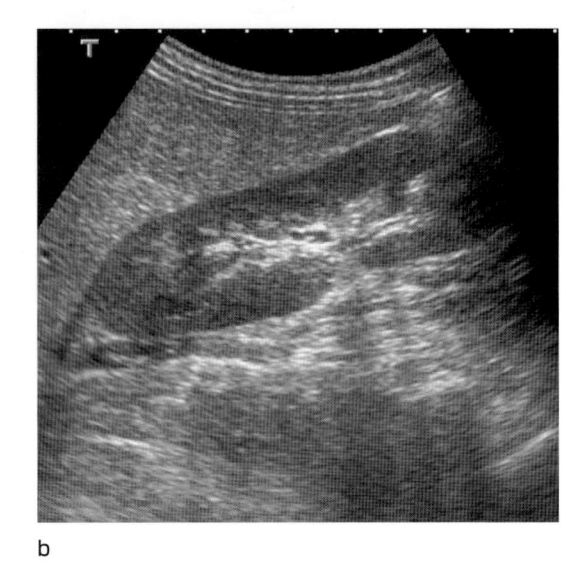

a

b

右腎(RK)は肝右葉後区域の背側に位置するため，肝(Liver)を音響窓として描出される。腎中心部は血管構造，脂肪などの構造により高エコー(CC：central echo complex)，辺縁部は比較的低エコーにみえる。

図7　左側背部走査

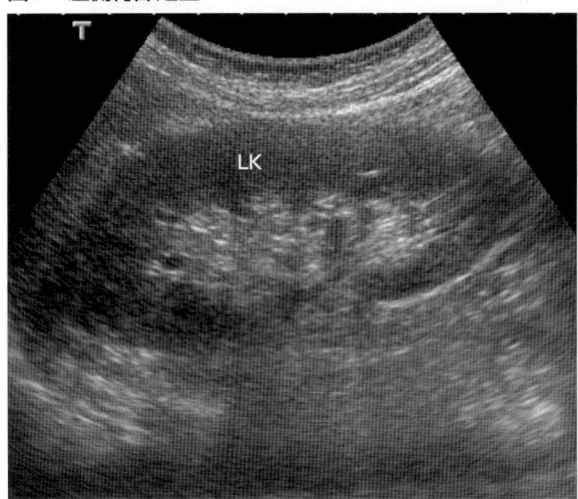

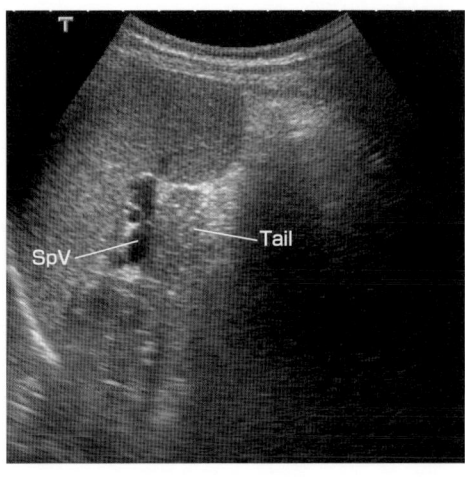

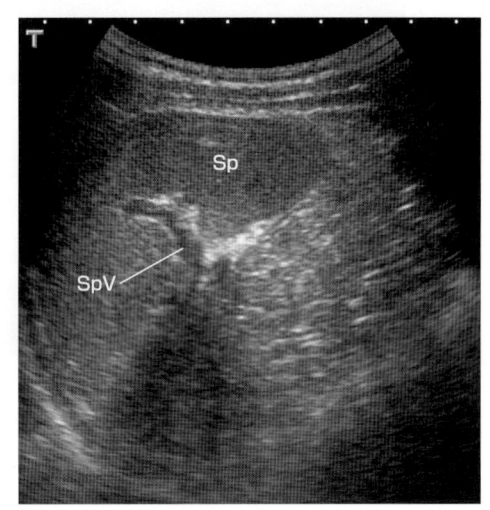

a

b

c

左腎(LK)は右側と異なり肝の音響窓がないため，背部寄りにプローブを当てて検査する。
腎が見えたら頭側にプローブを平行移動すると脾臓(Sp)が描出される。
面を合わせると，脾内に入ってくる脾静脈(SpV)および脾門部付近の膵尾部(Tail)が観察できる。

臨床画像と撮影のポイント

図8 恥骨上横走査

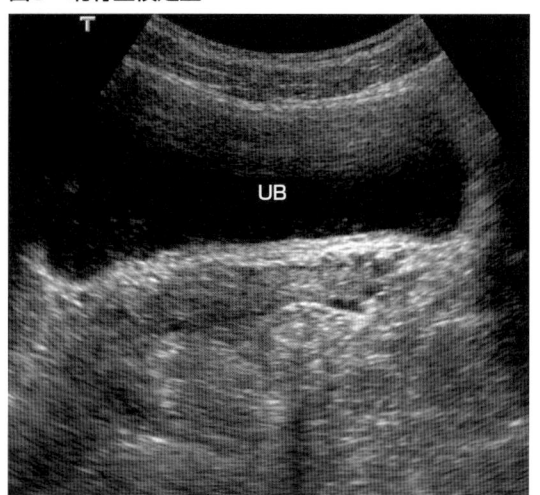

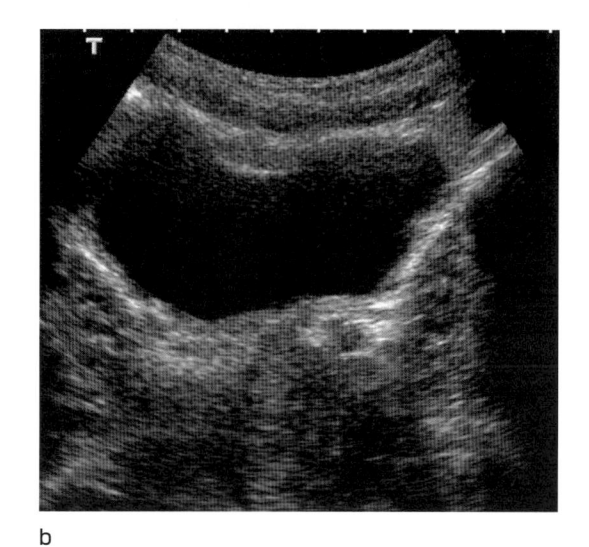

a
b

蓄尿後なら膀胱(UB)およびその背側に前立腺または子宮を観察できる。プローブを下に振ると尿管口レベルを観察できる。

図9 恥骨上縦走査

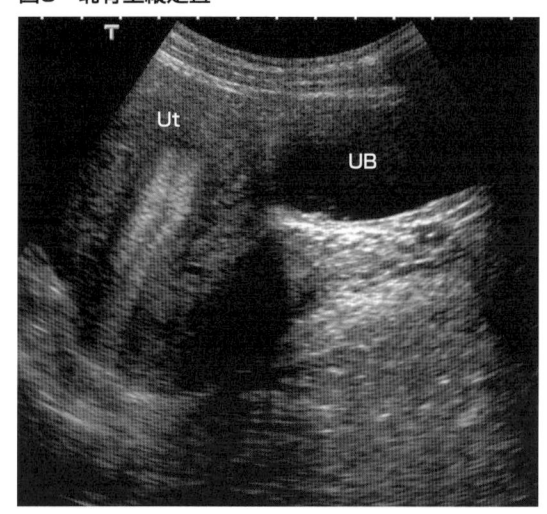

女性骨盤では膀胱(UB)上部に前屈した子宮(Ut)を認める。

超音波検査

代表的な臨床画像

肝臓
転移性肝腫瘍(図10)：周辺部にやや**低エコーのリング**を認める。内部は原発巣に類似するが，消化管からの転移では若干高エコーになることが多い。

肝細胞癌(図11)：初期の病変は淡い低エコーとなる。進行するに従って周辺に皮膜を示す低エコーが出現し，さらに**進行すると内部がモザイク状に不均一なエコー**を呈する。

肝血管腫(図12)：内部は多数の隔壁様構造のある類洞に血液がプールしているため，超音波の反射面が多く高エコーを示し，また，腫瘍内で何度も反射するために多重反射により腫瘍の後方も高エコーとなる**後方エコー増強効果**がみられることがある。

腎臓・尿管
腎癌(図13)：不均一なエコー像を示し，進行すれば静脈浸潤を示す場合もある。腎血管筋脂肪腫と異なりcentral echo complexよりも高エコーとなることはない。

腎結石(図14)：腎杯内に**後方陰影を伴う高エコー**として認められる。

尿管拡大(図15)：拡大した尿管は内部が液体のために無エコーの構造として認められる。

骨盤
前立腺肥大(図16)：前立腺癌と異なり左右対称に円形，ハート型に腫大する。

心臓超音波

正常解剖
　肺の空気が介在すると超音波が散乱してしまうため，心臓を観察する部位は限られている。以下の断面が代表的である。

胸骨左縁左室長軸断面(図17)：左半側臥位にて胸骨左縁3-5肋間にて胸骨左縁にプローブを縦に置いた位置から半時計方向に回転させ左室長軸に沿って観察する。心臓全体の構造を把握し，**僧房弁・大動脈弁の状態の診断**に適する。

胸骨左縁左室短軸断面(図18)：胸骨左縁左室長軸断面からプローブを時計方向に90°回転させて左室の短軸を観察する。
大動脈弁レベル，僧房弁レベルでは各弁の形態や動き，石灰化や肥厚などの器質的変化の有無を観察する。乳頭筋レベルでは乳頭筋や腱索の位置や動きを見る。また，短軸像では左室の「輪切り」をレベルを変えて観察できるため，**左室壁運動の全体的評価**がしやすい。

心尖部左室長軸断面(図19)：心尖部にプローブを置き，ビームを右頭側に向けて心臓の長軸を観察する。胸骨左縁左室長軸断面と同じ面を心尖部から観察することになる。**大動脈弁，僧房弁の逆流や狭窄の観察**がしやすい。

心尖部4腔断面(図20)：心尖部左室長軸断面からプローブを時計方向に回転させて，左室，左房，右室，右房の形態を描出する。**両室，心房のバランスや全体の形態**を観察する。

臨床画像と撮影のポイント

図10 転移性肝腫瘍

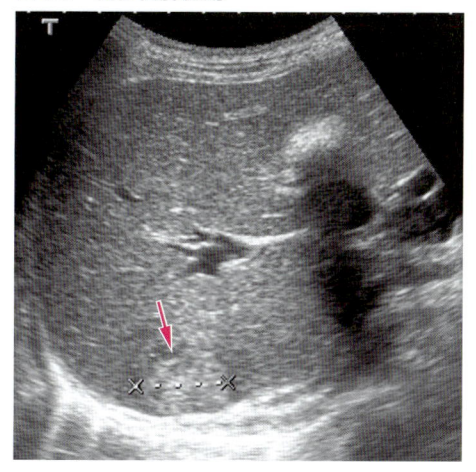

a
肝右葉後区域の転移巣。周辺に低エコーのリングがあり，内部はやや高エコーである。

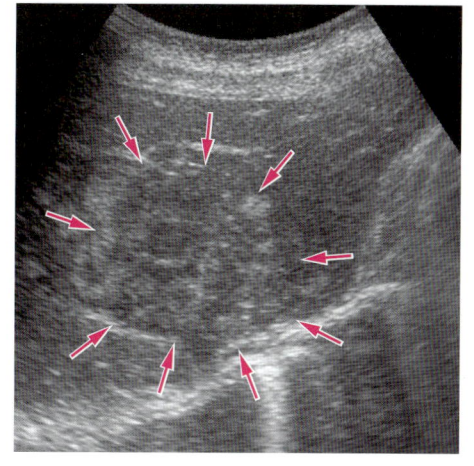

b
サイズの大きな肝転移で，内部エコーが不均一である（→）。

図11 肝細胞癌

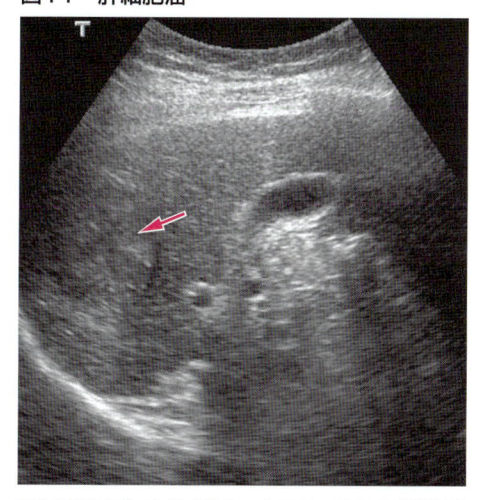

肝右葉にモザイク状の不均一なエコーを有する肝細胞癌を認める。

図12 肝血管腫

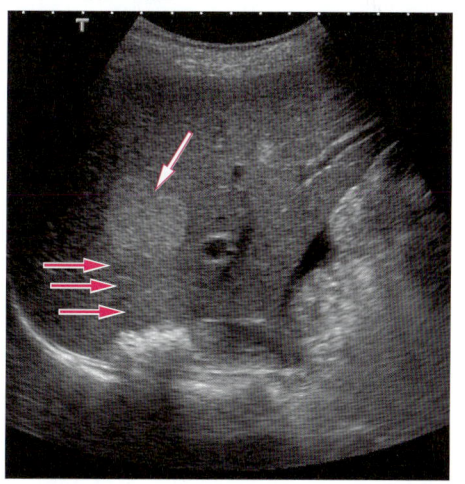

肝血管腫の典型例。比較的均一な高エコーのやや辺縁不整な腫瘤（⇨）がみられ，腫瘍内部の多重反射による後方エコー増強（→）を伴っている。

超音波検査

図13　腎癌

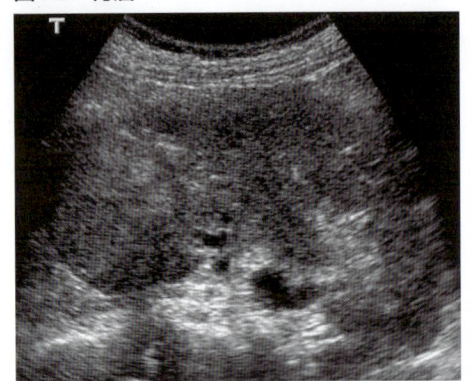

腎上部の半分ほどを占める進行腎癌である。

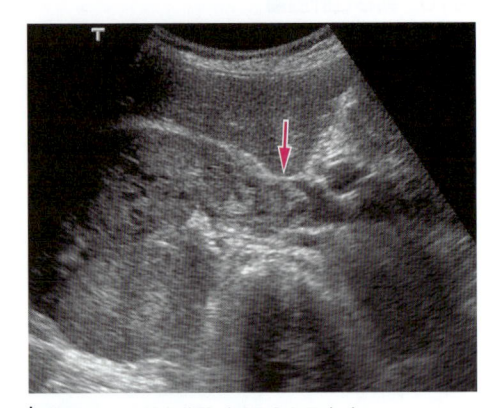

腎静脈内への腫瘍進展が認められる(→)。

図14　腎結石

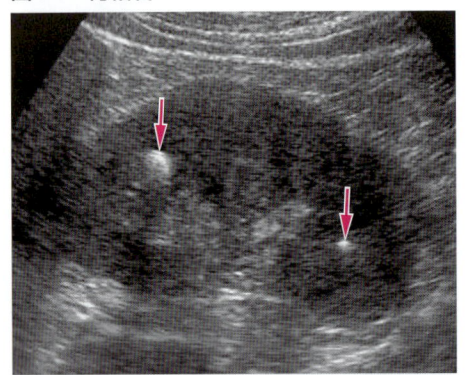

腎杯内に高エコーの結石を2個認める(→)。

図15　尿管拡大

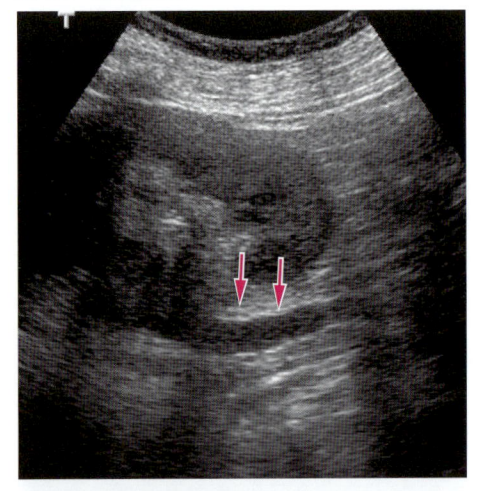

上部尿管に拡大を認める(→)。

図16　前立腺肥大

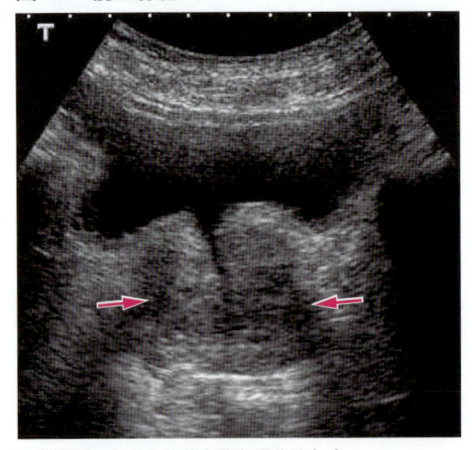

膀胱背側に肥大した前立腺を認める(→)。

図17　左室長軸断面

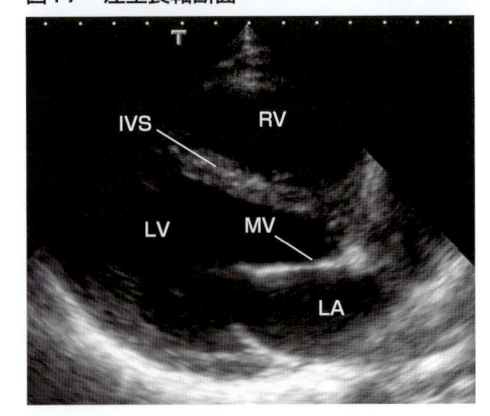

体表に近い側に右心室(RV)，深部側に左心室(LV)が見え，その間に心室中隔(IVS)の心筋を認める。僧帽弁(MV)と左心房(LA)が左室の向かって右側に描出される。

臨床画像と撮影のポイント

図18 左室短軸断面

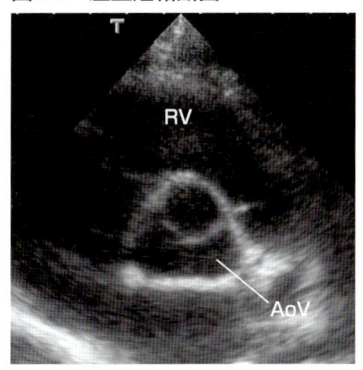

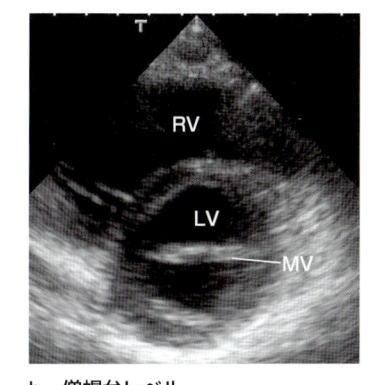

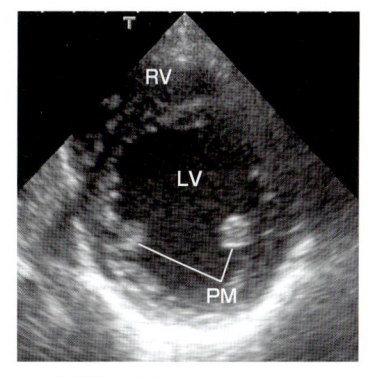

a 大動脈弁レベル
右室（RV）流出路の背側に3尖の大動脈弁（AoV）が観察される。

b 僧帽弁レベル
右室背側に左室（LV）と僧帽弁（MV）をみる。

c 乳頭筋レベル
高エコーの左室乳頭筋（PM）が認められる。

図19 心尖部左室長軸断面

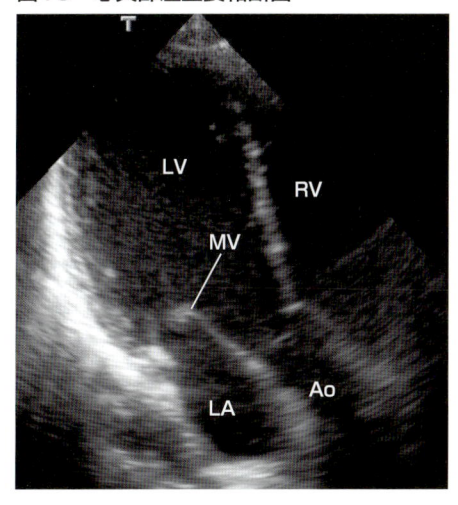

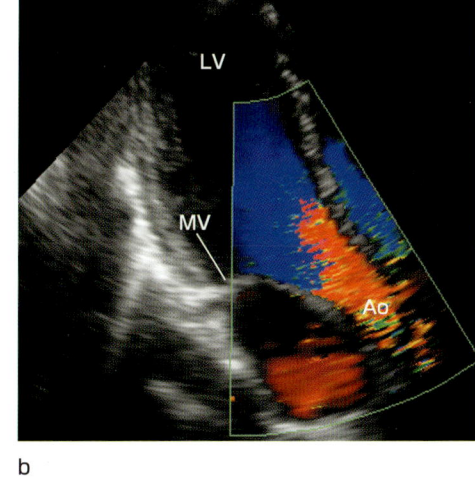

a　　　b

左房（LA），左室（LV），大動脈（Ao）を同時に描出する。
収縮期には僧帽弁（MV）が閉鎖し，カラードプラにて左室から大動脈に向かう血流が認められる。

図20 心尖部左室長軸断面

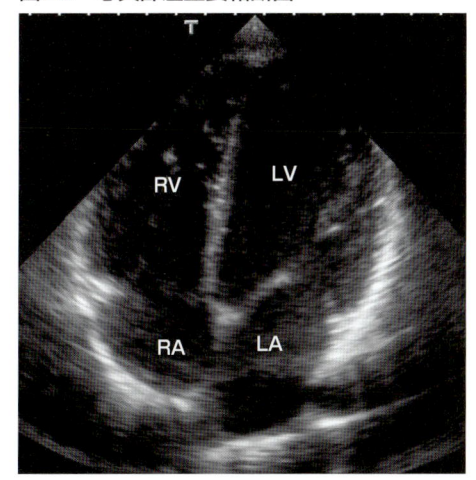

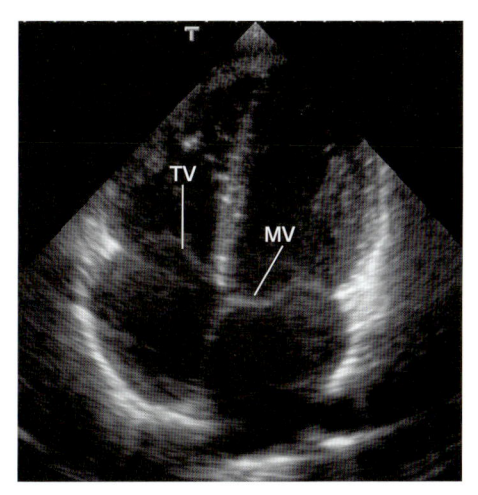

a 拡張期　　　**b 収縮期**

右室（RV），左室（LV），右房（RA），左房（LA）を同時に観察する。
三尖弁（TV），僧帽弁（MV）の動きが同時に観察できる。

血管超音波

表在に近い部分の血管は高周波プローブにて高い空間分解能で観察可能であり，血管壁の状態も観察できる。

観察項目

Bモード　　　　：血管壁の状態，動脈硬化性プラーク，石灰化，血栓
カラードプラ法：血流腔の状態，狭窄によるジェット流，逆流の有無
パルスドプラ法：波形による動静脈の鑑別，狭窄部での流速上昇，狭窄遠位部での立ち上がり波形の鈍化

正常解剖

頸部

- 若干首を検査側と反対側に曲げ，胸鎖乳突筋の前部にプローブを横に当てると総頸動脈の横断像が観察される（図21）。頭側に血管を追うと2分岐し，**外側に走行する内頸動脈と内側に走行する外頸動脈がみられる**（図22）。
- プローブを90°時計方向に回すと総頸動脈の縦断像が得られ，血管壁は「高─低─高エコー」の3層構造を示し，内腔側の2層は「**内中膜複合体（IMC）**」と呼ばれ，この厚みが**動脈硬化の指標**として用いられる。0.9mm以下が正常範囲とされる。
- 総頸動脈を描出してからゆっくりとプローブを外側に振ると**頸椎横突起間に椎骨動脈が観察**できる。
- 総頸動脈の縦断像を頭側に追っていくと内外頸動脈分岐部にいたる。背外側に走行し，起始部が若干拡大しているのが内頸動脈である。

代表的疾患

内頸動脈狭窄：動脈硬化性の狭窄は内頸動脈起始部が好発部位である。壁のプラークをBモードで描出し，プラークによる血流腔の狭小化をカラードプラにて観察する。狭窄部では流速が上昇するため，パルスドプラにて**収縮期最大流速を測定し，正常部の2倍以上の流速を有意狭窄とする**。

図21　頸動脈横断像

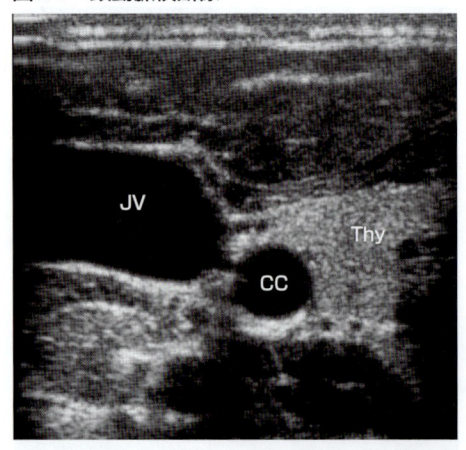

a
右頸部の横断画像。高エコーにみえる甲状腺（Thy）の外側に総頸動脈（CC）の短軸像が観察できる。その外側には内頸静脈（JV）を認める。

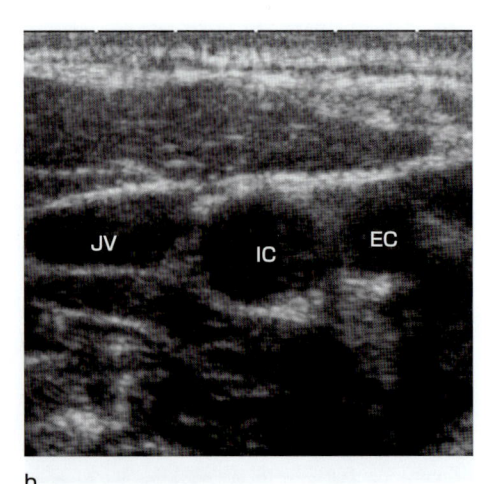

b
プローブをそのまま頭側に平行移動すると総頸動脈は2分岐する。一般には外側に走行するやや太い動脈が内頸動脈（IC），内側にいくものが外頸動脈（EC）である。

臨床画像と撮影のポイント

図22 総頸動脈縦断像

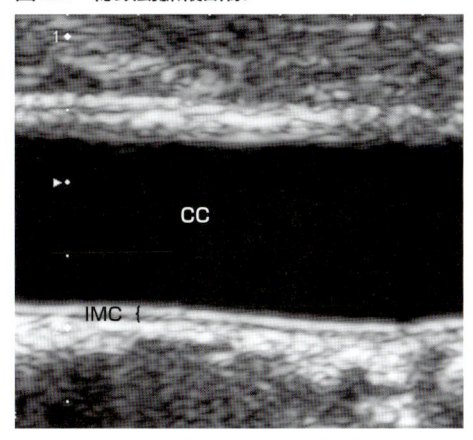

総頸動脈の拡大縦断像では内中膜複合体(IMC)が高一低エコーの2層構造として描出される。

図23 椎骨動脈縦断像

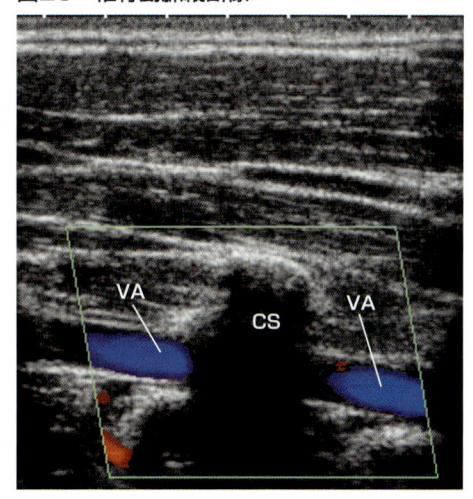

頸椎横突起(CS)の音響陰影の間に椎骨動脈(VA)が観察される。

図24 内外頸動脈分岐部

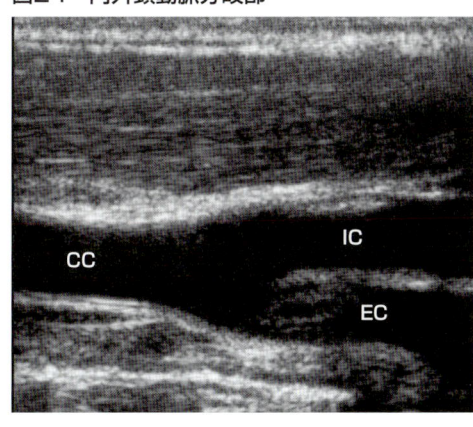

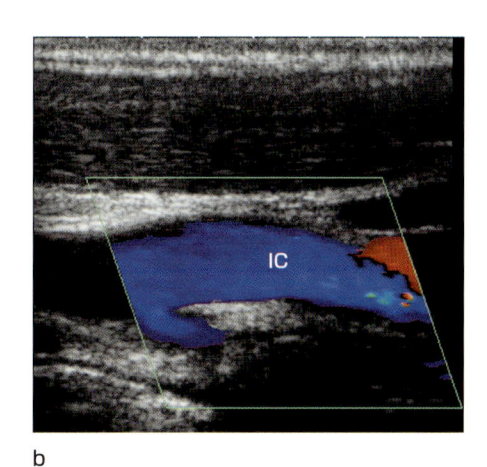

a
b

胸鎖乳突筋背側から内外頸動脈を観察した像。一般的には内頸静脈(IC)がプローブ側に，外頸動脈(EC)が深部にみえる。内頸動脈起始部は若干拡大してみえる。この部分は動脈硬化性変化の好発部である。

図25 内頸動脈狭窄

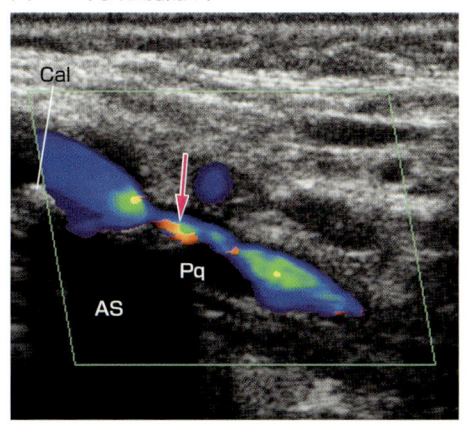

内頸動脈に石灰化(Cal)とそれによる音響陰影(AS)を認める。動脈硬化性のプラーク(Pq)により血管腔は狭窄し，血流速度は増大し「エイリアシング」と呼ばれるカラーの乱れを生じる(→)。

Ⅴ 救急撮影

1 救急X線撮影
2 救急撮影

V 救急撮影

1 救急X線撮影

斎 政博

はじめに

　救急を要するX線撮影においては，標準的な撮影法が適応できない場合が多いので，どのような観点で撮影体位，撮影条件を設定すれば診断価値の高い画像が得られるのかという疑問を瞬時に判断できる能力が求められる。ここではその基礎となる撮影法，画像診断を中心に述べる。外傷患者の初期治療では，時間，医療資源の投入，マンパワーの必要性いずれからみても出血の制御が中核的存在を占める。

　静脈路の確保に始まり，輸液・輸血療法，出血源の検索，止血操作と続く。具体的には，単純X線，超音波検査，CT検査，血管造影，手術などが行われる。そのため画像診断は，ほかの処置や検査を阻害することなく迅速に施行することが必要である。

primary physical surveyにおける画像診断

①胸部X線撮影
②超音波診断
③骨盤部X線撮影

胸部X線検査

- 容易に撮影可能
- 生命の維持に関わる損傷の情報を得られる
- 肋骨1-3の骨折
  ・気道損傷
  ・周辺大血管損傷
- 肋骨9-12の骨折
  ・周辺の腹部臓器損傷
- 横隔膜周辺
  ・背臥位撮影時の気胸による徴候が集中する部位

補足
- 外傷におけるX線撮影は立位不能のため，ポータブル撮影装置により行われる場合が多い。この場合の注意する点としては，心陰影が立位での写真よりも拡大されること，またはリス[*1]への斜入による濃度差がでないようにすることがあげられる。
- さらに，重症胸部外傷患者の初期診療において撮影される胸部X線撮影は，横隔膜とすべての肋骨を含むことが望ましい。

図1　胸部X線像

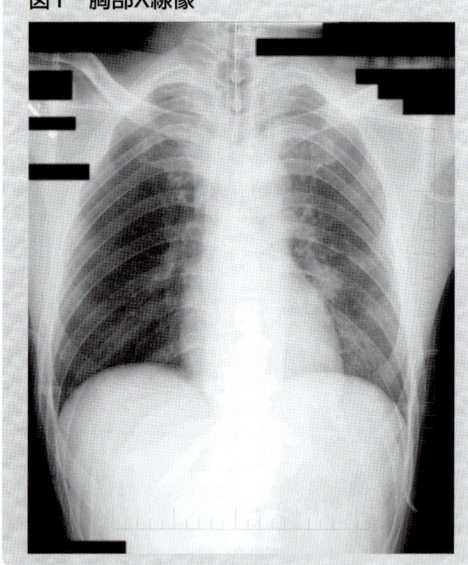

用語ア ラ カルト

*1　リス(lysholm blende)
現在はJISでZ4910「散乱X線除去用グリッド」として規格化され，また，薬事法上では「X線用グリッド」と呼称されている。1930年代に(E. Lysholm)リスホルム博士(スウェーデン)によって現在のグリッドの原型(静止型グリッド)が考案され，博士の名前に因んで「リスホルムブレンデ」と呼ばれ普及した。そして日本国内では，さらに略して「リスホルム」とか「リス」と呼称されていたのが由来である。

主な胸部外傷

胸壁損傷
①皮下気腫　　③胸骨骨折
②肋骨骨折　　④flail chest

気胸と血胸
①単純性気胸　③開放性気胸（胸壁開放創）
②緊張性気胸　④血胸

臓器損傷
①肺損傷：肺挫傷，肺内血腫
②気管・気管支損傷
③心臓外傷：心筋損傷，心破裂，穿通性心損傷
④大血管損傷：大動脈破裂，穿通性大動脈損傷
⑤横隔膜損傷
⑥食道損傷

＊最も緊急に処置を要する病態
①緊張性気胸　④大量血胸
②心タンポナーデ　⑤flail chest[*2]
③開放性気胸　⑥気道閉塞

用語ア・ラ・カルト

＊2　flail chest
隣り合う肋骨3本以上が，それぞれ2カ所以上で骨折している場合，骨折部に囲まれた胸壁は胸郭に固定されなくなるので，息を吸ったときに胸がへこみ，吐いたときに膨らむという異常な状態になり，呼吸が傷害される。血気胸などを合併していることも多く，大変危険な状態であり，人工呼吸管理が必要となる。

骨盤X線撮影
腹部外傷患者の初期診療における後腹膜腔の出血徴候および出血原因を検索する手段であり，腹部・骨盤部を含めた画像が不可欠となる。

本撮影における画像所見は，腸腰筋陰影の消失や腎陰影の消失である。

secondary physical surveyにおける画像診断
精密検査により損傷臓器を特定し，続く根本的な治療を行う。必然的に，患者を移動したうえで検査を実施するため，2次損傷を防止する意味で脊椎・脊髄損傷の検索が必要となる。

頸椎X線撮影

3方向撮影が原則（正面・側面・開口位）
側面撮影のみの頸椎損傷の診断率は85％であり，3方向撮影により92％に上昇する。

臥位での撮影は肩部が上方に持ち上がり，下部頸椎の描出が困難な場合が多いので，患者の状態を確認したうえで，両腕を下方に引きながら撮影したほうがよい。

診断（4項目を重視）
A（alignment）：椎体前面，脊髄腔前面，脊髄腔後面，棘突起先端の4本のライン
B（bone）：骨としての椎体形状と高さ，椎弓，棘突起，関節突起，横突起などの形状を評価
C（cartilage）：椎間板や椎間関節の軟骨部を評価
D（distance）：椎体前面から気道後面までの軟部組織の厚さや棘突起間の間隙を評価

図2　頸椎側面図

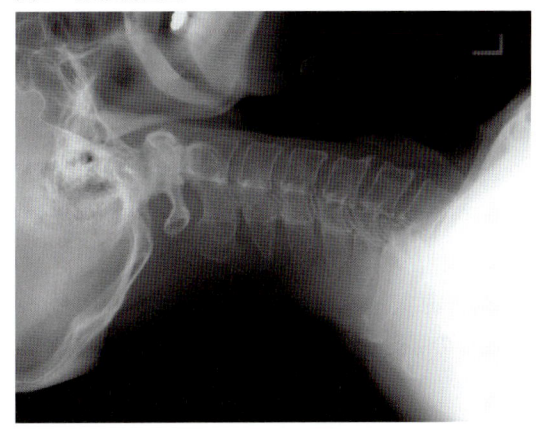

救急医療における放射線技師
最近の医療機器の進歩はめざましく，放射線診断装置における画像診断に関しても，患者の状態を的確に提供できる手段として欠かすことのできないものになってきている。救急撮影時には，日常の撮影とは異なるため，予期せぬ事態に遭遇することもある。そのため，日頃から撮影手順の確認やトラブルの対処法，関連機器の操作の熟知などトレーニングが必要である。

【参考文献】
1）谷崎　洋ほか：X線撮影と画像評価．医療科学社，2007．
2）小川敬壽ほか：図説単純X線撮影法．金原出版，2004．

2 救急撮影

石屋博樹

CT検査

外傷でも単一損傷であれば特異的な病像を呈し，それぞれに確立された診断と治療が存在する。しかし，交通外傷，墜落，傷害事件などでは全身のどこをどの程度負傷しているかわからない。複数部位の損傷(多発外傷)ともなると場当たり次第の処置は許されず，診断，治療には必然的に優先順位が存在する。すなわち，切迫する病態，緊急度の高い損傷から適切に対応することが外傷患者を救うこととなる。

救急診療における優先順位の概念

画像診断は，ほかの処置や検査を阻害することなく迅速に施行することが必要である。

①1次病態把握(primary physical survey)：
生死に関与する外傷の検索
　①胸部X線撮影
　②超音波診断
　③骨盤部X線撮影

②2次病態把握(secondary physical survey)：
個々の臓器損傷の正確な診断
- 精密検査により損傷臓器を特定し，続く根本的な治療を行う。
- 必然的に患者を移動したうえで検査を実施するため，2次損傷を防止する意味で脊椎・脊髄損傷の検索が必要である。
- CTでは横断画像は圧迫骨折の診断に有用であるとされるが，ほかの損傷はMPR画像をもって診断すべきである。

CT撮影の適用基準

- CT撮影はsecondary surveyに分類されるため，いかなる場合であっても体内循環動態が安定していない状態では施行されるべきものではない。
- たとえ撮影時間は1～2分程度であっても，患者の移動に合わせて点滴やシリンジポンプなどの器具を移動する必要があり，造影剤や呼吸器などの準備で多くの時間を要してしまう。

救急撮影における注意点

- 短時間で効率的な撮影
- 2次損傷を与えないこと
- 点滴・シリンジポンプ・酸素などのチューブ・ラインに注意
- 撮影線量に注意(特に小児)
- 感染症(特に外傷患者)
- 造影剤使用時は副作用歴に注意
- 造影剤使用時は皮下漏れ，接続部からの漏れがないか注意
- 画像確認(造影されているかどうか)

救急撮影の実際

- 交通外傷などは頭部が固定されている場合が多いので，基準線で撮影できないこともある。
- 造影CT時，造影ラインが細く，ルーチンどおりの注入速度で入れられないこともある。
- MPR画像が必要な場合が多い(眼窩，副鼻腔，脊椎の骨折など)。

救急撮影

救急CTの症例画像

症例①：交通外傷による外傷性くも膜下出血，脳挫傷，頭蓋底・鼻骨骨折

図1　頭部単純CTおよび頭蓋底（骨条件）

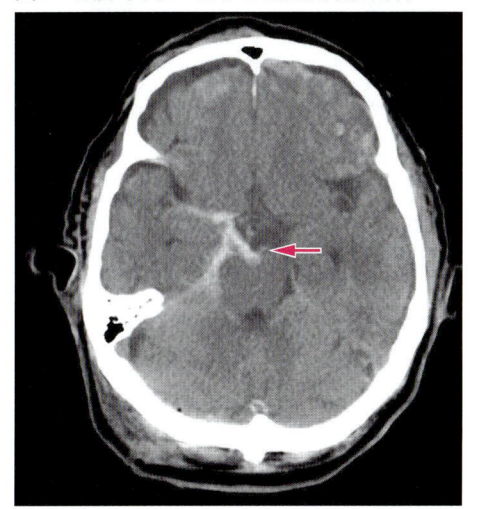

a　外傷性くも膜下出血

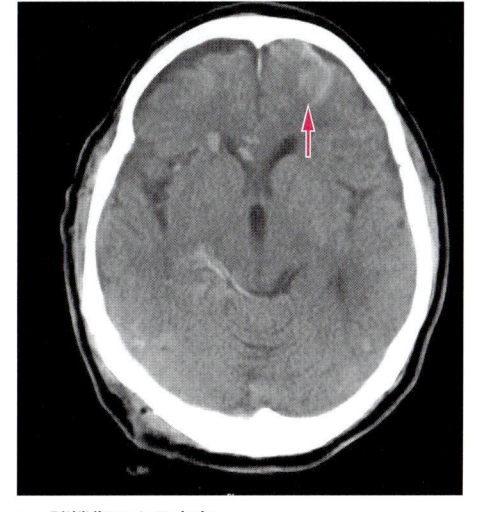

b　脳挫傷による出血

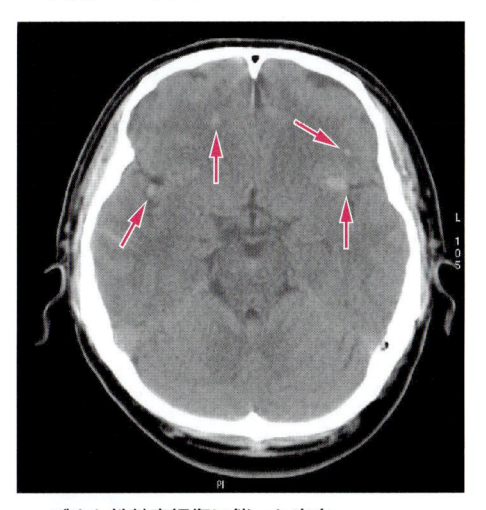

びまん性軸索損傷（DAI）
脳全体に回転加速衝撃が加わった場合（脳実質が頭蓋内で強くゆすられる状態をいう）に，脳内に剪断力（ズレ）が働き，大脳表面と大脳辺縁系および脳幹部を結ぶ神経軸索（Axon）が広い範囲で切断されるか損傷されるかして，広範な神経連絡機能の断絶を生じることとなる病態をいう。ヘルメットを着用したオートバイ事故のように，頭部に直接の打撲がない場合でも，強く脳が揺れることにより起こる。

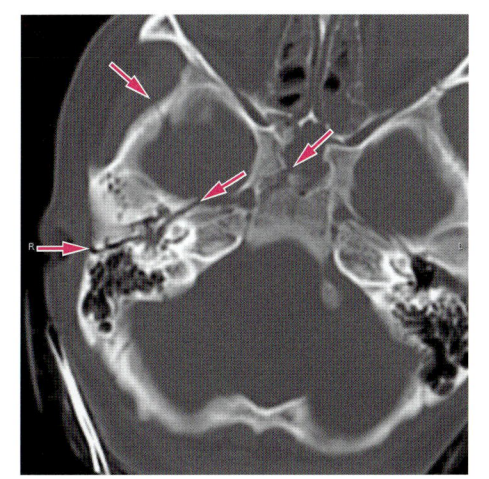

c　びまん性軸索損傷に伴った出血

d　頭蓋底骨折

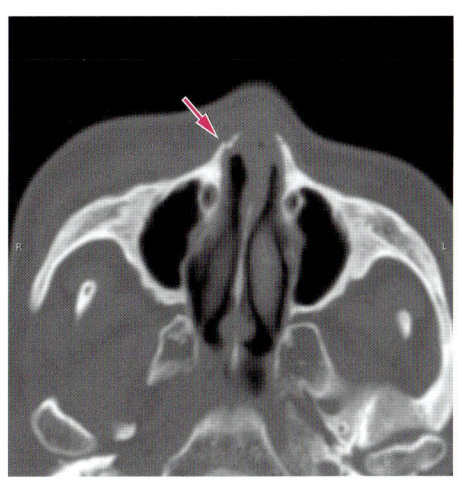

e　鼻骨骨折

症例②：口腔内異物（歯ブラシ）

図2　顔面骨単純CT

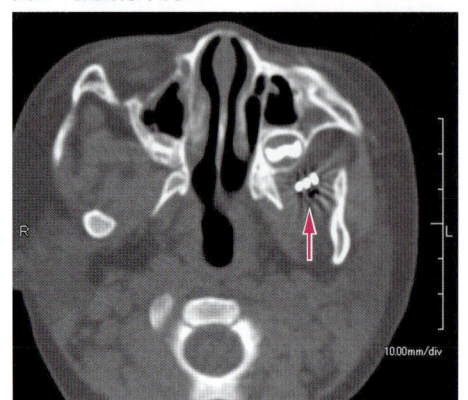

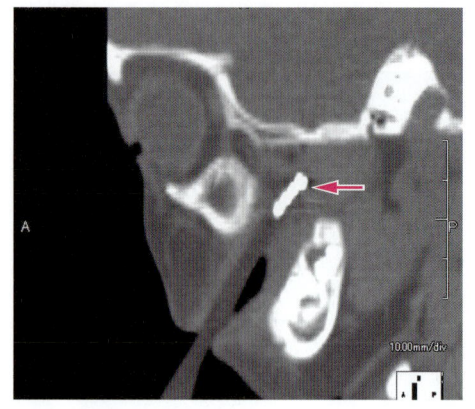

a　横断像

b　矢状断像

症例③：転落事故による第2頸椎骨折

頸椎損傷においては第2頸椎の損傷が高率である。続いて第5頸椎から第7頸椎までの順となっている。

図3　頸椎単純CT

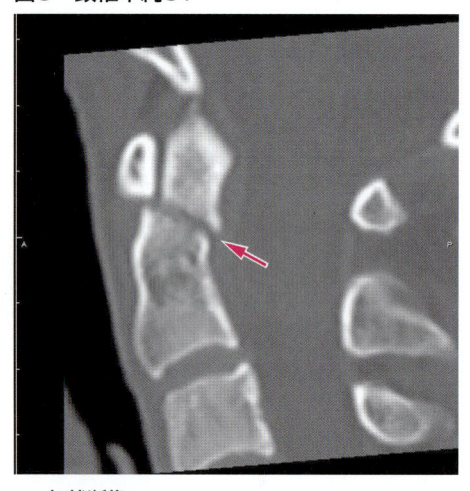

a　矢状断像

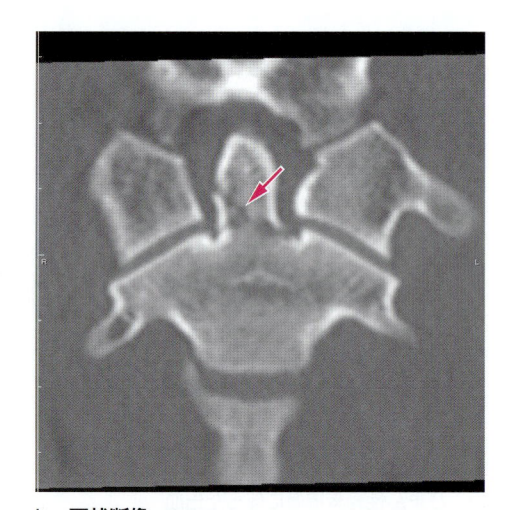

b　冠状断像

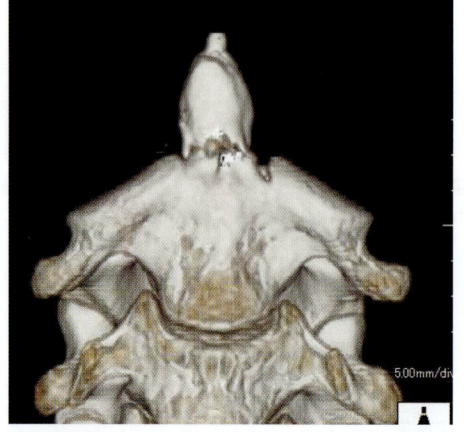

c　3D画像

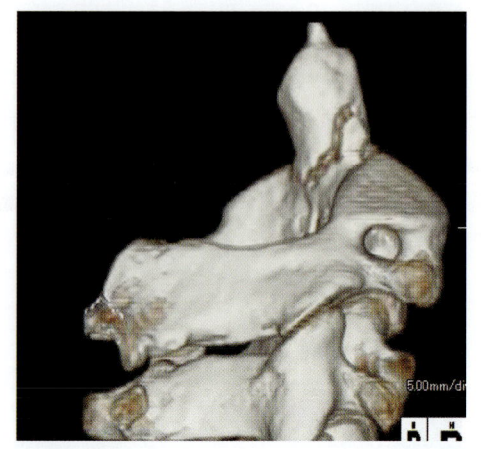

d　3D画像

症例④：食道異物（魚骨）による食道壁貫通，大動脈壁損傷

図4　胸部造影CT横断像

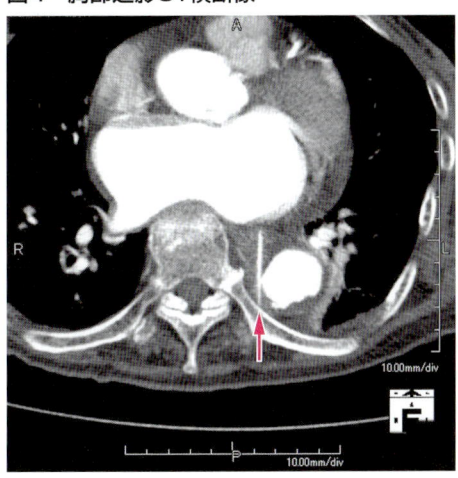

症例⑤：交通事故による肝臓破裂

　造影CTを行ったところ，肝右葉前区域にわずかな造影剤血管外漏出像を認めた（図5b）。血管造影を行い，右肝動脈前区域枝の選択造影にて3カ所から造影剤血管外漏出像を認めた（図5d）。左肝動脈造影にて仮性動脈瘤を認めた（図5e）ため，それぞれの塞栓術を行った。

図5　胸腹部造影CT

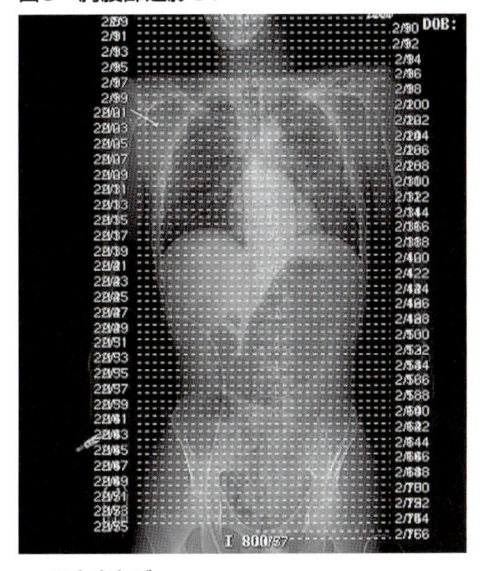

a　スカウトビュー 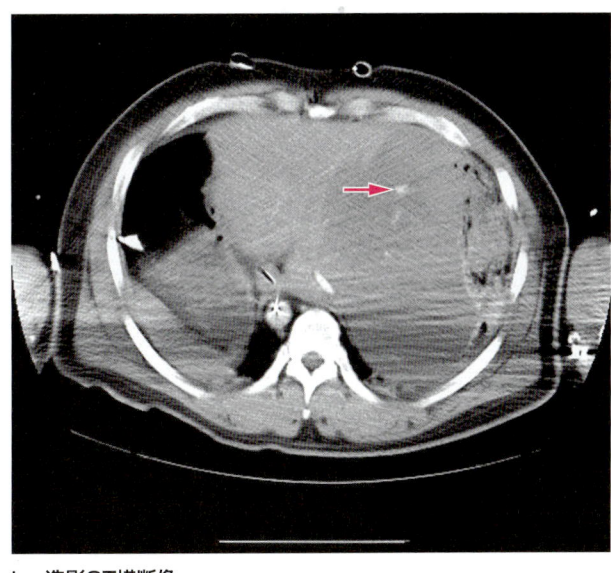　　　　　　　　　　　　　　b　造影CT横断像

図5続き

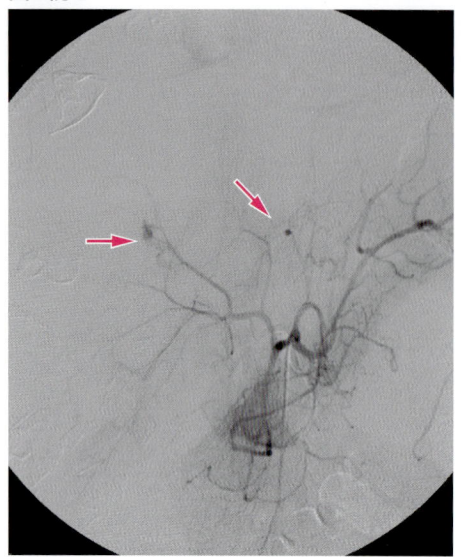

c 腹腔動脈造影像

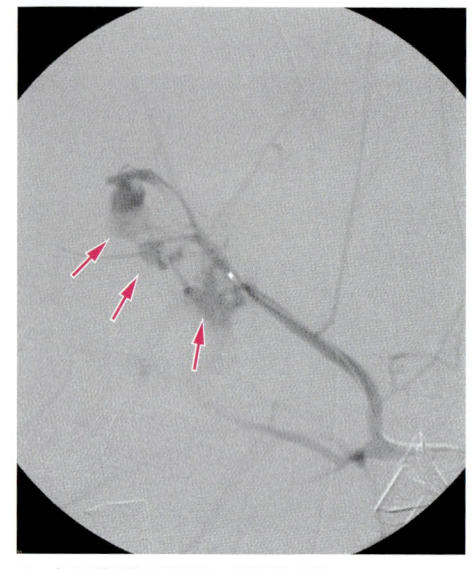

d 右肝動脈前区域枝の選択造影像
3カ所からの造影剤血管外漏出像。

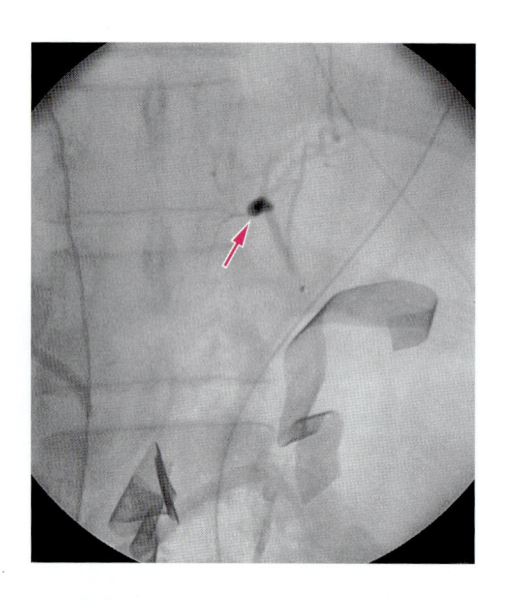

e 左肝動脈造影像
仮性動脈瘤

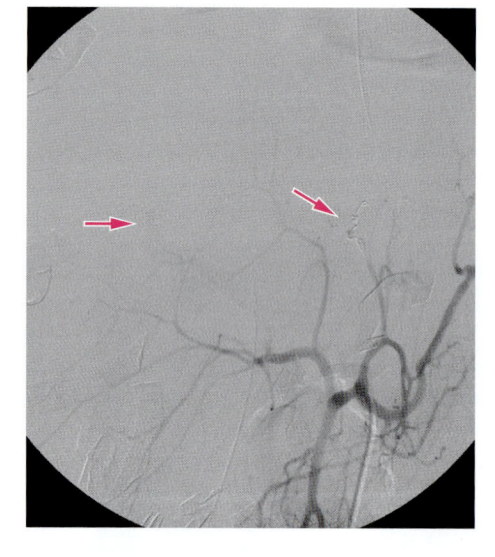

f 塞栓後の腹腔動脈造影像

症例⑥:交通事故による多発骨折

図6 胸腹部造影CT(ボリュームレンダリング画像)

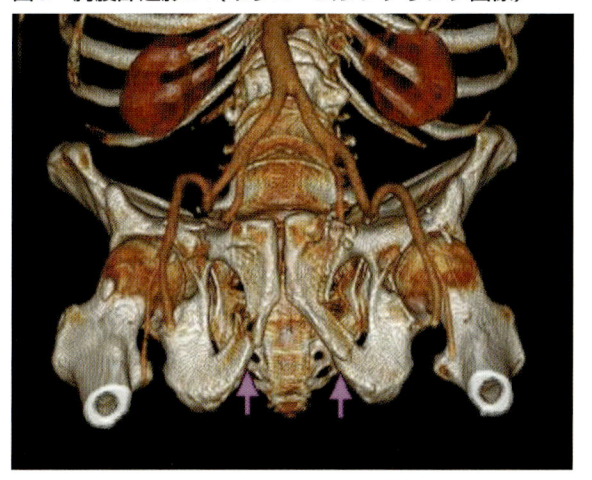

a 骨盤骨折

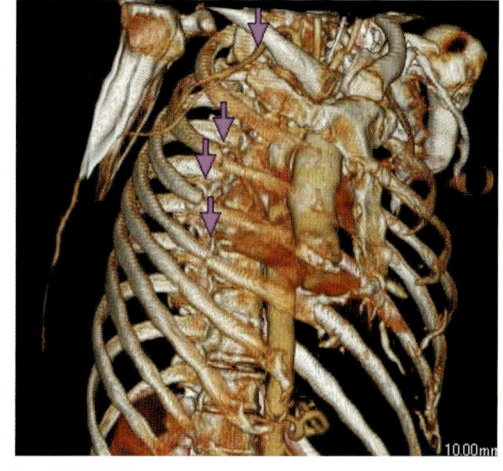

b 肋骨骨折

おわりに

救急医療において放射線画像診断は必要不可欠である。近年のCT装置の進歩に伴い,救急患者の頭部,全身CTに要する撮影時間も短縮できるようになった。しかし,スムーズに検査を行うためには,撮影装置の性能の理解,患者の状態に合わせた撮影技術,医師の要求に柔軟に対応できる撮影技術を習得することが必要である。また,検査中は撮影のみに注意を払うのではなく,患者の状態にも注意を払う必要がある。われわれ診療放射線技師は,日頃,あらゆる状況に臨機応変に対応できるよう撮影技術の向上に努めなければならない。

【参考文献】
坂下恵治,相良健司,西池成章,藤村一郎:EBMに基づく救急撮影技術のあり方.日本放射線技術学会雑誌, Vol.61 No.4, 2005.

VI 医療情報システム

1 デジタル情報の基礎事項
2 情報セキュリティ
3 病院情報システム
4 放射線情報システム
5 PACS
6 医療情報システムの標準化

VI-1 医療情報システム デジタル情報の基礎事項

本間経康

デジタル情報の表現

ビットとバイト

現在広く普及しているコンピュータであつかう情報は，医用画像や電子カルテも含め，基本的にはすべて**2値情報**[*1]の組み合わせで表現される。この2値情報の表現要素を「1ビット」と呼び，これを8桁に並べたものを「1バイト」と呼ぶ（図1）。現在のコンピュータでは，1バイトの整数倍を処理の対象とすることが多く，記憶装置の容量やファイルサイズを表すときによく用いられる単位である。

> **用語アラカルト**
>
> [*1] **2値情報**
> 2値情報とは，「0か1か」（0かそれ以外か），スイッチが「オンかオフか」などで表現される情報である。このような情報の表現要素を非常にたくさん組み合わせることで，文字や複雑な画像などを表現している。

図1 ビットとバイト

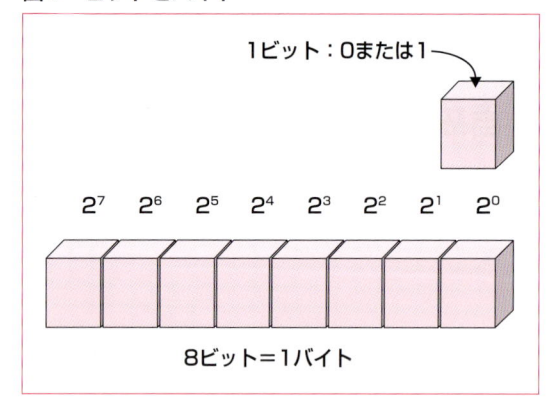

2進数，8進数，16進数

ビットやバイト単位で表される情報をあつかうためには，私たちが日常生活で慣れ親しんでいる10進数の代わりに，2進数や8進数，16進数を用いると便利である。2進数と10進数の変換は，2進数の桁（図1）に注意して，図2のように計算する。

8進数は，2進数3桁を1桁で，16進数は2進数4桁を1桁で表現することができ，容易に変換できることからよく用いられる。これらの対応を表1に示す。

図2 2進-10進変換

$01111011 \Rightarrow 0 \times 2^7 + 1 \times 2^6 + 1 \times 2^5 + 1 \times 2^4 + 1 \times 2^3 + 0 \times 2^2 + 1 \times 2^1 + 1 \times 2^0 = 123$

表1 変換表

10進数	2進数	8進数	16進数
0	0000 0000	000	00
1	0000 0001	001	01
2	0000 0010	002	02
⋮	⋮		
8	0000 1000	010	08
9	0000 1001	011	09
10	0000 1010	012	0A
⋮	0　　　F	（16進数は4桁で変換）	
15	0000 1111	017	0F
16	0001 0000	020	10
⋮			
123	0111 1000	173	7B
⋮	1　7　3	（8進数は3桁で変換）	
255	1111 1111	377	FF

表1からもわかるように，1バイトで表現可能な整数は，0〜255である。

> **補足**
> ●負の数や小数も基本的には0と1の組合せで表現するが，その表現規則が正の整数とは異なる。例えば，負の数を2の補数で表現すると，加算のみで減算が実現される。

文字情報の2値表現

コンピュータは基本的に情報を「0」か「1」の組合せで処理するため，文字も「0」と「1」の組合せで表現される。表2は「ASCIIコード」と呼ばれる表現方法である。

表2 記号，アルファベットの7ビット表現(ASCIIコード)

		上位3ビット							
		0	1	2	3	4	5	6	7
下位4ビット	0				0	@	P	`	p
	1			!	1	A	Q	a	q
	2			"	2	B	R	b	r
	3			#	3	C	S	c	s
	4			$	4	D	T	d	t
	5			%	5	E	U	e	u
	6			&	6	F	V	f	v
	7			'	7	G	W	g	w
	8			(	8	H	X	h	x
	9			)	9	I	Y	i	y
	A			*	:	J	Z	j	z
	B			+	;	K	[	k	{
	C			,	<	L	¥	l	|
	D			-	=	M	]	m	}
	E			.	>	N	^	n	-
	F			/	?	O	_	o	

【例】大文字の「A」は16進数で41，2進数では0100 0001で表現される。
※この表では，「制御文字」と呼ばれる特殊な記号を省略してある。

デジタル画像

デジタル画像は，**画素値***2の集合として表現される(図3)。モノクロ画像の画素値は，白を最大値に，黒を最小値の「0」として，その中間の灰色を何段階で表現するかで，濃度変化の滑らかさを表す。例えば，3ビットでは8通りの数字を表現できるので，白と黒を除いた6通りの灰色を表現でき，これを**階調**が「3ビットである」とか「8階調」という。図4に8階調と256階調(8ビット＝1バイト)の例を示す。

> **用語アラカルト**
>
> *2 画素と画素値
> デジタル画像を構成する最小単位を「画素(pixel)」といい，一般に方眼紙のマス目のように格子状に縦と横に並んでいる(図3)。画素値は，それぞれの画素がどういう色であるかという情報を表し，一般に整数値(離散値)をとる。

図3 デジタル画像と画素

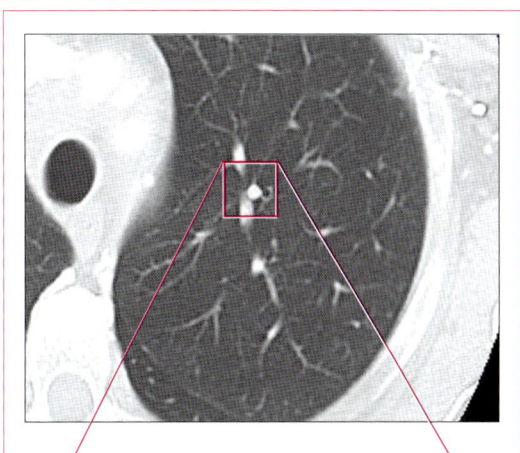

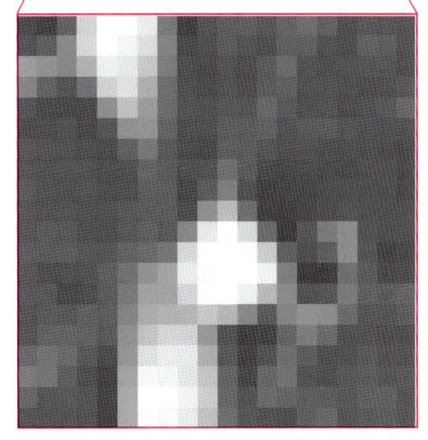

画像を拡大していくと，画像の構成要素である画素(色が一定の小さなマス目)が格子状に並んでいる。画素の色は「画素値」と呼ばれる整数値で表されるのが一般的である。

図4 階調数と濃度変化の滑らかさ

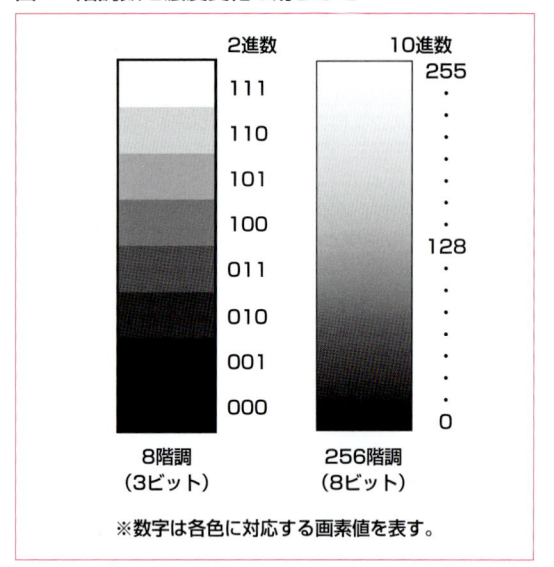

8階調（3ビット）：2進数 111, 110, 101, 100, 011, 010, 001, 000

256階調（8ビット）：10進数 255 ... 128 ... 0

※数字は各色に対応する画素値を表す。

> **補足**
> ●アナログ画像をデジタル画像に変換するときには，十分な画素数と十分な階調数を用いないと，**エイリアシング**や**偽輪郭**が発生し，画質に悪影響がでる。画素数に関しては，**標本化定理**を満足するようにするとよい。

画像ファイル

画像ファイルは文字通り画像情報の**ファイル**[*3]であるが，**ヘッダー**と**画像データ**の2つの部分で構成される。ヘッダーには画像サイズや階調に関する情報が格納され，医用画像の場合は，患者名や撮影日なども書かれている。画像データは，デジタル画像を構成する画素値が「配列」と呼ばれる形式で格納されている（図5）。画素数を縦M個，横N個とするとき，総画素数$M×N$を「**マトリックスサイズ**」という。画像ファイルのサイズは，1つの画素値を表現するために必要な階調数k（バイト）にマトリックスサイズを掛け，ヘッダーのサイズを足したものになる。すなわち，次の式で計算される。

$$画像ファイルサイズ（バイト）=（ヘッダーサイズ）+M×N×k$$

図5 画像データの1次元配列への格納

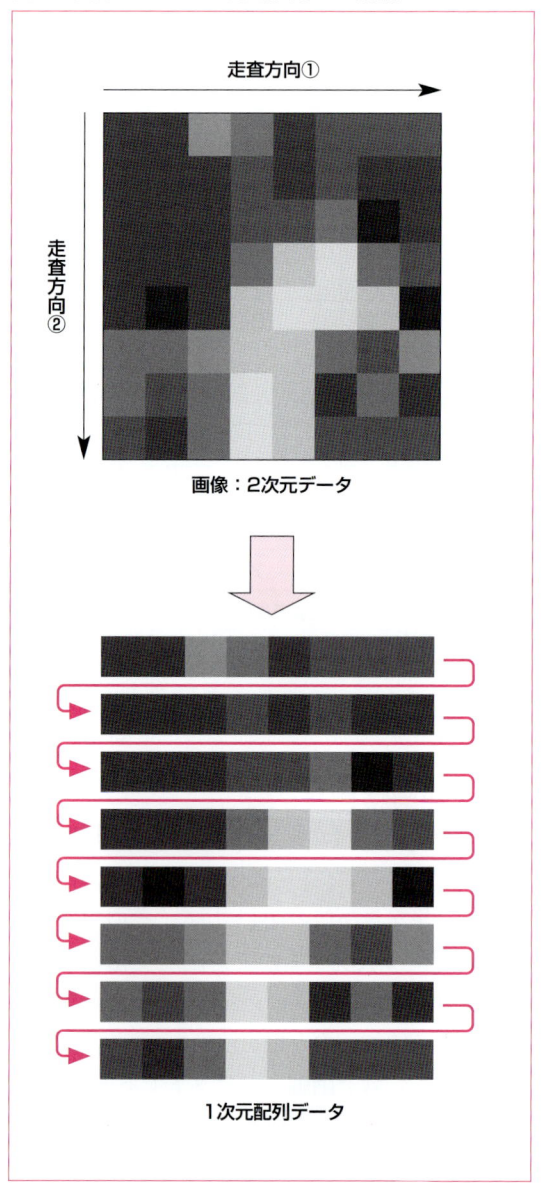

走査方向①　走査方向②

画像：2次元データ

↓

1次元配列データ

> **用語アラカルト**
> ***3　ファイルと基本ソフト**
> ファイルとは，コンピュータの基本ソフトがあつかう情報の（塊の）単位である。基本ソフトは，「OS（operating system）」と呼ばれ，コンピュータを操作する際に必要なファイルシステムや応用ソフトの制御など，基本的な機能を利用者に提供する。用途によってさまざまな基本ソフトがあるが，Linux（UNIX），Windows，MacOSなどが広く使われており，病院情報システムでも端末やサーバ用途で使われている。

●情報の圧縮と伸張

一般に画像ファイルはサイズが大きいため，そのまま通信するとネットワークに大きな負荷をかけることになる。そこで，デジタル情報の**圧縮技術**を用いて，サイズを小さくする方法が用いられる。圧縮には圧縮前の状態に完全に戻せる「可逆圧縮」と戻せない「非可逆圧縮」方式があり，元に戻せるという意味では可逆圧縮が望ましいが，非可逆圧縮は圧縮率が大きいという利点がある。

> **補足　圧縮技術**
> ●コンピュータがあつかうのは2値情報の組合せである。例えば，0が連続して256個続いている場合は，その表現に256ビット必要だが，始めの1ビットに何（0 or 1）が，次の8ビットで何個続いているかを表すことにすると，011111111となり9ビットで表現できる。このような方法で情報表現に必要なビット数を低減する方法が「圧縮」と呼ばれる技術である。この場合は，可逆圧縮である。

●DICOMファイルフォーマット

医療画像の**フォーマット**[*4]としては，**DICOM規格**[*4]に定められた様式が事実上の標準となっている。DICOM画像ファイルは，図6のようにたくさんのデータエレメントから構成されている。また，各データエレメントは，4つの要素から構成されている。DICOM画像ファイルではヘッダーと画像データという区別はなく，画素値データもヘッダー情報などと同じくデータエレメントとしてあつかわれる。詳しい規格内容は，次節を参照されたい。なお，実際に使用されるデータエレメントはメーカやモダリティごとに異なっており，すべてのデータエレメントが常に格納されているわけではない。

> **用語アラカルト**
> *4　ファイルフォーマットとDICOM規格
> ファイル内の情報の格納様式を「フォーマット」という。一般の画像ファイルのフォーマットには，bitmap, jpeg, gif, tiffなどがある。DICOMは「digital imaging and communications in medicine」の略で，医用デジタル画像とその通信規格である。

図6　データエレメントの構造

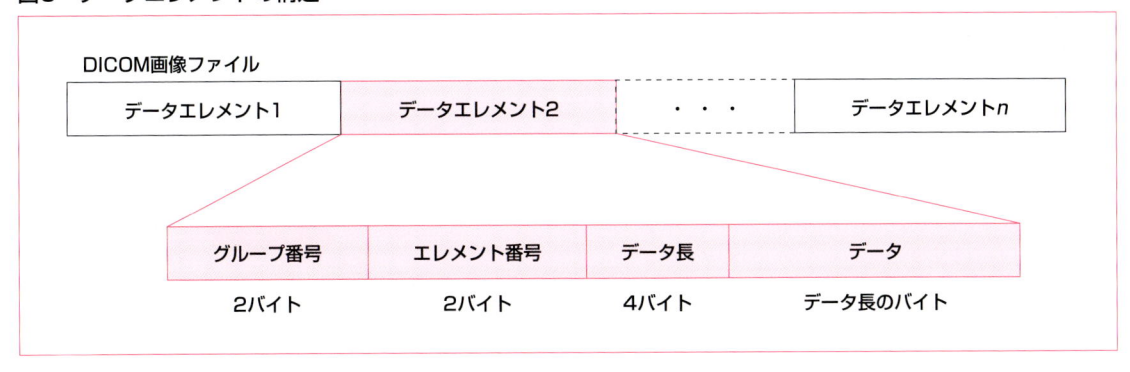

DICOM画像ファイル			
データエレメント1	データエレメント2	・・・	データエレメントn

グループ番号	エレメント番号	データ長	データ
2バイト	2バイト	4バイト	データ長のバイト

【参考文献】
1）桂川茂彦編:医用画像情報学, 南山堂, 2002.
2）岡部哲夫, 岡田美保子編:医用放射線科学講座11, 情報科学, 医歯薬出版, 1998.

VI-2 情報セキュリティ

医療情報システム

本間経康・酒井正夫

情報通信とセキュリティ

医用画像やカルテなどの医療情報は，患者の個人情報であり，医療業務以外に転用されることがないよう法律(刑法134条)で守秘が義務づけられている．X線写真や紙媒体でこれらの情報をあつかっていたときは，それをあつかうごく一部の医療従事者がその管理に留意していれば比較的高い安全性が保てたが，病院の医療業務にも情報システムが広く用いられるようになった現在では，これまで同様の管理・保安体制に加え，情報技術の現状に即した新たな管理・保安

図1 情報通信の危険性

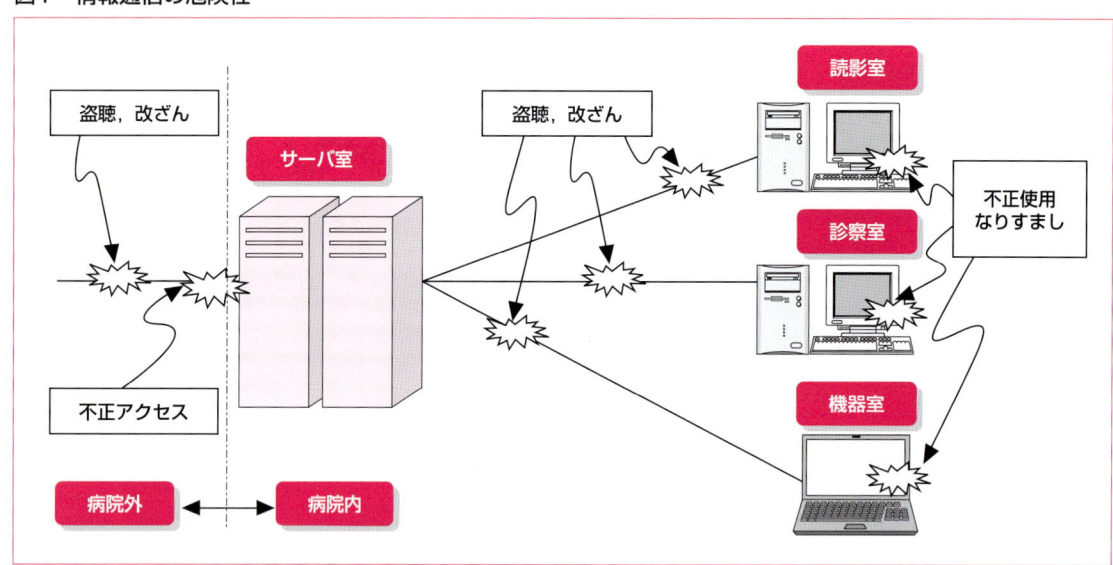

図2 ファイアウォール(FW)と暗号技術による情報通信の安全確保

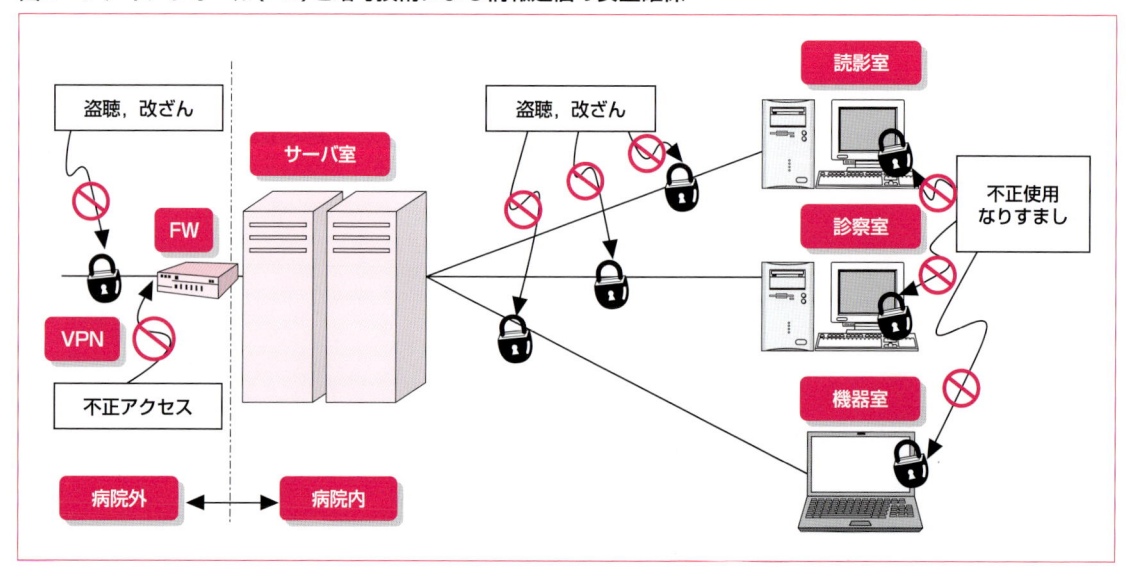

情報セキュリティ

体制が必要になっている（図1）。病院間，もしくは病院内であっても，コンピュータネットワークを介して安全に情報をやりとりするには，「**暗号**」と呼ばれる技術が基盤となる。特に，病院間の通信をインターネットなどの公衆回線を用いて行う場合は，盗聴や改ざんの危険が高い。また，病院内のネットワークをファイアウォール（FW）を用いて外部のネットワークと分離する方法は，外部からの不正アクセスを防止する場合に有効であるが，病院内部からの盗聴や不正使用を防ぐことは一般に不得手である。したがって，この場合も暗号技術による安全対策を併用するのが望ましい（図2）。

暗号システム

暗号の役割

暗号の主な役割は**守秘と認証**[*1]の2つである（図2）。例えば，オーダに従って撮影したX線CT画像を考えよう。この画像は，オーダした医師もしくは，その患者さんを担当する医療従事者のみが正当にアクセスできる。CT（撮影）室から医師の端末へ画像を送信する際に，外部から盗み見されないように，もしくは盗み見られても元の画像とは違うものになっているようにすることで安全性を確保するのが「守秘」の役割であり，画像を送った端末が，あるいはその端末を利用しているのが正当な医師であるかを確認するのが「認証」である。

共通鍵方式

暗号システムの基本構成を図3に示す。情報技術が広く一般に普及する前の古典的な暗号では，事前に**鍵**を共有し，暗号の仕組みを秘密にしておくのが一般的だった（共通鍵方式）。しかし，この共通鍵方式では，通信を行う前に鍵を秘密裏に共有しなければならないというパラドックス的な「**鍵の共有**」問題があり，インターネットなど不特定多数が暗号を利用する際には問題となる。

図3 暗号化と復号化

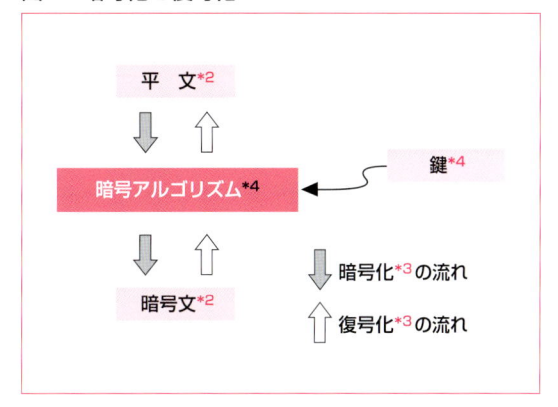

平　文[*2]
↓ ↑
暗号アルゴリズム[*4] ← 鍵[*4]
↓ ↑
暗号文[*2]

↓ 暗号化[*3]の流れ
↑ 復号化[*3]の流れ

用語アラカルト

＊2　平文と暗号文
暗号システムで処理する前の情報で，人間が読んだり，聞いたりできる形式の文字，数字，音声，画像など，受信者に伝えたいメッセージを「平文」といい，平文のメッセージをなんらかの方法で変更して，読めないようにしたものを「暗号文」という。

＊3　暗号化と復号化
平文を暗号文に変換する操作を「暗号化」といい，逆の操作を「復号化」と呼ぶ。なお，正当な相手以外が暗号文を平文に戻そうとする操作は復号ではなく「解読」と呼んで区別する。

＊4　暗号アルゴリズムと鍵
平文を暗号文に，または暗号文を平文に変換するための数学的な操作手順，もしくは暗号の仕組みのことを「暗号アルゴリズム」という。また，暗号化と復号化を行うための秘密のキーワードを「鍵」という。同じ暗号アルゴリズムで同じ平文を暗号化しても，異なる鍵では異なる暗号文に変換される。つまり，不正に解読されない限り，正しい鍵を知っている者だけが暗号文を平文に戻すことができる。

用語アラカルト

＊1　守秘と認証
守秘は，送った情報が目的外の受信者に漏れた場合でも，情報の中身を知られないために必要であり，認証は，情報を受信する者の身元を確認して，その正当性を保障するために必要である。

補足 すべてのソフトウェアは暗号システム？

- コンピュータの中の情報は，専用のソフトウェアでなければ人間がわかる文字や画像などの情報に変換できないという意味では，暗号と似ている。例えば同じソフトウェアであっても，バージョンが異なるだけで表示できない場合もある。しかし，暗号化を目的としない場合，この現象はソフトウェアごとにあつかえるファイルフォーマットが異なることに起因している（図4）。つまり，ファイルフォーマットがわかれば，（それをあつかえるプログラムを用意することで）誰でも簡単に表示できる。守秘や認証を目的としないこのような変換は，「**符号化**」と呼ばれ暗号化とは区別されている。
- 符号も暗号も平文を変換したものだが，それを誰でも復号できるように方法や手段を提供する場合を「符号化」，逆に目的とする相手のみに復号を許可したい場合を「暗号化」と呼ぶともいえよう。

図4 ソフトウェアとファイルフォーマット

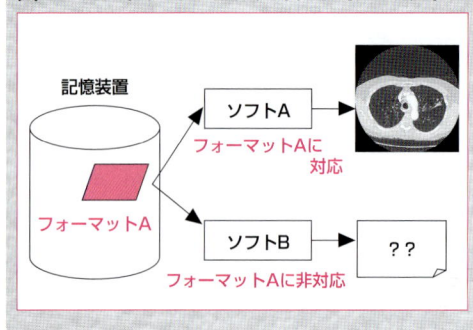

公開鍵方式

　現在インターネットで広く用いられている暗号方式には，「公開鍵方式」がある。この方式では，署名技術と公的な認証機関を利用することで鍵の共有問題を克服し，守秘にも認証にも使えるという利点があり，画期的な暗号方式である。一方，共通鍵方式と比べて計算速度が遅いという欠点もあ

る。このため，webページへのアクセスなどでは，共通鍵方式の鍵を公開鍵方式で安全に共有し，その後，共通鍵方式で暗号通信を行うというハイブリッド方式などが採用されている。

暗号技術の実装例

　病院間通信を安全に行うには，高価な専用回線を用いる代わりに，**VPN**[*5]を用いる方法もある。VPNの最大の利点は公衆回線を利用するため安価に利用できる点である。例えば，暗号を使ってVPNを構築する**IPsec**[*5]技術では，病院内部からIPsec装置を介してインターネットに接続する。IPsec装置間では暗号化された情報通信を行い，安全な通信を実現する（図2，5）。

　病院内で医療業務に用いる情報システムでも，端末側で直感的な操作が可能なweb技術を用いたアプリケーションが多くなっている。WWWでは，通信内容をwebブラウザで直接暗号化する方法ではなく，webブラウザが情報伝達を託す「**TCP**[*6]」と呼ばれる配送部分で暗号化を施す**SSL**[*6]という方式が広く用いられている（図5）。例えば，webブラウザでページにアクセスする場合には**HTTP**[*6]という通信方式が用いられ，ページのアドレスは「http://」で始まる。一方，SSLで暗号化されたページへアクセスする場合は，そのアドレスが通常のhttpに安全（secure）という意味の「s」

補足
- 共通鍵方式（「対称型暗号」とも呼ばれる）ではDES（data encryption standard），やAES（advanced encryption standard）が，公開鍵方式（「非対称型暗号」とも呼ばれる）ではRSA（発明者の名前の頭文字をとった）などが実際に利用されている。

用語アラカルト

[*5] VPNとIPsec
インターネットなどの公衆回線の中に確保された，専用の通信路を「VPN（virtual private network）」と呼び，安全性を高める方法として企業の支社間や病院間などで利用されている。IPsec（internet protocol security）は暗号を使ってVPNを構築する技術の1つであり，次世代のIP規格（IPv6）でも採用されている。

[*6] TCP, HTTPとSSL
ネットワーク通信の際の約束ごとを「プロトコル」といい，インターネットでは，図5のようにIP（internet protocol），TCP（transmission control protocol），HTTP（hypertext transfer protocol）などの階層的なプロトコルで通信が実現されている。SSL（secure socket layer）はTCP層で，IPsecはIP層で暗号処理を行うとイメージすれば，大きな間違いはない。

情報セキュリティ

図5　暗号通信の実装例

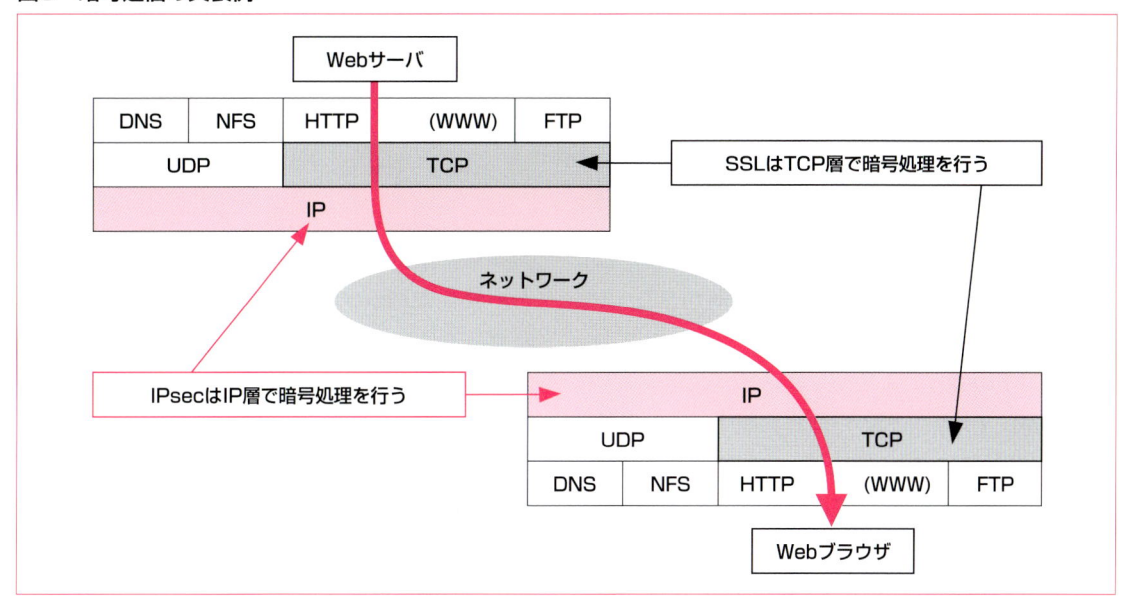

を加えて「https://」で始まり，ブラウザの隅に鍵アイコンなどを表示するのが一般的である（図6）。

図6　SSLによる暗号通信時のブラウザ表示例

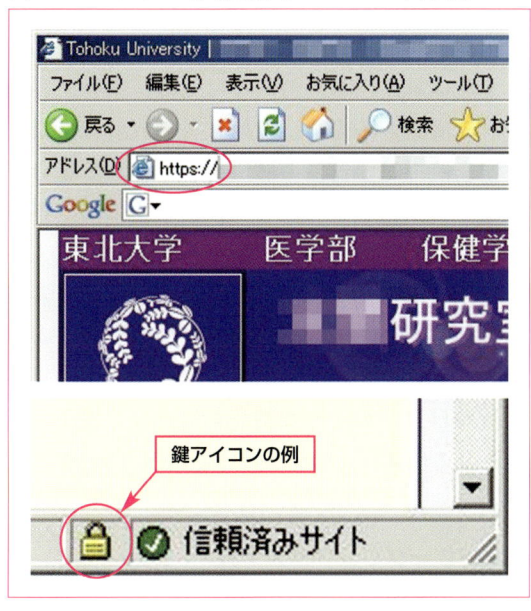

【参考文献】
1）伊藤正史：図解雑学 暗号理論, ナツメ社, 2003.
2）LD Stein：Web Security—A Step-by-Step Reference Guide, Addison-Wesley, 1998.
3）黒沢　馨, 尾形わかは：現代暗号の基礎数理, コロナ社, 2004.
4）結城　浩：暗号技術入門—秘密の国のアリス, ソフトバンククリエイティブ, 2003.

補足

パスワード管理
●パスワード認証を行う場合，パスワードが正しければそれを使用している人が本人でなくても，コンピュータにとっては正当な利用と区別できない。つまり，なりすましは「コンピュータにとっては正当な利用」なのである。最近は，なりすましを行いにくい生体認証などの方法も普及しつつあるが，文字パスワードを使用しているシステムでは，パスワード管理を厳重にしないと，せっかくの認証システムが機能しないので注意しよう。

電子メールの危険性
●電子メールは，手軽に利用できるサービスであり，携帯電話からの利用も含めると非常に多くの人が頻繁に利用している。しかし，これまで述べてきた通信の安全性という点では，最も無防備なサービスの1つでもある。この意味で，電子メールは，「はがき」によく例えられる。例えば，悪意（と技術）のある人が覗こうと思えばその内容を簡単に盗み見られるし，宛名や内容が印刷されたものであれば，本当に差出人が投函したものかどうか確認は得られない。封書は，伝えたい中身を隠すことができ，封が厳密（印鑑やサインなど）であれば，差出人が本人である可能性が高くなる。現在のネットワークでは，この情報の「守秘」と「認証」の役割を暗号技術が果たしている。医療情報は重要な個人情報であるから，安易に電子メールでやりとりしてはいけない。医療従事者の常識として覚えておこう。

VI-3 病院情報システム

医療情報システム

坂本 博

はじめに

病院情報システムを考える前に医療情報とは何かと考えてみる。"**医療情報とは何か？**"，と問われれば一般的には医療に関係する情報？であり，以下のような表現ができる。
・人の遺伝子情報を含めた健康に関する個人情報
・身体，精神面に限らず社会的な守秘性が高い情報
・文字，数値，画像および音声といった多角情報の時系列集合体

これらの情報をシステムとして広く保健・医療・福祉の領域で体系化した場合に便宜的に以下に分類できる。
①病院情報総合システム
②病院情報部門システム
③施設関連系システム

病院情報システム（Hospital Information System：HIS）とは医事会計，オーダーエントリーシステムにはじまり，近年は電子カルテシステムと部門システム（看護，薬剤，臨床検査，放射線など）を結ぶ統合化された院内の医療情報システムを示す場合が多くなってきた。本項ではHISの特性や機能について解説を行う。

病院の業務とシステム

統合化された病院情報システムを構築する場合に限らず，診療業務をシステム化する場合は病院業務や各部門の役割を明確にする必要がある。

ここでは放射線部門以外の病院業務について簡単に解説を行う。

病院の部門の役割とシステム
病院事務部門

医事業務，会計を担当する部門であり，受付・会計窓口での患者登録，患者への医療費計算および保険請求機関へ毎月の診療報酬明細書（レセプト）を提出する役目を担う。病院情報システムの初期は医事会計システムがその中心であった。HISの発展は会計処理をより簡便にするために他部門システムが進歩，開発されていった側面もある。

医事部門のシステムを以下に示す。

①医事会計システム
②レセプト電算処理システム
③人事給与部門システム
④財務会計システム
⑤物品管理システム
⑥原価計算システム

診療部門（診療科）

医療行為を実装する部門。「診療科」，「医局」とも呼ばれ，内科，外科をはじめ，眼科，耳鼻科，皮膚科，小児科，産婦人科，放射線科など大学病院では臓器別の診療科に分かれる場合が多い。外来および入院での診療形態により運用される。

従来は医事で登録された患者情報を基に各部門への依頼（オーダリング）ができるシステムを中心に診療支援を行ってきた。

近年は以下のような機能を統合して電子カルテとしての進化，開発が続いている。

①オーダリングシステム
②病名登録システム
③癌登録システム
④紹介状作成システム
⑤化学療法情報管理システム

看護部門

病院機関では最大の部門で診療科に属して医師とともに外来，入院の診療を行う。

①看護管理システム

看護勤務表の作成管理から職員の情報管理までを対象とする業務支援。

②看護業務支援システム

"指示受け"と呼ばれる看護業務をシステム化することで"転記"に伴う情報の欠落・ミスを防ぎ，オーダリングシステムと連携した看護ワークシートの作成と業務時間の短縮，効率化を図ることを目的としている。

③患者看護支援システム

看護ケアを行う場合に必要なプロセス，患者情報を収集し看護過程の展開を支援するシステム。

DPCの導入により，看護過程のシステム化はクリニカルパスへと応用されている。

④ベッドサイドケア支援システム

ポータブル端末を使用し，バイタルサインのデータ入力を行うためのシステムとして開発された。

最近では，リスクマネージメントを支援するシステムとして使用され，開発が進んできている。バーコードを利用して，投薬，注射，輸血時の患者認証・誤認防止システムとして業務を支援する。看護師は医療行為の最終実施者になる場合が多く，安全管理と責任の明確さを実装するシステムである。

> **補足** ●放射線検査・治療業務における安全管理の面からも放射線システムで患者確認の方法としてバーコードの利用は非常に有効な方法となる。

薬剤部門

医師の指示した処方せんにより薬の調剤を行う。
また，薬の購入，品質管理，薬剤情報（外来患者へのお薬帳・説明書，入院患者への服薬指導）の提供など，さまざまな業務を行っている。

①処方確認システム

処方せん（オーダ）から医薬品名，分量，用法，用量（投与日数）を確認するシステム。医療安全の面からも非常に重要な業務支援である。

②散剤監査システム

バーコードを利用して計量調剤を記録するシステム。トレーサビリティをよくして医療安全に寄与する。

③薬品情報提供システム

調剤を行う場合，医薬品に関する情報提供は「薬剤師法第25条の2」で義務化されているために，その情報を表化して患者に提供する。

④自動錠分包機

入院患者に対して処方された医薬品をカレンダー表示し，服薬指導内容を記録するシステム。

> **補足** ●放射線検査・治療業務とシステム的な薬剤部門との関係は造影剤をはじめとした業務中に使用する薬品の管理，実施の部分であり，システム構築時には情報連携の配慮が必要である。

検査部門

検体，細菌および生理検査と多種にわたる検査部門のシステムは業務効率の向上と正確な情報処理を目的としている。

①臨床検査情報システム

受付番号の付番，採取ラベル，採取ワークリストの発行機能を有し，検査室では検体照合のためにバーコードラベルが利用される。分析装置から発生する結果データはこの受付番号，ワークシート番号によりファイリング，データベース化される。外来患者の場合はリアルタイムな会計処理が行われる。また，検査結果をHISに迅速に連携し業務を支援するシステムである。

②生理検査システム

心電図，呼吸機能および超音波検査の受付，

実施および結果データ，画像のファイリングを行うシステム。

> **補足** ●放射線部門の画像データと同様に臨床データは再現することのできない貴重なデータであることから，データの改ざん，消失を考慮してシステムを構築する必要がある。生理検査のワークフローは放射線撮影・検査のワークフローをほぼ同一に考えることができることからシステム的に統一される場合もある。

病理部門
病理診断および病理解剖を支援するシステム。
病理オーダを受けて患者基本情報を連携し診断レポートを作成するシステム。

> **補足** ●放射線部業務との関わりでは生検時の検体とオーダをいかに効率的に連携処理できるかが構築時のポイントになる。最近では内視鏡部門システムからの病理オーダ発行というワークフローの実現がされる傾向がある。

手術部門
手術室の管理を行う部門で，多くの医療スタッフが関与する。安全，迅速，確実なシステムが要求される。

①手術情報管理システム
手術受付から台帳の作成までの一連の手術関連情報を総合的に管理し，データベースを構築するシステム。

②生態情報管理システム
ME機器を使って患者の循環動態，呼吸動態を表示し，把握するためのシステム。

③物品管理システム
手術に使用する医薬品，医療器材の有効期限の確認とともに，誰に使用したかという患者と処置，物品を結び付け管理するシステム。バーコードを利用して医療安全，業務の効率化を図っている。

そのほかにも，以下のような部門とシステムが存在する。

- ICU
- CCU
- 救急部門
- 歯科部門
- 理学療法（リハビリテーション）部門
- 輸血部門
- 血液浄化部門
- 栄養部門
- 材料部門
- 内視鏡・光学医療診療部門

なお，放射線情報システムについては次項でその詳細を紹介することとする。

他の部門の業務，システムを通じ病院全体の診療フローを理解することは，医療スタッフにとって非常に重要なことである。放射線領域のみならず，患者が放射線部にくる前に何（診療，検査）をしていたのか，これから外来に戻るのか，生理検査に向かうのか，患者はその状況下で皆，異なる状態にある。Point to Pointで的確かつ安全な医療サービスを行うためには，他の部門の業務内容の把握をしなくては対応ができないからである。

診療放射線技師が実際に医療の現場（病院）で働く場合は多くの業務，システムに自分では意識しなくても関与していることに注意しなくてはならない。

従来型の病院情報システムは，ベンダが同一であっても各システムは独立したクローズタイプの場合が多く，連携といっても会計情報のみが連解している程度であった。

現在は，電子カルテを見据えた情報共有型で近年求められている標準的なコード，規格やデータの交換規約によって異なるベンダにおいても情報連携・共有可能で統合化されたHISに移行している。

電子カルテ

診療記録
「診療情報」とは，診療の過程で知りえた患者

に関するすべての事象を示す。「診療録」とは、診療に関する経過を記録したものである。また、そのほか診療に関する諸記録として、検査結果、手術所見、レントゲン写真、看護記録などがあげられる。

現在、日本の法律では「診療録」と「その他の診療に関する諸記録」は便宜上別物としてあつかわれている。

「医師法第24条1項」に、医師は患者を診療したら遅滞なく「経過を記録すること」の義務、2項で、記録後最低5年間は保存することが義務づけられている。

また、現代の診療録は単なるメモにとどまらず医療訴訟における証拠として、また保険診療における請求根拠としての重要性は非常に大きいのである。

医師法施行規則によれば、診療録には以下の4つを最低限記録しなければならないとある。
① 診療を受けた者の住所、氏名、性別および年齢
② 病名および主要症状
③ 治療方法(処方および処置)
④ 診療の年月日

では、実際の診療録にはどんな項目が記載されているかというと以下のようになる。
- 患者の基本情報(氏名・年齢・性別・住所・保険証番号など)
- 主訴　(CC：Chief Complaint)
- 現病歴(PI：Present IllnessまたはO.C：Onset and Course)
- 既往歴(PH：Past History)
- 家族歴(FH：Family History)
- 社会歴(SH：Social History)
- 嗜好：喫煙・飲酒など
- アレルギー
- 現症・身体所見：視診・聴診・触診による所見、反射・精神状態など
- 検査結果や予約、実施の状況
- 入院後経過・看護記録

これらの項目を一部または全部電子記録化したものが一般的な「電子カルテ」ということになる。

電子カルテの定義

電子カルテとは、英語ではElectric Medical Record(EMR)、Electric Health Record(EHR)などと表現する。

電子カルテは狭義には部門システムの一部として電子診療録の記録、閲覧のみを対照にする場合と、広義に電子カルテシステムとしてHIS自体のことを示す場合が多い。

電子カルテについては「日本医療情報学会」から2002年3月に電子カルテの定義に関する見解が示され、「保健医療福祉情報システム工業会(JAHIS)」からは電子カルテのレベルに対する定義が示されている。詳細についてはこちらを参照していただきたい。

医療安全と電子カルテの意義

"なぜ診療録を電子化するのか？"といえばその1つの理由として医療安全という要素が最も重要である。

字の汚い、読めない指示、検査依頼、処方せんからの開放と患者プロファイル情報の共有化がそれである。この2つの項目は医療の安全に大きく寄与する。患者に対する重要な情報を医療スタッフが共有することで、的確な情報の伝達、投薬の正確性に関する安全性の向上効果は絶大であると考えられる。

また、ペーパレス、フィルムレスによる人員、各種保管スペースの節約、削減、情報の保存性の向上などにも効果が期待できる。

さらに、検査結果、レポート、画像などがオンデマンドで参照できればインフォームド・コンセントの粒度が安定し、その精度の向上に大きく寄与できる。そして最終的に国民のための医療として提供できることになる。

しかしながら、診療録の電子化は医療情報システムの完成度に大きく依存してしまうことが多いため、今なお電子カルテ化の議論は絶えない。

将来の課題は蓄積した医療情報を施設間地域連携として利用できることであるが、個人情報、施設間、行政の問題など、クリアしなければならない問題が山積している。

VI-4 放射線情報システム

医療情報システム

坂本 博

はじめに

「RIS（Radiology Information System）」とは，HISのサブシステムであり，放射線部門システムの1つである。

放射線部門業務を効率的，有効的，さらに円滑に運用・管理を目的として開発されている。

従来のRISは単独システムとして活用される場合が多かった。しかし，近年は他部門システムと同様に，医療安全面からHISからの患者情報の連携が重要視され，HIS，RIS，モダリティ，PACSとの相互接続性を満たすためにHISやPACSとのシステム構築と融合して設計する場合が多くなっている。

特に，放射線部門に関わるシステムはその特殊性・専門性，さらに高度化によってマルチベンダでシステムを構築する場合が多く，連携のための標準化が必須となる。RISは診療放射線技師のみならず，医師，看護師，受付事務など，多くの医療従事者が関わる。システム構築のときには相互運用性を唱えるIHEの利用がさらに重要になると考えられる。

また，RISに蓄えられる情報を従来の照射録，帳票出力に留まらず，業務経営的観点からの業務分析ツールとして利用する手法もあり，今後の展開が大いに期待できる。

RISの情報

RISであつかう情報とは，①患者基本情報，②オーダ（撮影，検査，治療）情報，③実施・結果（撮影，検査，治療）情報に大きく分類できる。

患者基本情報

患者基本情報とは医事会計もしくはHIS側で登録した患者の基本情報（プロファイル）であり，各システム間で共有するものである。

図1 CT検査オーダ入力画面例

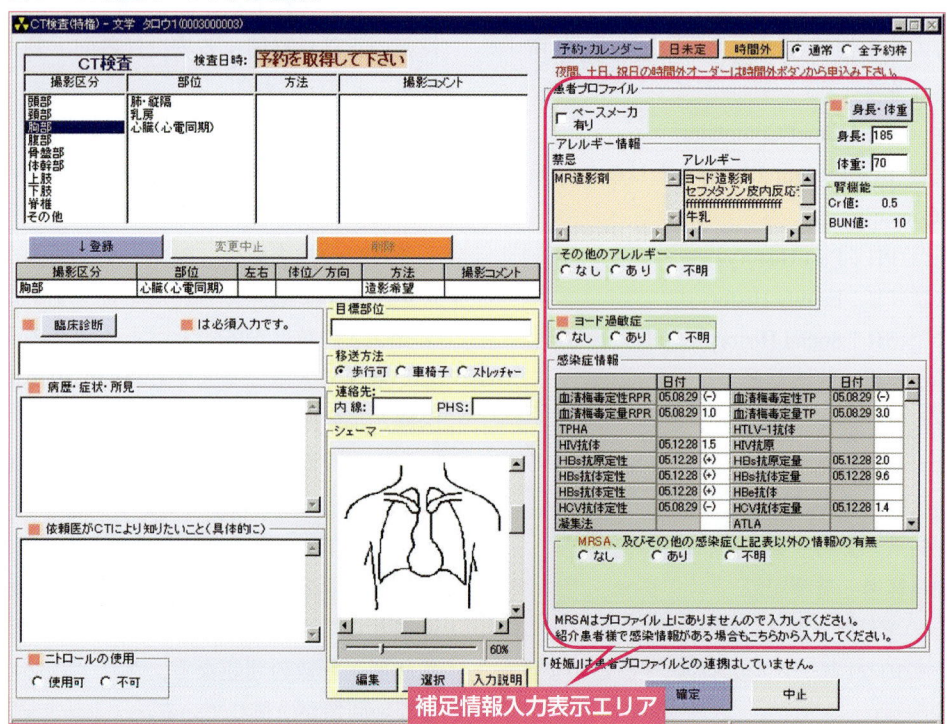

ID，氏名，生年月日，年齢，住所といった診療録記載項目と同一である。この情報はRISにおいても当然ながら患者個人を区別する最も重要でユニークな情報となる。

基本情報の補足情報としては身長，体重，感染症，アレルギー，義眼，義足，ペースメーカ植え込み，体格などの情報を，検査の精度向上，医療安全のために蓄積，使用することもある。図1はHISのCT検査オーダ入力画面を示している。補足情報の表示エリアには最新の基本情報がオーダ画面から更新できるように設計されている。また，臨床検査の結果をオーダ画面上で確認できるようになっている例である。図2はRISの実施入力画面上での補足情報表示・入力エリアの例である。検査中の副作用の情報や体格，撮影時の諸注意といった，実運用に直結する有用な情報をリアルタイムで入力できる画面の一例である。

オーダ情報

オーダリングシステムから発生したオーダ情報をRISに取り込み表示する。検査，部位，方向，方法（手技），目的，コメントなどの情報がある。図3はMR検査オーダ画面の依頼情報入力エリアである。

オーダ情報は医事会計システムへの結果反映，および検査内容に大きく寄与するので，その正確性が重要となる。

図2　RISの実施入力画面例

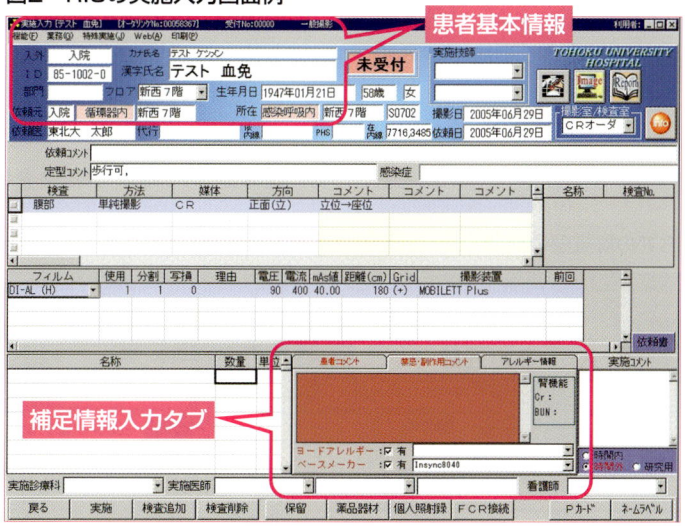

図3　MR検査オーダー依頼情報入力エリアの例

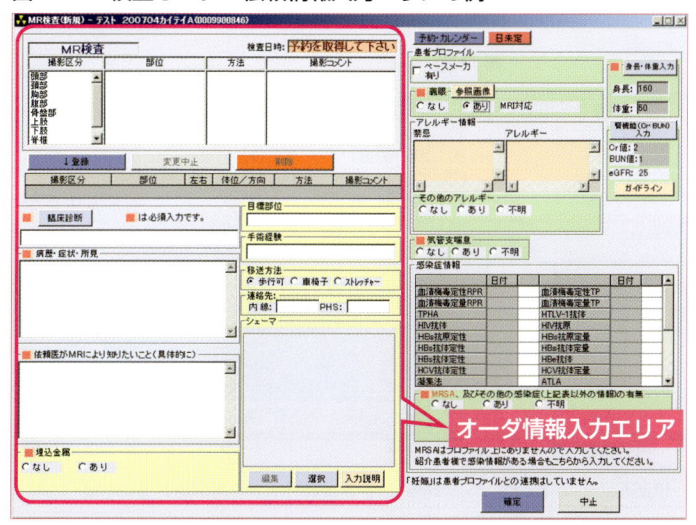

実施・結果情報

　フィルム数，画像数，使用薬品，使用器材，検査方法，検査手技といった撮影・検査・治療結果に関わる情報がそれにあたる。この情報は会計情報に直接反映されるため会計には非常に重要になる。また，物流システムと連携が確立されていれば薬品，器材の在庫管理に反映し，経営情報の重要な要素となる。基本的にはオーダに合わせてマスタでデフォルト展開する仕組みになっている。図4はオーダ部位から実際の詳細部位および撮影順に自動並び替えを行ってRISに表示した実施画面例である。

　さらに，結果として起きた造影剤の副作用，臨床の身体的な変化を実施がトリガーとなって診療録（電子カルテ，放射線レポート）に連携することで，検査結果の補足情報として利用できる可能性もある。

RISの運用

　RISの標準的な運用におけるデータのフローは，検査予約（オーダ発生）→患者受付→モダリティ連携→撮影検査実施→画像出力（レポート作成）→会計となる。これは一般的に次々項の「IHEの項」にある通常運用のワークフローに準じる。このなかでRISが直接関わる患者受付→モダリティ連携→撮影検査実施について解説する。

放射線オーダ入力

　RISを運用する場合，その多くは上位のオーダリングシステムから放射線オーダを受ける。この場合，患者基本情報はシステム間でシームレスに連携され情報を共有することができる。

　上位システムが存在しない場合など紙伝票で依頼があった場合は，患者情報，撮影・検査内容をRISに直接入力または磁気カード（IDカード）を読み込ませることで検査情報をデータベース

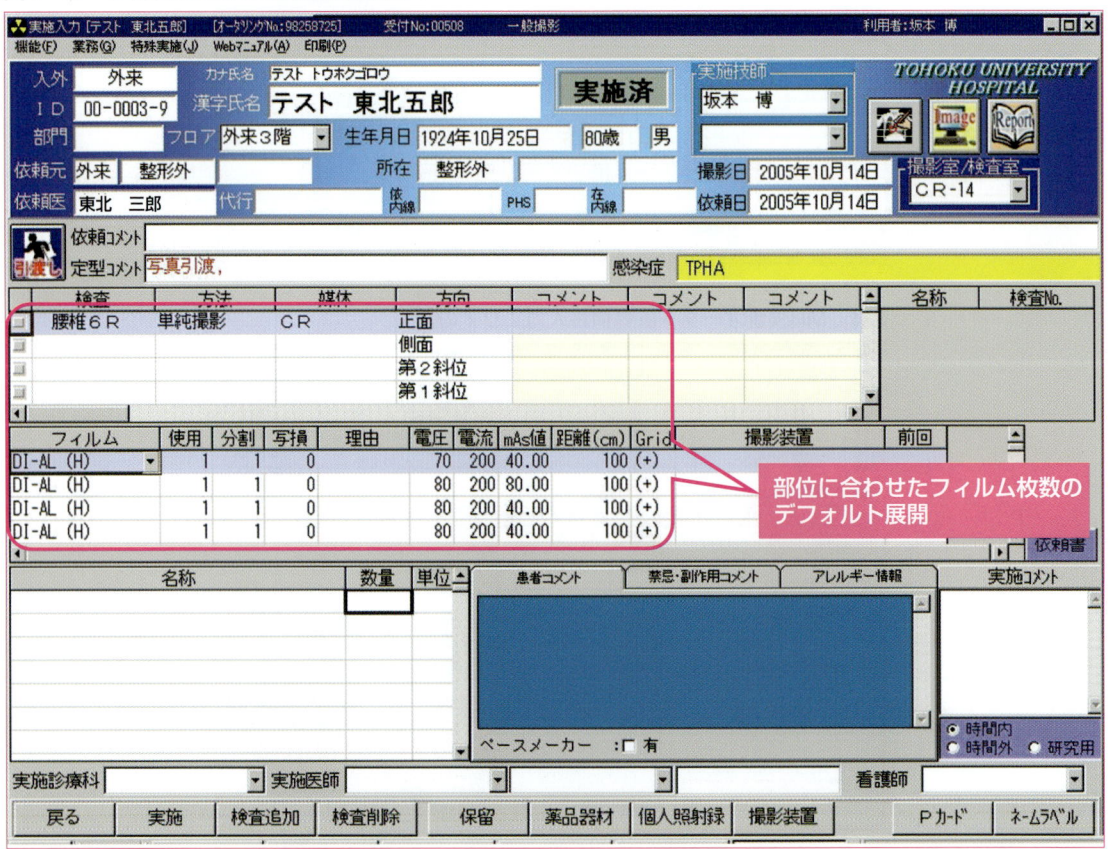

図4　オーダ部位とRISでの詳細部位展開

放射線情報システム

化して保存できシステム的に運用を行うことができる。

ここで注意が必要なのは，電子オーダをRISから起こす場合は入力ミスを十二分に考慮すべきであること。この段階で入力間違いが起こると，画像情報，会計情報まで間違いが拡大し，その修正に大きな労を費やすことになる。

オーダ受付

実際に患者が予約当日来院されて放射線部で受付をする。受付というステータス（進捗状況）では，これ自体がHIS側と連携された部門で受付ずみになるとHIS側でも確認できることで患者入力トレースが確立できる。

最近のHIS，電子カルテは患者のタイムスタンプが考慮されているものが多く，部門間連携の精度が向上してきている。

ここでの一般的な患者ステータスは「未受付」，「受付済」，「実施済」である。

受付で患者を確認するのは図5に示すIDカード，リストバンド，オーダ時に発行される検査案内票などがある。

予約を確認し受付をすると受付票を出力し患者に渡す。この受付票が患者と検査の確認ツールとなる。この部分の詳細な運用は施設によって変わってくるところだが，何かの方法で患者を確認するということが重要となる。

また，図6にコードレスバーコードリーダーを利用した受付のようすを示した。受付カウンタ内の作業だけではなく，カウンタ外に出て車椅子やストレッチャーの患者さんを確認するのに非常に役立つ。

図5　受付時の患者確認ツール

a　リストバンド

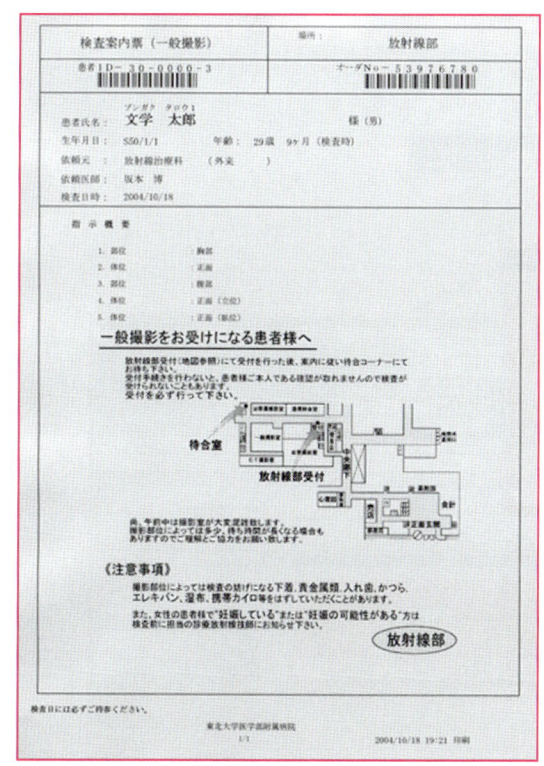

b　検査案内票

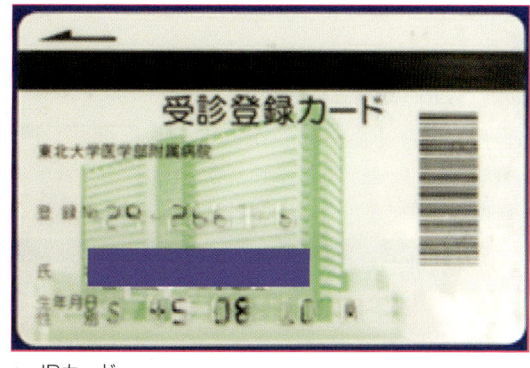

c　IDカード

図6　コードレスバーコードリーダーの利用

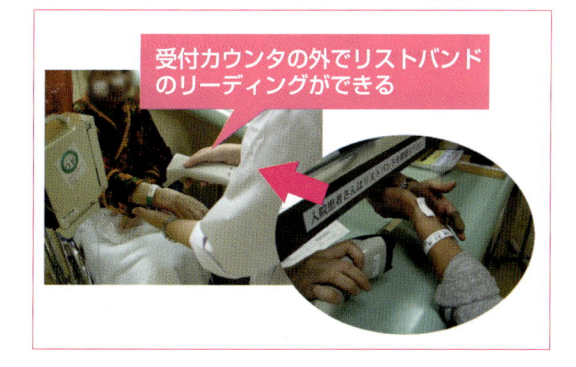

受付カウンタの外でリストバンドのリーディングができる

検査実施

　一連の業務が終了し結果情報を取得または入力し，実施処理を行う。この実施処理が検査終了のトリガとなり，会計，電子カルテのステータス管理，読影レポートシステム，PACSへの画像転送などが行われる。

　検査実施時に重要なのは患者確認作業である。図7は東北大学病院での撮影時の患者確認のフローである。

　受付で発行された受付票のバーコードを読ま

図7　撮影時の患者確認とモダリティ連携

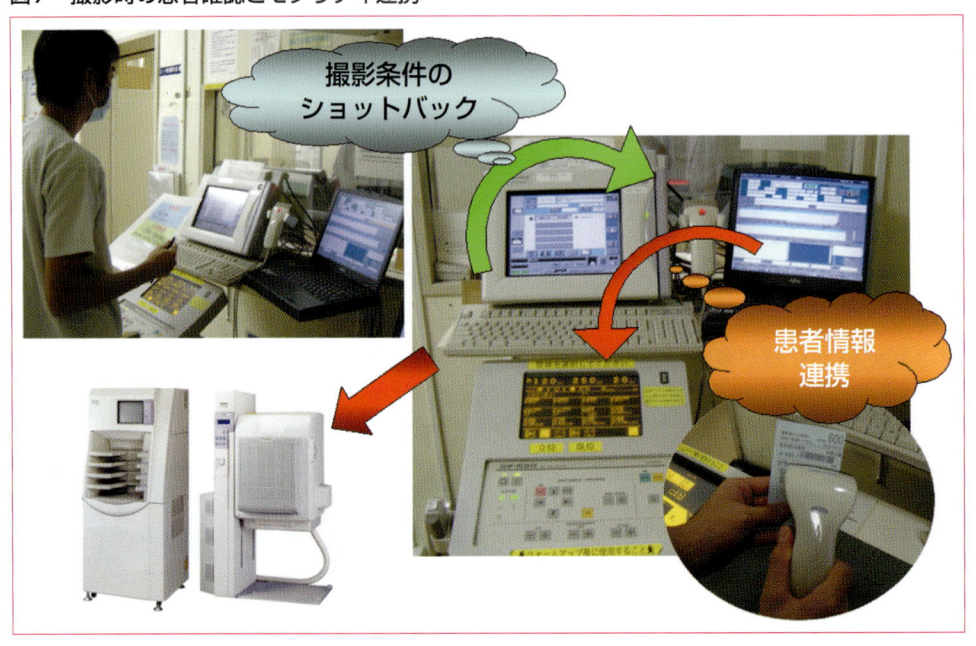

図8　患者認証確認画面

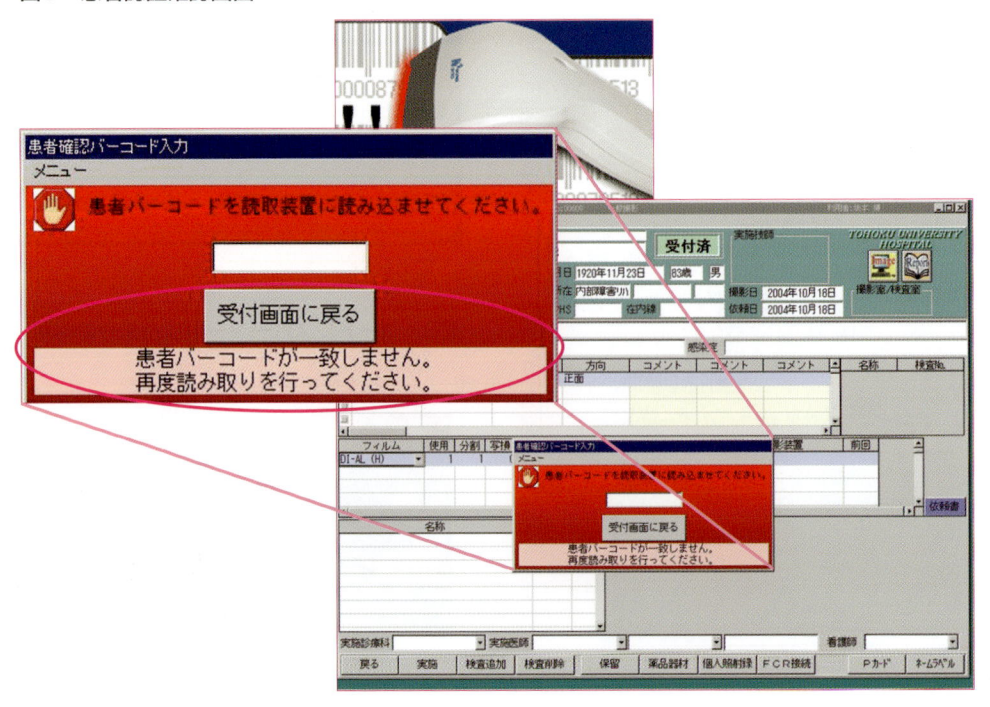

せRISの実施入力画面を展開させる。その後自動でモダリティとの情報連携を行い撮影終了を確認し実施する。受付票を読み込むときに患者が一致しないときは図8のようにエラーウインドが表示展開される。

また，図4のように実施画面上では感染症がある場合に背景の色を変えたり，写真を患者に渡すオーダの場合は専用アイコンがブリンクしたりと，グラフィカルな工夫も撮影者に注意を促すRISの重要な役目となる。

検像システム

「検像」とは，撮影技師がフィルムを自分で確認していたことを電子的にモニタ上で行う作業である。画像をフィルミングしていたときに行っていた並べ替えやウィンドウの設定，マーキングなどを専用のワークステーションで行う。モダリティから直接転送される医用画像は必ずしも読影レベルに適さないことがあるために，技師が確認作業を行うためのツールである。近年のRIS，PACS，電子カルテシステムでは検像の役割は非常に重要になってきている。

特にフィルムレス運用を視野に入れた場合は重要である。フィルムは物理的に1つで，誰かが持っていれば当然そこにしかないが，フィルムレス・モニタ診断の場合は，1度サーバに蓄積されればオンデマンドであつかわれ，同じ時間に複数の人間が関与できるため修正が及ばない可能性があるためである。

次世代ではRIS，モダリティ，検像，PACSを一元的に統合システムとして構築する必要がある。図9はRIS上で行える不用画像の削除機能を備えた検像画面である。

実施情報の2次利用

実施情報はRISの情報でも解説したとおり，結果情報として会計をはじめ，照射録，在庫管理，発注管理，検査数などの各種統計，帳票に利用される。

最近は財務会計，管理会計や人員配置資料などの作成および時間的な仕事量の把握も可能となっている。

ただし，データの取り方が重要で，基本的なメタデータの取得方法が設計，構築，運用にも大きく関与するため，データの信頼性を明確にすることが重要である。

図9　RIS上での検像

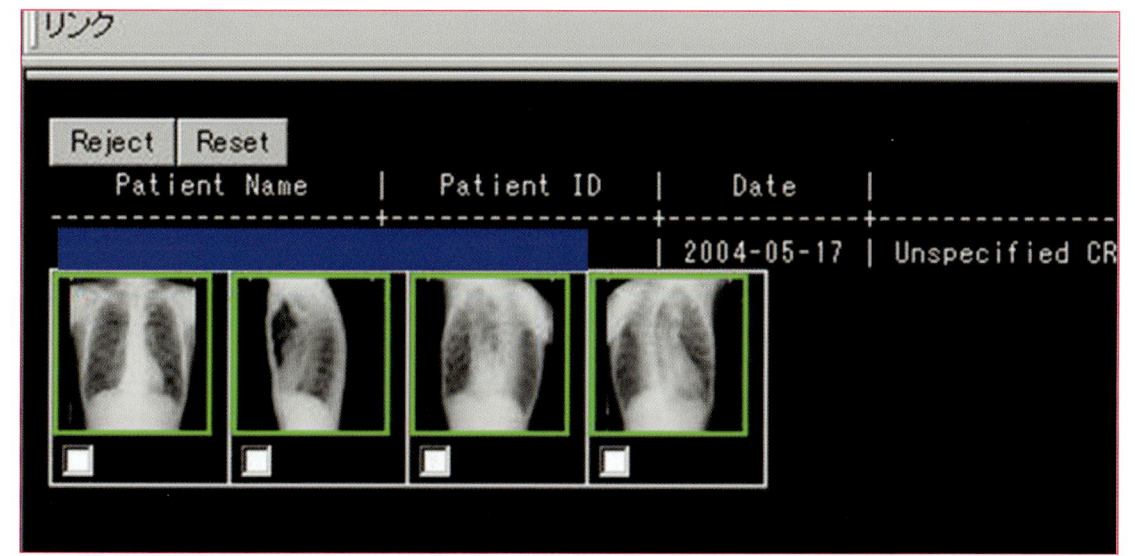

マスタ

システムマスタの構成はベンダごとに異なるものであるが，施設の中での共通項目は院内の統合マスタとして項目コードを統一したほうが利便性が向上する。

薬品，器材などはそれに当たる。

また，次々項で解説する標準マスタコードの採用が作業効率と管理の利便性を向上させる。

放射線領域ではJJ1017コードが存在するので，こちらを採用するのも1つの方法である。

> **補足** ●RISは放射線部門の情報システムの1つであり，それ自体が定義されるものではない。あくまでも現場の運用を元に開発，構築されている。システムに依存しすぎてシステムがなくては何もできない運用ではなく業務上の1つのツールとして考えるほうが，効率的な導入や更新ができるのではないか。

放射線治療用RIS，核医学検査用RIS

放射線治療には治療計画という診断系のRISとは違った機能が必要とされる。また，核医学検査では薬品の管理が必須条件で求められる。診断，核医学，放射線治療のそれぞれのシステムで求められることが異なる部分が存在するため，ユーザインターフェイスの工夫が求められる。

図10は東北大病院の放射線治療専用RISの計画画面である。放射線治療は一度決めたプランが患者の状態，状況により変化する。カレンダ機能を充実させ，治療の中止や変更に柔軟に対応し照射情報の更新ができなければシステムとして成り立たないので，構築，導入には十分な選定が必要になる。

図10　放射線治療用RISの計画画面例

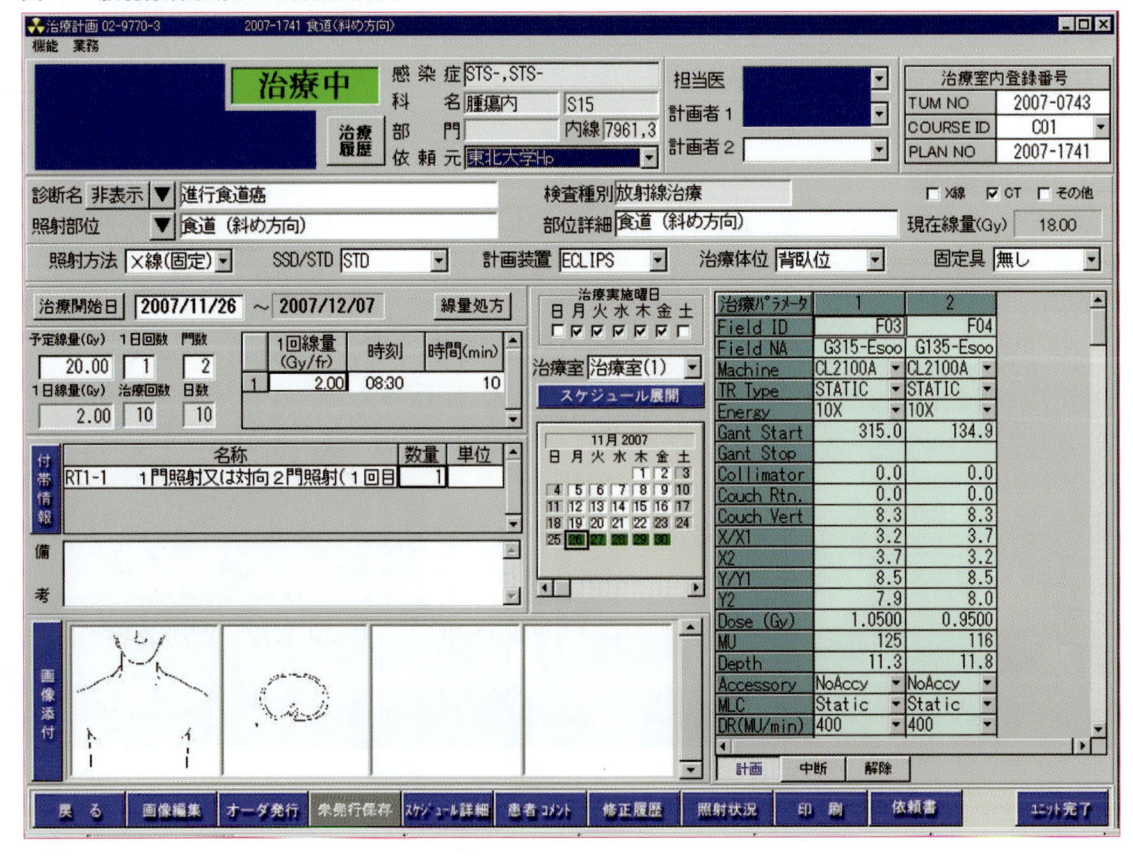

VI-5 医療情報システム PACS

坂本 博

はじめに

「PACS（Picture Archiving and Communication System：パックス）」という言葉が放射線部門で使われ始めて10年以上を経過した。当時はACR-NEMA規格からDICOM規格とモダリティ側で使われ始め，検査結果のデジタル画像データをモダリティから出力，保存するという小規模のPACS運用が行われていた。1990年代に導入されたPACSはモダリティの付録的な意味合いが強い。

近年ではセキュアなネットワーク技術の進歩，ハードディスクの低価格化，診療報酬の改定およびフィルムレス運用の導入によって，PACSはHISと融合し放射線部門の枠をこえ電子カルテに欠かすことのできないシステムとなっている。さらにHISと融合したPACSは，生理画像，内視鏡画像，病理画像，動画像，さらにレポートシステムを包含して，フィルムレス運用の基盤へと進化する。

しかし，MDCT，3T（テスラ）MRI，FPD（flat panel detector：平面検出器）といったモダリティの出現によって，当時からは予想もできない大容量の画像データが発生，管理が問題になっている。

HIS，PACSの進化に伴い，各施設では診療放射線技師が画像のスペシャリストとして医用画像管理に携わる機会が増えている。

本項では今も進化し続けるPACSの基本的な事項や問題点について解説する。

画像サーバ

画像保存・管理の動向

PACSの初期当時，ハードディスクは高価であったため，時代ごとにメディア保存（メディアストレージ）されていた。

磁気テープ，MOD，CD，DVDと，さまざまなメディアが利用されたが，おのおのにドライブが必要であり，さらに規格の違いなど問題は多く，保存した画像が保存したシステムでないと読み込めない場合が多くみられた。

大量の画像をデータベース管理するためにメディアのジュークボックス，チェンジャーも利用されたが，メカニカルなトラブルが多いことと，最近のフィルムレス運用に伴うデータ入出力の高速化，ハードディスクの低価格化によって，メディア保存からハードディスク保存に移行している。

ハードディスクの構造

ハードディスクはコンピュータが搭載する代表的な外部記憶装置である。

図1のように磁性体を塗布したディスク（プラッタ）を重ね合わせた構造をもち，スピンドルモータで高速に回転させ磁気ヘッドを近づけてデータの読み書きを行っている。磁気ヘッドとディスク間は10nm以下であり，ヘッドは空気圧で浮上している。例えるなら，ジェット機が滑走路上を数mmの間隔を保持しながら飛んでいるような精密な構造，状態である。

PACSでは画像を保存する領域を「ストレージ」という。ストレージとはハードディスクの集合体である。言い換えれば1つのハードディスクではできない機能を複数のハードディスクで実現，可能にしているのである。

図1 ハードディスクの構造

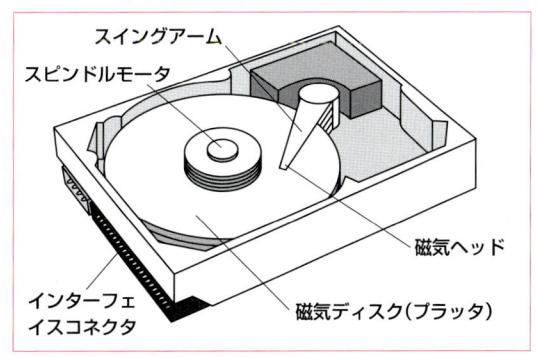

ここで注意が必要なのは，ハードディスクは必ず壊れるということ，さらに，高速で書き込み処理が行われるためにバッドブロック（Bad Block）が生じやすい点などがあげられる。電子保存の三原則を満たすためには，このバッドブロックをチェックする機能を有することがこれからのストレージシステムに必要となる。

ディスク接続規格

> ①IDE（Integrated Drive Electronics：アイディーイー）
> ②ATA（AT Attachment：アタ）
> ③SCSI（Small Computer System Interface：スカジー）
> ④FC（Fibre Chanel：エフシー）

以上の4規格が代表的なもので，IDEとATAはほぼ同義語と考えてよい。従来，IDEはパソコンレベルの接続インターフェイス（IF）であるが，現在は500GBをこえるディスクの接続も可能である。

SCSIは，サーバやワークステーションでの利用を主体としてきた。IDEの3〜10倍の価格帯であることから高価なIFとなる。

IDEはマザーボード上のCPUが直接データ転送処理を管理するために負荷が大きく，ほかのアプリケーションの故障の原因となりやすい。SCSIでは，ホストアダプタ上の専用LSIで管理するためにCPUに負荷を与えない。

FCはSCSIが銅線ケーブル（メタルケーブル）を利用して信号転送を行うのに対して光ファイバを用いて，高速，多機能の通信を行おうとすることである。

RAID（Redundant Arrays of Inex-Pensive Disks）

「RAID（レイド）」とは，高速化，安全性の向上を目的に複数のハードディスクをまとめて1台のハードディスクとして管理するというストレージ冗長化の技術である。

同時に複数のディスクにアクセスを行うため高速な読み書きが可能となる。

RAIDは高速化，安全性のレベルによってRAID0からRAID6までの種類があり，PACSで用いられるRAID構成はRAID1とRAID5である。

最近ではRAID1＋5およびRAID6が使われる場合も多く，可用性（Availability），すなわち壊れにくさが重要視されている。

ディスクストレージの接続形態

> ①DAS（Direct Attached Storage）
> ②NAS（Network Attached Storage）
> ③SAN（Storage Area Network）

以上の3形態が代表的なものである。

DAS（ダス）は，ディスク装置をSCSIで直接接続する形態である。NAS（ナス）は，OS，CPUをもつ専用のファイルサーバとしてディスクをLAN経由でネットワーク上に接続する形態である。

また，SAN（サン）はディスク装置をファイバチャンネルで接続する形態である。サーバとストレージを分けて考え，ストレージ部分をネットワーク化することで冗長性，拡張性を担保し，容易なデータ管理を実現した。

GUI（Graphical User Interface）

PACSではサーバ部の構築も重要であるが，最も長い時間ユーザに接するビューの部分，つまりアプリケーション，GUI（グラフィカルユーザインターフェイス）が最も重要な要素の1つである。特に放射線診断医があつかう読影診断用のWSにはさまざまな機能が並ぶ。画像のスタック，シネ表示はもちろん，回転，拡大，計測，VR（ボリュームレンダリング），MIP（ミップ），3D（3次元再構成）機能など，その機能は日々進化している。

画像再構成ワークステーション（WS）

独立型の画像処理装置としてのWSである。特殊な部位，疾患の抽出や計測，画像再構成を行う。専用で高スペックのCOUや大容量のメモリを有している場合が多い。時間のかかる処理に適しているのと一度データを取り込めば他のシステムからの制約を受けない。

ストリーミング画像再構成

近年，発展している技術の1つで，サーバにて画像処理を行いクライアントに結果を見せるストリーミング方式を採用している。クライアントのハードスペックにまったく依存しない処理を行えるので利便性がある。ただし，サーバには特殊な演算用の画像処理ボードが必要になる。

画像診断レポートシステム

放射線診断レポートシステムは，レポート一覧からPACSの該当画像をシングルサインオンで表示するなどの利便性が一般的な機能となっている。タイピングによる入力操作性の向上と過去レポートの検索のしやすさ，ティーチングファイルを読影しながら作成できる機能は今や必須の機能である。図2は電子カルテからの放射線レポートの参照例である。所見とともにKey画像が参照できるなど診療に有効である。

また，レポートシステムと電子カルテの融合により診療情報のデータベース化が課題であり，クリニカルなDWHを作成することが大学病院のような研究機関にとっては重要な課題になる。

医療用モニタ管理

PACSの導入が進み，フィルムレスによるモニタ診断が増加すると，デジタル画像をモニタで観察するユースケースが増加しモニタの制度管理の問題が浮上する。

画像表示装置側ではピクセル情報をデジタル画像として忠実に表現するためのキャリブレーション標準にあたるGSDF（Grayscale Standard Display Function：グレースケール画像標準表示関数）によって較正されたモニタおよびイメージャによって画像表示の一貫性を確保できるとされている。これは次項でのIHEの統合プロファイルCPIの一翼を担う条件となる。

「日本画像医療システム工業会（JIRA）」では医療用モニタの制度管理のために「医用画像表示モニタの品質 管理に関するガイドラインJESRA X-0093」を推奨している。

図2　電子カルテからの放射線レポート参照画面の例

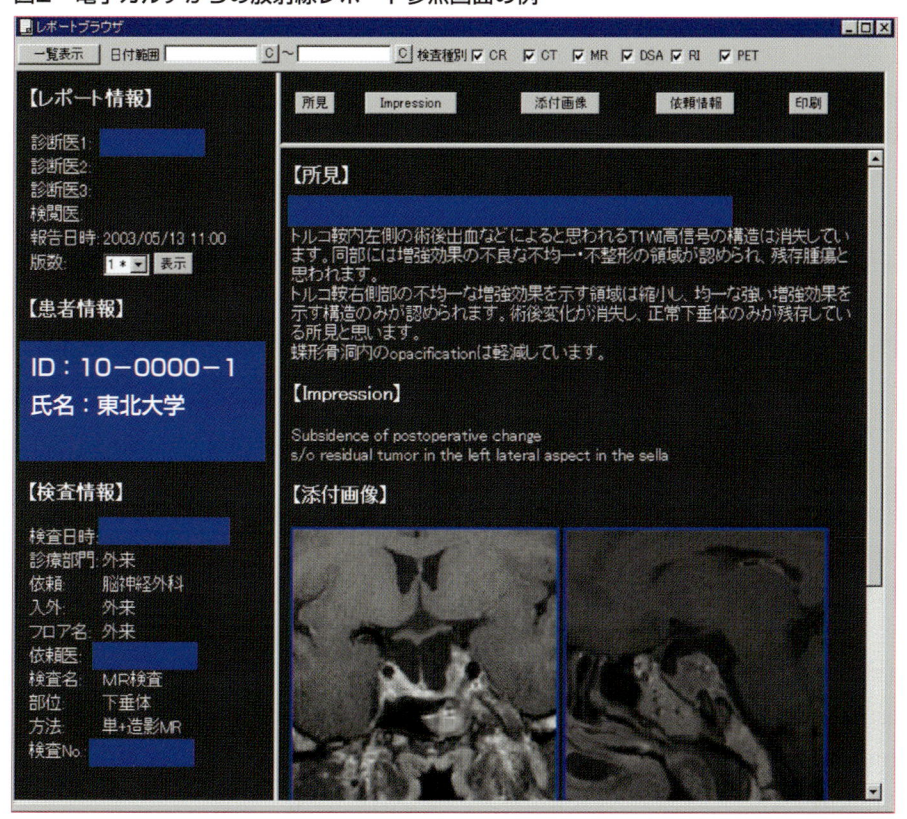

VI-6 医療情報システムの標準化

医療情報システム

坂本　博

医療情報システムの動向

　医療分野のIT化は，2001年1月22日の「e-Japan戦略」に始まる。厚生労働省は同年3月より保健医療情報システム検討会を開催，情報技術を活用した今後の望ましい医療の実現を目指し，向こう5年間の医療の情報化を戦略的に推進するための方策の検討を始めた。そして同年12月26日に「保健医療分野の情報化にむけてのグランドデザイン」が発表された。この提言では医療の将来的な課題と情報化，システム構築のための戦略，情報化普及のための保健医療福祉分野のネットワーク化が展望されていた。特に医療情報システム構築においては，電子カルテ，レセプト電算処理システムの目標と達成年次の設定が明確に打ち出されたために，官民レベルでさまざまな取り組みがなされてきた。しかしながら，この目標値は周知のように未達に終わることになる。

　また，2006年1月19日にIT戦略本部(高度情報通信ネットワーク社会推進戦略本部)が掲げた「IT新改革戦略」の中にある「(医療，健康，介護，福祉)分野横断的な情報化方針，具体的なアクションプランなどを示す情報化のグランドデザインを2006年度末までに策定する」について答えるかたちで，厚生労働省は2007年3月27日に「医療，健康，介護，福祉分野の情報化グランドデザイン」を発表した。

　この基本要項は，①総合的施策の着実な実施，②利用者の視点の重視，③真に必要なIT化の推進，④個人情報の保護と国民選択の尊重，⑤官民の役割分担である。

　この目標を達するためには，医療情報システムの相互接続性，相互運用性を確立することは必要条件であり，標準規格なくしては不可能な問題である。

　本項では標準化組織，標準規格，特に画像管理に必須のDICOM(Digital Imaging and Communications in Medicine)規格からマルチベンダによるシステム構築で相互運用を可能とするIHE(Integrating the Healthcare Enterprise)についても解説する。

標準化組織と標準コード

　国際的標準化機構はISO(International Organization for Standardization)という。医療情報のためのテクニカルコミッティーを「ISO TC215」という。また，ヨーロッパの標準化組織を「欧州標準化委員会：CDN」，米国では「米国規格協会：ANSI(American National Standards Institute)」がある。HL7やIEEEはこの下部組織となる。

　日本では「医療情報学会」，「日本医学放射線学会」，「日本放射線技術学会」，「日本臨床検査医学会」，「日本薬学会」，その他の臨床関連学会，「保健医療福祉情報システム工業会(JAHIS)」，「日本画像医療システム工業会(JIRA)」，「医療情報システム開発センター(MEDIS-DC)」などが標準化への取り組みを行っている。

ICD

　世界保健機構(WHO)が世界保健機関憲章に基づき作成した病名の分類コードである。

　疾病および関連保健問題の国際統計分類(International Statistical Classification of Diseases and Related Health Problems：ICD)は現在10回の修正を行い「ICD-10(アイシーディーテン)」と呼ばれている。

　また，手術や処置をコード化したものを「ICD-9-CM」という。

SONOMED/CT

　臨床医学全般の用語を分類しコード化したものである。

　「米国病理学会(College of American Pathologists：CAP)」内の団体である「SONOMED International」が開発した。

JLAC

「日本臨床検査医学会」が検査を分析物，材料，分析対象識別，測定法，結果識別の5項目により分類したコード。

HOT

「日本病院薬剤師会」と「医療情報システム開発センター（MEDIS-DC）」により制定された薬剤規準マスタコード。

JJ1017

画像検査項目コードとして「日本画像医療システム工業会（JIRA）」と「保健医療福祉情報システム工業会（JAHIS）」および関係学会からの委員が中心となって作成された。DICOM規格における「予約情報」および「検査実施情報」を日本の運用に合わせて属性タグとコード運用を実現したものである。現行はバージョン3.0となっている。

医療情報交換規約

HL7

医療情報交換のためのデータ系形式。HL7（Health Level Seven）は，システム間のISO-OSI第7層上でのメッセージトランザクションである。HL7は，厚労省が示す標準化のデータ形式としてDICOM規格と並び提唱されている。

MFER

「医用波形標準化記述規約（MFER：Medical waveform Format Encoding Rule）」は心電図，脳波，呼吸波形など医用波形を相互利用するための標準規約である。医用波形は，HL7，DICOM，IEEE1073（ISO11073）などでも記述できるが，さまざまな制限があり，さらに複雑な仕様を実装しなければならない。そこで近年，医用波形分野全般についてMFER委員会では標準化を行いシームレスなシステム間連携を提案している。

DICOM

①DICOM規格の概要

DICOM（Digital Imaging and Communication in Medicine）は1993年に作成された医用画像のための標準規格である。米国を中心とした「ACR（米国放射線学会）」と「NEMA（北米電子機器工業会）」により提唱された。

1980年代前半はベンダごとの独自フォーマットでデジタル画像を交換する方法しかなかったが，医療情報のデジタル化が進むとともに，画像を取り扱うほかの機器との相互接続により，データを共通し有効に利用したいという医療の現場の要望が高まってきた。そこで必要とされたのが，医用デジタル画像の標準規格である。

1985年に「ACR-NEMA委員会」が設定したのが「ACR-NEMA規格第1版」，続いて1988年に第2版を発表する。

さらに，1990年代にネットワークを使用した機器の接続が始まると名称を「DICOM」と変更する。

これは「ACR-NEMA規格第3版」ともいえることから，俗に「DICOM3.0」などと呼ばれることもある。ちなみに，DICOM1.0，DICOM2.0といったものは存在しない。

図1　成長するDICOM

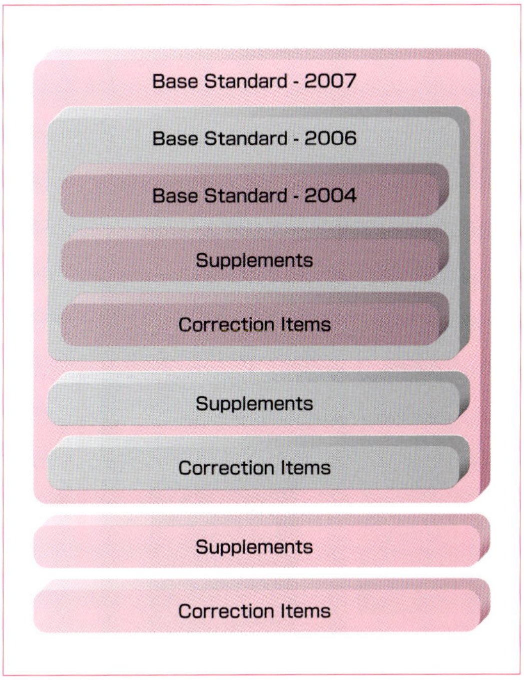

- Base Standard - 2007
- Base Standard - 2006
- Base Standard - 2004
- Supplements
- Correction Items
- Supplements
- Correction Items
- Supplements
- Correction Items

DICOM規格の特徴を以下に示す。
・標準的なネットワーク環境に対応。
・追加／拡張／修正が継続的に行われている（図1）。
・コンフォーマンス・ステートメント（適合性宣言書）によるサポート範囲の明確化。
・オブジェクト指向に基づいて情報が定義。

> **補足**
> ●現在は「DICOM Standards Committee」が規格の作成を行っている。
>
> **DICOMの追加/拡張/修正**
> ●Supplement(補遺)
> 　新機能の追加や比較的大きな変更
> ●Correction Proposal(修正提案)
> 　比較的小さな変更

②DICOMの基本構造

DICOM規格とはどのような構成になっているかというと，下記の3項目に区分される。

　①データフォーマット
　②通信形式
　③保存形式

さらに，DICOM規格に準拠する画像自体がどのような構成になっているかというと付帯情報とピクセルデータの集合体構造の図2のようになる。

一般的なモノクロのデジタル画像データ自体は画素の集合体であり，1つの画素が白黒の濃淡をもつ。この濃淡を通常はビット数で表現する。例えば8ビットの画像というのは$2^8=256$となり，白から黒までが256階調ということになる。これがいわゆる「画素情報」である。

図2　DICOM画像データの構造

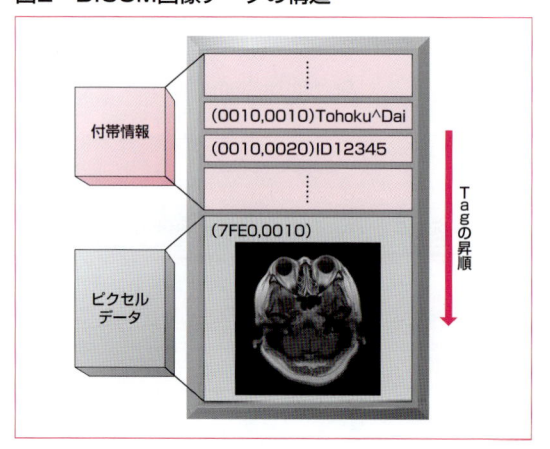

DICOM画像の場合はさらにその画像に関する付帯情報をもつ。付帯情報とは，その画像に関する文字情報で構成される。いわゆる「DICOMヘッダー」，「DICOM Tag」と呼ばれているのがこの情報であり，一例を図3に示す。

図3　DICOM Tagの例

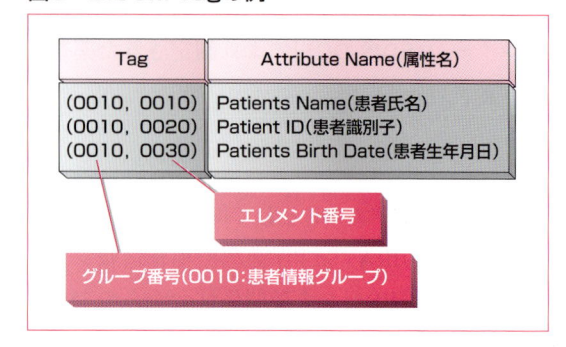

Tag	Attribute Name（属性名）
(0010, 0010)	Patients Name（患者氏名）
(0010, 0020)	Patient ID（患者識別子）
(0010, 0030)	Patients Birth Date（患者生年月日）

エレメント番号
グループ番号（0010：患者情報グループ）

③データフォーマット

Meta File Informationは画像データファイルのヘッダー部分に付属して記録されているデータ部分であり，画像発生元のAE（Application Entity）タイトル，Transfer Syntaxの形式のデータファイルの情報が記録されている。

図4にオブジェクト形式のDICOMデータセット（データエレメントの並び）を示した。

患者氏名，性別，画像情報，画像データなどの情報はそれぞれ，Tag，VR（Value Representation：値表現），VL（Value Length：データ長），VF（Value Field：値領域）の順番で並んだデータエレメントで構成される。

図4　DICOMオブジェクトの例

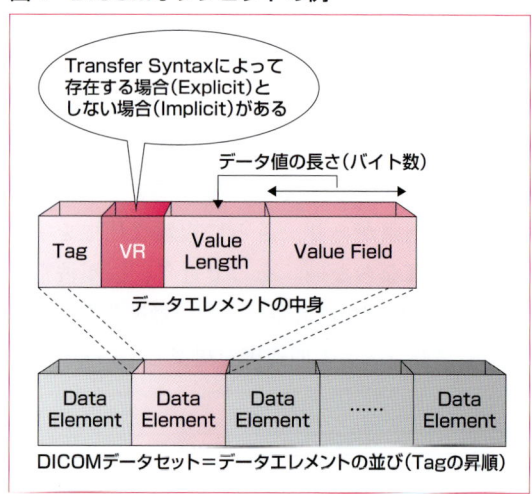

Transfer Syntaxによって存在する場合(Explicit)としない場合(Implicit)がある

データ値の長さ（バイト数）

Tag | VR | Value Length | Value Field

データエレメントの中身

Data Element | Data Element | Data Element | …… | Data Element

DICOMデータセット＝データエレメントの並び（Tagの昇順）

データエレメントの構造はExplicit VR（明示的VR）とImplicit VR（暗黙的VR）に分けられる。Implicit VRではデータの中にVRが含まれない。

また，グループ番号とエレメント番号を合わせた8桁の番号をTagと定義する。つまりTagごとに表現される情報がDICOM規格として決まっているのである。

グループ番号とエレメント番号は括弧でくくるのが一般的で，例えば(0010, 0020)というTagは患者IDを示すものである。

> **補足**
> ●プライベートTag(Private Data Element)は，規定されたTagのほかにベンダ独自でもつことが許可されたTagである。通常Tagのグループ番号は偶数であるが，プライベートTagは奇数で記載されている。

④DICOMの基本用語

・Conformance Statement：コンフォーマンス・ステートメント

「DICOM適合性宣言書」のことであり，装置の「DICOMサポート範囲」を明記したドキュメント。

通常，DICOM対応機器の販売元から提供される。

DICOMは非常に膨大な規格であり，「DICOM対応機器」といっても，実際には，DICOMの"一部"を実装しているに過ぎない。システム導入の際には，おのおのの機器の"サポート範囲"の確認が必要となる。その際に参照されるのが「Conformance Statement」というドキュメントである。

・Service Class：サービス・クラス

DICOMで提供されるサービスの種別であり，表1にサービスクラスの例を示す。また図5にVerificationの図解例を示す。

・SCU：エス・シー・ユー

「Service Class User：サービス・クラス・ユーザ」の略。DICOMのサービスを利用する（要求する）側の呼び方で，図6ではモダリティのCT装置にあたるものである。

・SCP：エス・シー・ピー

「Service Class Provider：サービス・クラス・プロバイダ」の略。DICOMのサービスを提供する側の呼び方で，図6では画像サーバ装置にあたるものである。

・SOP：エス・オー・ピー

「Service Object Pair：サービス・オブジェクト・ペア」の略であり，図6のようにDICOMのサービスとオブジェクトを組み合わせたもの。

・Abstract Syntax：
アブストラクト・シンタックス（抽象構文）

DICOMではSOP classに相当する（表2）。

図5　Verificationの図解

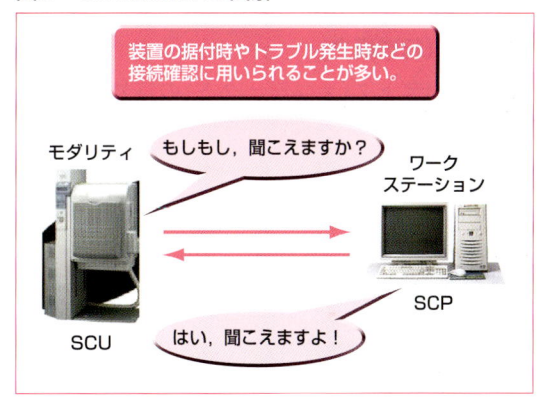

装置の据付時やトラブル発生時などの接続確認に用いられることが多い。

モダリティ　もしもし，聞こえますか？　ワークステーション
SCU　はい，聞こえますよ！　SCP

表1　DICOM Service Classの例

Verification	交信確認
Basic Worklist Management	基本ワークリスト管理
Storage	データ保存
Storage Commitment	データ保存委託
Query/Retrieve	データ問合せ／検索（取得）
Print Management	プリント出力管理

表2　Abstract Syntax＝DICOM SOP classの例

CT Image Storage SOP Class	CT画像保存SOPクラス
MR Image Storage SOP Class	MR画像保存SOPクラス
Ultrasound Image Storage SOP Class	超音波画像保存SOPクラス
○○ Image Storage SOP Class	○○画像保存SOPクラス
Modality Worklist Information Model-FIND SOP Class	モダリティ・ワークリスト情報モデル-検索SOPクラス

図6 CT装置を使ったSOPの例

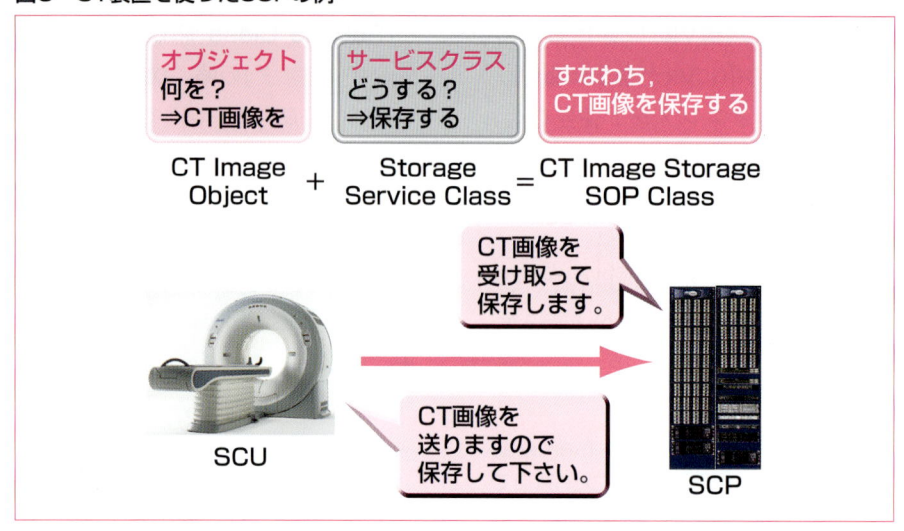

・**Transfer Syntax**：トランスファー・シンタックス（転送構文）

DICOMデータ（オブジェクト）の符号化方法の定義。

データを送るときは、相手が復号可能な符号化を用いる必要がある（表3）。

表3　DICOM Transfer Syntaxの例

Implicit VR Little Endian※	暗黙的VRリトル・エンディアン（非圧縮）
Explicit VR Little Endian	明示的VRリトル・エンディアン（非圧縮）
Explicit VR Big Endian	明示的VRビッグ・エンディアン（非圧縮）
JPEG Lossless	JPEG（可逆圧縮）
JPEG Lossy	JPEG（非可逆圧縮）

※DICOMデフォルトのTransfer Syntax（サポート必須）

・**Application Entity(AE)**：「アプリケーション・エンティティ」の略。

DICOM通信を行うアプリケーションの実体。

このAEを識別するために付けられる名前を「AE Title（AEタイトル）」という。通信を開始する（呼びかける）側のAEを「Calling AE」。通信を受け入れる（呼ばれる）側のAEを「Called AE」という。

・**Association Negotiation**：アソシエーション・ネゴシエーション

AE同士が取り交わすDICOM通信の最初のフェーズ。

図7のように要求するサービスの種別や符号化方法などに関する折衝を「Association Negotiation（アソシエーション折衝）」と呼び、折衝の成立を「Association Establishment（アソシエーション確立）」という。

この折衝の成立により「DICOM通信路」が確立される。それ以降はAE間でデータのやり取りが可能となる。一連のデータ通信の最後には、Association Release（アソシエーション解放）により、通信路を解放する。

図7　Association Negotiationの図解

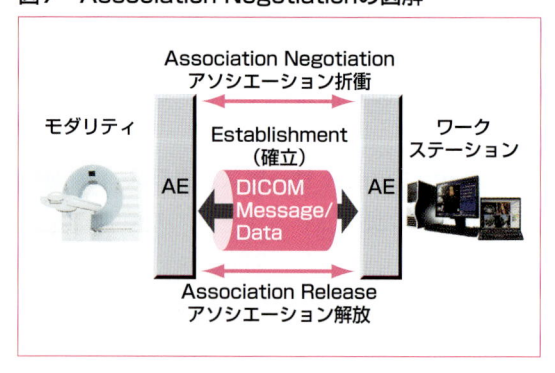

⑤代表的なサービスクラスの例

・**Modality Worklist(MWL)**

日本では「Modality Worklist Management：MWM」と呼ばれることが多く、モダリティがHIS、RISに検査予約情報を取得するサービス（図8）。

図8 Modality Worklist Management(MWM)の図解

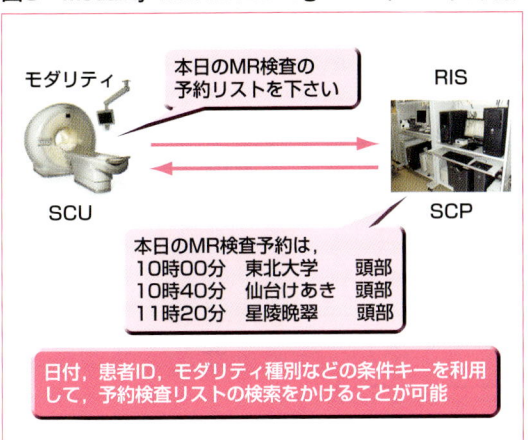

・Modality Performed Procedure Step(MPPS)
　モダリティからHIS, RISに検査結果の返信を行うサービス(図9)。

・Storage
　画像を通信相手側に送るサービス(図10)。

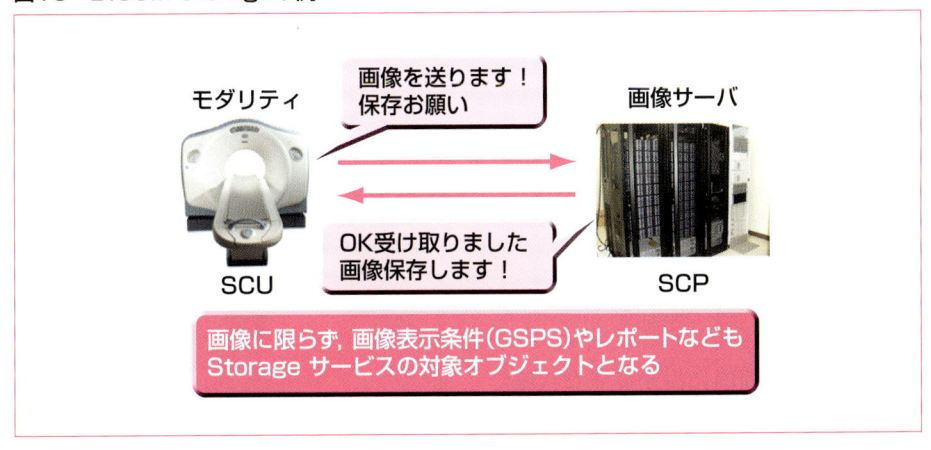

・Query/Retrieve
　装置Aから装置Bに画像の検索および取得要求を行うサービス(図11)。

図9 Modality Performed Procedure Step(MPPS)の図解

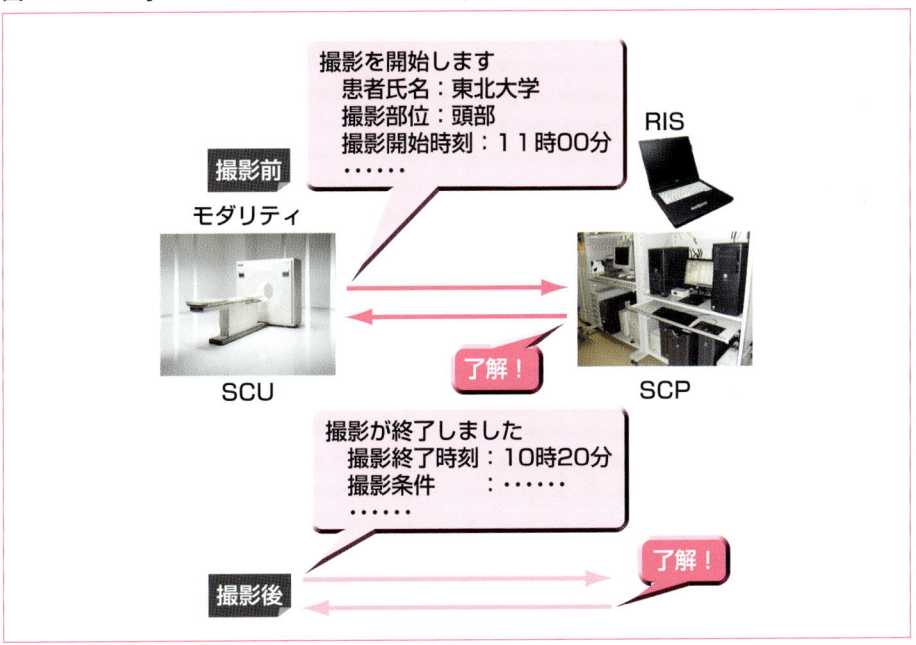

図10 DICOM Storageの例

図11　Query/Retrieveの例

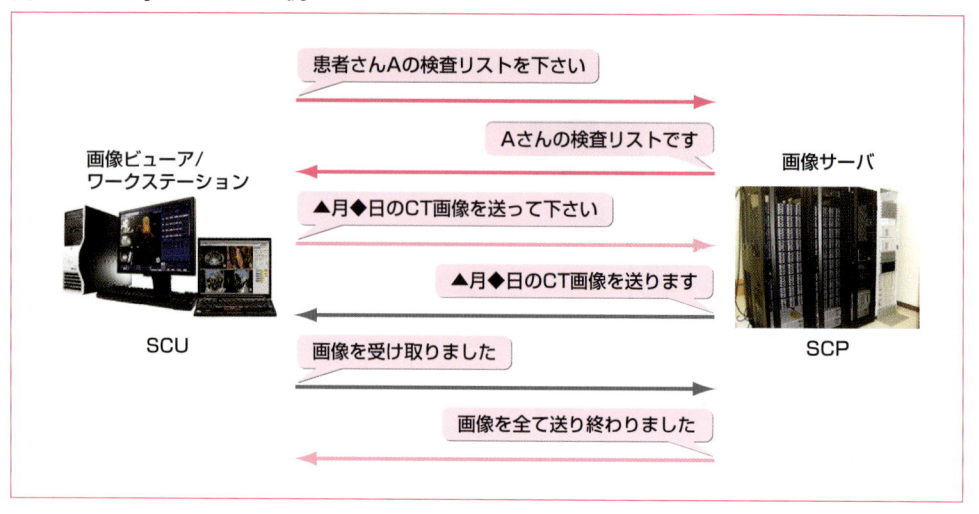

⑥DICOMの注意点

　DICOM規格は医用画像の標準的な規格であることは前述したとおりであるが，必ずしも万能な規格ではない。

　複数のシーンへの柔軟な対応ができるが，反面曖昧な点もあり，ベンダ間の確認作業やIHEを採用した運用法などを考慮する場合がある。どのように使うかということはユーザ側もある程度把握する必要がある。

電子保存のためのガイドライン

電子保存の三原則

①真正性
・故意または過失による虚偽入力，書き換え消去および混同を防止する。
・作成責任の所在を明確にする。

②見読性
・情報内容を必要に応じて肉眼で見読可能な状態に容易にできる。
・情報内容を必要に応じて直ちに書面に表示できる。

③保存性
・法令に定める保存期間内に復元可能な状態で保存する。

医療情報システムの安全管理に関するガイドライン

　2007年3月に厚生労働省から，「医療情報システムの安全管理に関するガイドライン（第2版）」が公表された。平成11年4月の「法令に保存義務が規定されている診療録及び診療諸記録の電子媒体による保存に関する通知」および，平成14年3月通知「診療録等の保存を行う場所について」に基づき作成された各ガイドラインを統合したものである。第1版は2005年3月に公表され，2007年3月に第2版が公表された。これは，①医療機関などで用いるのに適したネットワークに関するセキュリティ要件定義について，想定される用途，ネットワーク上に存在する脅威，その脅威への対抗策，普及方策とその課題など，さまざまな観点から医療に関わる諸機関間を結ぶ際に適したネットワークの要件を定義し，「6.10章 外部と個人情報を含む医療情報を交換する場合の安全管理」として取りまとめるなどの改定を実施している。②自然災害・サイバー攻撃によるIT障害対策などについて，医療のITへの依存度なども適切に評価しながら，医療における災害，サイバー攻撃対策に対する指針として「6.9章 災害等の非常時の対応」を新設している。

IHE

IHEの概要

IHE（Integrating the Healthcare Enterprise）とは，1999年北米で始まった医療情報の標準化の活動およびガイドラインである．2000年にヨーロッパ，2001年には日本でもその活動が開始された．ヨーロッパではフランス，ドイツ，イタリア，英国，ノルウエー，スペイン，アジアでは韓国，台湾，中国と，まさに国際的な活動へと拡大している．

相互接続性と相互運用性

医療情報システムのなかで従来型の相互接続性とはインターフェイスの標準化にあった．つまり，DICOMやHL7といった標準規格を用いて異なるベンダを1対1でつなぐ手法を意味する．

しかし，近年の医療情報部門のIT化の波に乗ってHIS，RIS，モダリティおよびPACSといった個々の機器，システムやベンダ間においても特殊性・高度化が進み，それぞれに専門性のある適材適所のマルチベンダ化が加速してきている．さらに医用画像は異なる部門間から発生するため，統合的医療情報システムの構築を行う場合には，相互接続性の調整がより複雑となり，ユーザとベンダの双方にとって，時間，労力，費用の面から大きな負担となっている．

標準規格を駆使してシステムをつなぐ次のステップで求められるものは，臨床の現場で運用に即したシステム間の接続連携を有機的に可能にすることである．つまり，単純な情報連携を可能にするだけではなく仕組みや使い勝手がシステム相互に配慮され，その機能がマルチベンダ間でも統合的に提供されかつ安全に運用できることである．IHEの最も重要な特徴はこの点にある．

この相互運用を重視して，一般的，標準的な運用状況を想定して策定されたのが「統合プロファイル（Integration Profile）」である．

図12 アクタとトランザクションによる業務フロー

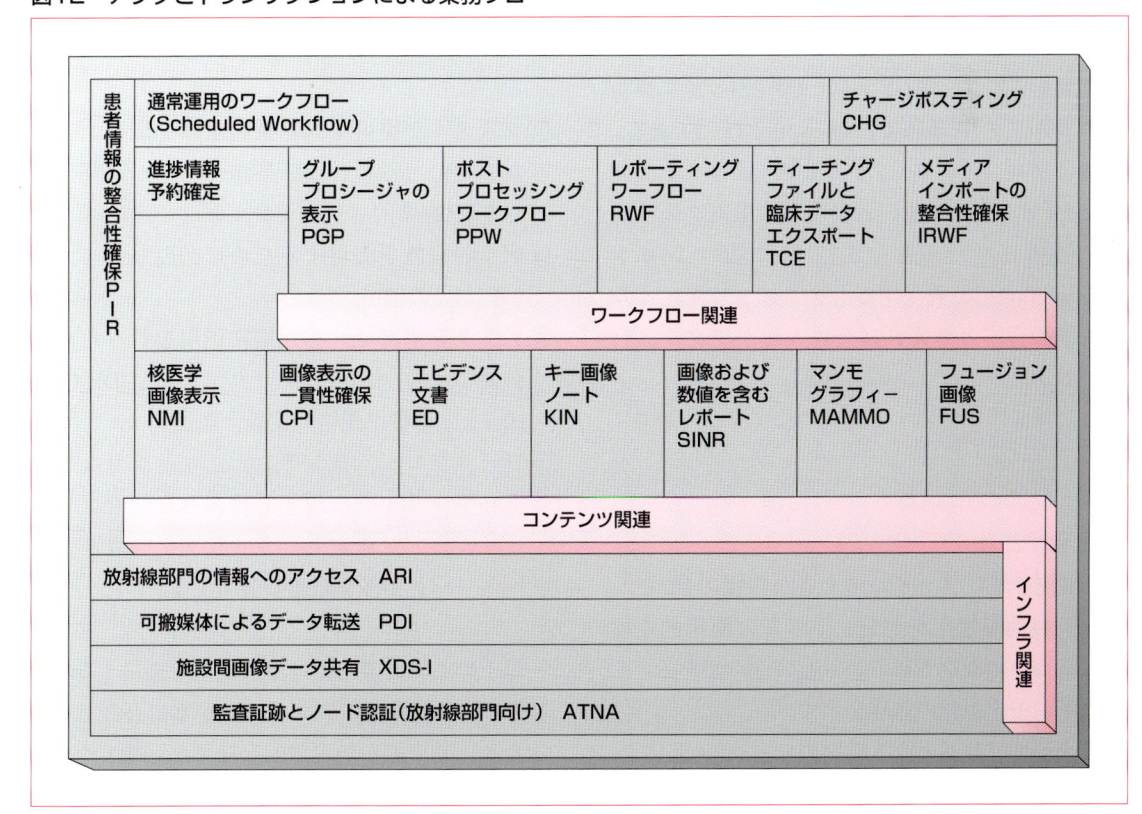

患者情報の整合性確保 PIR	通常運用のワークフロー（Scheduled Workflow）					チャージポスティング CHG	
	進捗情報予約確定	グループプロシージャの表示 PGP	ポストプロセッシングワークフロー PPW	レポーティングワークフロー RWF	ティーチングファイルと臨床データエクスポート TCE	メディアインポートの整合性確保 IRWF	
	ワークフロー関連						
	核医学画像表示 NMI	画像表示の一貫性確保 CPI	エビデンス文書 ED	キー画像ノート KIN	画像および数値を含むレポート SINR	マンモグラフィー MAMMO	フュージョン画像 FUS
	コンテンツ関連						インフラ関連
放射線部門の情報へのアクセス　ARI							
可搬媒体によるデータ転送　PDI							
施設間画像データ共有　XDS-I							
監査証跡とノード認証（放射線部門向け）　ATNA							

統合プロファイルには，以下のように大きく3つのソリューションに分類される。

①コンテンツ系プロファイル
②ワークフロー系プロファイル
③インフラ系プロファイル

①はコンテンツの作成，保存，管理，検索，利用について記述されている。②はワークリストの提供，作業の進捗状況や完了の報告，モニタリングなどのプロセスに関連するものである。③はセキュリティや放射線部門情報へのアクセス，インフラといった部門間での共通基盤に関するものである。

図12は放射線領域の統合プロファイルを①，②，③ごとにブロック図で表示したものである。

IHEで用いられる用語

統合プロファイルを紹介するにあたりIHEでは特徴的な用語があるため，これを解説する。これまで解説した業務運用ワークフローを文章化しまとめたもの（業務シナリオ）を「統合プロファイル」という。この統合プロファイルを元に技術的な定義をまとめたガイドライン文書が「テクニカルフレームワーク（Technical Framework：TF）」である。

統合プロファイル（シナリオ）に登場する機能単位を「アクタ（Actor）」と表現し，アクタ間の通信，連携に当たる部分を「トランザクション（Transaction）」と表現する。まさにプロファイルを映画の台本と考えれば登場人物がアクタ，台詞がトランザクションにあたる。

放射線部門で使用する代表的なアクタを表4に示す。

IHEモデル化のステップ

IHE統合プロファイルの大きな特徴の1つとして，一般的な運用を想定し，さらに臨床的な検討に基づいて策定されているという点がある。

以下にモデル化の過程を示す。
①臨床現場で共通となる業務のシーン（シナリオ）を特定（問題の特定）。

表4　IHEで用いる代表的なアクタ

アクタ名称	機能
AM（Acquisition Modality）	モダリティ
ADT（Admission Discharge Transfer）Patient Registration	患者登録
Audit Record Repository	監視証跡保管サーバ
CP（Charge Processor）	会計処理
OP（Order Placer）	オーダ発行
OF（Order Filler）	オーダ実施
EC（Evidence Creator）	ワークステーション
IA（Image Achieve）	画像保存
ID（Image Display）	画像表示
IM（Image Manager）	画像管理
Performed Procedure Step Manager	PPS転送
PMC（Portable Media Creator）	可変媒体作成
PMI（Portable Media Importer）	可変媒体読込
Print Composer	プリントデータ作成
Print Server	プリンタ
Report Creator	レポート作成
Report Manager	レポート管理
Report Reader	レポート表示
Report Repository	レポート保存

②システムが提供すべき業務全体を既存システムの枠にとらわれない業務のフローに細分化し整理（標準的ソリューション）。
③個々の機能を実現するために必要なユニット（アクタ）の抽出。
④アクタを連携させ相互接続運用を行うために必要な通信方法（トランザクション）。DICOM，HL7などの標準規格で定義，記述。
⑤ワークフロー，コンテンツ，インフラなどの業務シナリオを実現する枠組みを統合プロファイルとして確定し，さらにテクニカルフレームワーク文書を記述し公開する。

以上のように，IHEでは単に規格を提供するのではなく臨床側からのアプローチが常に存在しているため，効率的かつ実践的な提案が可能となる。つまり，IHEを採用してシステムを構築する場

合はIHEのプロファイルと自施設の運用とを照らし合わせながら業務フローを見直し，作成することが可能となる。

表5に放射線領域の統合プロファイルとその略語を示した。★印は2006年度に新たに項目追加または新設された統合プロファイルである。

表5　放射線領域の総合プロファイル

統合プロファイル	略語
通常運用のワークフロー	SWF
患者情報の整合性確保	PIR
放射線科情報へのアクセス	ARI
可搬用画像データ交換	PDI
画像表示の一貫性確保	CPI
キー画像への注釈	KIN
複数検査手続きの一括撮影と表示	PGP
エビデンス文書	ED
後処理ワークフロー	PPW
報告書ワークフロー	RWF
会計処理	CHG
画像・数値を含む報告書	SINR
★核医学画像	NMI
施設間の画像共有	XDS-I
ティーチングファイルと臨床データのエクスポート	TCE
監査証跡と機器認証（放射線部門）	ATNA
★メディアインポートの整合性確保	IRWF
★マンモグラフィ画像	MAMMO
★フュージョン画像	FUS

放射線部門で用いるプロファイルの種類

①通常運用のワークフロー
（scheduled workflow：SWF）

通常運用のワークフロー（SWF）は，IHEの統合プロファイルの原点ともいうべきプロファイルである。SWFは放射線検査の標準的なワークフローを定義している。患者登録，オーダ入力，オーダ受付，検査実施，実施結果送信，画像データの保存管理・表示といった一連の流れをモデル化したものである。

ここで重要なのは，通常のDICOM通信であればpoint to pointで，1対1のトランザクションが完了してしまう通信形態であるが，SWFの特徴は一連のフローのなかで一貫した情報伝達が行われる点にある。

また，IHEでは図13に示す従来のHIS，RIS，PACSといったシステム単位ではなく，前述した「アクタ」と呼ばれる機能ユニットとトランザクションでプロファイルを定義している点に特徴がある。

図14はSWFで規定されているアクタとトランザクションを示した業務フロー図である。

SWFは前述したように統合プロファイルの"核"であり，臨床検査部門の生理，検体および循環器，内視鏡など，部門をこえて同様に利用できるプロファイルといえる。

図13　システム単位の業務フロー

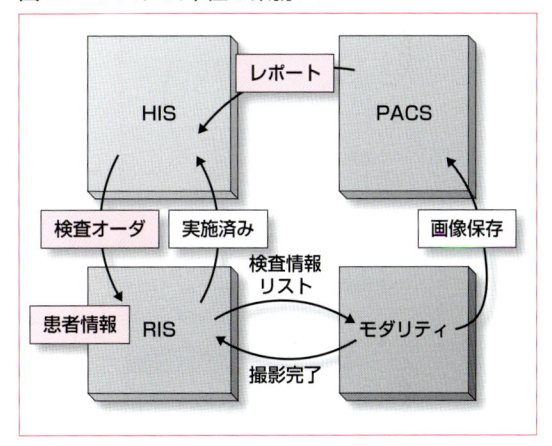

②患者情報の整合性確保
（Patient Information Reconciliation：PIR）

シングル，マルチベンダを問わず医療情報システムにおいて患者情報の修正を行うことは非常に大きな問題であり，データの真正性を犯すリスクを伴うものである。IHEではこの重要な問題のソリューションとしてPIRが提案されている。

救急の医療現場では氏名不詳の患者を撮影することは通常のことであり，氏名がわからない場合，患者登録時に「救急太郎」，「東北花子」といった暫定的な登録で対応しているのではないだろうか？

従来のシステムでは氏名が判明しても上位システムのみが変更され，部門や画像サーバは「救急太郎」，「東北花子」のままである。これでは医療の安全面からも問題といえる。

PIRをシステムに適応した場合，ADTで情報修正が行われたことに連動して画像サーバにある患者情報も修正されるのである。これは救急患者のみならず結婚などで姓が変わった場合，「東北花子のベビー」といった新生児の情報のあつかいにも同様に利用できるのである。

PIRもSWF同様に放射線領域に限らず臨床検査部門をはじめ他部門システムに応用でき，マルチベンダによるシステム構築にはその効果は絶大である。

電子データ保存の観点から自動で書き換えることに難色を示す施設もあり議論を要するところではあるが，プロファイルには規定されてい

図14　アクタとトランザクションによる業務フロー

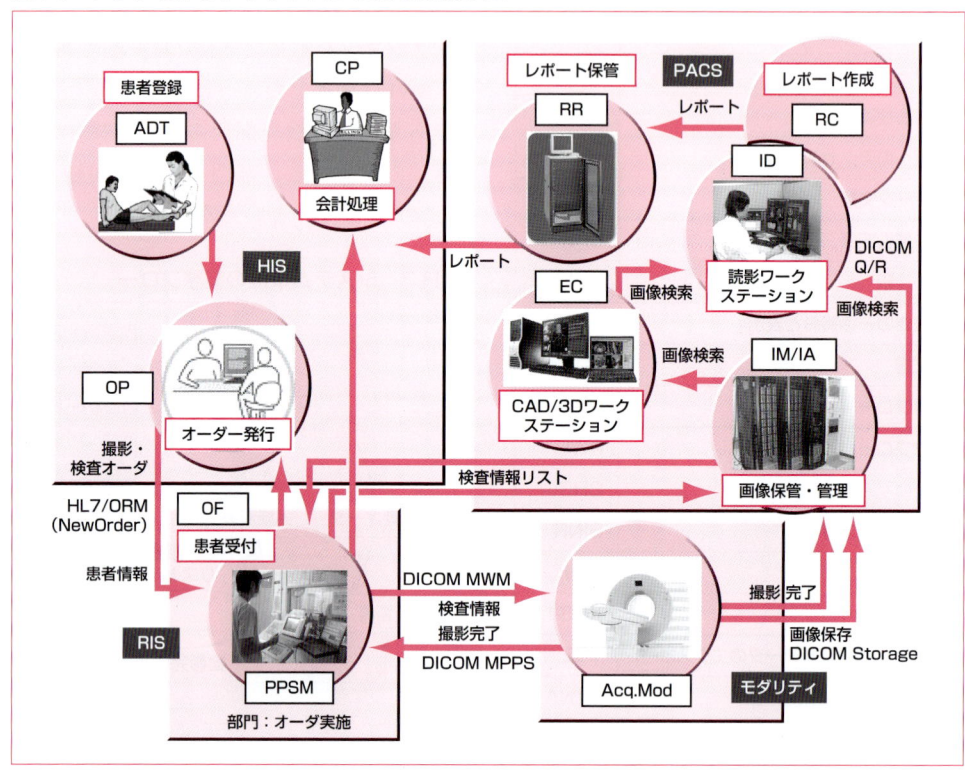

図15　画像表示の一貫性確保(CPI)のフロー

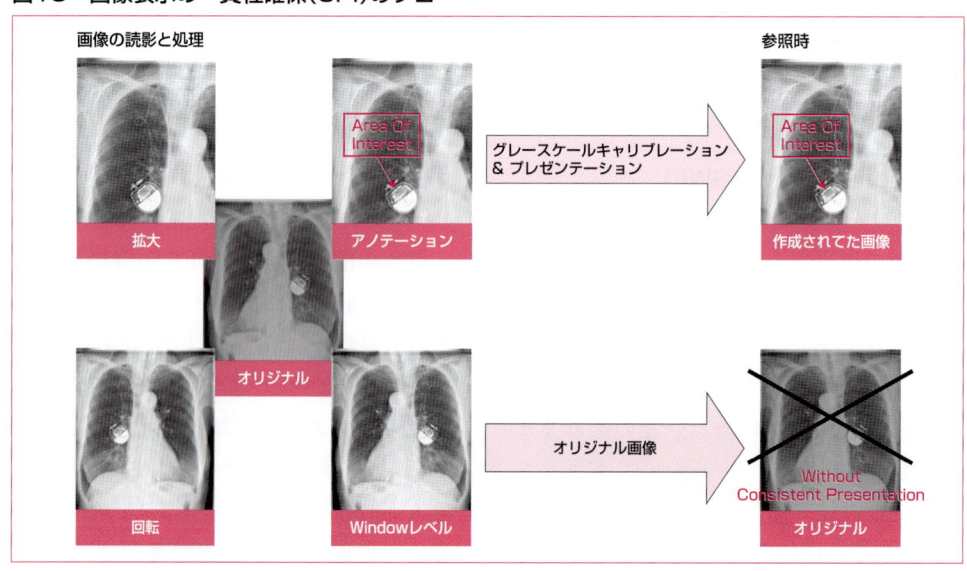

ないデータ修正のログなどをシステム的に残すことによって対応がとれるものと考える。

PIRに限らずIHEのプロファイルは標準的な提案であるため各施設の運用のすべてを充足できないのは当然のことであり，自施設でその項目を追加，補充していくプロセスは必要である。

③画像表示の一貫性確保
（Consistent Presentation of Image：CPI）

読影医は表示画像の向きを変えたり，回転をしたり診断に適した濃度に変更したりとビューワの機能を最大限に活かし読影する。この放射線読影医のデータ取り扱いステップを示したのが図15である。オリジナル画像に階調処理や左右反転，拡大，メモの記入など，さまざまな処理を行う。この一連の作業情報をPresentation State（表示状態）として保存し，この情報を検査依頼医師側に伝えることが可能となる。

仮に，図15の右下にあるようなオリジナル画像をそのまま伝送したのでは，依頼医（参照医）は診断の根拠が不明になる恐れがある。

従来はフィルム媒体で画像を運んでいたため，表示条件が変わることは考える必要もなかった。フィルムレスを想定して画像情報が電子的に配信される状況下では，表示の一貫性を確保することは極めて重要なことである。

④可変媒体による画像交換
（Portable Data for Imaging：PDI）

CD-Rを用いた画像情報のオフラインでの施設間連携を想定したプロファイルである。

CD-Rを用いて画像情報を他施設などに提供する場合はCD-Rへの書き込み機能であるアクタ（Portable Media Creator：PMC）にてDICOM Part10に基づき画像情報をCD-Rに記録，作成をする。

CD-Rを受けとる側の施設では，CD-Rの読み込み機能であるPortable Media Importer（PMI）にてCD-Rに収載された画像情報を確認して取り込む。

このとき，患者属性などの更新を行う機能であるPMIを実装することにより，提供先の患者IDを自施設の患者IDに変更することが可能となる。

補足として，IHEではオンラインでの施設間共有の統合プロファイルとして「Cross-Enterprise Document Sharing（XDS：施設間ドキュメント）」がある。

IHEが目指すこと

システムを構築する場合，相互接続性のみを考えればシングルベンダでのシステム構築はマルチベンダに比較し容易で，かつ現時点ではコスト削減に繋がるとも考えられる。しかし，日々発展を続ける放射線画像診断分野で一生同じベンダと付き合っていくことは十中八九不可能であり，HIS，RIS，PACSからモダリティ，3Dワークステーションまで，われわれユーザは医学の進歩とともに，常に最新技術の安全で使いやすいシステム，機器を望む。この点に標準化は必須であり，IHEの統合プロファイルが大きな役目を果たす。

"相互運用性を確立する"ことが病院機関にとってさらなる画像診断の向上，医療安全を考慮した真のIT化へと進むことが期待できる。

あとがき

病院情報システムから標準化にいたるこの医療情報システムの章は正直，学生諸君にはあまり具体性がなく，おおむね退屈な項であったと予想される。例外になく著者も諸君と同様に学生のときはそうであった。

しかし，実際に診療の現場で働き始めると1番使用頻度が高く，常時身近であつかわなければならないのが病院情報システムである。

近年の医療情報分野のシステム化はめざましく，行政の方向性でもあり，将来的に医療情報の電子化はクリニック，中小規模病院から大学病院クラスまで一律に避けて通れない問題となる。業務フローを理解し，他部門を理解し，診療放射線技師として診療情報，デジタル画像，DICOM規格と向き合っていかなくてはならない。加えて，放射線画像のみならず医用画像全般，ドキュメントの管理も行う場合もある。

そんなときにこの項を再度開いていただければ幸いである。

VII 放射線管理

1 一般撮影領域
2 核医学領域
3 放射線治療領域

VII-1 放射線管理 一般撮影領域

千田浩一

はじめに

本項では，放射線管理の基本事項である**線量限度**，管理区域や構造設備を含めたX線装置の**防護・届出**，そして**医療被ばく**などについて，ICRP[1]や関係法令（**放射線障害防止法，医療法**）をもとに，**一般X線撮影領域**における要点を記載する（補足①）。さらに被験者や放射線取扱者，そして放射線施設の線量測定評価法について述べる。

> **補足①　放射線障害防止法と医療法**
> ●放射線障害防止法では，**1MeV未満エネルギーのX線**は，放射線の定義からはずれており，よって一般撮影室などのX線診療室は放射線障害防止法の規制を受けない。しかし，**医療法**でそれは放射線に含まれるので，**一般撮影室などは医療法の規制を受ける**。

線量限度

線量限度とは，放射線取扱者を対象として関係法令などで定められているもので，その限度には，「**実効線量限度**」（表1）と「**等価線量限度**」（表2）がある。**放射線取扱者**は，**個人被ばく線量計**を装着して，それぞれの線量を評価しなければならない。

「**実効線量限度**」とは，確率的影響（放射線発癌など）を容認レベル以下にするために設けられた線量限度であり，「**等価線量限度**」とは，確定的影響（白内障など）を防ぐため設けられた線量限度である。

また放射線取扱者は，**健康診断**を受ける必要がある。

医療被ばく

一般に「**医療被ばく**」とは，主として患者（被検者）が受ける放射線被ばくを指す（表3）。医療被ばくは，その医療行為が正当化されていることが前提となっているため，**線量の限度はない**。またIVRを除けば，通常のX線検査に伴う患者被ばく線量は問題のないレベルであり，確定的影響は発生せず，確率的影響についても心配する必要はない。しかし，被ばく低減へ向けた最適化への努力は重要であり，診療放射線技師の責務である。

一方，診療放射線技師が患者を保持介助するために自発的に受ける被ばくは医療被ばくではなく，**職業被ばく**に該当するので，よって前述の「**線量限度**」が存在する。

表1　実効線量限度

①100mSv/5年（H13.4.1以後5年ごとに区分）
　かつ50mSv/年（4月1日を始期とする1年間）
②女子：5mSv/3カ月
　　（妊娠不能と診断されたものなどは除く）
③妊娠女子の内部被ばく：1mSv（妊娠から出産までの間）

※測定は1cm線量当量で行う。

表2　等価線量限度

①眼の水晶体：150mSv/年（4月1日を始期とする1年間）
　…測定は1cmまたは70μm線量当量の適切な方
②皮膚：500mSv/年（4月1日を始期とする1年間）
　…測定は70μm線量当量
③妊娠女子腹部表面：2mSv（妊娠から出産までの間）
　…測定は1cm線量当量

表3　医療被ばく（ICRP）

・本人の診察または治療のために受ける被ばく
・前項の患者を保持，介助するために家族が自発的に受ける被ばく
・医学研究のボランティアとしての被ばく

管理区域など

X線診療室は，隔壁等外側の**実効線量**が**1mSv/週以下**になるように医療法で定められている。これを守ることで，放射線取扱者の実効線量限度の1つである50mSv/年が担保されることにもなる（補足②：1年＝50週とする）。

一般病室の線量限度は1.3mSv/3カ月であり，これは**管理区域の基準と同じ値**である。1.3mSv/3カ月は，3カ月を13週（**補足②**）とすると0.1mSv/週に相当し，つまり一般病室や管理区域の基準は，X線診療室の限度（1mSv/週）の1/10に相当する。

事業所境界（一般公衆が居住しているとみなされるところ）などの**線量限度は，250μSv/3カ月**であり，よって1年では1mSvに相当する。1mSv/年はICRPで勧告している一般公衆の線量限度でもある。また，前述のX線診療室の限度1mSv/週の1/50ということになる。

以上をまとめたものを**図1**に示す。

図1 管理区域など（**補足⑥**も参照：X線診療室は実用上1.3mSv/3カ月としている）

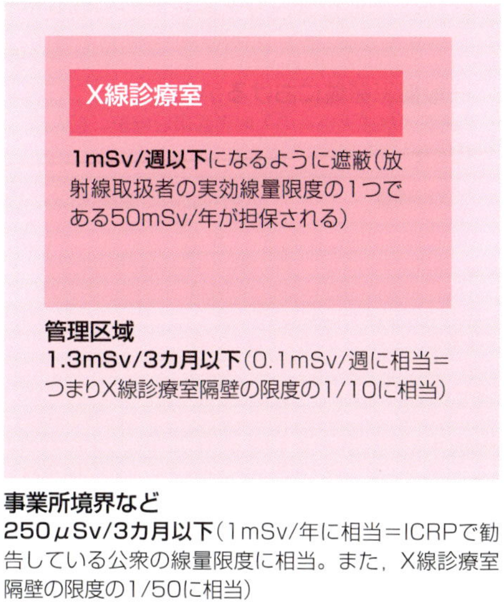

X線診療室
1mSv/週以下になるように遮蔽（放射線取扱者の実効線量限度の1つである50mSv/年が担保される）

管理区域
1.3mSv/3カ月以下（0.1mSv/週に相当＝つまりX線診療室隔壁の限度の1/10に相当）

事業所境界など
250μSv/3カ月以下（1mSv/年に相当＝ICRPで勧告している公衆の線量限度に相当。また，X線診療室隔壁の限度の1/50に相当）

> **補足②　法令でいう1年や3カ月は何週に相当するの？**
> ●放射線管理分野などでは，通常，**1年を50週，3カ月を13週**とみなしている。

X線装置などの防護および届出など

医療法で定められているX線装置などの防護について，一般X線撮影検査領域に関係する主なものを**表4**に示す。

表4　X線装置などの防護（一般X線撮影検査領域：主なもの）

A. X線管容器および照射筒（利用線錐以外）は，次の空気カーマ率になるように遮蔽
- 口内撮影用X線装置（定格125kV以下）：X線管焦点から1mの距離⇒ 0.25mGy/時以下
- 上記および放射線治療用以外のX線装置：X線管焦点から1mの距離⇒ 1.0mGy/時以下
- コンデンサ式X線装置（充電時かつ非照射時）：接触可能表面から5cmの距離⇒ 20μGy/時以下 など

B. 総濾過：利用線錐の総濾過は下記のようになるように付加フィルタをつける
- イ．口内撮影用X線装置（定格75kV以下）：1.5mmアルミニウム当量以上
- ロ．乳房撮影用X線装置（定格50kV以下）：0.5mmアルミニウム当量以上または0.03mmモリブデン当量以上
- ハ．上記（イ.ロ.）以外のX線装置：2.5mmアルミニウム当量以上 など
- （輸血用血液照射および治療用X線装置もハ.と同様）

C. 透視用X線装置：上記A.B.の規程ほか，下記を満たすこと
- 入射線量率：患者表面空気カーマ率＝50mGy/分以下
  高線量率透視＝125mGy/分以下（ただし手動操作のみ可で透視中は警告音を発すること）
- 透視時間を積算できること。かつ一定時間が経過した場合警告音を発することができるタイマー要
- X線管焦点-皮膚間距離（FSD）：FSD30cm未満での照射防止用インターロック要またはFSDが30cm以上になるような装置必要（手術中に使用するX線装置のFSDは20cm以上）
- 利用線錐以外のX線を有効に遮蔽できること など

D. 撮影用X線装置（胸部集検用間接X線装置を除く）：上記A.B.の規程ほか，下記を満たすこと
- 受像面を超えないようにX線照射野を絞る装置を設ける
- X線管焦点-皮膚間距離（FSD）（拡大撮影を除く）：口内撮影装置＝15cm以上（定格70kV以下），20cm以上（70kV超）
  歯科用パノラマ断層＝15cm以上
  移動型装置など＝20cm以上
  CT装置＝15cm以上
  拡大撮影時のマンモグラフィ装置＝20cm以上
  上記以外のX線装置＝45cm以上
- 移動型装置などの場合は，X線管焦点および患者から2m以上離れた位置で操作できること など

E. 胸部集検用間接撮影X線装置：上記A.B.の規程ほか，下記を満たすこと
- 利用線錐が角錐型でかつ受像面を超えないようにX線照射野を絞る装置を設ける
- 受像器防護遮蔽体＝接触可能表面から10cmの距離⇒ 1μGy/1曝射以下 など

移動型透視用X線装置(外科用イメージ)は適切な防護措置をとれば，従来からの「**手術室での使用**」に加えて，「**CT室(⇒Angio CTのため)**」で**使用**することも可能となった(そのほか，診療用放射線照射装置使用室などでも使用可能)。しかし，ICUや一般病室などでの「移動型透視用X線装置」の使用は，現在でも認められていない(移動型撮影用X線装置は可能)。

X線装置〔定格管電圧(波高値)：10kV以上で1MeV未満〕を設置(または変更)する場合は，**10日以内に届出**が必要である。届出事項を**表5**に示す。

表5　X線装置の届出事項

①病院などの名称・所在地
②装置の製作者名・型式・台数・定格出力
③放射線障害防止に関する構造設備・予防措置
④医師(歯科医師)，診療放射線技師の氏名・経歴

線量測定評価法

患者被ばく

患者(被検者)が受ける放射線被ばく(正当化されていることが前提)には，線量限度は定められていない。だが，その被ばく評価は，最適化のためにも重要であり，各施設においてその線量を把握しておくことも大切である[2]。患者(被検者)が受ける放射線被ばくは，線量の最も多い**入射皮膚面の吸収線量を評価する**ことが一般的であり，**IAEAのガイダンスレベル**との比較も可能である(**表6**)。被ばく線量評価法は，「線量計を使用する方法」と「計算だけで求める方法」に大別される。

ここでは一般X線検査領域における，線量計を用いて測定する方法について述べる[3]。

入射皮膚面の吸収線量は，患者皮膚面位置での照射線量(空中)を測定し，それを空気吸収線量に変換し，さらに，そのときのX線エネルギー(実効エネルギー)により，「後方散乱係数(照射野の大きさにも依存)」と「空気に対する皮膚組織の質量エネルギー吸収係数比」が決定し，入射皮膚面の吸収線量を求めることができる(**補足③**)。

表6　一般撮影領域におけるIAEAガイダンスレベル
(典型的な成人患者の入射表面吸収線量。相対感度200のとき)

X線検査		入射表面吸収線量(mGy/1枚)
腰椎	正面	10
	側面	30
腹部など	正面	10
骨盤，股関節	正面	10
胸部	正面	0.4
	側面	1.5
胸椎	正面	7
	側面	20
歯科	正面	5
頭部	正面	5
	側面	3

(IAEA SAFETY SERIES No.115, Guidance levels for diagnostic radiological procedures, 表3-1, 1996.を改変引用)

またX線CTの場合は，**CTDI**(CT dose index)や**MSAD**(multiple scan average dose)などが線量評価に用いられている。詳細は他項に譲るが，**IAEAガイダンスレベルはMSADで規定され，頭部X線CTでは50mGy，腹部X線CTでは25mGy**である。

補足③　患者入射皮膚面吸収線量(D)の求め方

$$D = X_{air} \cdot (W/e) \cdot 後方散乱係数 \cdot 皮膚の空気に対する質量エネルギー吸収係数比$$

X_{air}：入射皮膚面位置での空中(被写体なし)の照射線量(C/kg)
(W/e)：一般には，33.97(J/C)

または皮膚の(組織)吸収線量変換係数〔$(W/e)×$空気に対する皮膚組織の質量エネルギー吸収係数比〕を使用してもよい(同じことになる)。その場合は，以下のようになる。

$$D = X_{air} \cdot 後方散乱係数 \cdot 皮膚の組織吸収線量変換係数$$

職業被ばく

放射線取扱者の線量限度は，**実効線量**と**等価線量**で評価されるが，これらの線量は実際に測定することは困難である（**補足④**）。すなわち，放射線取扱者の各組織臓器の吸収線量を測定することは事実上不可能である。そこで，人体組織等価ファントム（ICRUファントム）の入射面から1cmおよび70μmの深さの線量（1cmおよび70μm線量当量）をもって，それぞれ実効線量および皮膚の等価線量とし，安全側に評価している。**蛍光ガラスバッジ**や**ルクセルバッジ**などの**個人線量計**は，これらの1cmおよび70μm線量当量とレスポンスを近似させることで，実効線量などを推定評価している。また，**リアルタイム**に測定値を知る必要があるときは，**半導体式ポケット線量計**などが有用である（**補足⑤**）。

補足④　等価線量と実効線量

● 組織・臓器 T の放射線 R に対する**等価線量**
$H_{T,R} =$ 吸収線量$_{T,R} \times W_R$
実効線量 $= \sum H_{T,R} \times W_T$
（W_R：放射線荷重係数，W_T：組織荷重係数）

X線診療室

X線診療室などの実際の測定は，上記と同様に原則的に「**1cm線量当量**」にて行う[5]。つまり，レスポンスを近似させた「電離箱式サーベイメータ」などを使用して安全側で評価する（ただし診断領域エネルギーのX線が測定可能な測定器を使用しなければならない）。測定回数は6カ月に1回以上である。

図1のように，X線診療室の隔壁等外側は**1mSv/週以下**である。しかし，通常はそこを管理区域（境界）としているため，実際は**1.3mSv/3カ月以下**になるようにしている（**補足⑥**）。

医療法によるX線診療室などの構造設備に係る遮蔽計算式（1次線による漏洩X線量）を**補足⑦**に示す。このように，漏洩実効線量は3カ月間でのマイクロシーベルト（μSv）を求めるようになっており，実際の隔壁等外側は1mSv/週以下ではなく，管理区域（1.3mSv/3カ月以下）となるようにしている。

補足⑤　リアルタイム個人線量計

● **シリコン半導体**を用いた**ポケット線量計**や**MOSFET**を用いたものなどがある。一般撮影領域でポケット線量計を利用するときは，**診断領域のX線エネルギーに対して測定感度を有するタイプを使用しなければならない**。さらに70μm線量当量の測定ができないものやパルス状X線の測定が不可能なものなどがあるため，使用目的に合致したタイプのリアルタイム個人線量計を選択する必要がある[4]。

補足⑥　X線診療室と管理区域

● X線診療室の隔壁等外側を管理区域とすれば，新たに管理区域を設定することはく，放射線管理上好都合である。よって，X線診療室の隔壁等外側は，1mSv/週以下ではなく，**1.3mSv/3カ月以下**として管理している。

補足⑦　1次線による漏洩X線量（Ep）の計算式

$$Ep = \frac{X \cdot Dt \cdot W \cdot (E/K) \cdot U \cdot T}{d_1}$$

- Ep：漏洩実効線量（マイクロシーベルト毎3カ月間）
- X：焦点から利用線錐方向の1mにおける空気カーマ（μGy/mAs）
- Dt：遮蔽体の厚さ t (cm)における空気カーマ透過率
- W：3カ月間におけるX線装置の実効稼働負荷（mAs/3カ月間）
- E/K：空気カーマから実効線量への換算係数（Sv/Gy）
- U：使用係数
- T：居住係数
- d_1：X線管焦点から遮蔽壁の外側までの距離（m）

【参考文献】

1) ICRP 1990年勧告（ICRP Pub.60）
2) Chida K, Saito H, Zuguchi M, et al.:Does digital acquisition reduce patients' skin dose in cardiac interventional procedures? An experimental study, AJR, 183(4), 1111-1114, 2004.
3) 前川昌之編 日本放射線技術学会計測分科会:医療被ばく測定テキスト. 放射線医療技術学叢書, (25), 日本放射線技術学会, 京都, 2006.
4) 小島康弘ほか:X線診断領域におけるDirect Ion Storage線量計の性能評価. 東北大医保健学科紀要, 17:71-79, 2008.
5) Chida K, Nishimura Y, Sato Y, et al.:Examination of the long-term stability of radiation survey meters and electronic pocket dosemeters, Radiat Prot Dosimetry, 2007 Nov 20, Epub ahead of print.

VII-2 核医学領域

放射線管理

阿部信行

許可申請・届出・報告

診療用放射性同位元素使用開始
規制を受ける法令ごとに，それぞれの監督官庁に**あらかじめ許可申請**または**定められた期限内**に**届出**や**報告**をしなければならない。

法令とその規制対象
①**医療法**（構造承認）
・施設，設備，装置
・放射性医薬品
・診療従事者

②**労働安全衛生法，電離放射線障害防止規則**
・安全管理組織
・装置・器機類

③**放射線障害防止法**（障防法の使用許可）
・サイクロトロン，医薬品外の非密封RI，吸収補正・校正線源など（密封RI）

届　出

安全管理体制
①**放射線管理組織**
・障防法適用施設　→　障害予防委員会
・医療法（PET施設）　→　安全管理委員会
・労働安全衛生法　→　安全衛生委員会

②**放射線取扱主任者**（障防法）
障防法規制密封・非密封RIやサイクロトロン使用施設では放射線取扱主任者を選任し，<u>文部科学大臣に選任届出</u>。

③**放射線障害予防規程**（障防法）
障防法適用施設では法令で指定された項目を含む内部規程を使用開始前に作成し，<u>文部科学大臣に届出</u>。

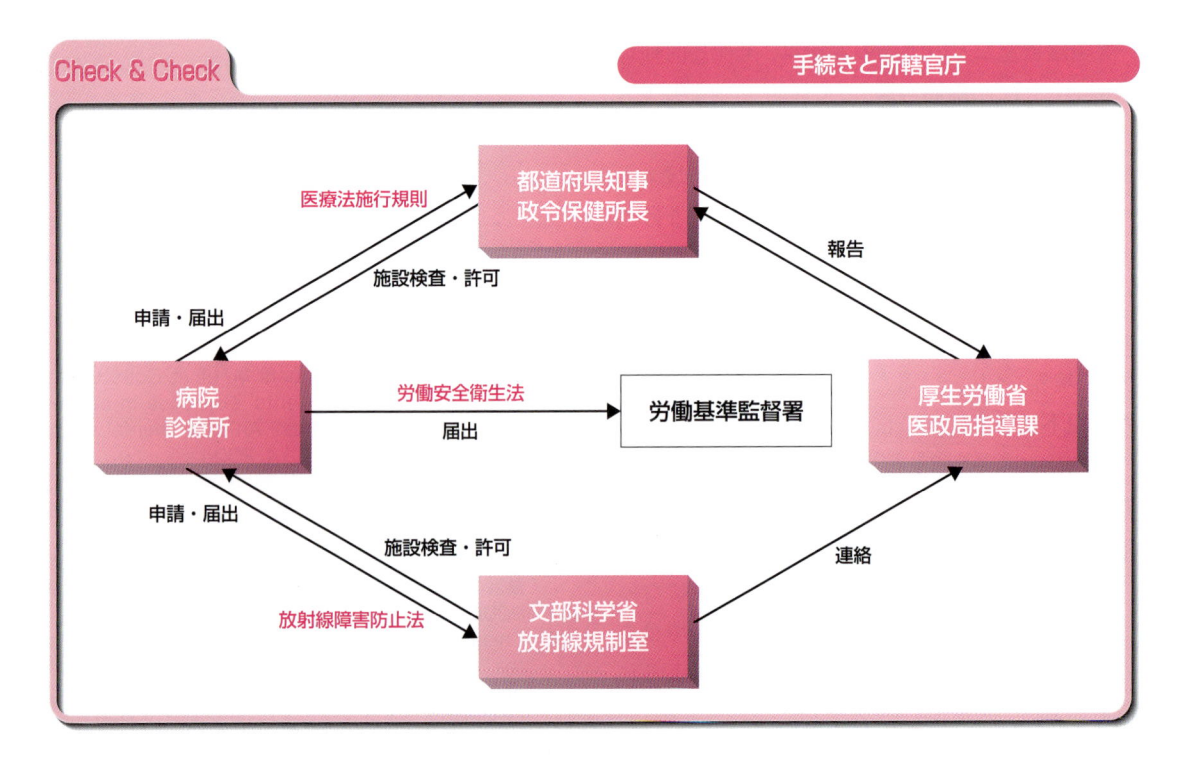

Check & Check　　　　　　　　　　　**手続きと所轄官庁**

病院診療所 —（申請・届出／医療法施行規則）→ 都道府県知事 政令保健所長 —（施設検査・許可）→ 病院診療所

都道府県知事 政令保健所長 —（報告）→ 厚生労働省 医政局指導課

病院診療所 —（労働安全衛生法／届出）→ 労働基準監督署

病院診療所 —（申請・届出／放射線障害防止法）→ 文部科学省 放射線規制室 —（施設検査・許可）→ 病院診療所

文部科学省 放射線規制室 —（連絡）→ 厚生労働省 医政局指導課

施設の許可条件

設備・備品等

①核医学検査施設の建物・施設の条件
- 主要構造部は，耐火構造または不燃材料
- 隔壁などの十分な遮蔽能力

②管理区域の設定
- **給排気設備**（作業室内空気圧・RI濃度）
- **遮蔽物**（材質と厚さ，鉛ガラス）
- フェンス，出入口には施錠できる扉，標識，表示，注意事項掲示

③使用室・汚染検査室
- 部屋の内側の壁，床などは平滑，液体が浸透しにくく，腐食しにくい材料（除染しやすい材質，形状が望ましい）

④貯蔵施設
RI貯蔵室または貯蔵箱（耐火性），施錠する。
- 標識を付けた貯蔵容器を備える。
- 空気を汚染する可能性のあるRIの貯蔵容器は気密構造のもの。液体状RIにはこぼれにくい構造で，浸透しにくい材質の容器に。拡散防止のため受皿，吸収材も必要。

⑤保管廃棄設備
- 外部と区画された構造。
- 扉，ふたなどには鍵を付ける。
- 保管する際には受皿，吸収材などの汚染拡大を防止する設備・器具を備える。

⑥廃棄施設
- 排気設備（取扱量が一定以上から）
排気口濃度を濃度限度以下にする能力，ダクト，ダンパー，各種排気フィルター。
- 排水設備
腐食しにくく，排液がもれ難い材質。排水濃度限度以下に希釈や減衰ができる貯留槽，希釈槽などの設備が必要。

許可核種と数量

許可・承認を受けた**核種**以外の，また**許可数量**を超えたRIの貯蔵，使用はできない。

①最大貯蔵量
核医学検査用放射性医薬品の購入・譲受は**許可貯蔵数量をこえない**ように。

②最大使用量
使用室ごとに1日，1週間，3カ月，1年間で規制。サイクロトロンによるRI製造は核種ごとに製造量と製造回数ともに規制される。

変更申請・届出

内容によって**届出変更**と**許可変更**とに区分。
工事などは申請が必要かどうか**事前確認**する。許可変更は<u>あらかじめ</u>申請が必要。
許可証の内容に変更がある場合には，<u>許可証を添えて</u>提出する。

軽微変更（障防法の届出）
RIの数量の減少，貯蔵能力の減少，工事を伴わない管理区域の拡大など。

> **補足** ●申請書に添付した図面や記載内容（部屋名称，素材，壁厚，備品）と実際の施設とで一致しなければならない。

記録・記帳

必要帳簿

①**RI受入**(購入, 譲受)**記録**

②**保管記録**
- 保管が次年度に繰り越す場合には, 一度帳簿を閉鎖し, 新年度の帳簿を作成。

③**使用記録**
- 使用数量, 残量, 廃棄物の記録
- RIバイヤルなど汚染物の保管廃棄(廃棄物を自施設廃棄保管室で一時的に保管する)

④**払出**(廃棄)**記録**
- 他施設または廃棄業者へ引き渡す都度。
- 自施設の責任でRIやRI廃棄物を運搬する場合には, 輸送物の規制に基づく容器に入れ, 遮蔽, 梱包, 線量測定, 運搬に関わる記録。

⑤**管理区域立入記録**
- 氏名, 入退室時刻, 線量など。

⑥**測定記録**
- 汚染の記録(表面汚染)
- 排気口のRI濃度測定記録
- 排水の都度, 排水量やRI濃度記録

核医学検査室に必要な安全設備・備品

機材・消耗品

①**サーベイメータ類**(GM, NaIシンチレーションサーベイメータなど)

②**養生資材**(ポリろ紙, ビニールシート)

③**遮蔽材**(鉛ブロック, 遮蔽衝立など)
揮発性が高い化合物の取扱いはドラフトやグローボックス内で行う。

④**トング, シリンジシールド**

⑤**作業衣, 手袋類, 管理区域専用履物**

⑥**除染資材**(除染剤, ブラシ, ペーパータオル, ウエス)
除染剤は中性洗剤, EDTA, オレンジオイルなどを使い分ける。

⑦**RI汚染物用ゴミ入, ペールなど**

【RIの管理のコツ】

RI受入時に個別に**管理番号**をつけ, 受入から使用, 廃棄までを管理する。記録は自動的に減衰補正を行い現在数量を表示でき, 帳票印刷も可能な市販のRI管理ソフトなどを利用すると便利である。

Check & Check — RIの受入・保管・払出(廃棄)

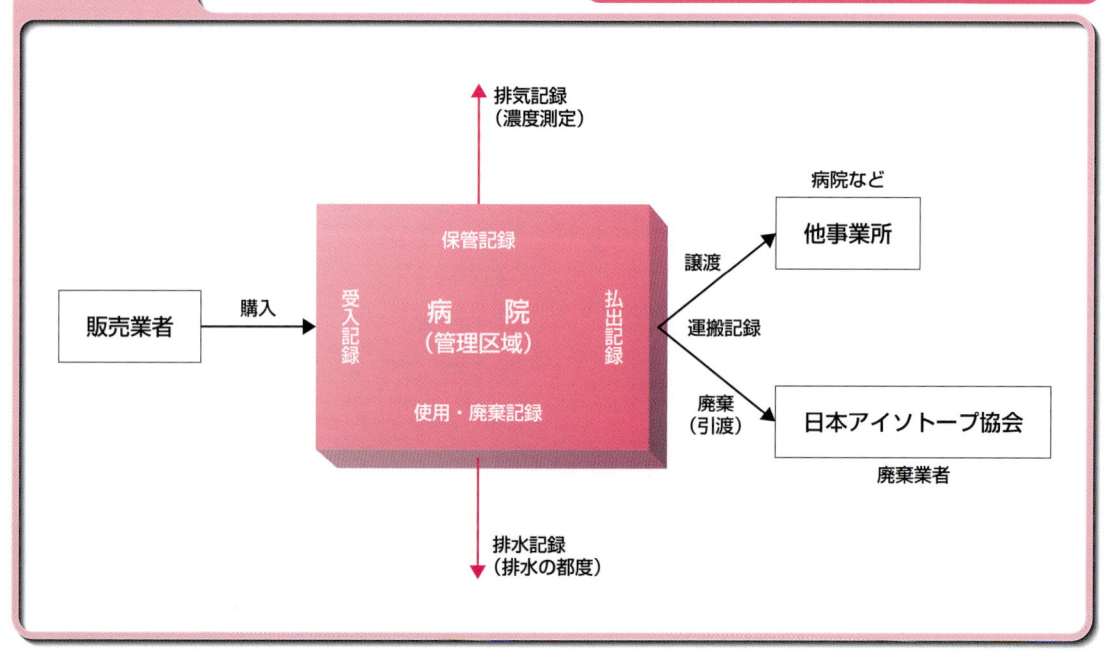

管理帳簿の書様式は放射線管理実務マニュアル類や記帳・記録のガイドなどの各種手引き書が出版されている。そのほか，「日本アイソトープ協会」のホームページには各種申請様式が公開されている。それらに記載されている様式を参考にし，自施設の実情に合わせて使い勝手のよい様式を作成するのがよい。

【記録・記帳のコツ】

法令に定められた用語や申請書に記載された使用目的などの項目，施設，部屋名，装置名，予防規程に定められた名称や責任区分，記録すべき項目などと記録簿に記載したものが異なると，帳簿記載不一致の指摘を受ける場合がある。

帳簿は1年ごとに，記載内容を確認したうえで管理責任者（放射線取扱主任者）の確認印を押し，閉鎖する。閉鎖後の保存期間は規制法令および帳簿の種類により異なる。

従事者の個人管理

義務行為基準

①教育訓練

・労働安全衛生法による安全教育または障害防止法による管理区域立入前教育（4項目，6時間以上の教育訓練）
・障害防止法では従事後も毎年必要（時間の指定はない）

②特殊健康診断（電離放射線健康診断）

・事前に問診，血液検査，皮膚，眼（水晶体）
・従事後は年2回，問診以外は省略も可（省略理由を記録する）
・健康診断の**結果は本人に報告**。

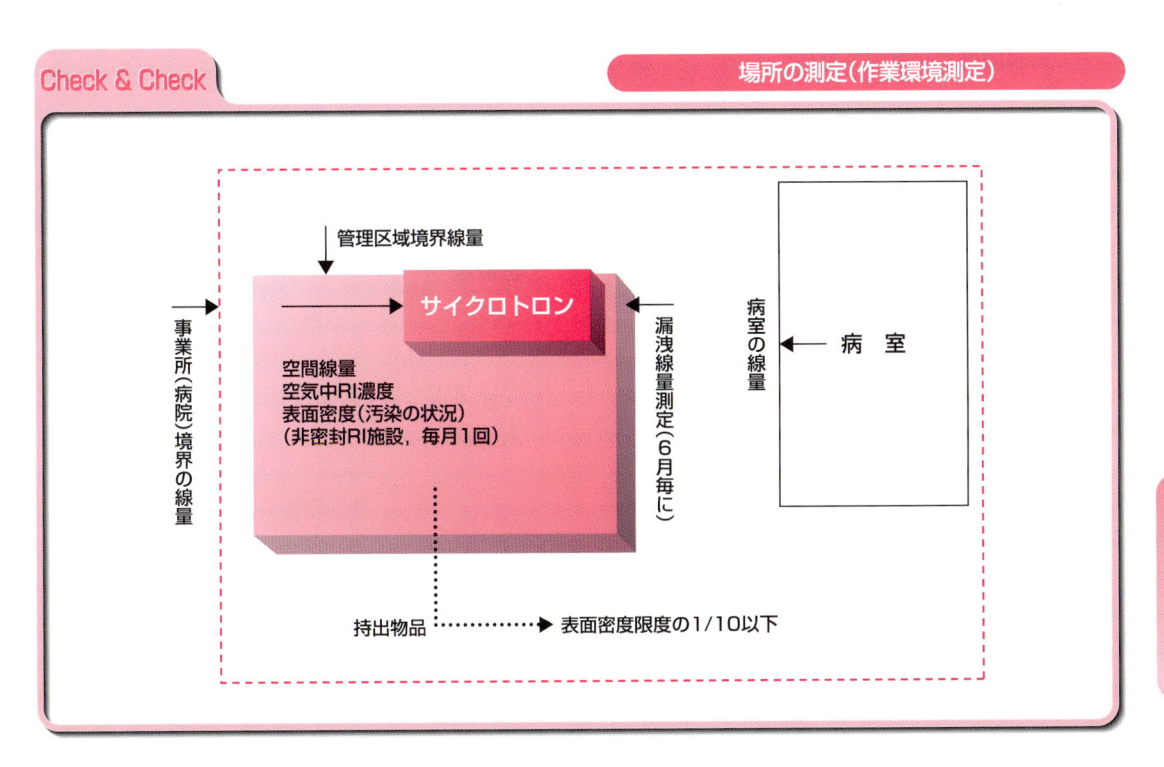

Check & Check ── 場所の測定（作業環境測定）

- 管理区域境界線量
- サイクロトロン
- 空間線量 / 空気中RI濃度 / 表面密度（汚染の状況）（非密封RI施設，毎月1回）
- 漏洩線量測定（6月毎に）
- 事業所（病院）境界の線量
- 病室の線量 ← 病室
- 持出物品 ……▶ 表面密度限度の1/10以下

③個人被ばく管理
- **個人線量計**

  測定部位（男女による装着部位の違い）

  末端部被ばくの測定

  ジェネレーターなど大量のRIを取り扱う場合には，局所被ばく測定のために指先（末端被ばく）測定用の線量計も着用する。

  測定結果はすべて本人宛て書面で報告する。

- **内部被ばく**

  非密封RI使用施設では内部被ばく実効線量の評価が欠かせない。

  電離則では使用室の空気中RI濃度を実測することが前提になっているので，実測値から，または期間中の使用数量から計算によって内部被ばくを評価することも認められている。

- **妊娠中の従事者の線量管理**

  妊娠中の従事者は腹部表面線量も評価する（腹部表面等価線量限度：2mSv，内部被ばくの線量限度：1mSv）。

④RI使用施設作業環境測定
- 空間線量測定（毎月）
- 表面汚染測定（毎月）
- 空気中RI濃度測定（毎月）

⑤汚染状況の測定
- 非密封RIの取扱終了の都度

  身体，作業衣服，履物の汚染検査をする。
- 作業場所や機器類の汚染の有無を確認し測定結果，措置などを記録する。

汚染処置

汚染が見つかれば十分に除染する。

除染しきれない床汚染はポリ濾紙などで覆い，汚染拡散や2次汚染を防ぐ。

高濃度の汚染物品は小さい物であれば隔離保管して減衰させる。

補足　線量測定機器の校正
- 作業環境測定で使用する測定器類は1年を越えない期間ごとに校正をして精度確認をする。

自主点検

6カ月ごとに放射線施設が許可条件を満たしているかどうか点検し，同時にサイクロトロンやX線装置使用室については漏洩線量を測定する。

フィルター差圧，ファンベルトのたるみ，屋外標識の退色，風雨による剥離に注意する。

特に壁や床にクラックが生じやすく，核医学施設では入念な点検をする必要がある。塗料のひび割れ程度であれば上塗りなどで応急処置をする。

報告徴収

①**年間使用予定数量届出（医療法）**

毎年12月20日までに翌年に使用を予定する診療用RIの核種，数量を所在地の都道府県知事に届け出る。

②**管理状況報告書（障害防止法適用施設）**

毎年6月末日までに前年度のRIの動向，従事者数，被ばく線量，実施した自主点検と問題があった場合には講じた措置などを記載した管理状況報告書を文部科学大臣に提出する。

※報告様式は文科省ホームページからダウンロード可能。

③**電離放射線健康診断結果報告**

健康診断の結果は遅滞なく，所轄の労働基準監督署長に提出する。

立入検査[*1]

①**医療法**

規模が大きい病院ではほぼ毎年，それ以外の施設では不定期に所轄保健所（機能特定病院は厚労省も）による医療監視といわれていた**立入検査**が実施される。

用語ア ラ カルト

*1　**立入検査・定期検査・定期確認**

文書による指摘があった場合には改善結果を必要に応じて図面や写真を添え報告する。管理記録の記載不備は適切に訂正し，検査担当官宛に速やかに送付する。

その年の検査の重点事項や検査対象，準備書類のチェックリストとExcelファイルによる報告書が事前に送付される。**事前提出調査書類**は期日までに提出し，当日提示書類する書類はすべて不備や記載漏れがないかを確認して準備しておく。

② 障害防止法（文部科学省）

放射線障害防止法適用施設に対しては10数年に1度の割合で立入検査が実施される。通常は検査の1週間程前に通知があるが，まったく事前通知のない抜き打ちの立入検査が実施されることもある。

施設，設備，器機類，RI，管理帳簿など障防法規制を受けるものすべて検査対象となるので，普段から施設や設備の点検・書類整理をするように心掛ける。

定期検査*1・定期確認*1（障害防止法規制施設）

3年または5年ごと（許可RIの数量による）に，サイクロトロン，障防法規制密封線源・非密封RI使用施設が対象。

- **定期検査**：施設・設備の経年変化
- **定期確認**：個人管理（健康診断，教育訓練・個人線量），空気濃度・場所の測定状況，RI管理，排気・排水などの記録

選任放射線取扱主任者，管理担当者および現場担当者が立ち会う。

定期検査と定期確認は別に受けられるが，同日実施の方が二重手間にもならずかつ経済的である。また，土曜日や休日の検査希望にも対応してくれる。

> **補足**
> ● **法令で用いられる期限を表す言葉**
> あらかじめ
> 〜開始する前に
> 遅滞なく，速やかに
> 〜後，〜（日，年）以内
> 〜を超えない期間ごと

> **Check & Check　汚染拡大防止・被ばく軽減対策**
> ● 核医学検査で使われる医療用RIは短半減期であり減衰は早いが，衣服や手指，床汚染などには十分に気をつける。汚染検査は煩わしいが手を抜かず，管理区域外への汚染拡散やRI漏出を防ぐためにも特に注意しなければならない。
> ● 検査件数が多くなれば，従事者の被ばく増加や汚染は避けられない。管理者も従事者も毎月の線量報告書の数値を確認し，線量が多い場合には作業工程の見直しなど，素早く対応することが肝要である。

【参考文献】
1) 日本アイソトープ協会:新版放射線管理実務マニュアル, 2004.
2) 日本アイソトープ協会:医療放射線管理の実践マニュアル, 2004.
3) 原子力安全技術センター:記帳・記録のガイド2005—放射性同位元素等取扱事業所のために—, 2005.
4) 医療放射線防護連絡協議会編:医療領域の放射線管理マニュアル, 2006.
5) 厚生労働省安全衛生部労働衛生課編:電離放射線障害防止の解説, 中央労働災害防止協会.

VII-3 放射線管理 放射線治療領域

佐藤行彦

加速器施設の遮蔽設計への指針

施設に対する放射線遮蔽の設計計算における考慮事項には次のようなものがある。

- ビームダンプ（放射線束の量）や建屋壁に対する遮蔽計算
- スカイシャイン，グラウンドシャイン：加速器周辺環境放射線の評価
- 迷路，ダクトストリーミングの遮蔽計算
- 建屋構造材，空気などの放射化による誘導放射能の評価

なお，後述するが，加速器はその加速粒子の種類とその加速エネルギー範囲により発生する放射線の種類およびその性質が異なるので，それに応じた対応も異なってくる。

図1　加速器施設における放射線・放射性物質の発生

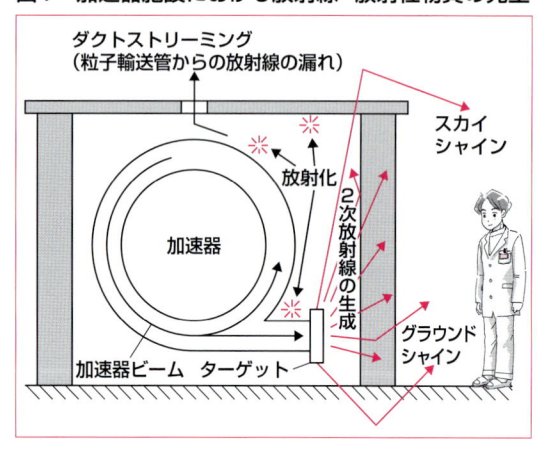

バルク遮蔽（発生放射線の主要部分の遮蔽）

①陽子加速器

- 10MeV以下および10～100MeVの陽子線

  陽子線照射によるRIの生成量が評価できれば，これを遮蔽するための対応は通常のγ線・X線の遮蔽計算でできる。

②電子加速器

- 10MeV以下

  6MeV以上では原子番号の大きいタングステン・鉛などの場合，光中性子生成が考えられるが，その量は少なく，中性子の評価は必要でないと考えられている。

  制動放射線の遮蔽を考えておけば人の被ばく量の低減に関しては十分と考えられる。

- 10～100MeV

  制動放射線について，1次X線（利用ビーム線錐）の直接線，ガントリーヘッドからの漏れX線，被照射者および壁からの散乱X線を考える。

- 光中性子線

  （γ，n）反応による**光中性子線**は照射ガントリー・ヘッドから等方的に出ていると考えてよい。漏曳中性子も連続エネルギーをもっているので，計算上は実効エネルギーが用いられる。

  電子線エネルギー E_e＝10～12MeVでは発生する中性子の実効エネルギーは E_n＝0.5MeV，E_e＝21MeVで E_n＝2.0MeVとみてよいとされている。E_e＝20～30MeV以下では中性子発生量はごく少ないとみてよい。

放射線治療の放射線管理

光子線の遮蔽

光子線はそのエネルギーが，X線：100～300keV，γ線：100keV～3MeV，高エネルギーX線：数MeV～十数MeVのものが診療分野で利用されている。基本的には I_0 個の光子が厚さ $x_{[cm]}$ の物質（線減弱係数 $\mu_{[\frac{cm^2}{cm^3}]}$）に入射すると，透過光子数 I は $I=I_0 \cdot e^{-\mu x}$ となる。光子のエネルギーが連

図2　「光子線の透過」の模式図

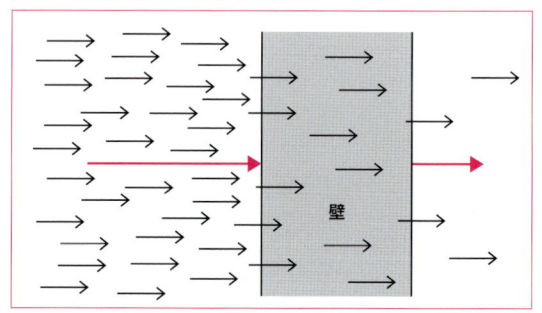

続な場合や散乱光子を含めての遮蔽見積をする場合は，実測値に基づいてつくられた「ICRP刊行物」[4]の数表・グラフを見て算定できる。光子線の防護は主にコンクリート（密度 $\rho = 2.35 \left[\frac{g}{cm^3}\right]$），鉄（$\rho = 7.866 \left[\frac{g}{cm^3}\right]$），鉛（$\rho = 11.34 \left[\frac{g}{cm^3}\right]$）の遮蔽で考える。大筋では「**質量減弱係数** μ_m のエネルギーによる変化は物質によらない」を念頭において考えうる（一方「線減弱係数 μ のエネルギーによる変化は物質によってかなり異なる」）。

光子線の透過率

加速電圧が4～30MVの電子線の制動放射により発生する光子線の物質透過率を図3に示す。コンクリートでの1/10価層は4MVで30cm，30MVで52cmである。

図3　コンクリートの厚さと光子の透過率の関係

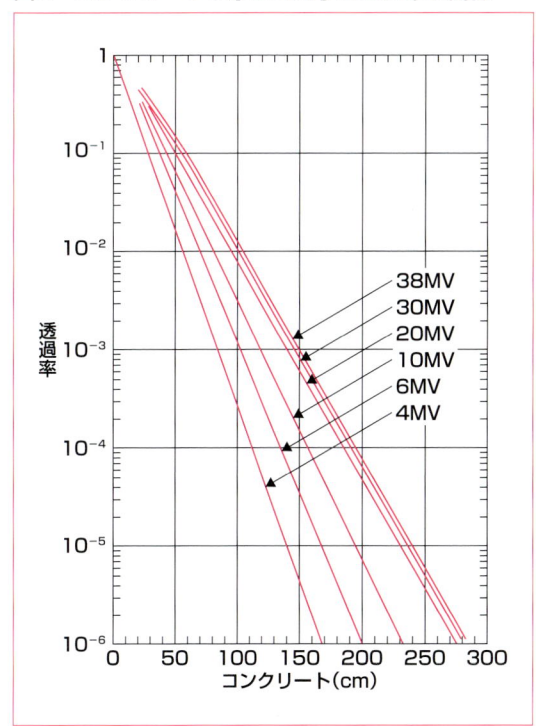

コンクリート（密度2,350kgm^{-3}）に対するX線の広いビームの透過率。4MVのデータは，直線加速装置；1mmの金ターゲットに，ビームのエネルギー平坦化のためアルミニウム20mmを加えたもの。6MVないし38MVのデータは，ベータトロン；ターゲットおよび濾過に関する記述はない。38MVの曲線は200MVまで使用してよい（Miller and Kennedy, 1956.）。
(ICRP publication No.33, 1981. 日本語版, p70 図13 コンクリートの厚さと光子の透過率の関係より引用)

散乱光子の散乱方向の違いによる透過率の違い

光子線がコンクリート壁にぶつかって方向を変える（コンプトン散乱）とエネルギーが小さくなるので散乱角が小→大につれて透過率が大→小となる。

図4　「光子線の散乱」の模式図

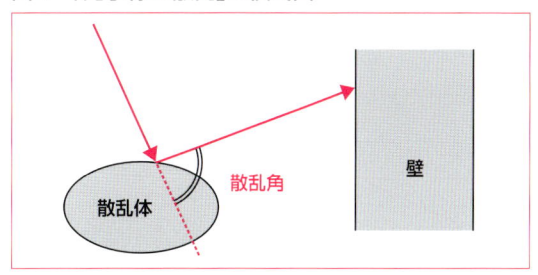

6MV光子線についてみると（図5），1/100に減らすのに15°散乱線はコンクリートを65cm，90°散乱線は35cmを要することが見てとれる。

おおまかには1/10に減らすのにコンクリートを10～30cm，1/100に減らすのに30～65cm，1/1万に減らすのに40～130cmとなる。

図5　6MV X線のコンクリート透過率の散乱角依存性

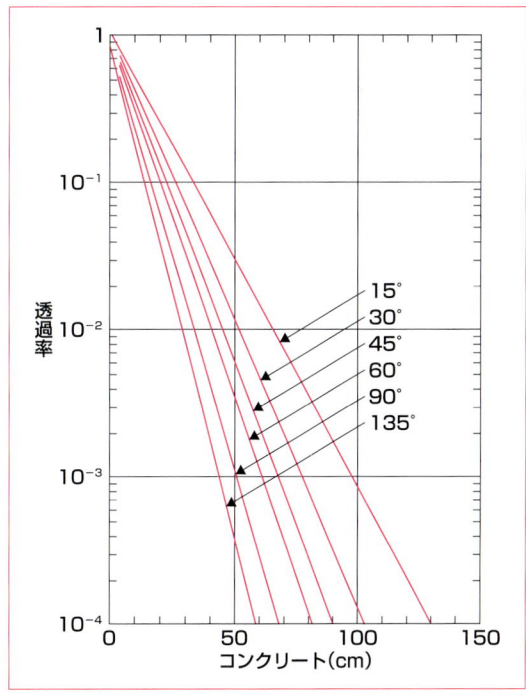

患者を模擬したファントムから種々の角度で散乱された6MV X線の広いビームの，コンクリート（密度2,350kgm^{-3}）中における透過率。
(ICRP publication No.33, 1981.日本語版, p90 図27より引用)

以上をまとめると，散乱角に依存するが，1/10価層はコンクリート厚で15～30cmほどとみてよいだろう。つまり，透過光子量はコンクリート厚150cmで100億分の1～10万分の1に減るとみなせる。

「高エネルギーの放射線ビームが厚壁でどの程度反射されるか」

図6 「壁による光子線の反射（散乱）」の模式図

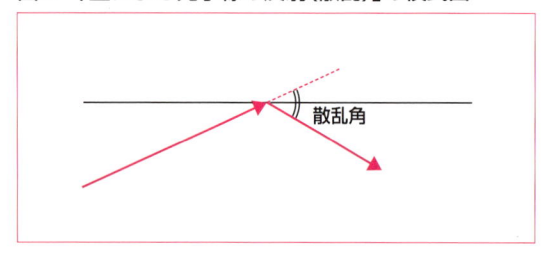

壁物質に当たった光子がどのくらいの割合で反射するかを調べたものを図7に示した。

これをみると，5MV光子線が鉛で6％，コンクリートで6％，水で5％反射される。

10MVではこの物質順に13％，9％，5％で，20MVでは19％，15％，6％である。

壁に向かう光子線のエネルギーが大きくなると反射率は高くなる。反射物質の原子番号が大きいほうが反射率が高い。光子のエネルギーが高くなると（5MV以上の加速電子による）光子の反射率は5～15％ほどとみてよい。

図7 0.01MeV～100MeV X線のコンクリート90°散乱反射率のエネルギー依存性

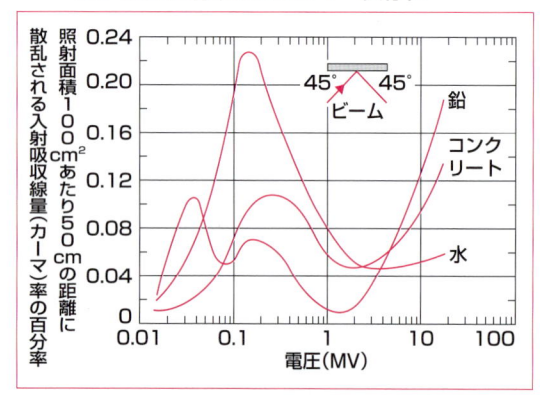

種々の物質から90°方向に散乱されたX線による空気中で測定された吸収線量（カーマ）率の電圧による変化。ビームは厚い散乱体に斜めに入射。入射点における自由空気中の1次ビームの測定値に対する散乱の百分率を示す。
(ICRP publication No.33, 1981. 日本語版, p82 図21より引用)

迷路による放射線の遮蔽（反射による放射線量の低減化）

放射線照射室での光子線が迷路でどの程度に減るかを試算してみる。

直接線についてはコンクリート壁厚100～150cmで光子線は十分減少するようにできる。

反射する光子量を見積もってみる。

10MV電子線の制動放射による光子線が散乱角を各回90°として4回方向を変えて反射したとすると，1回目は被照射体（水）と考え，5％に減少，2，3，4回目の反射はコンクリート壁で各回9％に減る。計算式は，

$$\frac{5}{100} \times \left(\frac{9}{100}\right)^3 \cong 3.6 \times 10^{-5}$$

となる。

さらにもう1回，照射室のドアでの遮蔽が加わって放射線量はそれだけ減らせる。

このほかの要素として，上の計算では考慮しなかったが反射（散乱）した光子線のエネルギーが急激に低下するので，上記の遮蔽計算のみでは放射線量を過大に評価したままとみてよい。

以上の計算は定性的な見積りであり，必要とあればほかのいくつかの因子を詳細に考慮して算定すべきである。

図8 厚壁および迷路による放射線遮蔽のようす

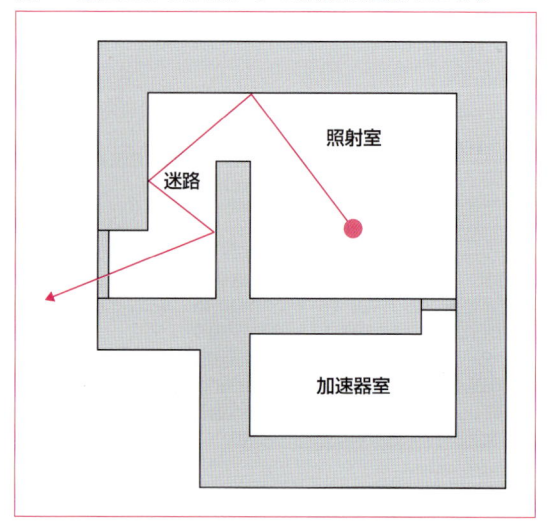

加速器からの放射線と放射能の生成

放射線の遮蔽・被ばくという観点からみた医療用加速器

加速器を分類すると「加速を受ける粒子の種類」から，質量が軽い素粒子に分類される電子を加速する**電子加速器**(電子リニアックなど)と，陽子およびそれより重い重陽子・He原子核・炭素線を加速する**粒子加速器**(サイクロトロンなど)がある。

「加速粒子のエネルギーの範囲」は加速器の規模や利用目的から次のように分けてみる。

①10MeV以下
②10〜100MeV
③100MeV〜1GeV
④1GeV以上

粒子加速器においては，高エネルギーになるにつれ中性子の遮蔽の考慮が求められる。

電子加速器では「**電磁カスケード**」，つまり，次のような電子と物質の相互作用によるいくつかの素過程が起こる。

電子線 → 制動放射線 → 電子線，γ線，電子対生成・対消滅，光電吸収，コンプトン散乱，(γ, n)，(γ, 2n)，(γ, p)反応などの光核反応により2次的な放射線が発生しうる。**光核反応**では中性子の放出も考えられるが，その生成量は入射光子のエネルギーが10〜15MeVと低いときにごく少ないと考えてよいことがその入射エネルギーと断面積の関係から見てとれる(図9)。

この光子のエネルギーが14MeV〜25MeVの領域で中性子が放出される理由は，光子が原子核内の核子の集団運動の1つである双極子振動(陽子群と中性子群の振動)と共振することによる巨大共鳴吸収が起こる(高い核エネルギー準位の形成)ことによると考えられている。そしてこれに続いて中性子などの放出が起こる。なお，電子線で生じたγ線(制動放射線)による中性子の発生量は，グラフで見ると(図9)15MeVγ線(単一エネルギー)で20m barn程度である。20MeVγ線では70m barnと増える(1[barn]≡$1.0×10^{-24}$[cm^2])。特に原子番号が小さい物質ではその断面積(核反応の起こりやすさ)はかなり小さい。

粒子加速器では次のような「**ハドロンカスケード**」で2次的な放射線が生じる。

ハドロン(陽子線など)→ 放射化，残留核崩壊，中性子発生 → 中性子減速 → 中性子捕獲

ハドロン → Nuclear Star(核破砕反応) → ハドロン → 核反応 → 中性子発生 → 中性子減速 → 中性子捕獲

図9　^{51}Vに対する巨大共鳴領域の光中性子生成断面積

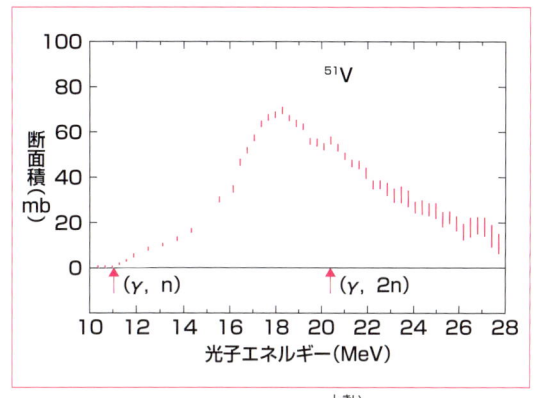

a　全断面積(図中の矢印は核反応の閾値エネルギー)

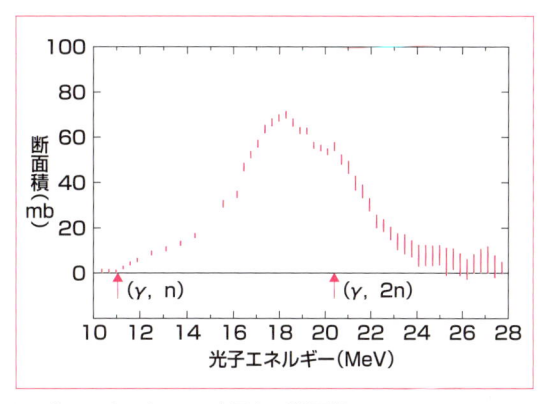

b　(γ, n)+(γ, np)反応の断面積

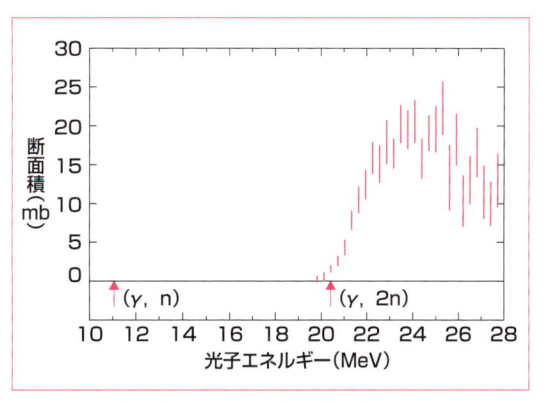

c　(γ, 2n)+(γ, p2n)反応の断面積

〔文献1)，2)より改変引用〕

また，入射する光子エネルギーが150MeVと大きいときに起こる**核破砕反応**は，上記のエネルギー領域①，②ではまったく起こらないことがわかる(図10)。

図10　^{51}Vに対するΔ共鳴(π生成)領域の核破砕反応断面積σ(γ, π^-xn)

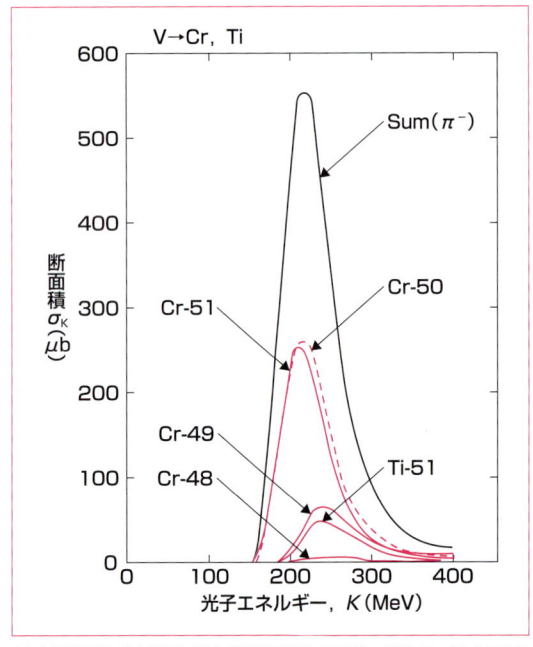

(中村尚司著:放射線物理と加速器安全の工学．第2版，地人書館，2001．より引用)

$$^{51}_{23}V(\gamma, \pi^-)^{51}_{24}Cr \quad ^{51}_{23}V(\gamma, \pi^-n)^{50}_{24}Cr$$
$$^{51}_{23}V(\gamma, \pi^-2n)^{49}_{24}Cr \quad ^{51}_{23}V(\gamma, \pi^-3n)^{48}_{24}Cr$$

粒子加速器では，エネルギーが①10MeV以下ではほとんど核反応が起こらないが，この領域をこえるあたりからPETで利用されている$^{18}_{8}O(p, n)^{18}_{9}F$のような核反応で中性子はある程度の量は発生しうる。

表1　113MeV陽子線による中性子発生の断面積
文献1)より値を読み出して作成。単位はbarn／(Sr・MeV)

散乱方向7.5°の発生中性子のエネルギー	炭素 ($_6$C)	アルミニウム ($_{13}$Al)	鉄 ($_{26}$Fe)	鉛 ($_{82}$Pb)
1MeV	1	10	20	400
10MeV	0.8	1	3	10
100MeV	1	8	8	10

100MeVほどの陽子線による中性子発生の核反応の起こる程度を表1に示す(断面積が大きいほど中性子発生量は増える)。

標的物質の原子番号が大きいと，中性子発生量は増えてくる。

陽子線の照射で散乱角7.5°方向(前方への散乱)に発生する中性子のエネルギーは低エネルギーのもの(〜1MeV)が多い。中程度のエネルギー(10MeV)の中性子はやや少なく，高エネルギー中性子(〜100MeV)はまた多くなる。散乱角が大きくなるにつれて断面積が急激に減る。つまり，(p, n)核反応では前方散乱の中性子が多い。

中性子による放射化

前述の4つのエネルギー範囲のうち多くの医療用加速器における加速エネルギーの低い方，つまり前述のエネルギー範囲①および②において，電子加速器あるいは粒子加速器による中性子により生成しうる核種について考えてみる。これらの核反応による中性子は，第1段階で(γ, n)反応，(p, n)反応などにより生じ，それが第2段階で(n, γ)反応により次のような核種が生成する。したがって，核種の生成は間接的となるために，その生成する放射性核種量は相当少ないと考えられる。

「**熱エネルギー中性子，熱外エネルギー中性子**」による主な核反応は**中性子捕獲反応**つまり(n, γ)反応である。考えうる核反応例をいくつか示す(標的核種，核反応，生成核種，半減期，β線エネルギー，γ線エネルギーの順)。

$^{40}_{18}Ar(n, \gamma)^{41}_{18}Ar$：半減期1.83h　β^-1.20MeV，γ 1.293MeV($^{40}_{18}Ar$の存在比は99.6％)

$^{27}_{13}Al(n, \gamma)^{28}_{13}Al$：半減期2.31m　β^-2.86MeV，γ 1.78MeV($^{27}_{13}Al$の存在比は100％)

$^{15}_{7}N(n, \gamma)^{16}_{7}N$：半減期7.2s　β^-4.27MeV，10.40MeV，γ 6.143MeV，7.11MeV($^{15}_{7}N$の存在比は0.36％)

$^{18}_{8}O(n, \gamma)^{19}_{8}O$：半減期29s　β^-3.25MeV，4.60MeV，γ 1.37MeV，0.20MeV($^{18}_{8}O$の存在比は0.3％)

「速中性子」では(n, p)，(n, n)，(n, 2n)，(n, α)反応で次のような核種の生成が考えられる[1]。

【核反応例】

$^{12}_{6}C(n, 2n)^{11}_{6}C$　閾値エネルギー 20.29MeV：
　半減期20.4m β^+・γ ($^{12}_{6}C$の存在比は98.89％)

$^{23}_{11}Na(n, 2n)^{22}_{11}Na$　閾値エネルギー 12.96MeV：
　半減期2.60y β^+・EC γ 0.511MeV (消滅 γ 線)
　1.275MeV ($^{23}_{11}Na$の存在比は100％)

$^{25}_{12}Mg(n, np)^{24}_{11}Na$　閾値エネルギー 12.54MeV：
　半減期15.0h β^- γ 1.369, 2.754MeV
　($^{25}_{12}Mg$の存在比は10.1％)

$^{55}_{25}Mn(n, p\alpha)^{51}_{22}Ti$　閾値エネルギー 9.79MeV：
　半減期5.8m β^- γ 0.320, 0.928MeV
　($^{55}_{25}Mn$の存在比は100％)

治療用リニアックの電子線エネルギー(単一エネルギー)はおよそ6〜18MeVである。電子線の制動放射により出てくる光子線のエネルギー(連続エネルギー)は主に4〜12MeVであること、中性子放出に関する光子エネルギーの閾値が10〜40MeVほどであること、「光子線→中性子の発生→中性子の衝突による核反応」による2段階の核反応によりこれらの核種が生成してくることを考え合わせると、速中性子による放射性核種の生成量はごく少ないと考えられる。

中性子の個人被ばく線量測定

中性子とγ線の混合した放射線場で中性子線量とγ線線量とを分離・区別して測れるようにしている。中性子の被ばく線量は、熱中性子と速中性子の相互作用の素過程(核反応)が異なるためそれぞれを測るのに適した物質を用い、装置を工夫して測られている。

フィルムバッジ

熱中性子($E_n \approx 0.025eV$)用ではCdとSnのフィルタによるフィルムの黒化度の差を利用。

〔^{113}Cd(存在比12.22％)の熱中性子吸収断面積は原子1個当たり20650barn、Cd全体の平均では2528barn。一方Snは平均で58barnでCdの1/44。

熱中性子による線量は次の式で算定できる。

$$(AD_{Cd} - AD_{Sn}) \times \frac{f_n(th)}{T_s}$$

AD_{Cd}：Cdフィルタ部の正味の見かけの線量
AD_{Sn}：Snフィルタ部の正味の見かけの線量
T_s：熱中性子感度
$f_n(th)$：熱中性子に対する線量当量換算係数

高速中性子用ではフィルムの乳剤(AgBr)を厚くして、速中性子の弾性散乱H(n, n)pによって反跳された陽子が乳剤中につくる飛跡を計数する。反跳陽子のエネルギーが小さいときには析出する銀粒子の集合体が小さいため、エネルギーが0.5〜1MeV以上の中性子のみ検出可能である。

TLDアルベド型線量計

装着した人体・物体から散乱・反射してきた熱中性子を測定。熱中性子に対する吸収断面積は^{6}Li(存在比7.6％)で原子1個当り940barn、^{10}B(存在比19.9％)で3838barnと著しく大きい。

一方、^{7}Li(存在比92.4％)で45.4m barn、^{11}B(存在比80.1％)で5.1m barnとかなり小さい(ほとんどの核種は数m barn〜数 barn程度の中性子断面積)。

熱蛍光(TLD)素子としてLi$_2$B$_4$O$_7$(Cu)を用い、熱中性子感度を高めたい素子には^{6}Li$_2^{10}$B$_4$O$_7$(Cu)を、低下させたい素子には^{7}Li$_2^{11}$B$_4$O$_7$(Cu)を用いる。そこでSnフィルター(中性子を透過)、Cdフィルター(中性子を吸収)でTLD素子を挟む形でTLD素子の4つの挟まれ方の違いからくる発光量の違いから熱中性子線量と速中性子線量を算定する。γ線の吸収に関してはSnとCdでは原子番号がほぼ同じなので同等とみてよい。TLD素子#4では入射した速中性子を人体側(フィルタ後面側)からのH(n, n)pによる反射(albedo)により熱中性子化して測っている。

熱中性子による被ばく線量H_{th}、速中性子による被ばく線量H_{fast}は次式のように各TLD素子の蛍光量$T_1 \sim T_4$および蛍光量の線量への換算係数C_{th}、

C'_{th}, C_{fast} により求めうる。

$$H_{th} = C_{th} \cdot (T_2 - T_3)$$
$$H_{fast} = C_{fast} \cdot \{(T_4 - T_1) - C'_{th} \cdot (T_2 - T_3)\}$$

図11　TLDアルベド型線量計のTLD素子とSn, Cdフィルタ, ファントム（人体を想定）との位置関係

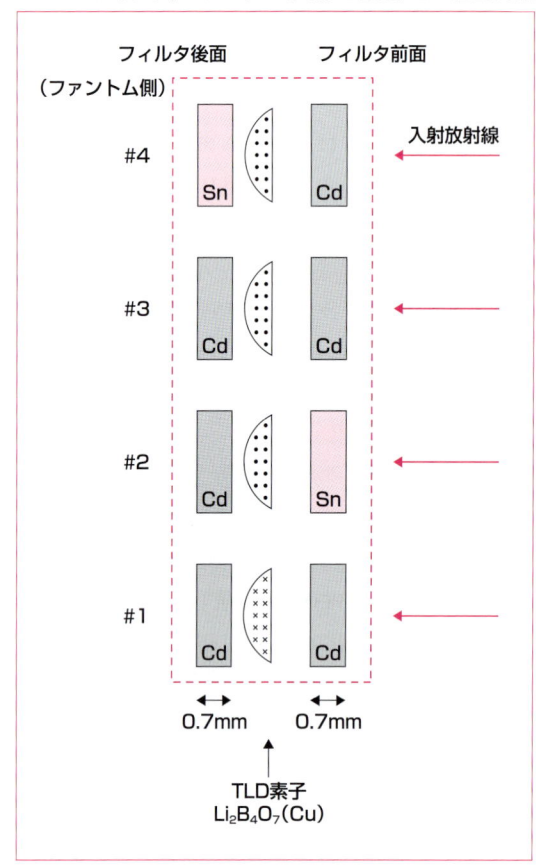

TLD素子#1では $^7Li_2{}^{11}B_4O_7$(Cu) を用いる。
TLD素子#2, 3, 4では $^6Li_2{}^{10}B_4O_7$(Cu) を用いる。

固体飛跡検出器
(SSTD：Solid State Track Detector)

速中性子および低速中性子に対しての**ラジエーター**（荷電粒子発生用物質）として高密度ポリエチレンがあり，$^1H(n, n)p$ 核反応により反跳陽子が生まれる。また，**熱中性子**に対してのラジエーターとして窒化硼素BNがあり，$^{10}B(n, \alpha)^7Li$ により反跳核としてα粒子および ^7Li 核が生成する。

中性子に対するこれらの核反応で生じた重荷電粒子（反跳陽子やα粒子など）の経路に沿って**潜在飛跡**が生じる。これをNaOHやKOHなどの強アルカリ水溶液でエッチング（食刻）するとその潜在飛跡（食刻を受けて現れた飛跡を**エッチピット**と呼ぶ）は光学顕微鏡（300倍ぐらい）で観察可となる。速中性子の検出固体にはポリカーボネイト，アリル・ディグリコール・カーボネイト（ADC），セルロイドなどのプラスチック（水素や炭素などの軽元素から成る物質）が用いられる。

熱中性子に対しては，密着したコンバータ内で $^{10}B(n, \alpha)^7Li$ などの核反応による荷電粒子の**飛跡の密度** $\left[\frac{track}{cm^2}\right]$ をもとに中性子による線量を求める。

測定したエッチピット密度（単位：$\left[\frac{track}{cm^2}\right]$）から入射した中性子フルエンス（単位：$\left[\frac{中性子数}{cm^2}\right]$）を求める。これに線量当量換算係数（単位：$\left[\frac{mSv}{\frac{track}{cm^2}}\right]$）を掛けて中性子線量当量（単位：[mSv]）を算出する。

中性子被ばく線量は，**熱中性子**と**速中性子**の線量の和で算出。

中性子の1cm線量当量の式：
$$H_{1[mSv]} = \Phi_P \times A_i + \Phi_B \times B_i$$

$\Phi_P \left[\frac{track}{cm^2}\right]$：高密度ポリエチレンによるエッチピット密度

$A_i \left[\frac{mSv}{\frac{track}{cm^2}}\right]$：高・低速中性子に対するエッチピット密度を線量当量に換算する係数

$\Phi_B \left[\frac{track}{cm^2}\right]$：窒化硼素によるエッチピット密度

$B_i \left[\frac{mSv}{\frac{track}{cm^2}}\right]$：熱中性子に対するエッチピット密度を線量当量に換算する係数

図12 中性子(速，低速，熱)と物質の相互作用によるエッチピット形成の概念図　〔文献6〕より改変引用〕

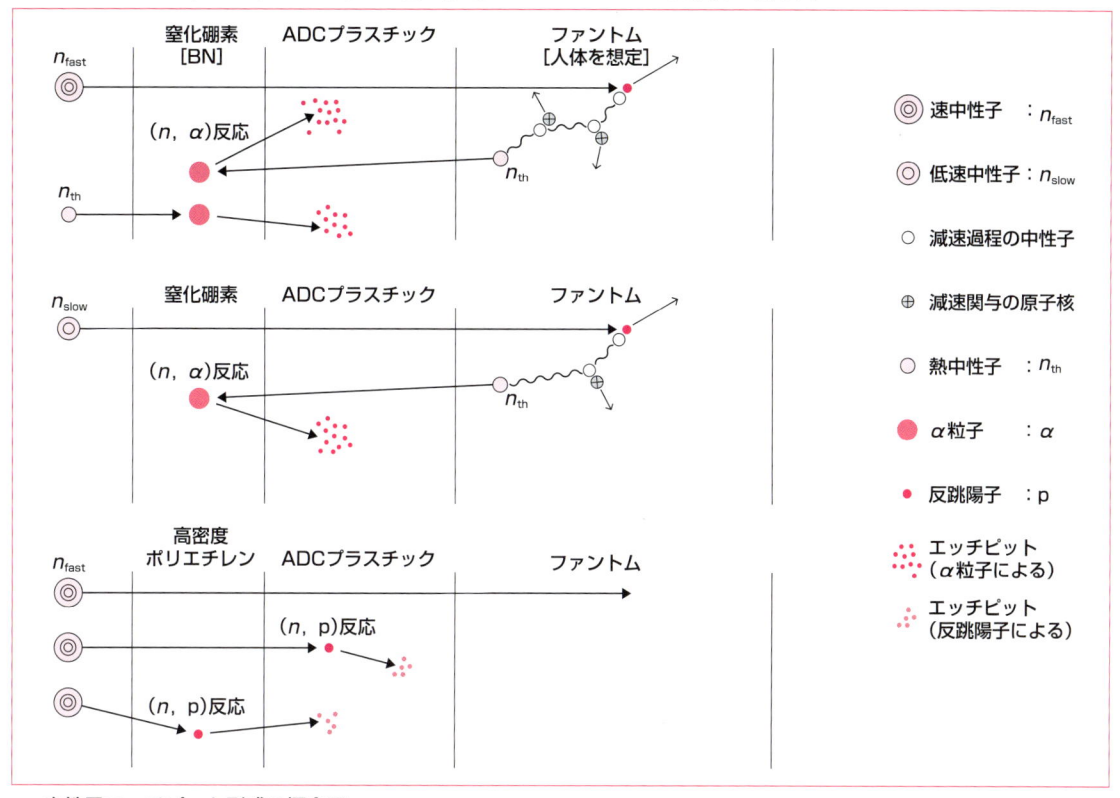

a 中性子エッチピット形成の概念図

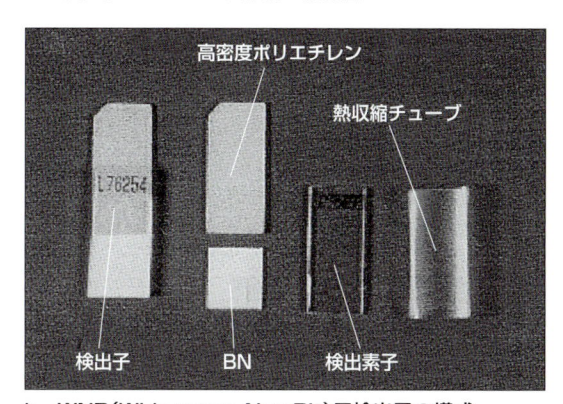

b WNP(Wide range Neu Pit)用検出子の構成

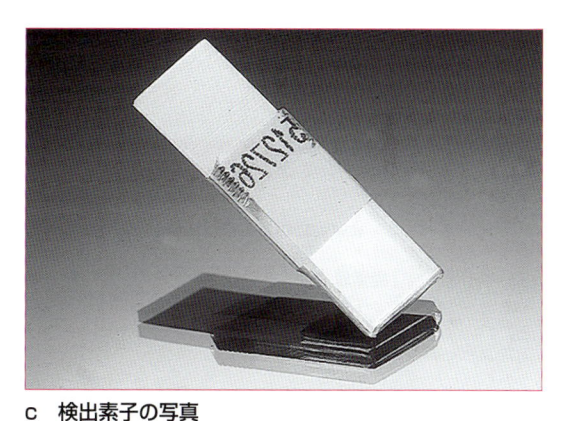

c 検出素子の写真
検出子に高密度ポリエチレンとBNを密着させてある。

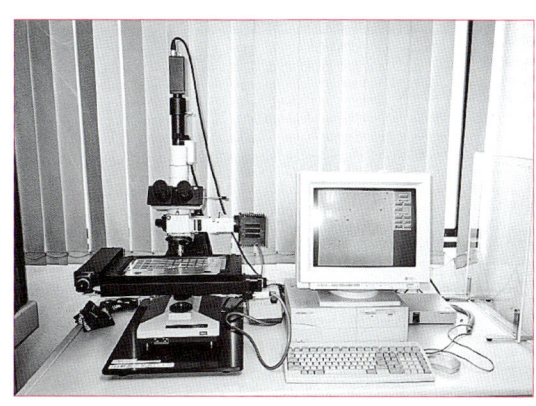

d 顕微鏡画像処理システム系

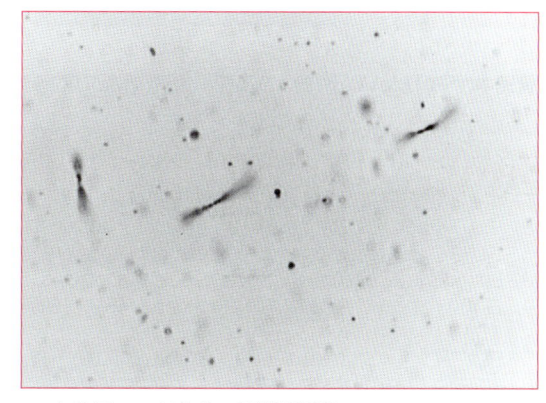

e 中性子エッチピットの顕微鏡写真(写真提供：千代田テクノル)

各換算係数 A_i, B_i はともに $\dfrac{\text{中性子フルエンス}}{\text{エッチピット密度}}$

(単位：$\left[\dfrac{\frac{\text{中性子数}}{cm^2}}{\frac{track}{cm^2}}\right]$) と $\dfrac{\text{線量当量}}{\text{中性子フルエンス}}$ (単位：$\left[\dfrac{mSv}{\frac{\text{中性子数}}{cm^2}}\right]$) の積になっている。

なお、エッチピット密度は、中性子フルエンスが $1\left[\frac{\text{中性子数}}{cm^2}\right]$ の場合、熱中性子($E_n = 0.025_{[eV]}$)では $1\sim2\times10^{-4}\left[\frac{track}{cm^2}\right]$ つまり中性子が1万個入射したとして $1\sim2_{[track]}$ のエッチピットが形成される。

速中性子($E_n = 1_{[MeV]}\sim10_{[MeV]}$)では熱中性子よりももう1～2桁多く、1万個の入射で $50\sim60_{[track]}$ のエッチピットが形成されるという実験結果が得られている[6]。

バブル線量計

常温よりも沸点の低いフレオン12(CCl_2F_2)(沸点 $-29.8℃$)やフレオン114($C_2Cl_2F_4$)などを加熱状態にし、高分子化合物(アクリルアミド)に混合させたもの。中性子が入射するとフレオンのC, F, Clが反跳を起こす。すると**準安定状態の液滴が**気化し、周囲の高分子化合物にトラップされる。発生した気泡(直径1～2mm)の数を目読して中性子被ばく量を知る。身体に装着するかたちではないが、気泡が発生するときの音を圧電素子にて電気信号に変えて測定するものもつくられている[1]。

シリコン半導体線量計

低速中性子については $^{10}B(n, \alpha)^7Li$ 反応で生じる α, ^7Li 反跳核を、高速中性子については $H(n, n)p$ 反応で生じる反跳陽子を半導体検出器にて検知して中性子量を知る線量計[1]。検出素子の体積は $\sim0.5_{[cm^3]}$ で小型。中性子による被ばく線量を即読できる。

入射した中性子は**ポリエチレンラジエーター**(水素原子が多数存在)中で $H(n, n)p$ 反応で反跳陽子をたたき出す。また硼素層では熱中性子による $^{10}B(n, \alpha)^7Li$ 反応にて α 粒子や ^7Li 原子核を検出。Si半導体への印加電圧は数V程度であり、空乏層の厚さは数10μm程度。したがって、γ 線は測らずに反跳陽子や α 粒子・Li核などを検出、つまり中性子量を測定できる。

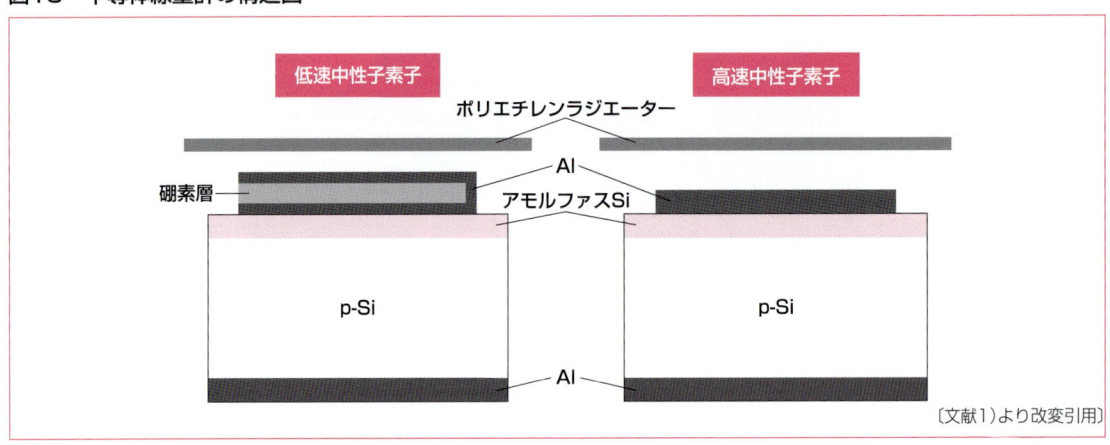

図13　半導体線量計の構造図

[文献1]より改変引用]

低速中性子(1MeV以下)および高速中性子(1MeV以上)素子の構造図である。

【参考文献】
1) 中村尚司著：放射線物理と加速器安全の工学. 第2版, 地人書館, 2001.
2) S.S.Dietrich, B.L.Berman:"Atlas of Photoneutron Cross Sections Obtained with Monoenergetic Photons", UCRL-94820, Lawrence Livermore National Laboratory, 1986.
3) Edited by M.Lederer & V.Shirley:Table of Isotopes. 7th Edition, Wiley-Interscience, 1978.
4) 日本アイソトープ協会編：ICRP Publication 33, 1981. 医学において使用される体外からの電離放射線に対する防護. 丸善, 1983.
5) 日本アイソトープ協会編：アイソトープ手帳. 第10版, 丸善, 2001.
6) 寿藤紀道：ワイドレンジニュービットによる中性子線量測定. FB News No.312, 6-10, (株)千代田テクノル, 2002.

索 引 和文・欧文

あ

- アーチファクト ― 237
  - 折り返し ― 45
  - ケミカルシフト ― 46, 47
  - 磁化率 ― 41, 48
  - トランケーション ― 49
  - 流れの ― 41, 44
  - パラレルイメージング法による ― 41
  - プリサチュレーションパルスによる ― 43
- アイシーディーテン ― 288
- 亜急性甲状腺炎 ― 186
- 悪性リンパ腫 ― 81, 198
- アクタ ― 297
- アシアロ糖蛋白受容体シンチグラフィ ― 190
- アセタゾラミド ― 178
  - 負荷 ― 155
- アソシエーション・ネゴシエーション ― 292
- 圧縮 ― 269
  - 技術 ― 269
  - 可逆 ― 269
- 圧電
  - 逆効果 ― 217
  - 効果 ― 217
  - 振動子 ― 217
  - 正効果 ― 217
  - セラミックス ― 217
- アデノシン ― 158
- アニュラアレイ振動子 ― 232, 233
- アポトーシス ― 85
- アルツハイマー病 ― 179
- アレイコイル ― 64
- アンガー型カメラ ― 208
- 暗号
  - アルゴリズム ― 271
  - 化 ― 271
  - システム ― 271, 272
  - 文 ― 271
- アントラセン ― 209
- イオン再結合補正係数 ― 120
- 異所性胃粘膜シンチグラフィ ― 191
- 位相エンコード ― 19
- 一時針入 ― 104
- 1次線による漏洩X線量(E_p)の計算式 ― 305
- 移動型透視用X線装置 ― 304
- イバージングコリメータ ― 211
- イメージガイド放射線治療 ― 71
- 医用デジタル画像 ― 269
- 医療被ばく ― 302
- 医療法 ― 302, 306
- 医療用モニタ管理 ― 287
- インビボ検査に用いられる放射性核種 ― 152
- ウエッジ角 ― 94
  - 度 ― 93
- ウェッジフィルタ ― 93
- 右側腹部走査 ― 246
- 運動照射 ― 101
- 運動負荷 ― 158
- 永久針入 ― 104
- エイリアシング ― 234, 235
- 液体イオンチェンバシステム ― 99
- エコー時間 ― 22
- エコーロケーション ― 214, 226
- エッチピット ― 318
- 円形振動子 ― 232
- 炎症腫瘍シンチグラフィ ― 177
- 往復伝搬時間 ― 226
- 凹面振動子 ― 232
- 大久保の式 ― 139
- オーバーサンプリング ― 46
- オキシヘモグロビン ― 23
- 汚染拡大防止・被ばく軽減対策 ― 311
- オボイド ― 105
- 折り返しアーチファクト ― 45
- 折返し現象 ― 234
- 音圧 ― 215
- 音響整合層 ― 220
- 音響レンズ ― 232
- 音速 ― 218
- 温度気圧補正係数 ― 120
- 音波 ― 215

か

- 開口径 ― 232
- 外傷性くも膜下出血 ― 259
- 階調 ― 267
- 回転運動照射 ― 69
- 回転座標系 ― 7, 8
- 解読 ― 271
- 回復 ― 88
- 下咽頭癌 ― 78
- カウント比 ― 156
- 化学吸着 ― 194
- 化学シフト ― 39
- 化学放射線療法 ― 90
- 鍵 ― 271
- 可逆圧縮 ― 269
- 拡散テンソル ― 37
- 核磁気共鳴 ― 8
- 核スピン集団の磁化 ― 6
- 画素 ― 267
  - 信号強度(S) ― 25
  - 値 ― 267
- 画像SNRの計測 ― 63
- 画像診断レポートシステム ― 287
- 加速管 ― 92
  - 進行波型 ― 92
- 加速空洞 ― 92
- 加速装置の出力校正 ― 118
- 架台角度安定性 ― 131
- 可聴周波数範囲 ― 215
- 褐色細胞腫 ― 189
- カプトプリル負荷 ― 169
  - 腎シンチグラフィ ― 193
- 過分割照射法 ― 74
- 可変口径法 ― 232, 233
- カラーアンギオ ― 236
- カラードプラ法 ― 236
- ガリウムシンチグラフィ ― 197
- 肝アシアロシンチグラフィ ― 170
- 肝アシアロ糖蛋白受容体シンチグラフィ ― 190
- 換気・血流ミスマッチ ― 184
- 間期死 ― 84
- 管腔内照射 ― 72
- 肝血管腫 ― 249
- 肝細胞癌 ― 249
- 患者入射皮膚面吸収線量(D) ― 304
- 感受性腫瘍
  - 高 ― 75
  - 中等度 ― 75
  - 低 ― 75
- 肝シンチグラフィ ― 189
- 関心領域 ― 156
- 間接作用 ― 84
- 関節シンチグラフィ ― 196
- 間接電離放射線 ― 106
- 肝胆道シンチグラフィ ― 171
- 冠動脈バイパス術 ― 182
- 肝特異性陰性造影剤 ― 53
- ガンマナイフ ― 95
- 肝網内系シンチグラフィ ― 189
- 癌抑制遺伝子 ― 85
- 管理区域 ― 305
- 緩和 ― 9
  - 縦 ― 9
  - 縦―時間 ― 9
  - 縦―率 ― 9
  - 横 ― 9
  - 横―時間 ― 10
  - 横―率 ― 9
- 機械式セクタプローブ ― 230
- 幾何学的照射野サイズ ― 109
- 規格速度 ― 226
- 気管支喘息発作 ― 185
- 気絶心筋 ― 182
- 輝度 ― 227
  - 変調 ― 227
- 機能的障害領域 ― 179
- 基本ソフト ― 268
- 吸引式固定具 ― 98
- 吸収線量評価式 ― 123
- 急性胆嚢炎 ― 191
- 球面波 ― 216
- キュリー点 ― 4
- 強磁性 ― 4
- 共振 ― 92
- 共通鍵方式 ― 271, 272
- 共面ビーム照射法 ― 69
- 局所脳血流量 ― 154
- 極性効果 ― 120
  - 補正係数 ― 120
- 巨細胞 ― 85
- 虚像
  - 屈折による ― 238
  - グレーティングローブによる ― 237
  - サイドローブによる ― 237
  - 多重反射による ― 238
  - ミラー効果による ― 238
- 距離分解能 ― 231
- 近距離音場限界距離 ― 219
- 空間的線量配分 ― 106
- 空気の磁化率 ― 5
- 空中線量の測定 ― 117
- 腔内照射 ― 72
- クエンチ ― 58
- くさびファントム撮影 ― 65
- くさびフィルタ ― 93, 132
- クッシング症候群 ― 188

屈折による虚像	238
クラークソンの扇形積分法	115
グラファイト壁空洞電離箱	123
くり返し周期	216
くり返し周波数	216
グリッド	
X線用	256
散乱X線除去用	256
静止型	256
グレーヴス病	138
グレーティングローブ	237
による虚像	237
計画標的体積	68
蛍光ガラスバッジ	305
ケイ酸ガドリニウム	209
傾斜磁場	10
コイル	57
経皮経管冠動脈形成術	182
経皮経管冠動脈血栓溶解術	182
ゲート	234
血液の磁化率	5
血液プール像	175
血管内超音波診断用カテーテル	240
結合空洞	92
結節性甲状腺腫	186
血流相	175
血流分布定量法率	162
ケミカルシフト	41
アーチファクト	46, 47
減衰定数	222
検像	283
システム	283
原体照射	69
原発性アルドステロン症	188
原発巣の部位別照射野	79
高LET放射線	85
高エネルギー光子の特徴	111
高エネルギー電子線	127
公開鍵方式	272
抗癌剤	90
高感受性腫瘍	75
口腔内異物	260
抗原	147
交差反応	146
光子線	69
の遮蔽	312
の透過率	313
甲状腺	
癌	141
機能亢進症	138
クリーゼ	140
腫瘍シンチグラフィ	165
床	141
のablation	141
シンチグラフィ	164, 185
中毒症状	140
高速SE法のシーケンスチャート	27
抗体	147
高調波	239
光電子増倍管	204
喉頭癌	78
勾配磁場	10
をかけながら採取される信号	14
高分子圧電材料	217
後方散乱	129

係数	304
ゴースト	41
心プールシンチグラフィ	184
固体ファントム	107
骨シンチグラフィ	175, 194
骨髄シンチグラフィ	177, 201
骨粗鬆症診断装置	241
のダイアグラム	241
骨頭壊死	196
骨盤X線撮影	257
コバルト遠隔治療装置	95
コバルトグラフィ	99
固有音響インピーダンス	220
固有分解能	210
コリメータ	92
散乱係数	116, 117
ヘルメット	95
イバージング	211
コンバージング	211
主	92
スラントホール	211
タングステン製	175
2次	92
分割	92
平行多孔	211
マルチリーフ	92
根治的放射線治療	69
コントラストエコー法	239
コントラストハーモニックイメージング	
	239
コンバージングコリメータ	211
コンベックス電子走査型	229

さ

サーフェスコイル	56
再灌流療法	182
サイクロトロン	97, 202, 315
の概念図	202
セクター収束	202
最新の治療装置	97
再増殖	88
最大視野深度	235
サイドローブ	219
による虚像	237
サイバーナイフ	95, 96
再分布	181
サイロイド・ストーム	140
左室短軸断面	251
左室長軸断面	250
左側腹部走査	246
撮像時間について	27
サルコイドーシス	198, 199
3次元治療計画装置	68
サンドイッチ法	148
サンプルボリューム	234
散乱X線除去用グリッド	256
散乱線補正	211
シーケンス	25
シーケンスチャート	26
GRASSの	30
SPGRの	30
高速SE法の	27
反転回復法の	28
磁化	5

ベクトル	5
率	5
アーチファクト	41, 48
空気の	5
血液の	5
水の	5
縦	9
横	9
時間的線量配分	106
時間放射線曲線	152, 168
磁気回転比	6
磁気双極子相互作用	23
磁気モーメント	4, 5
スピン	6
子宮頸癌	80
システム総合分解能	210
実験室座標系	8
実効線量	305
限度	302
質量エネルギー吸収係数比	304
質量減弱係数	313
ジピリダモール	158
脂肪肉腫	74
脂肪抑制	32
シミングコイル	57
シャドウトレイ	94
斜入2門照射	100
遮蔽ブロック	94
肺の	94
周囲の正常組織耐容線量	75
重症胸部外傷患者の初期診療	256
修正提案	290
集束波	216
周波数	215
スペクトル	219
主コリメータ	92
術中照射	102
出力係数	116
出力校正	118
守秘	271, 273
腫瘍コード	87
腫瘍制御線量	74, 75
上咽頭癌	77
障害心筋シンチグラフィ	161
消化管出血シンチグラフィ	173, 191
上顎洞癌	77
常磁性	4
照射野係数	116
幾何学的照射野サイズ	109
物理的照射野サイズ	109
照射野の定義	109
小線源治療	72
消滅ガンマ線	203
の発生原理	203
初回循環時法	159
職業被ばく	305
食道異物	261
食道癌	78, 100
シリコン半導体	305
線量計	320
自律性機能性甲状腺結節	138
心窩部縦走査	244
心窩部横走査	243
腎癌	195, 250
心筋血流シンチグラフィ	180

323

心筋交感神経分布シンチグラフィ ―183	リンパ節 ―201	線量限度 ―302
心筋梗塞シンチグラフィ ―184	シンチレータ ―209	線量測定機器の校正 ―310
心筋コントラストエコー法 ―239	――回路 ―209	線量測定評価法 ―304
心筋脂肪酸代謝シンチグラフィ ―183	――プラスチック ―209	線量プロフィール ―132
心筋スライスの定義 ―157	――無機 ―209	増感剤 ―89
心筋生存性の判定 ―182	――有機液体 ―209	走査 ―227
シングルショットFSE画像 ―65	――有機 ―209	――線 ―228
シングルフォトン放出核種 ―152	振動子	――数 ―228
シンクロトロン ―97	――列 ―230	増殖死 ―84
神経芽細胞腫 ―189	――円形 ―232	速中性子 ―317
腎血管性高血圧 ―193	――超音波 ―232	組織吸収線量変換係数 ―304
腎結石 ―250	――配列型 ―230	組織性状診断 ―241
信号強度の式から考えてみよう ―25	腎動態シンチグラフィ ―167	組織内照射 ―72
進行波型加速管 ―92	深部電離量百分率(PDI) ―127	ソフトウェア ―272
腎静態シンチグラフィ ―169,194	深部量百分率(PDD) ―110,127	粗密波 ―215
心尖部左室長軸断面 ―251	診療報酬明細書 ―274	
心臓交感神経シンチグラフィ ―160	髄液鼻漏 ―180	**た**
心臓脂肪酸代謝シンチグラフィ ―161	スキャッタリングフォイル ―92	ダイアモックス® ―178
心臓/縦隔比 ―160	スキャン ―227	――負荷 ―155
心臓超音波 ―248	――方式 ―229	対称型暗号 ―272
シンチグラフィ	スチルベン ―209	体積弾性率 ―218
――アシアロ糖蛋白受容体 ―190	ステディステイト ―29	ダイナミックウェッジ ―94
――異所性胃粘膜 ―191	ステム漏電効果 ―129	ダイナミックフォーカス ―232
――炎症腫瘍 ―177	ステレオ視 ―35	――法 ―232
――カプトプリル負荷腎 ―193	ステロイド性大腿骨頭壊死 ―197	大脳平均血流量 ―154
――ガリウム ―197	ストリーミング画像再構成 ―287	耐容線量 ―75
――肝アシアロ ―170	ストレス骨折 ―196	――周囲の正常組織 ―75
――糖蛋白受容体 ―190	スネルの法則 ―220,221	――正常組織 ―75
――肝 ―189	スピン ―5	唾液腺シンチグラフィ ―166,192
――関節 ―196	――・エコー法の画素信号強度(S) 25	ダクトストリーミング ―312
――肝胆道 ―171	――ウォープ法 ―3,21	多重反射による虚像 ―238
――肝網内系 ―189	――2次元 ―11	多段フォーカス ―233
――甲状腺腫瘍 ―165	――角運動量 ―5	――法 ―232
――甲状腺 ―164,185	――磁気モーメント ―6	縦緩和 ―9
――心プール ―184	スポイリング ―30	――時間 ―9
――骨 ―175,194	スライス厚 ―65	――のメカニズム ―9
――骨髄 ―177,201	スライスプロファイル ―65	――率 ―9
――障害心筋 ―161	スラントホールコリメータ ―211	縦磁化 ―9
――消化管出血 ―173,191	静止画像 ―152	縦波 ―215
――心筋血流 ―180	静止型グリッド ―256	多分割照射法 ―74
――心筋交感神経分布 ―183	静磁場コイル ―56	多門照射 ―101
――心筋梗塞 ―184	正常組織耐容線量 ―74,75	タリウム活性化ヨウ化セシウム ―209
――心筋脂肪酸代謝 ―183	精巣シンチグラフィ ―194	タリウム活性化ヨウ化ナトリウム ―209
――腎静態 ―169,194	生存率曲線 ―85	タリウムシンチグラフィ ―199
――心臓交感神経 ―160	生体組織のT1,T2値と信号強度 ―24	タングステン製コリメータ ―175
――心臓脂肪酸代謝 ―161	生体のT1とT2 ―10	単光子放射断層撮影 ―152
――腎動態 ―167	ぜいたく灌流 ―179	弾性振動 ―215
――精巣 ―194	セクタ収束サイクロトロン ―202	弾性率 ―218
――センチネルリンパ節 ―174,201	セクタ電子走査型 ―229	――体積 ―218
――唾液腺 ―166,192	接線照射 ―100	タンデム ―105
――タリウム ―199	セプタ ―205	胆道シンチグラフィ ―190
――胆道 ―190	ゼロ照射野の概念 ―114	蛋白漏出シンチグラフィ ―192
――蛋白漏出 ―192	線形2次モデル ―86	蛋白漏出性胃腸症 ―192
――脳血流 ―153,178	線源検出器間距離(SDD) ―113	恥骨上縦走査 ―247
――脳腫瘍 ―156	線源チェンバー間距離(SCD) ―113	恥骨上横走査 ―247
――脳受容体 ―180	全散乱係数(Scp) ―116	中咽頭癌 ―78
――脳槽 ―156,180	線質変換係数 ―121	中心電極補正係数 ―129
――肺換気 ―162	全身照射 ―101	中性子捕獲反応 ―316
――肺血流 ―161	全身電子線照射体位 ―102	中等度感受性腫瘍 ―75
――負荷心筋血流 ―180	全身皮膚電子線照射法 ―101	超音波 ―215
――副甲状腺 ―165,186	センチネルリンパ節 ―201	超音波診断の原理 ―214
――副腎髄質 ―172,189	――シンチグラフィ ―174,201	――振動子 ―217,232
――副腎皮質 ―171,188	全脳室照射野 ―76	――の屈折 ―221
――フロセミド負荷利尿腎 ―192	前立腺癌 ―74,81,195	――ビーム ―226
――メッケル憩室 ―174	前立腺肥大 ―250	

超電導状態 — 56
超分割照射法 — 74
直接作用 — 84
直接電離放射線 — 106
直線加速器 — 91, 95
治療可能比 — 75
通常分割照射法 — 74
低LET放射線 — 85
ディー電極 — 202
定位放射線治療装置 — 95
低感受性腫瘍 — 75
定期確認 — 310
定期検査 — 310
定在波 — 92
　——型加速管 — 92
低酸素細胞 — 87
　——増感剤 — 90
　——に関わる遺伝子について — 88
　——の再酸素化 — 88
低酸素脳症 — 180
低酸素誘導因子1α — 88
ティシューキャラクタリゼーション 241
定常状態 — 29
定性・定量画像 — 153
ティッシュハーモニックイメージング — 239
データエレメント — 269
デオキシヘモグロビン — 23
デキサメサゾン負荷 — 188
デジタル画像 — 267
テストインジェクション法 — 52
テスラ — 57
手続きと所轄官庁 — 306
電位計校正定数 — 121
電位計の指示値 M_{raw} — 120
転移性肝腫瘍 — 249
てんかん — 180
電磁カスケード — 315
電子加速器 — 312, 315
電子カルテ — 276
電子式セクタスキャンの原理 — 230
電子式セクタプローブ — 229
電子フォーカス — 230, 232
電子フルエンスの空洞補正係数 — 129
電子密度の計算法 — 108
電子メールの危険性 — 273
電子ライナック — 315
電離箱 — 123
　——空洞内の温度測定 — 120
　——線量計 — 123
　——グラファイト壁空洞 — 123
　——平行平板形 — 127
電離放射線
　——障害防止規則 — 306
　——間接 — 106
　——直接 — 106
同一関心領域SD法 — 63, 64
等価照射野 — 114
等価線量 — 305
　——限度 — 302
統計解析 — 155
頭頸部癌 — 76
冬眠心筋 — 182
ドプラ
　——効果 — 222, 224

——シフト周波数 — 235
——スペクトル — 235
——法 — 214
トモセラピー — 97
トランケーション — 41
　——アーチファクト — 49
ドリフト管 — 92
トレイ係数 — 132

な

内中膜複合体 — 252
内部照射 — 138
内部標的体積 — 68
流れのアーチファクト — 41, 44
波乗り現象 — 92
肉眼的腫瘍体積 — 68
2次元スピンウォープ法 — 11
2次コリメータ — 92
2次標準線量計 — 123
二重曝射 — 99
2値情報 — 266
日本放射線腫瘍学会 — 74
入射波 — 92
乳頭癌 — 142
乳房温存療法 — 80
尿管拡大 — 250
認証 — 271, 273
認知症 — 179
ネール点 — 4
熱中性子 — 318
脳炎 — 180
脳血流シンチグラフィ — 153, 178
脳血流定量方法 — 153, 154
脳血流量解析ソフト — 155
脳梗塞急性期 — 178, 179
脳挫傷 — 259
脳死 — 180
脳腫瘍シンチグラフィ — 156
脳受容体シンチグラフィ — 180
脳槽シンチグラフィ — 156, 180
脳の基本画像（SE法） — 31
膿瘍 — 199

は

パークロレイト — 164
バーチャルウェッジ — 94
ハードディスク — 285
ハーモニックウェーブ — 239
肺癌 — 78
肺換気シンチグラフィ — 162
背景ROIの設定の注意点 — 64
背景SD法 — 63, 64
背景平均値法 — 63, 64
肺血栓塞栓症 — 184
肺血流シンチグラフィ — 161
肺血流分布左右比 — 162
肺高血圧症 — 184
媒質 — 215
肺線維症 — 199
肺塞栓症 — 185
バイト — 266
肺の遮蔽ブロック — 94
配列型振動子 — 229, 230

橋本病 — 186
場所の測定（作業環境測定） — 309
パスワード管理 — 273
バセドウ病 — 138, 186
波長 — 218
ハドロンカスケード — 315
バブル線量計 — 320
波面 — 216
パラレルイメージング — 50, 64
　——法によるアーチファクト — 41
バルク遮蔽 — 312
パルス
　——エコー法 — 214
　——くり返し周波数（PRF） — 235
　——系列図 — 16
　——シーケンス — 25
　——周期 — 216
　——周波数 — 216
　——ドプラ法 — 234, 235
　——波 — 226
　——幅 — 216
　——放射線 — 121
ハロゲン化ピリミジン — 90
パワードプラ — 236
反磁性 — 5
反射波 — 92
パンダサイン — 199
バンチャ部 — 92
半定量評価法 — 156
反転回復法のシーケンスチャート — 28
ビームステアリング — 234
ビーム偏向の原理 — 230
非可逆圧縮 — 269
光核反応 — 315
光中性子線 — 312
非共面ビーム照射法 — 69
非小細胞肺癌根治治療の照射野 — 79
ビスマスオルソジャーマネイト — 209
非対称型暗号 — 272
非通常分割照射法 — 74
ビット — 266
皮膚の空気に対する質量エネルギー吸収
　係数比 — 304
皮膚の組織吸収線量変換係数 — 304
皮膚保護効果 — 111
びまん性軸索損傷 — 259
標準化と規格 — 63
標準曲線 — 146
標準測定法01 — 107
標準物質 — 146
病巣追尾装置 — 96
標的体積 — 68
　——計画 — 68
　——内部 — 68
　——臨床 — 68
標的分子 — 84
ビルドアップ — 111
　——キャップ — 112
ピンホールコリメータ — 211
ファーストパス法 — 183, 184
ファイアウォール — 270
ファイル — 268
　——フォーマット — 269, 272
ファントム — 106
　——散乱係数 — 116, 117

フィルタ	
ウエッジ	93
くさび	93, 132
フラットニング	92
補償	94
フィルムバッジ	317
フーリエイメージング	15
フーリエ変換	12
──MRイメージング	65
フェーズドアレイコイル	64
フォーカシング	232
フォーマット	269
フォトピーク	210
負荷心筋血流シンチグラフィ	180
複合圧電材料	217
復号化	271
副甲状腺シンチグラフィ	165, 186
副腎髄質シンチグラフィ	172, 189
副腎皮質シンチグラフィ	171, 188
腹部造影MRAの手順	52
符号化	272
フック効果	149
物理的照射野サイズ	109
部分RF法	32
部分エコー法	32
部分フーリエ法	32
フュージョン	98, 206
プライベートタグ	291
プライマーコリメータ	91
プラスチックシンチレータ	209
ブラッグ・ピーク	96
フラットニングフィルタ	92
プランマー病	138, 186
振子照射	101
プリサチュレーションパルスによる	
アーチファクト	43
フリップ角	8
フレームレート	228
フローボイド	34
フロセミド負荷利尿腎シンチグラフィ	
	192
プロトコル	272
プロトン密度強調画像の特徴	31
分解能	231
分割コリメータ	92
分子標的薬剤	90
平衡時法	184
平行多孔コリメータ	211
平行平板形電離箱	127
──線量計	128
閉塞性尿路障害	192
平文	271
平面画像	152
平面波	216
ヘモクロマトーシス	54
ヘモジデリン	23
ベルゴニー・トリボンドーの法則	86
ペルサンチン	158
ヘルツ	215
変位補正係数	129
補遺	290
方位分解能	231
防護剤	89
放射性同位元素	152, 203
放射線	
──検査・治療業務	275
──障害防止法	302, 306
──単独療法	82
──の間接作用	84
──の直接作用	84
シングルフォトン放出核種	152
ポジトロン放出核種	152
防水鞘	107
ポータブル撮影装置	256
ボーラス	94
ポケット線量計	305
ホジキンリンパ腫	81
ポジトロン	203
──放出核種	152
補償フィルタ	94
骨の超音波診断	214
ポリエチレンラジエーター	320

ま

マイクロ波	92
マグネット	56
マスタ	284
マトリックスサイズ	268
マルチスライス法	26
マルチリーフコリメータ	92
慢性甲状腺炎	186
マンチェスタ法	105
マントル照射	82
右左短絡(R→Lシャント)率測定	162
右肋間走査	245
右肋骨弓下斜走査	245
右肋骨弓下走査	244
ミサイル効果	59
水吸収線量校正定数	119, 121
水の磁化率	5
水ファントム	94, 106, 119
ミニファントム	117
ミラー効果による虚像	238
ミラーベースビデオシステム	99
無機シンチレータ	209
メインローブ	219
メカニカルセクタプローブ	230
メッケル憩室	191
──シンチグラフィ	174
メトヘモグロビン	23
メラノーマ	74
モールド法	104
モニタ線量計の基準深と校正深	118
もやもや病	179

や

薬剤負荷	158
薬品の粒子径	175
有機液体シンチレータ	209
有機シンチレータ	209
陽子加速器	312
腰椎穿刺	156
陽電子	203
横緩和	9
──時間	10
──率	9
横磁化	9
横波	215

ら

ラーモア周波数	7
ライナック	91
ラジアル型	229
ラジカル	84
ラシックス負荷	169
ラムダサイン	198
ランドファントム	107
リアルタイム個人線量計	305
リス	256
リスホルム	256
──博士	256
──ブレンデ	256
立体視	35
リニアック	91
──グラフィ	99
──治療装置の補助具	93
──定期点検リスト	133
リニア電子走査型	229
リニアプローブ	229
利尿剤フロセミド負荷	169
リファレンス線量計	123
粒子加速器	315
粒子線治療	96
粒子線ビーム	69
流入効果	34
リワインダー傾斜磁場	30
臨界角	221
臨床標的体積	68
リンパ節シンチグラフィ	201
ルクセルバッジ	305
ルテチウムオキシオルト珪酸塩	209
レイド	286
レギュラ部	92
レセプト	274
レノグラム解析	168
連続波ドプラ法	235
漏洩電流	129
労働安全衛生法	306
ローレンツカ	202
濾胞癌	142
ロボットアーム	96

A

Aモード	227
ablation症例	143
abscess	199
accelerated fractionation(AF)	74
accelerated hyperfractionation(AHF)	74
acute cholecystitis	191
advanced encryption standard(AES)	272
α-fetoprotein(AFP)	150
aliasing	41
—— artifact	45
Allen-Goodwinの式	139
American Association of Physicists in Medicine(AAPM)	63
American College of Radiology(ACR)	63
——ファントム	63
American National Standards Institute(ANSI)	288
angiotensin converting enzyme(ACE)	193
Ann Arbor分類	81
anthracene	209
apoptotic death	85
apparent diffusion coefficient(ADC)	36
Application Entity(AE)	292
ASCIIコード	267
Association Negotiation	292
AT Attachment(ATA)	286
Auto Radio Graphy(ARG)	153

B

Bモード	227
backscatter factor(BSF)	113
beautiful bone scan	195, 196
Bergonié-Tribondeauの法則	74
Biologically Effective Dose(BED)	73
bipolar gradient法	34
bitmap	269
Blood Brain Barrier(BBB)	51, 153
blood oxygen level dependent(BOLD)	40
blurring	28
Bound/Free(B/F)分離法	146, 147
Brain Perfusion Index(BPI)	154
Brightness	227

C

carbohydrate antigen 125(CA125)	150
carbohydrate antigen 19-9(CA19-9)	150
carcinoembryonic antigen(CEA)	150
CdTe半導体検出器	175
cerebral blood flow(CBF)	178
chemical shift	39, 41
—— artifact	46, 47
—— saturation(CHESS)	32
chemiluminescent enzyme immunoassay(CLEIA)	150
chemiluminescent immunoassay(CLIA)	150
chemisorption	194
Chief Complaint(CC)	277
clinical target volume(CTV)	68
clolor flow mapping(CFM)	236
College of American Pathologists(CAP)	288
color Doppler imaging(CDI)	236
competitive protein binding assay(CPBA)	148
Computed Tomography-Positron Emission Tomography(CT-PET)	68
Consistent Presentation of Image(CPI)	299
conventional fractionation(CF)	74
coplanar beam照射法	69
Co-RALS	104
coronary artery bypass grafting(CABG)	182
Correction Proposal	290
Cotswolds分類	81
Cross-Enterprise Document Sharing(XDS)	299
crossed cerebellar diaschisis(CCD)	179
CTシミュレータ	98
CT scan	206
Cushing's syndrome	188

D

D電極	202
data encryption standard(DES)	272
diffusion tensor imagin(DTI)	37
diffusion weighted imaging(DWI)	36
Digital Imaging and Communications in Medicine(DICOM)	269, 288, 289
—— Standards Committee	290
—— Tag	290
—— 規格	269
—— の追加/拡張/修正	290
—— ファイルフォーマット	269
digitally reconstructed radiograph(DRR)	98
Direct Attached Storage(DAS)	286
DNAプローブ	150
dose monitor unit(DMU)	118
Dose Volume Histogram(DVH)	98
dynamic multileaf collimator-IMRT(DMLC-IMRT)	72
dynamic susceptibility contrast(DSC)	38

E

echo planar imaging(EPI)	36
echo time(TE)	17, 22
echo train length(ETL)	27
effective renal plasma flow(ERPF)	167, 192
ejection fraction(EF)	159
Electric Health Record(HER)	277
Electric Medical Record(EMR)	277
electric portal imaging device(EPID)	99
electro chemiluminescence immunoassay(ECLIA)	150
empty skull	180
enhanced 3D-MRA	35
enzyme immunoassay(EIA)	150
Ernst	3
ethyl cysteinate dimer(ECD)	154

F

Family History(FH)	277
Farmer形電離箱線量計	128
fast imaging with steady-state precession(FISP)	30
fast spin echo(FSE)	27
fever of unknown origin(FUO)	199
Fiber Tracking	37
Fibre Chanel(FC)	286
Field of View(FOV)	15
Filtered Back Projection(FBP)	204
first Fourier transform(FFT)	235
First Pass法	159
flail chest	257
flat panel detector(FPD)	285
flow artifact	41, 44
flow void	34
fluid attenuated inversion recovery(FLAIR)	28
fluoroimmunoassay(FIA)	150
flying bat sign	189
focal nodular hyperplasia(FNH)	190
fractional anisotropy(FA)	37
fractional echo	32
fractional NEX	32
fractional RF	32
frame rate	228
free induction decay(FID)	25
functional MRI(fMRI)	2

G

γプローブ	175
generalized autocalibrating partially parallel acquisition(GRAPPA)	50
gif	269
glomerular filtration rate(GFR)	167, 192
gradient echo(GRE)	16, 29
gradient motion rephasing(GMR)	44
gradient recalled acquisition in the steady state(GRASS)	30
—— のシーケンスチャート	30
Graphical User Interface(GUI)	286
gray scale法	64
Grayscale Standard Display Function(GSDF)	287
gross tumor volume(GTV)	68

H

Half Field法 ─── 80
half fourier acquisition single shot turbo spin echo(HASTE) ─── 55
Heart/Mediastinum(H/M) ─── 160
hexamethyl-propyleneamineoxime (HMPAO) ─── 154
hibernating myocardium ─── 182
high dose rate(HDR) ─── 72
High Intensity Focused Ultrasound (HIFU) ─── 216
Hinge法 ─── 80
hollow skull ─── 180
Honda sign ─── 196
Hospital Information System(HIS) ─── 274
HPRF法 ─── 235
hyperfractionation(HF) ─── 74
hypertext transfer protocol(HTTP) ─── 272
hypoxia-inducible factor 1 ─── 88

I

131Iを投与された患者のRI治療病室からの退出基準 ─── 144
192Ir高線量率腔内照射用アプリケータ ─── 105
Image-Guided Radiotherapy(IGRT) ─── 71
immunoradiometric assay(IRMA) ─── 148
IMP脳血流定量方法 ─── 153
in flow効果 ─── 34
in phase画像 ─── 33
insufficiency fracture ─── 196
Integrated Drive Electronics(IDE) ─── 286
Integrating the Healthcare Enterprise(IHE) ─── 288, 295
Intensity Modulated Arc Therapy (IMAT) ─── 97
Intensity Modulated Radiotherapy (IMRT) ─── 72
internal target volume(ITV) ─── 68
International Organization for Standardization(ISO) ─── 288
International Prognostic Index(IPI) ─── 82
International Statistical Classification of Diseases and Related Health Problems(ICD) ─── 288
── -10 ─── 288
internet protocol(IP) ─── 272
── security(Ipsec) ─── 272
interphase death ─── 84
interstitial brachytherapy ─── 72
Intra Operative Radiation Therapy ─── 102
intracavitary brachytherapy ─── 72
intraluminal brachytherapy ─── 72
inversion recovery(IR) ─── 28
Inversion Time(TI) ─── 28
involved field radiation ─── 82
Ir-RALS ─── 104
ischemic penumbra ─── 179
IVUS ─── 240

J・K

jpeg ─── 269
k-space ─── 27

L

lambda sign ─── 198
Lassenの補正式 ─── 154
limited disease small cell lung cancer(LD-SCLC) ─── 78
Linear Accelerator ─── 91
linear quadratic(LQ) ─── 73
── モデル ─── 73
── model ─── 86
L/N ─── 156
low dose rate(LDR) ─── 72
luxury perfusion ─── 179
lysholm blende ─── 256

M

Mモード ─── 228
magnetic resonance imaging(MRI) ─── 2
──の解像特性 ─── 65
──の画質評価項目 ─── 62
──の原理的模式図 ─── 2
──の信号値について ─── 24
magnetic resonance spectroscopy(MRS) ─── 2, 39
magnetization transfer(MT) ─── 28, 36
── contrast(MTC) ─── 36
malignant lymphoma ─── 198
Mansfield ─── 3
mCBF ─── 154
Meckel's diverticulum ─── 191
Medical waveform Format Encoding Rule(MFER) ─── 289
Micro Sphere(MS) ─── 153
MLC ─── 92
Modality Performed Procedure Step(MPPS) ─── 293
Modality Worklist(MWL) ─── 292
Modality Worklist Management(MWM) ─── 292
MOSFET ─── 305
motion artifact ─── 41, 42
motion probing gragient(MPG) ─── 36
MR angiography(MRA) ─── 29, 34
MR chorangiopancreatography(MRCP) ─── 55
──のキモ ─── 55
multiple endocrine neoplasm(MEN) ─── 189

N

National Electrical Manufactures Association(NEMA) ─── 63
Network Attached Storage(NAS) ─── 286
neuroendcrine tumor(NET) ─── 189
nodular lymphocyte predominant HL(NLPHL) ─── 81
non-coplanar beam照射法 ─── 69
normal pressure hydrocephalus(NPH) ─── 180
Nuclear Magnetic Resonance(NMR) ─── 2
null point ─── 28

O

operating system(OS) ─── 268
opposed画像 ─── 33
Ordered Subset Expectation Maximization(OS-EM) ─── 204
organ at risk(OAR) ─── 72
out of phase画像 ─── 33
output factor ─── 116

P

P波 ─── 215
panda sign ─── 199
Past History(PH) ─── 277
Patient Information Reconciliation(PIR) ─── 297
Patlak plot法 ─── 154
PCR(polymerase chain reaction)法 ─── 150
peak deviation uniformity法 ─── 64
percentage depth dose(PDD) ─── 110
percutaneous transluminal coronary angioplasty(PTCA) ─── 182
percutaneous transluminal coronary recanalization(PTCR) ─── 182
perfusion weighted imaging(PWI) ─── 38
PET
── -CT装置 ─── 206
── 装置 ─── 204
── の概念図 ─── 204
── で検出しにくい「癌」 ─── 206
phase contrast(PC) ─── 34
Phase mismapping ─── 41, 42
phase shift artifact ─── 44
pheochromocytoma ─── 189
photo multiplier tube(PMT) ─── 204, 208
photopeak ─── 210
Picture Archiving and Communication System(PACS) ─── 285
pixel ─── 267
Planar撮影 ─── 152
planning organ at risk volume(PRV) ─── 68
planning target volume(PTV) ─── 68, 72
Plummer's disease ─── 186
PMAA ─── 107
Polar Map ─── 157
Portable Data for Imaging(PDI) ─── 299
Post-Injection Transmission(PIT) ─── 205

potential lethal damage repair (PLDR) ―― 88
Present Illness(PI) ―― 277
primary aldosteronism ―― 188
primary physical survey ―― 258
Private Data Element ―― 291
prophylactic cranial irradiation(PCI) ―― 78
protein losing gastroenteropathy ―― 192
pulmonary fibrosis ―― 199
pulse repetition frequency(PRF) ―― 216
pulse sequence図 ―― 16

Q
quality assurance(QA) ―― 131
quality control(QC) ―― 131
quantitative gated SPECT(QGS) ―― 160, 183
Quimbyの式 ―― 139

R
Radioallergosorbent test(RAST) ―― 150
radioimmunoassay(RIA) ―― 146
Radiology Information System(RIS) ―― 278
radioreceptor assay(RRA) ―― 148
rapid acquisition with relaxation enhancement(RARE) ―― 55
rCBF ―― 154
Reassortment ―― 88
Recovery ―― 88
Redistribution ―― 88, 181
Redundant Arrays of Inex-Pensive Disks(RAID) ―― 286
Regeneration ―― 88
remote controlled afterloading system(RALS) ―― 104
renovascular hypertension(RVH) ―― 193
Reoxygenation ―― 88
Repair ―― 88
repetition time(TR) ―― 22
Repopulation ―― 88
reproductive death ―― 84
rewinder gradient ―― 30
RF ―― 8
――コイル ―― 57
RI(radio isotopes) ―― 152, 203
――内用療法 ―― 138
――の受入・保管・払出(廃棄) ―― 308
ROI ―― 156
――解析 ―― 155
RSA ―― 272

S
S波 ―― 215
sample volume(SV) ―― 234
sarcoidosis ―― 198
scatter-air ratio(SAR) ―― 113
scheduled workflow(SWF) ―― 297
secondary physical survey ―― 257, 258
Sector Focusing Cyclotron ―― 202
secure socket layer(SSL) ―― 272
segmental multileaf collimator-IMRT (SMLC-IMRT) ―― 72
Segmented Attenuation Correction (SAC) ―― 205
sensitivity encoding parallel imaging (SENSE) ―― 50
sentinel lymph node ―― 201
Service Class Provider(SCP) ―― 291
Service Class User(SCU) ―― 291
Service Object Pair(SOP) ―― 291
short TI inversion recovery(STIR) ―― 28, 33
Shrimptonの式 ―― 108
Signal to Noise Ratio(SNR) ―― 47, 62
sinc関数 ―― 12
single photon emission computed tomography(SPECT) ―― 152
Small Computer System Interface (SCSI) ―― 286
Social History(SH) ―― 277
Solid State Track Detector(SSTD) ―― 318
source axis distance(SAD) ―― 70, 108
source skin distance(SSD) ―― 70, 108
source-surface distance(SSD) ―― 108
source-target distance(STD) ―― 101
source-tumor distance(STD)法 ―― 108
specific absorption rate(SAR) ―― 57
SPGRのシーケンスチャート ―― 30
spin echo(SE) ―― 22, 25
――法で撮像した脳の基本画像 ―― 31
――法での撮像時間(T) ―― 27
spin labeling法 ―― 39
spin tagging法 ―― 39
spin warp法 ―― 3, 11
spoiling ―― 30
squamous cell carcinoma related antigen(SCC) ―― 150
Standardized Uptake Value(SUV) ―― 200, 207
statistical parametric mapping (SPM) ―― 40
steady state ―― 29
stereotactic radiosurgery(SRS) ―― 70
stereotactic radiotherapy(SRT) ―― 70
stilbene ―― 209
Storage Area Network(SAN) ―― 286
stress fracture ―― 196
stunned myocardium ―― 182
sublethal damage repair(SLDR) ―― 88
super bone scan ―― 195
super-paramagnetic iron oxide (SPIO) ―― 53
Supplement ―― 290
susceptibility artifact ―― 41, 48

T
T1強調画像の特徴 ―― 31
T2* ―― 25
T2強調画像の特徴 ―― 31
T2スター ―― 25
T2ブラー ―― 65
Table Look Up(TLU) ―― 153
Tc製剤 ―― 159
――脳血流定量方法 ―― 154
TD5/5 ―― 75
TEを変化させたときの信号強度の変化 ―― 33
Technical Framework(TF) ―― 296
TEE ―― 240
tesla(T) ―― 57
TEW(triple energy window)法 ―― 211
Three phase法 ―― 175
thyroid bed ―― 141
tiff ―― 269
time activity curve(TAC) ―― 152
time of flight(TOF) ―― 34
――-PET(Time of Flight-PET) ―― 203
tissue maximum (dose) ratio (TMR) ―― 111, 112
tissue phantom ratio(TPR) ―― 111, 112
tissue-air ratio(TAR) ―― 111
TLDアルベド型線量計 ―― 317
TNM分類 ―― 76
tolerance dose ―― 75
Tomo Therapy ―― 97
total body irradiation(TBI) ―― 70, 101
total skin electron irradiation (TSEI) ―― 101
transient ischemic attack(TIA) ―― 179
transmission control protocol (TCP) ―― 272
truncation artifact ―― 41, 49
tuberculosis(tbc) ―― 199
tubular excretion rate(TER) ―― 192
tubular extraction rate(TER) ―― 167
turbo spin echo(TSE) ―― 27

U
umbrella sign ―― 189
Union Internationale Cancelo Com (UICC) ―― 76

V
viabilityの判定 ―― 182
virtual private network(VPN) ―― 272
V・Q mismatch ―― 184

W
whole-body PET scan ―― 206
wrap-around ―― 41
WS ―― 286

X
X線シミュレータ ―― 98
X線診療室 ―― 305
X線用グリッド ―― 256

診療放射線技師
マスター・テキスト　下巻

2008年4月1日　第1版第1刷発行
2019年3月20日　　　第2刷発行

- 監　修　梁川　功　やながわ　いさお
　　　　　高井良尋　たかい　よしひろ
　　　　　石橋忠司　いしばし　ただし

- 発行者　三澤　岳

- 発行所　株式会社メジカルビュー社
　　　　　〒162-0845 東京都新宿区市谷本村町2-30
　　　　　電話　03(5228)2050(代表)
　　　　　ホームページ　http://www.medicalview.co.jp/

　　　　　営業部　FAX　03(5228)2059
　　　　　　　　　E-mail　eigyo@medicalview.co.jp

　　　　　編集部　FAX　03(5228)2062
　　　　　　　　　E-mail　ed@medicalview.co.jp

- 印刷所　シナノ印刷　株式会社

ISBN 978-4-7583-0686-7　C3347

©MEDICAL VIEW, 2008. Printed in Japan

- 本書に掲載された著作物の複写・複製・転載・翻訳・データベースへの取り込みおよび送信（送信可能化権を含む）・上映・譲渡に関する許諾権は，(株)メジカルビュー社が保有しています．

- JCOPY〈出版者著作権管理機構 委託出版物〉
本書の無断複製は著作権法上での例外を除き禁じられています．複製される場合は，そのつど事前に，出版者著作権管理機構（電話 03-5244-5088, FAX 03-5244-5089, e-mail：info@jcopy.or.jp）の許諾を得てください．

- 本書をコピー，スキャン，デジタルデータ化するなどの複製を無許諾で行う行為は，著作権法上での限られた例外（「私的使用のための複製」など）を除き禁じられています．大学，病院，企業などにおいて，研究活動，診察を含み業務上使用する目的で上記の行為を行うことは私的使用には該当せず違法です．また私的使用のためであっても，代行業者等の第三者に依頼して上記の行為を行うことは違法となります．

診療放射線技師養成校の学生さん向け「画像診断テキスト」

「画像診断の必須知識」について，診療放射線技師養成校の学生さんのレベルで徹底的にポイントのみを箇条書きスタイルで記述したマスター・ノート!!

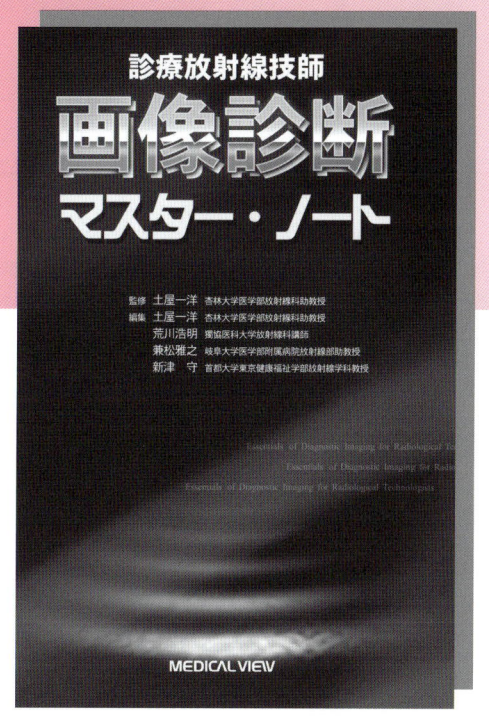

診療放射線技師 画像診断マスター・ノート

監修	土屋一洋	杏林大学医学部放射線科助教授
編集	土屋一洋	杏林大学医学部放射線科助教授
	荒川浩明	獨協医科大学放射線科講師
	兼松雅之	岐阜大学医学部附属病院放射線部助教授
	新津　守	首都大学東京健康福祉学部放射線学科教授

■B5判・536頁・定価6,825円(5％税込)

医師の求める診断価値の高い画像を獲得する技術が診療放射線技師に求められる昨今，診療放射線技師向けの教育は，単に画像検査技術の知識のみを習得するだけでは通用しないところにきています。つまり，疾患や主要な病態，そしてある程度の診断までが臨床の場において診療放射線技師に必要とされる時代が確実に到来しているといえます。本書は，診療放射線技師養成校の学生さん向けの「画像診断のテキスト」として，「脳・頭頸部」「胸部・心臓・大血管」「腹部・骨盤部」「骨軟部・関節」ごとに最低限把握しておかなければいけない「正常画像解剖」や「病変」について，診療放射線技師養成校の学生さんのレベルで徹底的にポイントのみを箇条書きスタイルで記述してあります。疾患ごとに適応modalityをあげ，「異常像」と「正常像」との対比をしながら，「画像診断技術」「画像所見のポイント」について簡潔に平易に記述してあります。「用語解説」や「雑学」については，欄外の「知って得するアラカルト」に適宜まとめてあり，学生さんにとって有用な知識としてご活用戴けるものと思います。

メジカルビュー社

〒162-0845　東京都新宿区市谷本村町 2-30
TEL 03-5228-2050(代)
URL：www.medicalview.co.jp/

国試突破の最強ノート，4th edition!!
「平成32年版国試出題基準」に準拠して改訂!!

2020年以降はもちろん，
2018，2019年実施の国試受験者にも対応!

編集　福士政広　首都大学東京 健康福祉学部 放射線学科 教授

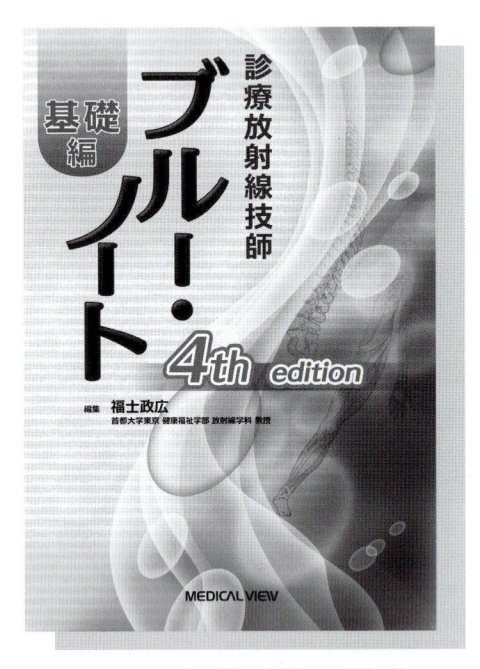

診療放射線技師 ブルー・ノート 基礎編 4th edition
■B5判・592頁・定価(本体6,800円+税)

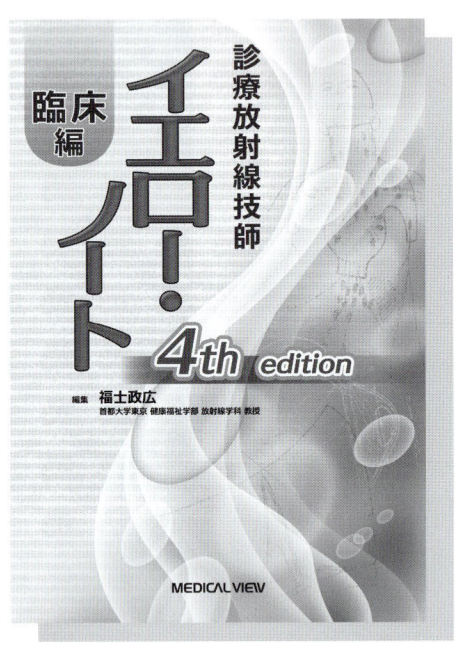

診療放射線技師 イエロー・ノート 臨床編 4th edition
■B5判・632頁・定価(本体6,800円+税)

☆2020年春の国家試験から適用される新ガイドライン「平成32年版　診療放射線技師 国家試験出題基準」に合わせた内容とし，今後の国家試験にも対応できる内容としました。
☆各項目ごとに平易にかつポイントのみを記述し，図表を多用しました。
☆用語解説や補足説明も拡充することで，よりわかりやすく学習しやすい内容となっています。

◎「学生さんが各自の学習に合わせて「+α」の知識を書き込み，独自の講義ノートを作成できる」という基本コンセプトを初版から受け継いでおり，日々の学習を積み重ねながら自ずと国家試験に十分対応できる知識が身に付く書籍となっています。
◎講義用のサブテキストから，学内試験，国試まで対応する診療放射線技師養成校学生必携の一冊として，ぜひご活用ください!!

メジカルビュー社
〒162-0845　東京都新宿区市谷本村町 2-30
TEL 03-5228-2050(代)
URL：www.medicalview.co.jp/

2nd edition 遂に登場!!

「学内試験」や「国試」に対応!!

『ブルー／イエロー・ノート』と連動して学習できる

編集　福士政広 首都大学東京 健康福祉学部 放射線学科 教授

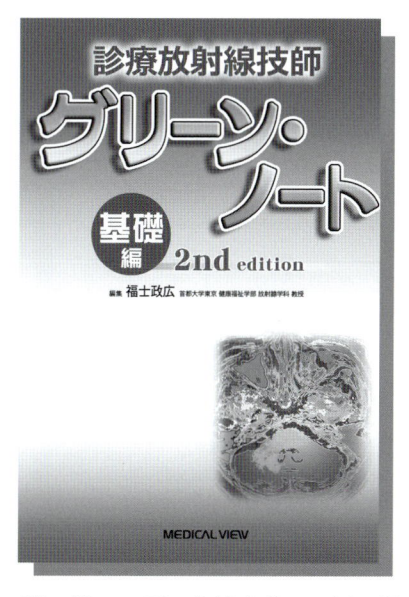

診療放射線技師 グリーン・ノート 基礎編 2nd edition
■B5判・248頁・定価(本体4,700円＋税)

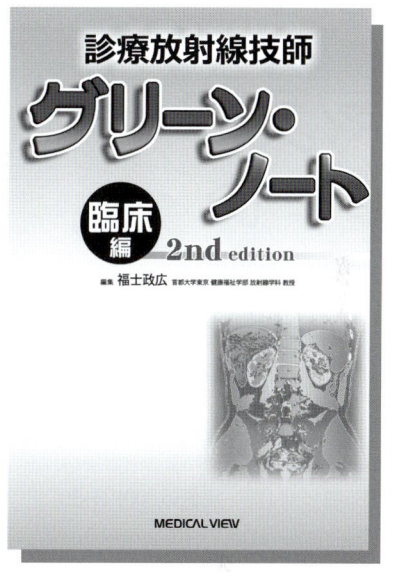

診療放射線技師 グリーン・ノート 臨床編 2nd edition
■B5判・276頁・定価(本体4,700円＋税)

国試対策にも最大の威力を発揮!!

■本書の特徴

☆「平成24年版　診療放射線技師　国家試験出題基準」に準拠して改訂しました。

☆初版刊行以降に行われた国家試験の出題傾向を綿密に分析し，新傾向の問題のエッセンスを「1st stage」「2nd stage」に追加しました。

☆国家試験既出問題の中から学生さんにとって最も必要と思われる問題を厳選し，今回新たに各章末に問題とその解説・解答としてまとめた「演習問題」をつけ，初版よりも実践的な穴埋め問題集としてパワーアップしました。

☆学生さんにとって非常に重要な内容で，かつ国家試験にて頻出，もしくはこれから出題の可能性の極めて高い内容(=【重要】)には「※印」と「下線」を付けてあります。

☆「豆知識」などの囲み記事もますます充実しました。

◎「知識のおさらい」や「実力を計る」上で役立つ「穴埋め式問題集」です。是非ともトライしてみてください!!

メジカルビュー社
〒162-0845　東京都新宿区市谷本村町 2-30
TEL 03-5228-2050(代)
URL：www.medicalview.co.jp/

「第1種放射線取扱主任者試験」受験者のベストパートナー!!

編集 福士政広 首都大学東京 健康福祉学部 放射線学科 教授

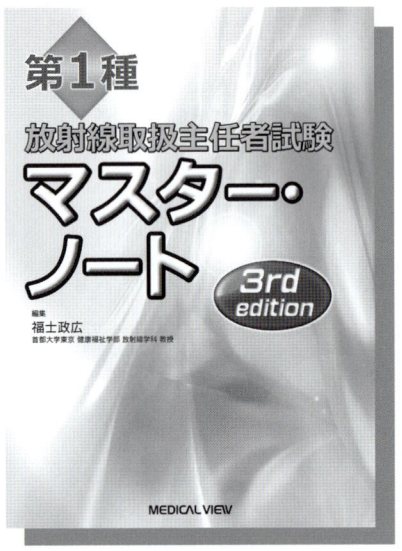

3rd edition テキスト
第1種 放射線取扱主任者試験 マスター・ノート 3rd edition
■B5判・444頁・定価(5,800円+税)

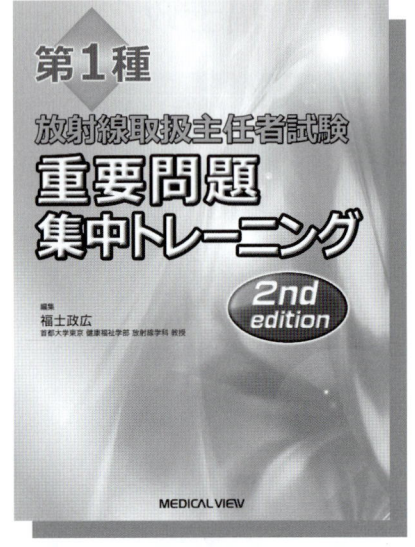

2nd edition 問題集
第1種 放射線取扱主任者試験 重要問題集中トレーニング 2nd edition
■B5判・448頁・定価(4,800円+税)

超難関といわれる「第1種放射線取扱主任者試験」合格に最適な
パーフェクト・テキストとパーフェクト・問題集!!

■本書の特徴

☆『マスター・ノート』は，国試合格に必要な高度な知識をわかりやすく丁寧に解説したテキストです。「3rd edition」では，例題を数多く追加し，さらに理解しやすくなりました。特に視覚的に理解できるよう工夫を施し，読んでいて飽きない工夫が随所にちりばめられています。一通り読破し，他書で得た知識を本書に書き込みながら自分独自のノートを作成してみてください。

☆『マスター・ノート』を読破した後は，『重要問題集中トレーニング』で自らの理解度を試してみてください。『重要問題集中トレーニング』は，国試突破に必要な既出問題を厳選して掲載してあります。「2nd edition」では，最新の既出問題も追加し，ますます充実しました。本書の中で解けない問題は選択肢解説や「レベルアップ」をよく読んで，どこが知識不足かを正確に把握し，必要に応じて『マスター・ノート』に立ち返ってみてください。基礎を押さえた後は，『重要問題集中トレーニング』の「レベルアップ・トレーニング」で応用力を身につけることもできます。

◎『マスター・ノート』と『重要問題集中トレーニング』を有機的に連動させながら，効率良く学習することで，国試合格を確実に勝ち取ることができます!!

メジカルビュー社
〒162-0845 東京都新宿区市谷本村町 2-30
TEL 03-5228-2050(代)
URL：www.medicalview.co.jp/

「第2種放射線取扱主任者試験」対策の決定版!!

編集　**福士政広**　首都大学東京 健康福祉学部 放射線学科 教授

テキスト

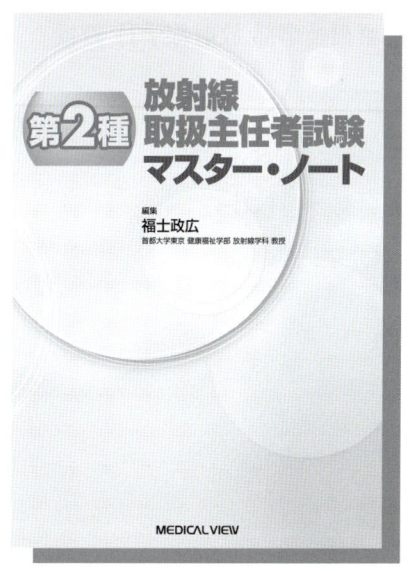

第2種 放射線取扱主任者試験 マスター・ノート

■B5判・284頁・定価(本体4,200円+税)

問題集

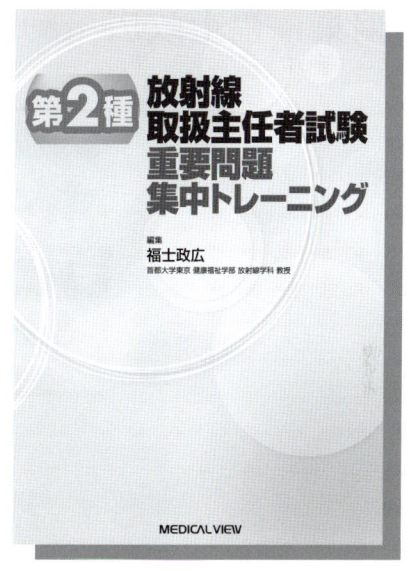

第2種 放射線取扱主任者試験 重要問題集中トレーニング

■B5判・332頁・定価(本体3,600円+税)

「第2種放射線取扱主任者試験」合格に最適な
パーフェクト・テキストとパーフェクト・問題集!!

■本書の特徴

☆『マスター・ノート』は「第2種放射線取扱主任者試験」合格のための最低限の知識を網羅したテキストです。本文はできるだけ箇条書きスタイルで統一し、イラスト・チャート・表を多用した紙面は、初めて試験を受ける受験生にとって、使いやすく、理解しやすい内容となっています。さらに、例題を適宜掲載し、理解度を測れるように工夫しました。一通り学習した後は、実際の問題を解きながら「+αの知識」を本書に書き込んで、自分独自のノートを作成できます。

☆『重要問題集中トレーニング』は、試験突破に必要な既出問題を厳選して掲載した問題集です。基本問題を解説した後に、問題を解くうえで必要な知識を「レベルアップ」として解説、さらに応用問題を「レベルアップトレーニング」として掲載しています。基礎〜応用レベルの問題をこなすことで、試験突破に必要な学力が身に付きます。また、解けない問題は『マスター・ノート』に立ち返って確認することで、より深く理解することができます。

◎『マスター・ノート』と『重要問題集中トレーニング』を併用し、効果的に学習することで、国試合格をより確実なものとすることができます!!

メジカルビュー社

〒162-0845　東京都新宿区市谷本村町 2-30
TEL 03-5228-2050(代)
URL：www.medicalview.co.jp/

待望の **3rd edition** 遂に登場!!

国試突破の重要ポイントを全科目完全網羅!!

コンパクトサイズ & 暗記用赤シート対応!!

編集　**福士政広** 首都大学東京 健康福祉学部 放射線学科 教授

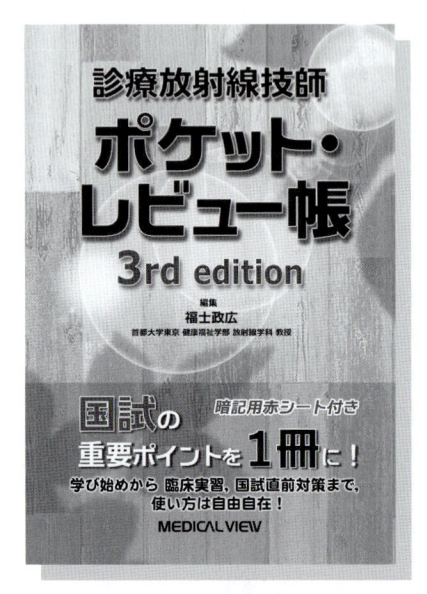

診療放射線技師 ポケット・レビュー帳 3rd edition

■A5判・440頁・定価(本体4,000円+税)

国試対策にも最大の威力を発揮!!

■ **本書の特徴**

☆「平成32年版 診療放射線技師 国家試験出題基準」もふまえて改訂しました。
☆2nd edition刊行以降に行われた国家試験の出題傾向を綿密に分析し，新傾向の問題のエッセンスを追加しました。
☆文字や図表はなるべく大きく掲載し，画像を可能なかぎり刷新しました。
☆2nd edition同様，「基礎医学大要」の重要ポイントを巻末付録として収載し，全ての科目を網羅させました。
☆重要語句は赤字になっており，付属の暗記用赤シートで隠しながら勉強できます。

◎通学時や空いた時間に取り出して眺めるだけで，暗記やおさらいに役立つ1冊です。毎日の予習・復習や国試対策にご活用ください!!

メジカルビュー社　〒162-0845　東京都新宿区市谷本村町2-30
TEL 03-5228-2050(代)
URL：www.medicalview.co.jp/

改訂第2版
パワーアップしてついに刊行!!

編集 **福士政広** 首都大学東京 健康福祉学部 放射線学科 教授

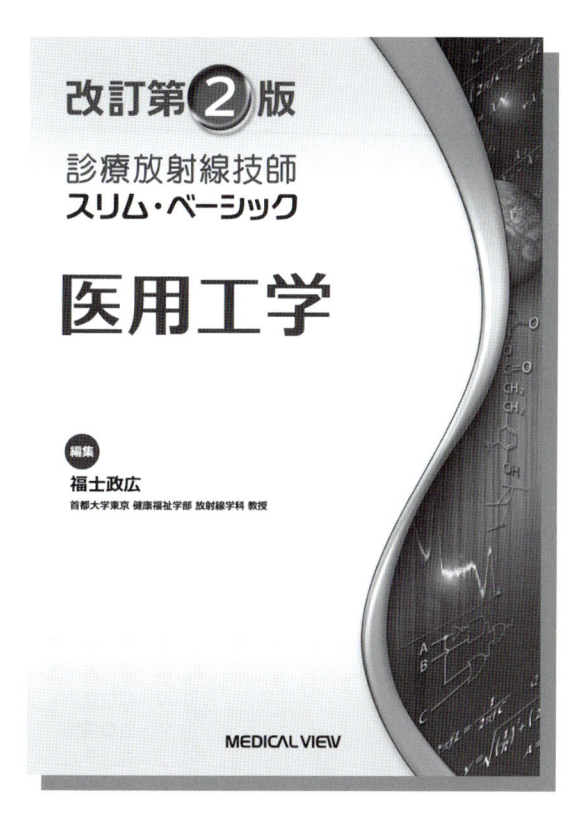

◆**改訂のポイント**◆

- ◆平成32年版 診療放射線技師国家試験出題基準に基づいて加筆修正!

- ◆初学者でも読み進めやすい記述・構成を初版から受け継ぎながら,必要に応じて原理の解説を強化!

- ◆理解を助ける「例題」を要所に配置!

- ◆巻頭の「学習到達目標」と項目の最後にある「おさらい」がより見やすくなり,講義や自己学習の状況把握が容易に!

- ◆視覚的・直感的な理解を助ける図表や,より深い知識や応用力を得るための囲み記事をさらに拡充!

全巻構成(全6巻)

● **放射線生物学**
B5判・208頁・定価(本体4,500円+税)

● **医用工学** 改訂第2版
B5判・344頁・定価(本体4,800円+税)

● **放射線物理学** 改訂第2版
B5判・368頁・定価(本体4,800円+税)

● **放射線計測学** 改訂第2版
B5判・272頁・定価(本体4,700円+税)

● **放射化学** 改訂第2版
B5判・192頁・定価(本体4,400円+税)

● **核医学**
B5判・296頁・定価(本体4,700円+税)

メジカルビュー社

〒162-0845 東京都新宿区市谷本村町 2-30
TEL 03-5228-2050(代)
URL:www.medicalview.co.jp/

専門分野の講義用テキスト 遂に登場!!

「診療放射線技師養成校」にて活用できる「学生さんの目線で高度な内容をレベルを落とさず，しかもわかりやすく平易に解説した」今までにない「専門分野」を扱った講義用テキスト!!

監修
梁川　功　東北大学医学部 保健学科 臨地教授（東北大学病院診療技術部 放射線部門 技師長）
高井良尋　東北大学大学院 医学系研究科 保健学専攻 生体応用技術科学領域 放射線治療学分野 教授
石橋忠司　東北大学大学院 医学系研究科 保健学専攻 生体応用技術科学領域 画像診断技術学分野 教授

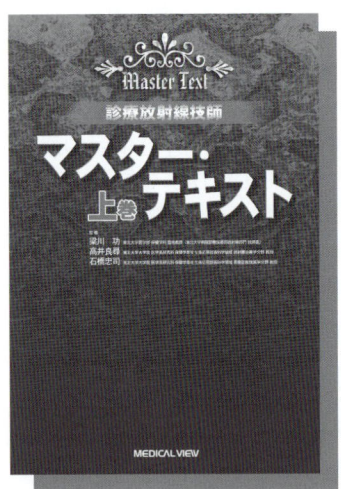

診療放射線技師 マスター・テキスト 上巻
- I　一般撮影
- II　造影撮影-1
- III　造影撮影-2
- IV　CT検査

■B5判・336頁・定価6,825円(5%税込)

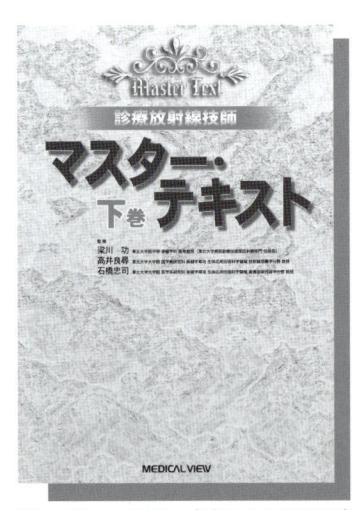

診療放射線技師 マスター・テキスト 下巻
- I　MRI検査
- II　放射線治療
- III　核医学検査
- IV　超音波検査
- V　救急撮影
- VI　医療情報システム
- VII　放射線管理

■B5判・360頁・定価6,825円(5%税込)

■本書の特徴

本書は「診療放射線技師養成校」にて活用できる「専門分野」を扱った講義用テキストである。「上・下巻」の2冊に分かれ，「上巻」では「一般撮影」「造影撮影」「CT検査」を，「下巻」では「MRI検査」「放射線治療」「核医学検査」「超音波検査」「救急撮影」「医療情報システム」「放射線管理」の内容を扱っている。本書は，実際に講義を担当されている先生方や読者である学生さん方が切望していた「学生さんの目線で高度な内容をレベルを落とさず，しかもわかりやすく平易に解説した今までにない講義用テキスト」である。記述も流れるような文章で，一気に読みとおすことができる。視覚的にも「メリハリ」をつけ，「図・表・写真」をふんだんに取り入れて飽きさせない工夫が施されている。必ずおさえておきたい「基礎」「原理」「キモ」については，「Check & Check」として囲みにて強調した。「臨床での現状」「展望」「+αの知識」等については「補足」にて解説を補ってある。本書は「講義用」のみならず，「病院実習用」にも役立つ秀逸な1冊である。

メジカルビュー社

〒162-0845　東京都新宿区市谷本村町 2-30
TEL 03-5228-2050(代)
URL：www.medicalview.co.jp/